放射線技術学シリーズ　6大特長

1. 日本放射線技術学会が責任をもって監修した信頼性
2. 大綱化カリキュラムにいち早く対応
3. 教科書にふさわしい説明，内容を重点的に網羅
4. 図表を多用した，わかりやすい内容，見やすい紙面構成
5. 欄外の「解説」で理解しにくい内容をていねいに説明
6. 学生の自習を助けるウェブサイト紹介＆演習問題を多数掲載

日本放射線技術学会　出版委員会

委員長	飯森　隆志	（千葉大学医学部附属病院）
副委員長	坂本　肇	（順天堂大学）
委員	阿部　由希子	（東京慈恵会医科大学附属病院）
	神谷　貴史	（大阪大学医学部附属病院）
	齋藤　茂芳	（大阪大学大学院）
	齋藤　祐樹	（帝京大学）
	高木　卓	（千葉市立海浜病院）
	永坂　竜男	（東北大学病院）

（五十音順）

放射線技術学シリーズ

基礎医学大要
Outline of Basic Medicine

日本放射線技術学会●監修　藤原政雄●著

◆ Anatomia
cerebrum
medulla oblongata
cerebrospinal fluid
spinal cord

Biochemistry
gastrointestinal tract
largeintestine
sigmoid colon
caecum

Pharmacology
aorta
carotid artery
portal vein
basilar artery

Pathology
diaphragm
tonsillar ring
pharynx
bronchus

lymph vessel
ventricle
pulmonary valve
mitral valve

Community Hygiene

Ohmsha

本書を発行するにあたって，内容に誤りのないようできる限りの注意を払いましたが，本書の内容を適用した結果生じたこと，また，適用できなかった結果について，著者，出版社とも一切の責任を負いませんのでご了承ください．

本書は，「著作権法」によって，著作権等の権利が保護されている著作物です．
本書の全部または一部につき，無断で次に示す〔　〕内のような使い方をされると，著作権等の権利侵害となる場合があります．また，代行業者等の第三者によるスキャンやデジタル化は，たとえ個人や家庭内での利用であっても著作権法上認められておりませんので，ご注意ください．
　　　　　〔転載，複写機等による複写複製，電子的装置への入力等〕
学校・企業・団体等において，上記のような使い方をされる場合には特にご注意ください．
お問合せは下記へお願いします．
〒101-8460　東京都千代田区神田錦町 3-1　TEL.03-3233-0641
　　　株式会社オーム社編集局　（著作権担当）

まえがき

　本書は放射線技術学シリーズの中で，「基礎医学大要」を担当している．

　「基礎医学大要」は，臨床医学への橋渡しとなる解剖学や生理学，病理学など医学の基盤となるものから重要な内容をまとめたものである．基礎医学の中で何を重要とするかは，医療の領域で大きく異なる．検査や治療，リハビリ，ケアに従事するコメディカルスタッフの職種は20種を超えるが，それぞれの分野で重要とする基礎医学があり，重視する内容に大きな偏りがある．本書では「基礎医学大要」の内容を，診療放射線技師国家試験の出題内容としている．最新の「診療放射線技師国家試験出題基準（令和7年版）」が厚生労働省より公開され，その中に大項目，中項目，小項目として具体的な内容が明記されている．本書はこの出題基準を網羅した内容としている．そのため，出題基準の大項目にある「造影剤および放射性医薬品投与に関わる構造と機能」や「診療放射線技師の役割と義務」など，一般的な「基礎医学大要」には取り上げられないような内容も含まれている．

　それぞれのコメディカルスタッフが学生時代に学ぶ基礎医学の内容には偏りがある．調べてみると，診療放射線技師に比較的近い分野の作業療法士〈OT〉，理学療法士〈PT〉を目指す学生は人体組織や運動器（特に筋），脳・神経について深く学んでおり，それらは放射線学科の学生が学ぶ内容を大きく超えている．これは一例だが，それらの中には放射線学科の学生も卒業後，必要となる知識が多く含まれている．本書ではそのような内容にも少し踏み込んで記述している．特に細胞や組織については多くのページを割いた．

　「基礎医学大要」の教科書として企画された本書だが，実は「基礎医学大要」という講義を開講している診療放射線技師養成校はほとんど見受けられない．そのような中で，本書の利用者を特に次の3グループとして考えた．

　第1は入学して間もない初学者である．専門書ではわかりにくい内容を噛み砕いて説明し，医学用語特有の漢字には"ひらがな"のルビを多く振るよう配慮した．

　第2は最終学年の学生である．本書は国家試験の対策本ではないが，試験の出題内容を網羅した構成なので国家試験の受験勉強に活用できる．国家試験の受験対策本はどうしても暗記事項の羅列となり，原理的な説明が抜けてしまう傾向がある．本書はそれを補う副読書となっている．

　第3は医療現場に出て実務に就いて間もない卒業生である．様々な症例に接するようになり，疾患や病態の概要，その背景にある組織や解剖生理学の知識が必要

まえがき

となる．専門書には及ばないが，必要となる知識の取っかかり，導入の役割を果たすよう意識して執筆した．

◎用語に併記する（　　）や〈　　〉について

WHO を例に説明すると，WHO と全く同じ用語は WHO〈世界保健機関〉のように〈　　〉を付けて併記している．これに対し WHO と同様な意味や補足説明の場合は WHO（国連の保健専門機関）のように（　　）付けで併記している．

医学書を読み比べると，全く同じ用語と同様の用語が，それぞれの執筆者の考え方により区別なく使用され，理解を難しくしている場合が多くある．この解消を意図して本書では2種類の併記を本文中で使い分けている．

・〈　　〉の使用例

WHO〈世界保健機関〉，WHO〈world health organization〉

・（　　）の使用例

WHO（国連の保健専門機関），WHO（本部はジュネーブにある）

◎演習問題について

本書に掲載した演習問題は，診療放射線技師国家試験の「基礎医学大要」の問題から出題している．

解答・解説の右隣の記号は出典を示し，（68A51）は 68 回の午前（AM），51 番の問題を表す．なお，（74A86X）のように末尾に，"X" がついている問題は X 線撮影技術学からの出題を指す．同様に "検" は診療画像検査学，"治" は放射線治療技術学，"管" は放射線安全管理学・医療安全管理学からの出題を示す．

2024 年 10 月

藤原　政雄

放射線技術学シリーズ
基礎医学大要　　C O N T E N T S

目次

まえがき

第1章　人体の基礎構成

1・1　人体の方向と位置関係 ……………………………… 2
1・1・1　解剖学的正常位 ……………………………… 2
1・1・2　方向と位置関係 ……………………………… 3
1・2　人体の断面と体表区分 ……………………………… 3
1・2・1　人体の断面 ……………………………… 4
1・2・2　人体の体表区分 ……………………………… 4
1・2・3　体幹部の体腔と漿膜による区分 ……………………………… 5
1・3　人体の構成 ……………………………… 8
1・3・1　人体の組成 ……………………………… 8
1・3・2　人体の液体成分〈体液〉 ……………………………… 8
1・3・3　人体の構成 ……………………………… 9
ウェブサイト紹介・演習問題 ……………………………… 11

第2章　細　胞

2・1　細胞の構造と機能 ……………………………… 14
2・1・1　核〈細胞核〉の構造と機能 ……………………………… 14
2・1・2　細胞質の構造と機能 ……………………………… 16
2・1・3　細胞膜の構造と機能 ……………………………… 19
2・2　細胞分裂と細胞周期 ……………………………… 23
2・2・1　体細胞分裂 ……………………………… 23
2・2・2　減数分裂 ……………………………… 25
2・2・3　細胞周期 ……………………………… 27
2・3　細胞の死 ……………………………… 27
2・3・1　アポトーシス ……………………………… 27
2・3・2　ネクローシス ……………………………… 28
2・4　細胞外基質〈細胞外マトリックス〉 ……………………………… 28
ウェブサイト紹介・参考図書・演習問題 ……………………………… 29

第3章　組　織

3・1　組織の構造と機能 ……………………………… 34
3・2　上皮組織 ……………………………… 34

v

3·2·1	上皮組織の細胞（細胞成分）	34
3·2·2	上皮組織の細胞外基質（細胞外成分）	36
3·2·3	代表的な上皮組織	36

3・3　結合組織 ………………………………………… 40
| 3·3·1 | 結合組織の細胞（細胞成分） | 40 |
| 3·3·2 | 結合組織の細胞外基質（細胞外成分） | 41 |

3・4　筋組織 …………………………………………… 42
| 3·4·1 | 筋組織の細胞〈筋線維〉（細胞成分） | 42 |
| 3·4·2 | 筋組織の細胞外基質（細胞外成分） | 46 |

3・5　支持組織 ………………………………………… 47
3·5·1	骨組織の細胞（細胞成分）	48
3·5·2	骨組織の細胞外基質（細胞外成分）	48
3·5·3	軟骨組織の細胞（細胞成分）	50
3·5·4	軟骨組織の細胞外基質（細胞外成分）	50
3·5·5	3種類の軟骨組織	50

3・6　神経組織 ………………………………………… 51
3·6·1	神経組織の細胞（細胞成分）	52
3·6·2	中枢神経組織の細胞外基質（細胞外成分）	52
3·6·3	末梢神経の細胞（細胞成分）	54
3·6·4	末梢神経組織の細胞外基質（細胞外成分）	55
3·6·5	神経細胞の物質交換，信号伝導，信号伝達	55

3・7　液状組織 ………………………………………… 62
| 3·7·1 | 液状組織の細胞〈血球，リンパ球〉（細胞成分） | 63 |
| 3·7·2 | 液状組織の細胞外基質〈血漿，リンパ漿〉（細胞外成分） | 67 |

ウェブサイト紹介・参考図書・演習問題 ………………………… 69

第4章　人体の構造と機能

4・1　運動器の構造と機能 ……………………………… 74
4·1·1	骨の構造と機能	74
4·1·2	関節の構造と機能	85
4·1·3	運動器の軟骨構造と機能	87
4·1·4	運動器の筋構造と機能	87

演習問題 ………………………………………………………… 99

4・2　呼吸器の構造と機能 ……………………………… 104
4·2·1	鼻（鼻腔，副鼻腔）の構造と機能	104
4·2·2	咽頭の構造と機能	105
4·2·3	喉頭の構造と機能	106
4·2·4	気管，気管支の構造と機能	107

4·2·5　肺の構造と機能 ･･････････････････････････････ 109
4·2·6　縦隔，乳房の構造と機能 ･････････････････････ 112
演習問題 ･･･ 114

4・3　循環器の構造と機能 ･･･････････････････････････116
4·3·1　心臓の構造と機能 ･･････････････････････････ 116
4·3·2　脈管の構造と機能 ･･････････････････････････ 118
演習問題 ･･･ 132

4・4　消化器の構造と機能 ･･･････････････････････････137
4·4·1　口腔と唾液腺の構造と機能 ････････････････････ 137
4·4·2　咽頭（中咽頭，下咽頭）の構造と機能 ･･･････････ 138
4·4·3　消化管の基本構造と機能 ･･･････････････････ 138
4·4·4　食道の構造と機能 ･･････････････････････････ 139
4·4·5　胃の構造と機能 ･･･････････････････････････ 139
4·4·6　小腸の構造と機能 ･･････････････････････････ 141
4·4·7　大腸の構造と機能 ･･････････････････････････ 144
4·4·8　肝臓の構造と機能 ･･････････････････････････ 145
4·4·9　胆道，胆嚢の構造と機能 ･･･････････････････ 150
4·4·10　膵臓の構造と機能 ･････････････････････････ 150
4·4·11　糖質，脂質，蛋白質の消化と吸収 ･･･････････ 151
4·4·12　消化作用 ･････････････････････････････････ 154
演習問題 ･･･ 155

4・5　血液，造血器の構造と機能 ･･････････････････････158
4·5·1　血液の構造と機能 ･･････････････････････････ 158
4·5·2　造血器の構造と機能 ･･･････････････････････ 170
演習問題 ･･･ 174

4・6　泌尿器・生殖器の構造と機能 ････････････････････176
4·6·1　腎臓の構造と機能 ･･････････････････････････ 176
4·6·2　尿管，膀胱，尿道の構造と機能 ･････････････ 179
4·6·3　生殖器の構造と機能 ･･･････････････････････ 179
演習問題 ･･･ 184

4・7　脳・神経の構造と機能 ･･･････････････････････････187
4·7·1　中枢神経の構造と機能 ･････････････････････ 187
4·7·2　末梢神経の構造と機能 ･････････････････････ 212
演習問題 ･･･ 228

4・8　内分泌器の構造と機能 ･･･････････････････････････232
4·8·1　内分泌器の構造 ･･････････････････････････ 232
4·8·2　内分泌器の機能 ･･････････････････････････ 233
4·8·3　内部環境の恒常性 ･････････････････････････ 236
演習問題 ･･･ 237

vii

目 次

4・9　皮膚・感覚器の構造と機能 ……………………………239
　4・9・1　皮膚の構造と機能 ……………………………239
　4・9・2　視覚器の構造と機能 …………………………240
　4・9・3　聴覚・平衡感覚器の構造と機能 ……………244
　4・9・4　味覚器の構造と機能 …………………………245
　4・9・5　嗅覚器の構造と機能 …………………………246
　ウェブサイト紹介・参考図書・演習問題 ……………… 247

第5章　病態・疾患の基礎

5・1　炎　症 ……………………………………………252
　5・1・1　炎症の徴候 ……………………………………252
　5・1・2　炎症の成り立ち ………………………………252
　5・1・3　炎症の分類 ……………………………………253
5・2　感染症 ……………………………………………255
　5・2・1　感染症の成立と感染源 ………………………255
　5・2・2　感染症の法令による分類（類型別感染症） …255
　5・2・3　性感染症 ………………………………………257
　5・2・4　感染症に関する重要事項 ……………………258
　5・2・5　感染防御機構 …………………………………261
5・3　アレルギー ………………………………………261
　5・3・1　アレルギーの成り立ち ………………………261
　5・3・2　アレルギーの分類（クームスの分類） ………262
5・4　免疫不全・膠原病 ………………………………263
　5・4・1　免疫不全 ………………………………………263
　5・4・2　膠原病 …………………………………………263
5・5　腫　瘍 ……………………………………………264
　5・5・1　腫瘍の定義 ……………………………………264
　5・5・2　良性腫瘍と悪性腫瘍 …………………………264
　5・5・3　悪性腫瘍〈がん〉 ……………………………266
5・6　循環障害・循環不全 ……………………………272
　5・6・1　血行障害，リンパ流障害 ……………………272
　5・6・2　ショック ………………………………………273
5・7　中　毒 ……………………………………………274
　ウェブサイト紹介・参考図書・演習問題 ……………… 275

CONTENTS

第6章　人体構造の病態・疾患

6・1　運動器の疾患 ……………………………………………………282
6·1·1　骨の疾患 ……………………………………………282
6·1·2　関節の疾患 …………………………………………283
6·1·3　筋の疾患 ……………………………………………284

6・2　呼吸器の疾患 ……………………………………………………285
6·2·1　呼吸器の疾患 ………………………………………285
6·2·2　縦隔・乳腺の疾患 …………………………………290

6・3　循環器の疾患 ……………………………………………………293
6·3·1　心臓の疾患 …………………………………………293
6·3·2　脈管の疾患 …………………………………………296

6・4　消化器の疾患 ……………………………………………………297
6·4·1　消化管の疾患 ………………………………………297
6·4·2　腹膜・腹壁の疾患 …………………………………300
6·4·3　消化腺（肝・胆・膵・唾液腺）の疾患 …………301
6·4·4　代謝異常疾患 ………………………………………303

6・5　血液，造血器の疾患 ……………………………………………306
6·5·1　血液の疾患 …………………………………………306
6·5·2　リンパの疾患 ………………………………………308
6·5·3　造血器の疾患 ………………………………………309

6・6　泌尿器・生殖器の疾患 …………………………………………310
6·6·1　腎臓の疾患 …………………………………………310
6·6·2　尿路の疾患 …………………………………………313
6·6·3　生殖器の疾患 ………………………………………314
6·6·4　遺伝疾患 ……………………………………………316
6·6·5　先天疾患 ……………………………………………317

6・7　脳・神経の疾患 …………………………………………………317
6·7·1　中枢神経の疾患 ……………………………………317
6·7·2　末梢神経の疾患 ……………………………………323

6・8　内分泌器の疾患（代謝疾患を含む） …………………………324
6·8·1　ホルモンの分泌異常と疾患 ………………………324
6·8·2　内分泌器の疾患 ……………………………………325

6・9　皮膚・感覚器の疾患 ……………………………………………329
6·9·1　皮膚の疾患 …………………………………………329
6·9·2　感覚器の疾患 ………………………………………331

ウェブサイト紹介・参考図書・演習問題 …………………………333

第7章　造影剤・放射性医薬品にかかわる構造と機能

7・1　薬剤の薬理作用 ································· 346
　7·1·1　薬理作用 ································· 346
7・2　造影剤の構造と機能 ····················· 347
　7·2·1　X線検査用造影剤の構造と機能 ············· 347
　7·2·2　MRI用造影剤の構造と機能 ··············· 351
　7·2·3　超音波検査用造影剤の構造と機能 ··········· 353
7・3　造影剤の投与経路，排泄経路 ············· 353
　7·3·1　造影剤の投与経路 ······················· 353
　7·3·2　造影剤の排泄経路 ······················· 355
7・4　放射性医薬品の構造と機能 ··············· 356
7・5　放射性医薬品の投与経路，排泄経路 ········· 356
7・6　造影剤，放射性医薬品にかかわる副作用 ····· 360
　7·6·1　造影剤，放射性医薬品投与による副作用 ····· 360
　7·6·2　造影剤，放射性医薬品による副作用 ········· 360
　ウェブサイト紹介・参考図書・演習問題 ············· 363

第8章　治　療

8・1　治　療 ································· 366
　8·1·1　内科的治療（全身的療法） ················· 366
　8·1·2　外科的治療（局所的療法） ················· 367
　8·1·3　放射線治療（局所的療法） ················· 367
　8·1·4　緩和治療 ······························· 367
　8·1·5　移植治療 ······························· 368
8・2　IVR〈インターベンショナルラジオロジー〉 ········· 369
　8·2·1　血管系IVR〈vascular IVR〉 ············· 370
　8·2·2　非血管系IVR〈nonvascular IVR〉 ········· 370
8・3　造影剤に対する副作用の対策 ··············· 370
　8·3·1　造影剤によるアナフィラキシーへの対処 ······· 370
　8·3·2　投与薬剤 ······························· 372
　ウェブサイト紹介・参考図書・演習問題 ············· 372

第9章　公衆衛生学

9・1　公衆衛生の概念 ························· 376
　9·1·1　公衆衛生の定義と特徴 ····················· 376

CONTENTS

9・2　疫　学 ･･････････････････････････････････376
9·2·1　疫学の概念 ･･････････････････････････376
9·2·2　疫学の手法 ･･････････････････････････377

9・3　保健統計 ･･･････････････････････････････379
9·3·1　人口静態・動態 ･･････････････････････379
9·3·2　悪性腫瘍の統計 ･･････････････････････379
9·3·3　日本人の死因 ･･･････････････････････380

9・4　医療制度 ･･･････････････････････････････381
9·4·1　医療制度とその特徴 ･･････････････････381
9·4·2　公的医療保険制度 ･･･････････････････382
9·4·3　介護保険制度 ･･･････････････････････384

9・5　高齢者保健 ･･･････････････････････････385
9·5·1　老化と寿命 ･････････････････････････385
9·5·2　老年症候群 ･････････････････････････385
9·5·3　認知症 ･･････････････････････････････387

9・6　精神保健 ･･･････････････････････････････388
9·6·1　精神障害者の保健・医療・福祉 ･･･････388

9・7　産業保健 ･･･････････････････････････････388
9·7·1　労働安全衛生管理 ･･･････････････････388
ウェブサイト紹介・参考図書・演習問題 ･･････････ 389

第10章　予防医学

10・1　生活習慣病対策 ･･････････････････････394
10·1·1　生活習慣病の定義と種類 ･･････････････394
10·1·2　生活習慣病対策 ･･････････････････････394
10·1·3　メタボリック症候群〈メタボリックシンドローム〉 ････････395

10・2　疾病予防 ･･････････････････････････････396
10·2·1　疾病予防（1次・2次・3次予防） ･･･････396

10・3　健康管理（健康診断） ･････････････････396
10·3·1　健康管理と健康診断 ･････････････････396

10・4　検体検査・生理検査のデータ ･･･････････398
10·4·1　検体・生理検査の評価 ･･･････････････398

10・5　感染症とその予防 ･････････････････････400
10·5·1　感染症予防対策 ･･･････････････････････400
10·5·2　患者や各種施設の利用者に対する感染防止対策 ････････402
ウェブサイト紹介・参考図書・演習問題 ･･････････ 402

xi

第11章 医学概論

11・1 職業倫理と医療倫理 ……………………………………406
  11・1・1 診療放射線技師の負う職業倫理 ……………………………406
  11・1・2 診療放射線技師の負う医療倫理 ……………………………407
11・2 診療放射線技師の役割 ………………………………408
  11・2・1 医療スタッフの協働・連携によるチーム医療の推進 …………408
11・3 チーム医療 ………………………………………409
  11・3・1 チーム医療の定義と構成 ………………………………409
  11・3・2 コミュニケーションの技術 ………………………………412
11・4 患者の理解 ………………………………………415
  11・4・1 病人と患者 ………………………………………415
  11・4・2 患者の権利と責務 ………………………………………416
  11・4・3 患者の心理と行動 ………………………………………417
  11・4・4 医療従事者による患者への対応（患者接遇） ………………418
ウェブサイト紹介・参考図書・引用図書・演習問題 ………………… 420

付　録 …………………………………………………422
演習問題解答 …………………………………………430
索　引 …………………………………………………448

Chapter

1

第1章

人体の基礎構成

1・1　人体の方向と位置関係
1・2　人体の断面と体表区分
1・3　人体の構成

第1章
人体の基礎構成

本章で何を学ぶか

　　人体の方向と位置関係は人体の構造と機能を学ぶうえで基礎となる知識である．また，これらは診療の場でも日常的に使用され，医療従事者間の共通の常識にもなっている．X線CTやMRIなど人体の断面を扱うモダリティが多い中で，断面の名称と外表から見たときの体表区分の知識と理解が必要である．

　　人体を構成する組成を学ぶ．人体を構成するものが細胞と細胞外成分からできており，それらにより組織が構成され器官が作られることを概論として学ぶ．人体の構造と機能，病態を理解するうえで基盤となる系統解剖学の考え方を理解する．以上，この章では「基礎医学大要」の導入部にあたる人体の基礎構成について学ぶ．

1・1　人体の方向と位置関係

1・1・1　解剖学的正常位

　　人体の自然な状態を**解剖学的正常位**といい，このとき手掌と足背は前方を向いた状態とする．そのため上肢では内側＝**尺（骨）側**，外側＝**橈（骨）側**となり，下肢では内側＝**脛（骨）側**，外側＝**腓（骨）側**となる．また，上腕部では前面を**上腕屈側**，後面を**上腕伸側**，逆に大腿部では前面を**大腿伸側**，後面を**大腿屈側**と呼ぶ（**図1・1**）．

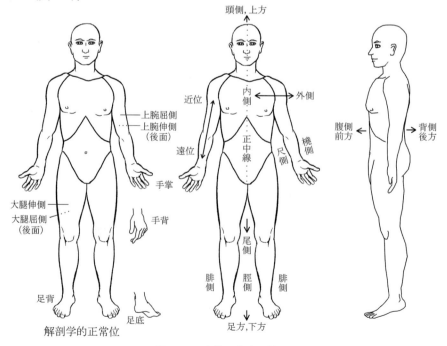

図1・1　人体の方向と位置

1・1・2 方向と位置関係

起立位で解剖学的正常位における方向と位置が定められる（**表1・1**，図1・1）．これらは医学英語の解剖名に接頭語として用いられ，撮影方向にも利用されている．

表1・1 方向と位置の表現*

上　下	
頭側（頭方）〈cranial：クラニアル〉	尾側（足方）〈caudal：コーダル〉
上方〈superior：スーペリアー〉	下方〈inferior：インフェリアー〉
前　後	
前方〈anterior：アンテリオー〉	後方〈posterior：ポステリオー〉
腹側〈ventral：ベントラル〉	背側〈dorsal：ドーサル〉
体表に対する位置	
浅（部）〈superficial：スーパーフィシャル〉	深（部）〈deep：ディープ〉
基準に対する位置 基準は一般に体幹部中心だが上肢では肩関節，下肢では股関節，脈管では心臓とする．	
近位〈proximal：プロキシマル〉	遠位〈distal：ディスタール〉
正中〈median：ミディアン〉に対する位置	
近い→内側〈medial：ミディアル〉	離れる→外側〈lateral：ラテラル〉

人体前面で眉間を通り左右を対称とする中央の縦線を後面にも延長して結んだ線を**正中線**〈median line〉という．**正中**〈median〉に近い位置を**内側**〈medial〉，離れた位置を**外側**〈lateral〉と呼ぶ．

方向と位置を表す用語は，乳房撮影での**内外斜位方向**〈MLO：MedioLateral Oblique〉などのように，組み合わせて使用されることも多い．

1・2 人体の断面と体表区分

重りを垂らしたときに地平面に向かう方向を**鉛直**や**垂直**〈vertical〉といい，地平面と平行な方向を**水平**〈horizontal〉という．

解剖学的正常位にある人体を左右に分ける面を**矢状面**〈sagittal plane〉といい，特に左右を等しく分ける面を**正中面**や**正中矢状面**と呼ぶ．人体を前後に分ける面を**冠状面**〈coronal plane〉や**前額面**〈frontal plane〉と呼ぶ．垂直な面と直交する面を**水平面**〈horizontal plane〉という．なお，これらの面〈plane〉を線〈line〉と捉えた場合は，それぞれ線と呼び換える（**図1・2**）．

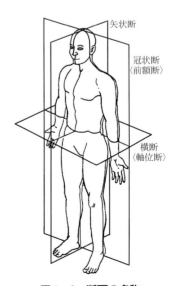

図1・2 断面の名称

解説①

医学英語の発音，カタカナ表記：大動脈 aorta をネイティブの発音をもとにカタカナ表記にすると「エイオータ」が近いものになる．しかし，日本の医療現場では通じない．アオルタと誰もが認識しているからである．医学英語を医療従事者間の共通用語と割り切って利用すべきだろう．

第 1 章　人体の基礎構成

1·2·1　人体の断面

　CT や MRI は人体の**断面**〈cross section〉を撮影するモダリティである．断面には**矢状断**〈sagittal section〉，**冠状断**〈coronal section〉または**前額断**〈frontal section〉，**水平断**〈horizontal section〉がある．水平断については**軸位断**〈axial section〉と呼ばれるのが一般的で，単に横断と呼ぶことも多い．水平断ではなく軸位断や横断という名称が用いられるのは，人体を臥位で撮影するため水平断という名称が適切ではないためである．

　なお，3D 画像処理や MRI の登場により**斜断**〈oblique section〉を扱うことも多くなっている（**表1·2**）．

表 1 · 2　断面の表現

矢状断　通称：サジタル〈sagittal section〉	冠状断　通称：コロナル〈coronal section〉	前額断　通称：フロンタル〈frontal section〉
水平断　通称：ホリゾンタル〈horizontal section〉	軸位断　通称：アキシャル〈axial section〉	横断　通称：トランスバース〈transverse section〉
斜断　通称：オブリーク〈oblique section〉		

1·2·2　人体の体表区分

　人体の区分は体表から 100 か所ほどに細分されるが，ここでは主なものを挙げる（**表1·3**，**表1·4**）．

表 1 · 3　人体の主な体表区分

人体の大まかな区分			
頭部〈head〉（顔面〈face〉を含む）	頸部〈neck〉ネック	体幹部〈trunk〉トランク	体肢部〈limbs〉リムズ（limb：リム）
体幹部の区分			
胸部〈chest〉チェスト	腹部〈abdomen〉アブド（ー）メン	骨盤部〈pelvis〉ペルビス	背部〈back〉バック
体肢部〈四肢部〉の区分			
上肢〈upper extremity〉アッパー　エクストリミティ		下肢〈lower extremity〉ロウアー　エクストリミティ	

表 1 · 4　人体の体表区分の境界や領域

頭部と頸部	下顎骨下縁〜乳様突起〜外後頭隆起を結ぶ線．
頸部と胸部	胸骨上縁〈頸切痕*〉〜鎖骨〜肩峰〜第 7 頸椎の棘突起を結ぶ線．
胸部と腹部	胸骨下端〈剣状突起〉〜肋骨弓〜第 12 胸椎の棘突起を結ぶ線．
腹部と骨盤部	腹部の腸骨稜最高点を結ぶ線（ヤコビー線）．
背　部	頸部後面（項部），胸部，腹部，骨盤部の後面（腰部と殿部）．
上　肢	肩峰〜三角筋部〜腋窩の一部〜手指．
下　肢	鼠径溝〈鼠径靱帯〉〜上前腸骨棘〜足趾．

頸切痕*：頸切痕のやや頭側にある気管の最下部の窪みは頸窩で頸部に区分される．

骨盤部の後面で上方が腰部，下方は殿部に区分される．背部は頚部の後面の項（項部），胸部，腹部，骨盤部の後面である（**図1・3**）．

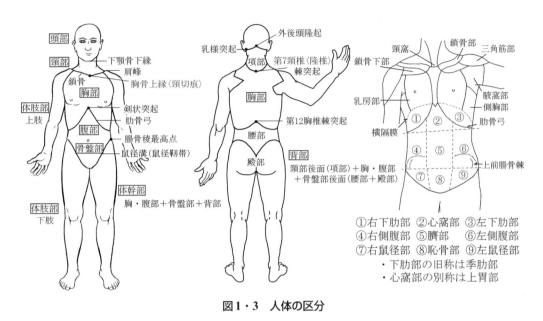

図1・3　人体の区分

1・2・3　体幹部の体腔と漿膜による区分

1）体幹部の体腔
(1) 胸　腔
　胸骨，肋骨，脊椎などの骨と大胸筋，肋間筋，広背筋などの筋により**胸壁**が形成される．この胸壁と上部は肩，下部は横隔膜で仕切られた空間が**胸腔**である．胸腔内には肺と縦隔があり，縦隔には気管，気管支，心臓，大血管，食道などがある．

(2) 腹　腔
　横隔膜より下部の腹壁に囲まれた体内空間が**腹腔**である．腹腔の背面には腹膜の壁側葉があり，左右に対し明確な境界はないが**後腹膜**と呼んでいる．後腹膜の背面と脊椎，腸腰筋の間の領域を**後腹膜腔**と呼ぶ．

2）体幹部の漿膜による区分
　体幹部の肺，心臓，多くの腹部臓器は**漿膜**により覆われ特徴的な構造を呈している．漿膜は単層扁平上皮由来の膜である．第3章3・2・3項も参照されたい．

(1) 肺を覆う漿膜
　肺の表面を直接，葉間裂内にも入り込んで密着して覆う漿膜（臓側葉）は血管，気管支，神経などが出入りする肺門部で遮断され折り返る．折り返った漿膜は臓側葉の上に重なり壁側葉として再び肺全体を覆って閉じる．壁側葉は胸郭の内側に付着する．肺では臓側葉（肺表面を直接覆う）を肺胸膜，壁側葉を単に**胸膜**〈肋膜〉と呼ぶ．このように漿膜は二重となっており，その間に腔（漿膜腔）を作

第1章 人体の基礎構成

る．肺ではこの漿膜腔を**胸膜腔**と呼ぶ．

(2) 心臓を覆う漿膜

心臓も肺の場合と同様である．心臓の表面を覆う漿膜（臓側葉）は上行大動脈，上大静脈，肺血管の部分で折り返し壁側葉となって心臓を二重の漿膜により覆う．心臓では臓側葉（心臓表面を直接覆う）を**心外膜**，壁側葉を単に**心膜**と呼ぶ．両膜が作る漿膜腔は心膜腔である．なお，心臓を覆う二重の漿膜を袋と捉えて，これを**心嚢**（しんのう）と呼ぶことがある．心嚢は2枚の心膜でできた心臓を入れる袋である．

肺や心臓を覆う膜は漿膜なので漿液をわずかに分泌する．これが肺や心臓の動きによる摩擦に対して潤滑液として働いている．

(3) 腹腔内を覆う漿膜

肺や心臓と同じように臓側葉と壁側葉の漿膜による二重の膜と漿膜腔（腹膜腔）による構造ができている．しかし，腹部臓器が複数あり臓側葉の覆い方はやや複雑である．また，臓器を覆う過程で小網，大網や間膜などの独特の構造物が形成される．

図1・4で腹膜が臓器を覆う様子をA点（始点）から順に追ってゆく．A点で前腹部の内側を腹膜（壁側腹膜）が覆っている．これが頭側へ延び横隔膜の下面前方を覆う．背側へしばらく延びた後，折り返って肝の上面を覆い（B点），肝前方へと延びてさらに肝の下面を覆い背側へ延びる（C点）．他方，D点を覆う後腹膜は頭側へ延びて，横隔膜の後方下面を覆い，E点で折り返って，肝の後面から肝の下面を覆い，C点で腹膜は合流して2枚となる．この部分が①**小網**（しょうもう）になる．2枚の腹膜は胃に達すると胃の前壁側，後壁側へそれぞれ分かれて覆う．胃の前壁側を覆って肝胃間膜となった腹膜と後壁側を覆って肝十二指腸間膜となった腹膜は胃の大弯で合流（F点）して**大網**（だいもう）を形成する．大網は4枚の腹膜が癒合しエプロンのように大弯から垂れ下がっている．大網は横行結腸を覆い，後壁に伸びて横行結腸を固定する（G点）．腹膜は再び分かれて後腹膜になってそれぞれ頭側と尾側へ

解説②
心臓に水が溜まる：心内腔は血液を満たしており，心臓に水が溜まることは物理的にあり得ない．心膜腔に水（過剰な漿液など）や血液が貯留することはある．心嚢液貯留により心拍動が阻害された状態が心タンポナーデである．心嚢穿刺による排液が緊急処置として実施される．

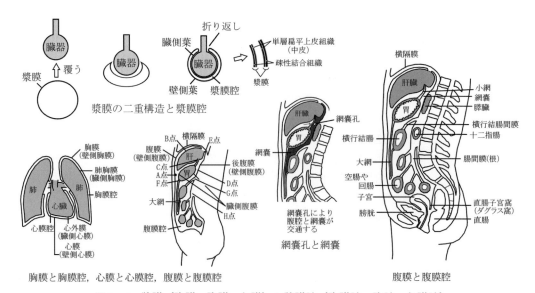

図1・4　漿膜（胸膜，腹膜，心膜）と漿膜腔（胸膜腔，腹腔，心膜腔）

向かう．頭側へ延びた後腹膜はE点でつながり閉じる．尾側へ向かった後腹膜は，腹膜として空腸や回腸を覆い②腸間膜を作って小腸を包み，腸間膜は腸間膜根として後壁に伸びて小腸を固定する（H点）．その後，尾側へ伸びて，子宮や膀胱の上面を覆った後，前腹部の内側を覆い始点のA点につながって閉じる．腹膜から分泌される漿液は潤滑油として各臓器間の癒着や摩擦の防止として働く．

①小　網

小網は胃の小弯に続く肝胃間膜と十二指腸上部の球部に続く肝十二指腸間膜に分かれる．前者を左右の胃動脈や胃静脈，迷走神経の枝が通り，後者を門脈，固有肝動脈，肝管，胆管などが通る．

②腸間膜

腸間膜，虫垂間膜，横行結腸間膜，S状結腸間膜が腹膜により作られる．腸間膜は空腸，回腸を覆い腸間膜根により後腹壁にこれらを固定する．腸間膜の2枚の漿膜の間に小腸に分布する血管，リンパ系，神経がある．ただし，上行結腸と下行結腸には腸間膜はない．

③網嚢孔〈ウィンスロー孔〉と網嚢

小網と後腹膜との間で，右に腹腔へ開き**網嚢孔**が形成され，左へ大網を加えて閉じた袋の網嚢が形成される．網嚢孔〈ウィンスロー孔〉は肝十二指腸間膜の背側にあり網嚢腔の入口である．胃切除術後の膵液漏出や縫合不全の場合にドレーン留置部位として用いられる．

④腹膜腔で最も低位となる場所

立位の場合　→ダグラス窩．女性では直腸子宮窩，男性で直腸膀胱窩
仰臥位の場合→モリソン窩〈肝腎陥凹，右後肝下腔（右側後方で肝の下の腔）〉
これらの場所には腹水や血液が貯留しやすい．

⑤腹腔内臓器，半腹膜内臓器と後腹膜臓器

腹部臓器について腹腔内臓器，半腹膜内臓器，後腹膜臓器の分類がある（**表1・5**）．なお，肝臓には腹膜に覆われない無漿膜野（図1・4のE点）があるが，腹腔内臓器とされることが多い．

表1・5　腹腔内臓器，半腹膜内臓器と後腹膜臓器

腹腔内臓器：臓器の表面のほとんどが臓側腹膜により覆われる臓器
胃，空腸，回腸，虫垂，横行結腸，S状結腸，肝臓，胆嚢，脾臓，卵巣，卵管など
半腹膜内臓器：一部が臓側腹膜に覆われていない臓器
肝臓，膀胱，子宮，直腸，盲腸，上行結腸，下行結腸
後腹膜臓器：腹膜腔の背側で後腹膜腔にある臓器
十二指腸，上行結腸，下行結腸，膵臓，腎臓，副腎，神経節，血管（腹部大動脈・下大静脈）など

後腹膜臓器：「十二の階段上って下りて水神様は福の神，結婚の神」・・・十二（十二指腸），上って下りて（上・下行結腸），水（膵），神（腎），福（副腎），神（神経節），結婚（血管）

1・3 人体の構成

1・3・1 人体の組成

1) 人体を構成する4大元素

酸素，炭素，水素，窒素は**4大元素**と呼ばれる．最も多くを占めるのは重量比では酸素，原子数では水素である（**表1・6**）．

2) 人体を構成する主な生体分子

人体を分子レベルで見たときに最も多いものは**水**で約60％を占める．他に炭素を含む有機物（CO，CO_2 は除く）の蛋白質，脂質と糖質，核酸が加わる．これらが人体を構成する37兆個とも60兆個（体重1kg当たり約1兆個）ともいわれる細胞を形成している．

表1・6　人体の主要な組成元素，分子

4大元素	重量比：酸素（65％），炭素（18％），水素（10％），窒素（3％）
	原子数：水素（63％），酸素（26％），炭素（10％），窒素（1％）
主要な分子	水（60％），蛋白質（15％），脂質と糖質（12〜20％），核酸（5％）

［注：数値は概算値］

1・3・2 人体の液体成分〈体液〉

人体には約60％の水分が含まれているが，これは**体液**として体内の液体成分の形で存在している．広義には汗，唾液，涙液，消化液など体内外に分泌や排泄されるものも含む．狭義には体内に存在している**細胞内液**と**細胞外液**を指し，さらに狭い意味では細胞外液だけを指す場合もある．細胞外液には**管内液**（血漿，リンパ漿，体腔液）と**管外液**（間質液〈組織液，細胞間液〉）がある．

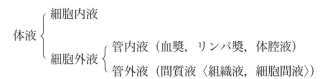

1) 細胞内液

体重に占める総水分量は体重の約60％である．その中で細胞内液は細胞内の水分で体重の約40％を占める．これに対し細胞外液は細胞の外に存在し体重の約20％を占める水分である（**表1・7，図1・5**）．

2) 細胞外液

細胞外の水分には管内液と管外液がある．管内液は血管やリンパ管の中の血漿，リンパ漿，および体腔の中の水分を指す．体腔液には脳脊髄液や心囊液，胸水，腹水などがある．管外液は一般に**間質液**〈組織液〉を指し，これは細胞と細胞の間隙や細胞と毛細血管の間にある水分で，間質に存在する水分である．全身の細

胞は間質液の中に浸った状態で存在しているといえる.
- 体液は水だけではなく,蛋白質や電解質その他の物質も含んでいるが,体液量は体水分量に近似されて用いられている.成人で水が体重に占める割合は男性で約60%,脂肪組織が多い女性は約55%とされる.体水分量の割合は年齢で異なり,新生児で約80%,乳児で約70%,幼児で60〜65%と多く,筋肉量や細胞内液量が減少する高齢者では50〜55%と少ない.体水分量は体脂肪量,筋肉量,脱水,浮腫などの影響で変化する.
- 血液は細胞成分である血球(赤血球,白血球,血小板の和)と液体成分である血漿からなる.赤血球は血球のほとんどを占めるので,赤血球が血液に占める割合を血球が血液に占める割合とみなし,ヘマトクリット〈Ht〉〔%〕で表す.血漿が血液に占める割合は,100−Ht〔%〕である.ヘマトクリット値の基準値は,成人男性で40〜50%,成人女性では34〜45%である.血漿は血清と凝固因子からなるが,血漿量は血管内水分量に近似される.

表1・7 体水分の分布

体液(≒水)	体重の60%
体液内訳:細胞外液20%〔間質液15%+血漿とリンパ漿5%〕+細胞内液40%	
血液量(血球+血漿)	体重の7.7%,体重の1/13

〔注:数値は概算値〕

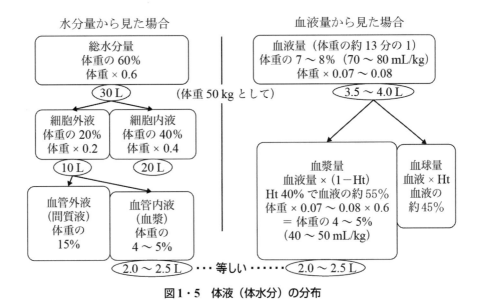

図1・5 体液(体水分)の分布

1・3・3 人体の構成

1) 組 織

人体は細胞から成り立っているといわれる.しかし,人体は細胞だけでできているわけではない.細胞成分(**細胞**)と細胞外の成分(**細胞外基質**と**間質液**)から成り立っている.細胞外成分は細胞と細胞の間や細胞と細胞外の成分の間を埋

第1章 人体の基礎構成

め，結び付ける働きを担っている．細胞外成分は細胞が作り出した産生物であり，結合組織の主役となっている．詳細は第2章2·4節を参照のこと．同じ目的の細胞が集まり，細胞外成分（細胞外基質と間質液）を伴って組織が形成される．人体組織は一般に「上皮組織，結合組織，筋組織，神経組織」，あるいは「上皮組織，支持組織，筋組織，神経組織」に分類される．いずれも4種類の分類である．血液・リンパ液は結合組織または支持組織に分類されるのが一般的である．しかし，血液・リンパ液については，これらは組織を結合も支持しているわけでもない．従来の分類には少し無理がある．一般的ではないが，血液・リンパ液を液状組織として本書では分類する．また，改めて組織を細胞成分（細胞）と細胞外成分（細胞外基質と間質液）から成り立つものとし，6種類の組織と捉えて記述する（**表1·8**参照）．

表1·8　6種類の人体の組織分類

組　織	成　分	例）組織を構成する主要な細胞成分と細胞外成分
上皮組織	細胞成分	扁平上皮細胞，円柱上皮細胞，腺細胞
	細胞外成分	基底膜（IV型コラーゲン），弾性線維
結合組織	細胞成分	線維芽細胞，細網細胞，脂肪細胞
	細胞外成分	膠原線維（I型コラーゲン），弾性線維（エラスチン），細網線維（III型コラーゲン），基底膜（IV型コラーゲン），他
筋組織	細胞成分	骨格筋細胞，平滑筋細胞，心筋細胞 ［注］筋細胞のことを筋線維とも呼ぶ．
	細胞外成分	腱，筋を覆う筋膜の線維組織，基底膜
支持組織	細胞成分	骨芽細胞，破骨細胞，骨細胞，軟骨細胞
	細胞外成分	骨基質，軟骨基質，基底膜
神経組織	細胞成分	神経細胞〈ニューロン〉，神経膠細胞〈グリア細胞〉
	細胞外成分	プロテオグリカン，テネイシンなどの糖蛋白質，基底膜
液状組織	細胞成分	血球細胞：赤血球，顆粒球，リンパ球：B細胞，T細胞，NK細胞
	細胞外成分	血液：血漿，リンパ液：リンパ漿

2）器　官

　複数の組織が集合し連携して一定の形態と機能をもったものが**器官**である．器官の構造や機能を系統的にまとめたものが系統解剖学である．生理学や病理学を効率的に理解するうえで系統解剖学はその基盤となる．本書では診療放射線技師国家試験出題基準が示す系統に準じた区分を系統解剖学とする（**表1·9**）．

演　習　問　題

表1・9　系統解剖学

系　統	主な器官や臓器
運動器	骨，関節，筋
呼吸器	気管，気管支，肺，乳房，縦隔
循環器	心臓，血管，リンパ管
消化器	消化管（食道，胃，小腸，大腸），消化腺（肝臓，胆嚢，膵臓など）
血液・造血器	血液，リンパ液，脾臓，骨髄，胸腺
泌尿器・生殖器	腎臓，膀胱，男性・女性生殖器
脳・神経	中枢神経（脳，脊髄），末梢神経（体性神経，自律神経）
内分泌器	下垂体，甲状腺，膵臓，副腎皮質，副腎髄質など
皮膚・感覚器	皮膚，視覚器，聴覚・平衡器，味覚器，嗅覚器

解説③

乳房と縦隔，胸腺の系統：乳房を生殖器，縦隔を循環器の系統とすることが多い．本書では便宜上，呼吸器の系統とした．胸腺は内分泌腺であるが成人では役割を終えている．胸腺を造血器の系統に入れる場合が多い．胸腺はT細胞を作るとされるが，実際には既に産出された未熟なT細胞を増殖，選別して役割を作るだけである．他に適切な系統がないため本書でも血液・造血器の系統に入れた．

◎ ウェブサイト紹介

https://www.jstage.jst.go.jp/article/keitaikinou/17/2/17_54/_pdf/-char/ja

　　　人体の組織分類と結合組織の定義について考察し，多数のコメディカル教育施設で使用されている教科書などから分類の現状分析が加えられている．

◎ 演習問題

問題1　解剖学的に正しいのはどれか．
　　　1．母指は尺側にある．
　　　2．前腕は上腕の近位にある．
　　　3．頸部は体幹の尾側にある．
　　　4．脊柱は体幹の腹側にある．
　　　5．寛骨は仙骨の外側にある．

問題2　体の方向で正しいのはどれか．
　　　1．手掌は前面である．
　　　2．足背は後面である．
　　　3．上腕伸側は前面である．
　　　4．大腿伸側は後面である．
　　　5．前腕は上腕より近位にある．

問題3　解剖構造の位置関係で正しいのはどれか．
　　　1．右副腎は右腎臓の外側にある．
　　　2．左膝蓋骨は左大腿骨の近位にある．
　　　3．膵尾部は胃体部の背側にある．
　　　4．脾彎曲部は横行結腸の近位にある．
　　　5．腕頭動脈は末梢で左総頸動脈と左鎖骨下動脈に分かれる．

問題4　体を左右に分ける断面はどれか．
　　　1．冠状断面
　　　2．軸位断面
　　　3．矢状断面
　　　4．水平断面
　　　5．前額断面

第1章　人体の基礎構成

問題5　後腹膜腔に含まれるのはどれか．
1. 肝下腔
2. 腎周囲腔
3. 傍結腸溝
4. 横隔膜下腔
5. ダグラス〈Douglas〉窩

問題6　後腹膜臓器はどれか．**2つ選べ**．
1. 膵　臓
2. 胆　囊
3. 脾　臓
4. 副　腎
5. 卵　巣

問題7　後腹膜臓器でないのはどれか．
1. 胃
2. 腎　臓
3. 膵　臓
4. 上行結腸
5. 腹部大動脈

問題8　後腹膜臓器はどれか．
1. 胃
2. 回　腸
3. 空　腸
4. S状結腸
5. 下行結腸

問題9　生体を構成する元素で最も割合が少ないのはどれか．
1. H
2. C
3. N
4. O
5. Ca

問題10　健常成人の体重で水が占める割合〔%〕に最も近いのはどれか．
1. 5
2. 20
3. 40
4. 60
5. 90

Chapter 2

第2章

細　胞

2・1　細胞の構造と機能
2・2　細胞分裂と細胞周期
2・3　細胞の死
2・4　細胞外基質〈細胞外マトリックス〉

第2章
細　胞

本章で何を学ぶか

　細胞核の構造と機能について学ぶ．特に染色質と染色体の関係やDNAとRNAの役割を理解する．さらに細胞内小器官の構造と機能について学び，リボソーム内での蛋白質合成をDNA，RNAによる連携として順序立てて理解する．

　細胞を囲うだけと認識されがちな細胞膜の多様な機能や，あまり話題に上らない細胞骨格の役割を知り，働きを理解する．

　体細胞分裂と減数分裂の過程を対比させて学ぶ．また，アポトーシスとネクローシスの形態と特徴を理解する．

　この章では人体構成における細胞外成分〈細胞外基質，細胞外マトリックス〉の役割について，その概要を学ぶ．

2・1　細胞の構造と機能

　細胞は生体を構成する最小単位で，人体の細胞には200以上もの種類があり様々な形態や構造，機能をもち，多様性に富んでいる．人体細胞の標準的な構造は**核**，**細胞質**，**細胞膜**からなる（図2・1）．

2・1・1　核〈細胞核〉の構造と機能

　核は**染色質**〈クロマチン〉，**核小体**〈仁〉，**核質**〈核液〉，**核膜**よりなる．

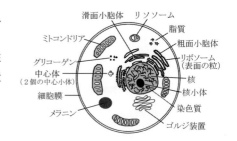

図2・1　標準的な細胞の模式図

　多くの細胞は核を1個もつ単核細胞であるが，骨格筋細胞や破骨細胞のように複数の核をもつ多核細胞もあり，肝細胞や軟骨細胞では核を2個もつものも認められる．また，成熟した赤血球や血小板のように核をもたない無核細胞もある．

1）染色質〈クロマチン〉

　染色質はDNAとヒストン（蛋白質）の複合体である．染色質の機能は遺伝情報の本体であるDNAの保管にある．二重らせん構造をもつ**DNA**は引き延ばすと2m近くにもなる．**ヒストン**はDNAを巻き取り，折り畳んで核内にコンパクトに収めている．DNAはヒストンにより約2回転巻かれて**ヌクレオソーム**という構造をいったん作り，さらにこれが電話線のようにコイル状に巻かれ細い糸状の形（直

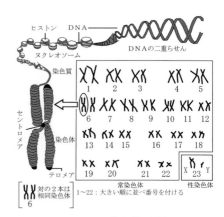

図2・2　染色体（男）

2・1　細胞の構造と機能

径30 nm）で染色質として核内に分散する．なお，細胞分裂時には染色質は凝集して太い棒状（直径700 nm）に構造を変えて，**染色体**〈クロモソーム〉として観察できるようになる．ヒトの染色体は46本あり，そのうち44本（22組）が常染色体で，残り2本（男XYの1組，女XXの1組）が性染色体である．染色体数は合計46本（23組）となる（**図2・2**）．

◎DNAとRNA*

DNA〈デオキシリボ核酸〉，RNA〈リボ核酸〉は**ヌクレオチド**と呼ばれる基本ブロックからできている（**表2・1**，**図2・3**）．ヌクレオチドはリン酸，五炭糖，4種類ある塩基の中の1個からなる．

解説①

DNAとRNA：
DNA：deoxyri-
bonucleic acid
デオキシリボ核
酸．
RNA：Ribonu-
cleic acid
リボ核酸
mRNA：
messenger RNA
tRNA：
transfer RNA
rRNA：
ribosomal RNA

表2・1　DNAとRNAの比較

核酸	構造	ヌクレオチドの構成
DNA	2本鎖の二重らせん構造	リン酸＋糖（デオキシリボース）＋塩基（A, T, G, C）
	役割：蛋白質を作る遺伝情報が描かれた設計図．核内に保管され核外には出ない．	
RNA	1本鎖構造	リン酸＋糖（リボース）＋塩基（A, U, G, C）
	役割：DNAの設計図からアミノ酸を材料に，3種類のRNA（mRNA, tRNA, rRNA）が連携して蛋白質を合成する．	

・mRNA〈メッセンジャー RNA，伝令RNA〉：リボソームにDNAの情報をアミノ酸単位でコドンとして伝える．
・tRNA〈トランスファー RNA，運搬RNA〉：指定されたアミノ酸をリボソームへと運搬する．
・rRNA〈リボソーム RNA〉：リボソームを構成しアミノ酸から蛋白質を実際に合成する．

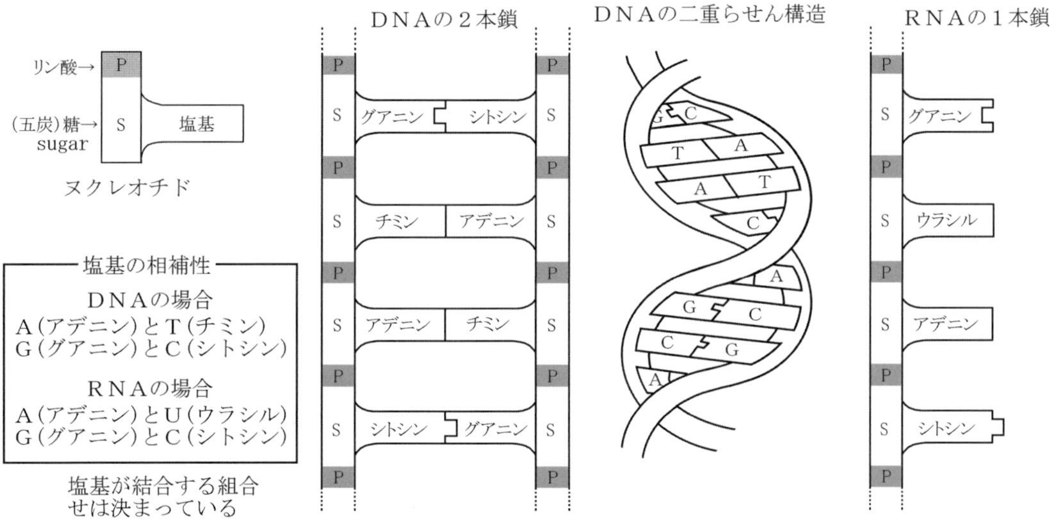

図2・3　DNAとRNA

◎DNAについて

ヒトの遺伝子の総数は2万数千個といわれている．これらの遺伝子を形成する塩基配列のすべてを**ゲノム**という．ヒトゲノムには2万数千個の遺伝子があり，これらは数十億個の塩基（A, T, C, G）の配列によりDNAに記録されている．DNAの遺伝情報から様々な蛋白質が合成されることを**遺伝子の発現**という（2・1・2項を参照）．肌の色など遺伝により伝えられる形態や性状を**形質**というが，

第2章 細胞

これはDNAに書かれた蛋白質合成の情報により形質として発現したものである．なお，遺伝子は塩基配列の形でDNAに記録されているが，DNAの中で実際に形質の発現を起こす遺伝情報はわずか数％に過ぎない．DNAには遺伝情報をもつ部分ともたない部分（**ノンコーディングDNA***〈非コードDNA〉）がある．ノンコーディングDNAにはどのような働きをするのかわからないものが多くある．なお，細胞分裂で，染色体の部分的な交換"染色体の乗り換え"が生じることがある．このとき交換部位に遺伝情報がなければ"遺伝子の組み換え"にはならない．

2) 核小体〈仁〉

多くの細胞では核の内部に1〜数個の核小体がある．**核小体**の主な役割はrRNA〈リボソームRNA〉の合成とリボソームの組み立てである．**リボソーム**はrRNAと蛋白質の複合体であるが，**rRNA**は核内で合成され，蛋白質は核外のリボソームで合成される．そして，これらは核小体でリボソームに組み立てられる．組み立てられたリボソームは核膜孔から出て，細胞質の小胞体に付着する．リボソームが付着した小胞体は**粗面小胞体**と呼ばれる．

3) 核質〈核液〉

核質は核膜に包まれ，粘性の高い液体で満たされている．核質内には染色質が分散し，核小体がある．他にDNA複製に必要なRNA合成酵素〈RNAポリメラーゼ〉や核内で直接作用する各種酵素，ヌクレオチド，グリコーゲンや脂質など多くを含む．

4) 核膜

核膜は核を包む外膜と内膜からなる二重の膜で，多数の核膜孔をもち核内と細胞質の間の物質交換を行う．外膜には小胞体に接して連続した部分がある．

2・1・2 細胞質の構造と機能

細胞の核以外の部分が**細胞質**で，内部に細胞内液を満たし細胞内小器官を納めている．細胞質から細胞内小器官を除いた液体部分を**細胞質基質**〈サイトゾール〉と呼ぶ．細胞質基質にはカリウムイオンなどのイオン類，蛋白質やその原料のアミノ酸，グルコースなどが溶け込んでいる．

1) リボソーム〈リボゾーム〉

リボソームは粗面小胞体に付着し蛋白質合成を行う小粒子である．RNAの一種であるrRNA〈リボソームRNA〉と蛋白質からなる．

◎蛋白質の合成〈セントラルドグマ〉

核内のDNAはRNAポリメラーゼ酵素により一部が解かれ，RNAポリメラーゼの立体構造が変化して，解けたDNAに取り付き塩基の相補性により塩基が**転写**（A→U，T→A，G→C，C→G）され，**mRNA**〈伝令RNA〉を合成する．この転写は連続する塩基配列の3個を1組（コドン：遺伝暗号）として実行される．例えばGAUの3個の塩基はアミノ酸のアスパラギン酸に対応する．コドンは20

解説②
ノンコーディングDNA：ヒトゲノムでDNAに蛋白質のコドンは1〜2％しか記述されていないという．ヒトの遺伝子の数は約2万個でこの数は線虫と大差がない．ヒトではノンコーディングDNAが圧倒的に多い特徴がある．ノンコーディングDNAが蛋白質発現のための調整にかかわっていることもわかってきたが依然，大多数の役割は不明である．

個あるすべてのアミノ酸に対して用意されている。コドンを携えてmRNAは核膜孔から核を出て粗面小胞体に付着するリボソームと結合する。ここでmRNAの示すコドンに対応するアミノ酸が**tRNA**〈運搬RNA〉によりリボソームへと運ばれてくる。20種類のアミノ酸に対し専用のtRNAがそれぞれ20種類ある。tRNAは運搬が終わると離脱し、コドンに対応するアミノ酸はrRNAによって渡された順番に沿って数珠つなぎに結合（ペプチド結合）していき蛋白質に合成される（**翻訳**）。このようなDNAのもつ情報をもとに蛋白質が合成される過程を**セントラルドグマ**と呼ぶ。なお、蛋白質は合成後、加工され蛋白質の機能や活性が調節されて完成する（**翻訳後修飾**）。

2）小胞体

小胞体にはリボソームを付着させるものと、しないものの2種類がある。小胞体は核の外膜や他の細胞内小器官とつながっており、2種類の小胞体どうしも連続してつながっている。蛋白質の合成の場であり、ゴルジ装置への輸送も担う。

粗面小胞体（リボソーム付着あり）	蛋白質（酵素、ホルモンなど）合成を行う。
滑面小胞体（リボソーム付着なし）	脂質の合成、カルシウムの貯蔵を行う。

3）ゴルジ装置〈ゴルジ体〉

ゴルジ装置は小胞体から不完全な蛋白質を受け取り、グリコーゲンを付加して糖蛋白質に加工して貯蔵する。さらに小胞（分泌顆粒）の形で細胞質基質へ分泌する。リソソームの合成も行っている。

4）ミトコンドリア

ミトコンドリアは独立した構造をもつ細胞内小器官である。内部にミトコンドリア独自のDNAとリボソームを含み、これらからミトコンドリアは自立的に分裂して数を増やすことができる。ミトコンドリアのDNA〈mtDNA〉は進化の過程で入り込んだ寄生体と考えられ、独自のDNAをもっている。ミトコンドリアDNAはすべて母方からのみの母性遺伝により伝わる*。生体が消化吸収により取り入れたグルコース、脂肪酸、アミノ酸を酸素により燃焼させ、生体機能のエネルギー源となるアデノシン三リン酸〈ATP〉を産生する。心筋細胞にはミトコンドリアが大量に存在する。

5）リソソーム〈水解小体、ライソソーム〉

膜をもつ顆粒で種々の加水分解酵素を含んでいる。これらの酵素により細胞が取り込んだ異物や役割を終えた細胞内小器官を分解することから、細胞内の"ゴミ箱"や"細胞内消化器官"に例えられる。不要物質の分解処理を行う好中球やマクロファージなどの貪食細胞で発達している。貪食細胞が細菌などの異物を貪食し細胞内に取り込むと異物を包み込む液胞を形成し、これに**リソソーム**が付着して加水分解酵素を注入し異物を分解する。なお、細胞が死ぬとリソソームの膜が壊れて加水分解酵素が細胞質に放出されて細胞は自己融解する。

解説③

母方にしか伝わらないミトコンドリアDNA〈mitochondrial DNA〉：ミトコンドリアには固有のDNA（ミトコンドリアDNA〈mtDNA〉）があるが、これは母方にしか伝わらない。トーマス・ジェファーソン大学が精子のmtDNAを調べたところ含有量は極めて微量で、mtDNAを維持増加させる酵素や因子がないと発表した。父方のmtDNAには遺伝する術がない。

第2章 細 胞

6）中心体〈微小管形成中心〉

　微小管により構成され，2個の中心小体からなり核の近くにある．細胞分裂の際に**中心体**は細胞の両端（両極）へ移動し，赤道面に並んだ染色体へ紡錘糸を伸ばして結合する．紡錘糸は中心体から延びる微小管である．中心体，紡錘糸，染色体を**紡錘体**と呼ぶ（後出の図2·10参照）．

7）細胞骨格

　細胞骨格には微小管，中間径フィラメント，アクチンフィラメントの3種類がある．これらは線維状の蛋白質で細胞内部に広がっている．主要な役割は細胞の形態維持と細胞小器官や蛋白質などの移動である（**表2·2**，**図2·4**）．

（1）微小管

　微小管は直径25 nmと最も太い細胞骨格で，チューブリンという蛋白質が渦巻き状の筒形になっている．微小管は中心体から伸び出して細胞内に放射状に張り巡らされている．中心体を構成するのはこの微小管である．微小管には次の三つの主要な働きがある．

①細胞小器官や蛋白質が細胞内を移動する際のレールの働きをする．微小管に伴うモーター蛋白質（ダイニンやキネシン）が細胞小器官などの運搬物と結合し，微小管をレールとして滑るように移動させる．移動に際してはATPが消費される．神経細胞の軸索内にも見られ，細胞体から末端で放出される神経伝達物質はキネシンで輸送され，逆に末端で生じた代謝産物は細胞体側へダイニンにより輸送される（図3·14参照）．なお，ダイニンは精子の鞭毛運動にも関与している．

②細胞分裂の際に染色体へ微小管（紡錘糸）を伸ばしセントロメアに付着する．

③微小管は細胞の運動に関し鞭毛（精子の鞭毛）や線毛（気管の線毛など）の中に骨のように伸びて腰を作り運動が伝わる役割を担う．精子細胞は細胞膜内の尾部に鞭毛をもつが，尾の内部に微小管を巡らして機械的強度を高めている．

（2）中間径フィラメント

　頭髪や爪の主成分として知られる線維性蛋白質のケラチンが細胞内を網目状にまんべんなく高密度で分布し**中間径フィラメント**を形成している．明確な構造は規定されず，柔軟性は乏しいが外力に対し強い抵抗性を示し細胞の形態を強固に堅持する．微小管とアクチンフィラメントの中間の太さ（10 nm）であることから中間径フィラメントと命名されている．細胞の形態を保ち，核の位置も保持している．

（3）アクチンフィラメント

　アクチンフィラメントは**アクチン**という線維性蛋白質で作られ螺旋構造をしている．直径7 nmと細いが柔軟性に富み，細胞膜付近の内周に多く分布している．アクチンフィラメントには次の三つの主要な働きがある．

①細胞小器官や蛋白質が細胞内を移動する際のレールの働きをする．これに伴うモーター蛋白質（ミオシン）が細胞小器官などの運搬物と結合しアクチンフィラメントのレールを滑るように移動する．微小管と同様に運搬を行うが，その領域が細胞膜付近の内周である点が異なる．移動に際しATPが消費される．周回運動のため，原形質流動を誘発する．他に小腸の微絨毛の構造を支えてもいる．

18

表2・2 細胞骨格の構造と機能

項　目	微小管	中間径フィラメント	アクチンフィラメント
分　布	中心体から伸びる	全体に広がる	細胞膜付近の内周
直　径	太い：約25 nm	中間：約10 nm	細い：約7 nm
蛋白質	チューブリン	ケラチン	アクチン
モーター蛋白質	ダイニン，キネシン	—	ミオシン
主な働き	・細胞小器官の移動 ・中心体の構成 ・鞭毛や線毛運動	・細胞の形態保持 ・核の固定	・細胞小器官の移動 ・細胞・分裂のくびれ ・筋収縮

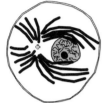
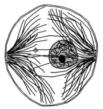
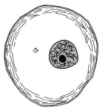
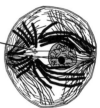

微小管の分布　　中間径フィラメントの分布　　アクチンフィラメントの分布　　3種類の細胞骨格

図2・4　細胞骨格（細胞は核，細胞膜，中心体のみ表示）

②細胞分裂（M期）の終期に生じる"くびれ"→収縮環→分離（後出の図2・10参照）はアクチンによる．
③細胞の伸展と収縮に大きな役割を果たす．筋細胞で発達しておりアクチンとミオシンの筋収縮（後出の図3・7参照）や遊走細胞，白血球の移動に関与する．

2・1・3　細胞膜の構造と機能

1) 細胞膜の構造

　細胞膜は10 nm以下の薄膜で，親水性（頭部）と疎水性（体部）を組み合わせたリン脂質（脂質二重層），膜蛋白質，糖鎖，コレステロールからなる（**図2・5**）．**膜蛋白質**は脂質二重層を貫通あるいは一部埋没して挟まり，表面にも存在する．流動モザイクモデルでは**脂質二重層**を海に見立て，その海を膜蛋白質が氷山のように自由に移動すると例えている．膜蛋白質には細胞外液側に糖鎖を付着（糖蛋

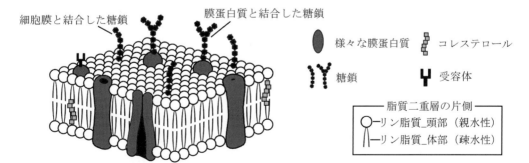

図2・5　細胞膜の構造

第2章 細胞

白質)させているものが多く，これが細胞膜表面を産毛のように分布している．細胞は付着する糖鎖により個別化され，細胞どうしの識別に寄与している．ABO式血液型で赤血球細胞表面の糖鎖の構造の違いが抗原として働き，特に免疫における抗原提示で重要となる（第4章解説㊵参照）．なお，糖鎖がリン脂質に付着するものもある．

2）細胞膜の機能

細胞膜の膜蛋白質には様々な機能がある（**図 2・6**）．(1) **輸送蛋白質**は輸送機能を担い，(2) **受容体蛋白質**は信号を受け取る受容体をもち，(3) **細胞接着蛋白質**は細胞骨格と結合して細胞の形を保ち，(4) 特殊な酵素をもつ膜蛋白質など，様々な機能をもつ．

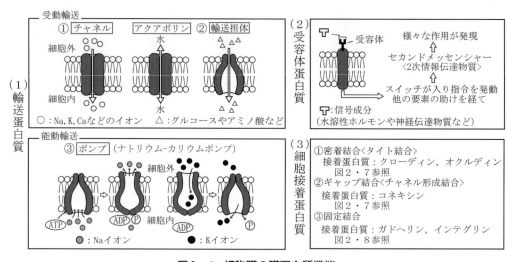

図 2・6　細胞膜の膜蛋白質機能

(1) 輸送蛋白質

膜蛋白質には物質の輸送機能がある．細胞は細胞外液と細胞内液の間で様々な物質を細胞膜の働きによってやり取りしている．低分子化合物，水，酸素，二酸化炭素，脂溶性ホルモン（ステロイドなど）は細胞膜を通過するが，高分子化合物（グルコース，アミノ酸）やイオンは通過できない．物質の輸送には受動型と能動型がある．受動型輸送は濃度勾配により高濃度から低濃度へと物質（溶質）が自然に移動する拡散現象である．能動型輸送は濃度勾配に逆らって物質（溶質）を移動させるので，ATPのようなエネルギーが必要になる．輸送膜蛋白質には以下①〜③のタイプがある．

① チャネル〈チャンネル〉

受動型輸送である．**チャネル**は通路を意味し，イオンチャネルがよく知られている．電気的な刺激や化学物質により通路が開き細胞膜の内外で高濃度側にあるイオンが，低濃度側へと濃度勾配に従い移動するチャネルである．チャネルが開けば自然な流れでイオンが拡散する受動輸送なのでATPなどを必要とし

ない．ナトリウムイオンチャネルやカリウムイオンチャネルが神経伝導で重要な役割を果たしている．他に Ca，Cl などに対するイオンチャネルもある．受動輸送を行う膜蛋白質として水分子を通すチャネルのアクアポリンがある．水は細胞膜を通過できるもののそれだけでは十分ではなくアクアポリンによる促進拡散が大きな役割を担っている．

② 輸送担体〈輸送体〉

受動型輸送を行う膜蛋白質としてグルコースやアミノ酸に対する**輸送担体**がよく知られている．グルコースではグルコースと結合する膜蛋白質があり，結合により輸送担体の構造が変化して，細胞外から細胞内へ送られる．輸送担体は受動型の促進拡散である．

③ ポンプ

能動型輸送である．Na-K ポンプが代表で，ATP を使い濃度勾配に逆らい能動輸送を行う．神経細胞で活動電位の変化による神経刺激伝導としてよく知られている（図 3·15 参照）．輸送担体に比べ輸送速度は著しく速い．

(2) 受容体蛋白質

膜蛋白質の受容体蛋白質による伝達機能がある．細胞外からの信号を受け取る受容体〈レセプター〉をもつ膜蛋白質があり，これを単に**受容体**と呼ぶ．受容体に水溶性の信号分子が結合することで細胞が活性化され特定の酵素などの蛋白質が作られ様々な作用を発現する．信号分子が水溶性の場合は膜蛋白質の受容体が，脂溶性の場合は細胞質や核内にある受容体が結合相手となる．この伝達機能はホルモンの働きで顕著に見られる．ただし，信号分子はホルモン以外にもアセチルコリンやドパミンなどの神経伝達物質やプロスタグランジン*（ホルモンに分類される場合もある），サイトカインとなる場合もある．一般にこれらは高分子化合物なので受容体は細胞膜にあることが多い（**表 2·3**）．

表 2・3　ホルモン（信号分子）と受容体の所在

ホルモン（信号分子）の種類			
ペプチドホルモン	性質	受容体の所在	例
ペプチドホルモンは高分子の蛋白質ホルモンのため細胞膜を通れない	水溶性	細胞膜	甲状腺刺激ホルモン，成長ホルモン，インスリン，その他大多数
アミノ酸誘導体〈アミン類〉	性質	受容体の所在	例
・アミン型ホルモン	水溶性	細胞膜	副腎髄質ホルモン（カテコールアミンでアドレナリン，ノルアドレナリンなど），ドパミン
・アミノ酸型ホルモン	脂溶性	核	甲状腺ホルモン（T3，T4）
ステロイドホルモン	性質	受容体の所在	例
ステロイドホルモンは脂質ホルモンなのでリン脂質の細胞膜を透過できる	脂溶性	核	副腎皮質ホルモン（電解質コルチコイドでアルドステロンなど），性ホルモン（アンドロゲン，エストロゲンなど）
		細胞質	副腎皮質ホルモン（糖質コルチコイドでコルチゾールなど）

［注：糖質コルチコイドは 3 種あり脂溶性だが細胞質の中の受容体と結合する］
［注：アミノ酸誘導体のアミノ酸型ホルモンは脂溶性である］

解説④
プロスタグランジン：多くの種類があるが血圧低下や筋収縮，血管拡張作用などの働きをもつ生理活性物質である．経上腸間膜動脈性門脈造影ではプロスタグランジン E_1 の血管拡張作用による門脈の造影効果の向上に利用されている．
神経伝達物質：表 3·8 参照．
サイトカイン：3·7·2 項「サイトカイン」を参照．これらはホルモンと同様に生理活性物質であり，微量で生体に大きな影響を与える化合物である．

(例) 甲状腺刺激ホルモン（水溶性）は甲状腺の細胞（標的細胞）の受容体膜蛋白質と結合する．これがスイッチとなりセカンドメッセンジャー〈2次情報伝達物質〉が出て，甲状腺細胞は甲状腺ホルモンを産出し分泌する．甲状腺ホルモン（脂溶性）は血中から全身へ送られ，全身の標的細胞の核にある受容体と結合し細胞の代謝機能が発現する．この例では水溶性の信号分子が甲状腺刺激ホルモン，脂溶性の信号分子は甲状腺ホルモンとなっている．

(3) 細胞接着蛋白質

膜蛋白質に接着機能をもつものがある．細胞膜は細胞どうしをつなぐ働きや細胞骨格と結合して細胞の形を保つ膜蛋白質をもっている．これが膜蛋白質の接着機能で，①密着結合，②ギャップ結合，③固定結合の3種類の結合形態がある．

① **密着結合〈タイト結合〉**

クローディンとオクルディンという膜蛋白質が細胞間に隙間を生じないように両者を密着（タイト）させて結合させるものである．密着結合では細胞間を隙間なく結合するため，有害物質の侵入や細胞内からの有用物の漏出を防ぐ働きがある．皮膚や消化管の上皮組織を形成する細胞や脳血管の内皮細胞（血液脳関門：BBB），末梢神経の神経内膜（血液神経関門：BNB）*に見られる．

② **ギャップ結合〈チャネル形成結合〉**

密着結合に似ているが結合させた膜蛋白質の内部に通路があり細胞間でイオンや低分子化合物，情報の連絡のやり取りができる唯一の細胞間の接着である．細胞膜のコネキシンという膜蛋白質が接着と通路を形成している．心筋細胞や肝細胞，骨細胞に見られる．心筋細胞どうしが

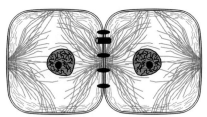

● 密着結合の膜蛋白質（クローディン＋オクルディン）
● ギャップ結合の膜蛋白質（コネキシン）

図2・7　密着結合とギャップ結合

ギャップ結合を行い，心筋細胞の興奮が隣の細胞に伝導し，心筋細胞が同期的に収縮できる構造になっている．これを**機能的合法体**という．機能的合法体を可能にしているのがコネキシンによるギャップ結合である（**図2・7**）．

③ **固定結合**

固定結合は膜蛋白質（接着蛋白質）と細胞内部の細胞骨格を固定させる結合である．細胞が外力を受けて変形しても細胞骨格の構造を利用して元に戻ることができる．連結する細胞骨格の種類で**接着結合**〈接着帯〉，**デスモソーム**〈接着斑〉，**ヘミデスモソーム**の3種類がある（**表2・4，図2・8**）．

表2・4　固定結合の種類

固定結合の種類	接着蛋白質	連結する細胞骨格	接着対象
接着結合〈接着帯〉	カドヘリン	アクチンフィラメント	細胞と細胞
デスモソーム〈接着斑〉	カドヘリン	中間径フィラメント	細胞と細胞
ヘミデスモソーム	インテグリン	中間径フィラメント	細胞と細胞外基質*

＊細胞外基質〈細胞外マトリックス〉は細胞以外の人体構成物で，細胞が産出したものである．

解説⑤
BBBとBNB：血液脳関門〈BBB：blood brain barrier〉は脳血管と脳組織との物質の行き来を制限する機構で，脳の毛細血管内壁を覆う内皮細胞の密着結合が関与する．
血液神経関門〈BNB：blood nerve barrier〉は末梢神経のBBBに相当し血液から脳脊髄液へ移行する物質を選択し制限する障壁である．脈絡叢上皮細胞の密着結合が関与する．

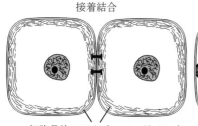 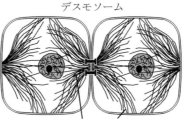 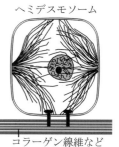

図2・8　3種類の固定結合

(4) 特殊な酵素をもつ膜蛋白質

細胞膜内に蛋白質をより小さなポリペプチドや単一のアミノ酸へと加水分解する酵素がある．加水分解酵素（プロテアーゼ）は水を必要とするが，水がほとんど存在しない細胞膜内で働く特殊な酵素が**膜内切断プロテアーゼ**である．膜内切断プロテアーゼは細胞膜に存在する蛋白質の機能の制御や分解，除去を行う．小腸上皮細胞表面には糖質やペプチドを分解する膜蛋白質中の酵素がある．

2・2　細胞分裂と細胞周期

細胞は1回の**細胞分裂**により2個の新しい細胞となる．細胞分裂には体細胞分裂と減数分裂がある．両者は大きく異なる細胞分裂を行う（**表2・5**）．

2・2・1　体細胞分裂

体細胞分裂は，体細胞の増殖，人体の成長に必要な細胞分裂である．細胞分裂には分裂前の準備期間である**間期**と分裂が行われる**M期**の二つの時期がある．間期とM期の繰返しを**細胞周期**という．細胞周期の各時期の長さは細胞の種類で異なり環境条件によって変わる．

1) 間期（G_1期，S期，G_2期）

間期は①G_1期，②S期，③G_2期の三つの段階からなる（**図2・9**）．細胞核内の糸くずのような染色質が増加し，細胞自体も大きく成長する．

① G_1〈Gap1〉期

G_1期はDNA合成の準備期である．細胞分裂を行うかどうかの判断がなされる．分裂を

> **解説⑥**
> **DNA量が2倍**：細胞周期で1細胞中のDNA量が多い時期を二つ解答させる国試問題がある．S期は最終的にDNA量を2倍にするが，S期の途中では2倍にはなっていない．解答はG_2期とM期である．

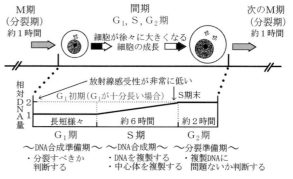

図2・9　間期の細胞の変化

第2章 細胞

行わないと判断された場合は細胞周期から外れてG_0期へ移行し待機状態となる．成長因子やホルモンの作用により，G_0期から細胞周期に戻される場合もある．G_1期の初めは放射線感受性が非常に低い時期である．

② S 〈Synthesis：合成〉期

S期はDNA合成期である．DNAが合成され複製が作られる．中心体の複製も行われる．S期の終末は放射線感受性が非常に低い時期である．

③ G_2 〈Gap2〉期

G_2期は分裂準備期である．複製されたDNAに問題がないか判断される．

2) M 〈Mitosis：有糸分裂〉期

M期は①前期，②中期，③後期，④終期の四つの段階からなる（図2·10）．この時期に実際に細胞分裂が行われる．M期は放射線感受性が最も高い時期である．

① 前 期

増加した核内の糸くずのような染色質は46本の染色体へと変化する（図2·2参照）．染色体は互いに組となる染色体をもっており，この組を**相同染色体**と呼ぶ．相同染色体は互いに同形，同大で一方は母方由来，他方は父方由来の染色体となっている．ヒトの相同染色体の組数nは23組ある．ヒトでは2個で一つの組を作るので，染色体の総数46本は"$2n = 46$"と表記される．この$2n$を**核相**と呼ぶ．相同染色体は同じ形質（目の色を黒にするか青にするかなど）に関する情報の遺伝子が入っている染色体の組である．23組でヒト全体の情報が網羅され，これを**（ヒト）ゲノム**と呼ぶ．1個の細胞核には母方由来のゲノムと父方由来の合計2セットが収納されている．前期における細胞内の変化は染色体の出現のほかに，2個の中心体の細胞両極への移動*と紡錘糸の放出，核膜と核小体の消失である．

> **解説⑦**
> 各染色分体がそれぞれ両極へと移動するのはモーター蛋白質のキネシンの働きによる．45種類発見されているキネシンの中の2種類が染色分体を直接動かしている．微小管をレールにキネシンが染色分体を伴って滑るように移動する．2·1·2項 7)(1) 参照のこと．

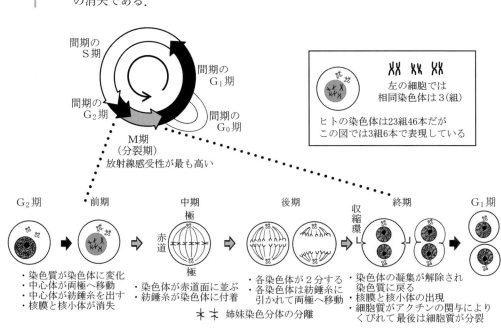

図2·10 M期の細胞の変化

② 中　期

染色体が赤道面に並び，両極から伸びた紡錘糸が各染色体に付着する．付着する場所は染色体の中央にあるセントロメアでここに動原体が形成される．中心体，紡錘糸，染色体をまとめて**紡錘体**と呼ぶ．

③ 後　期

各染色体は2分し，それぞれ両極へと紡錘糸により引かれる．2分された染色体それぞれを**姉妹染色分体**と呼ぶ．片方を**染色分体**〈娘染色体〉と表現する．

④ 終　期

染色分体はそれぞれ両極へと移動し，これらを取り巻くように核膜が形成され核小体も出現する．染色分体は染色質に戻り紡錘体は消失する．細胞骨格のアクチンフィラメントが細胞の中央で収縮環を形成して"くびれ"を作る．収縮環により細胞質は絞られて細胞質が分離する．

2・2・2　減数分裂

減数分裂は子孫を残すための生殖細胞を作る細胞分裂である（**図2・11**）．減数分裂は2回の細胞分裂を行う．減数分裂では第1分裂の前期に2価染色体が作られるのが重要な特徴である．2価染色体とは相同染色体どうしが合体（対合）したものである．2価染色体が中期では赤道面に並び，後期では相同染色体単位で分離し，別々の細胞へと移行し終期を迎えて第1分裂を終了する．第2分裂は相同染色体の複製がない状態で始まり，2個の細胞がそのまま体細胞分裂と同様の過程*を進み，4個の生殖細胞を作る．この細胞の染色体は組となる相手がない．つまり，生殖細

> **解説⑧**
> **体細胞分裂の染色体乗り換え**：減数分裂では相同染色体間で染色体の乗り換えが起きる．相同染色体は一方が父方由来で他方は母方由来．
> 体細胞分裂では姉妹染色分体間で染色体の乗り換えが起きる．姉妹染色分体はS期でDNAが複製されたことにより生じる同一由来の複製．当然のことであるが体細胞分裂の組み換えが起きても遺伝はしない．

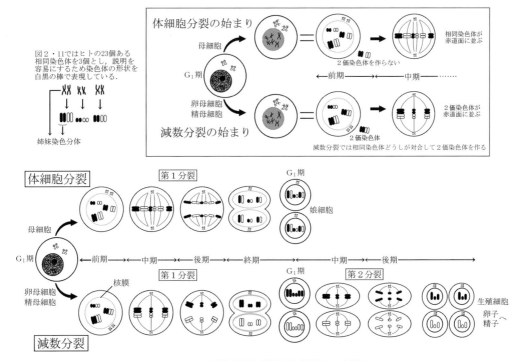

図2・11　減数分裂（体細胞分裂との対比）

第2章 細 胞

解説⑨
精子, 卵子の形成: 図2·11に減数分裂を示したが, 卵子の形成過程は複雑である. 減数分裂で2回の分裂が完了するのに10年以上を要する. 図4·101参照.

表2·5 体細胞分裂と減数分裂の比較

項 目	体細胞分裂	減数分裂
目 的	体細胞の増殖	生殖細胞の形成, 遺伝子の多様性
2価染色体	作らない	作る
分裂前の細胞	体細胞(母細胞)	生殖細胞(卵原細胞, 精原細胞)
分裂後の細胞	2個の娘細胞	4個の生殖細胞
分裂回数, 染色体数	1回, 同じ(46 → 46本)	2回, 染色体数は半減(46 → 23本)
染色体の組合せ	同じ	乗り換えのない場合は2^n通り

胞にはゲノムが1セットしか収納されていない. なお, 2価染色体の赤道面への並び方は1通りではなく, 2^n通りある. 図2·11の例では, 相同染色体の組数nは3なので, $2^3 = 8$通りになる. **図2·12**では, 減数分裂の多様性として, 1回の減数分裂で4個できる生殖細胞のゲノムが8通りとなるのを図で示している. 実際のヒトでは$n = 23$であるので, 2^{23}(約839万)通りの組合せとなる. 表2·5に体細胞分裂と減数分裂の対比表を示す. なお, 減数分裂で作られた4個の生殖細胞は, 単純にそのまま精子や卵子になるわけではなく, 最終的に父方では4個の精子, 母方では1個の卵子になる. 過程の詳細は, 第4章4·6·2項, 図4·102を参照.

◎ **減数分裂の多様性**

図2·11の減数分裂の第1分裂や図2·12に示すように2価染色体の赤道面への並び方により1個の生殖細胞がもつゲノムを決めている. 図では相同染色体の組数nは3で$2^3 = 8$通り, 実際のヒトではnは3で2^{23}(約839万)通りの組合せとなる. しかも, 両親からの生殖細胞が受精することを考慮すると, $(2^n)^2$通りで約70兆通りにも及び, 減数分裂の多様性がわかる. しかも, 2価染色体が合体(対合)

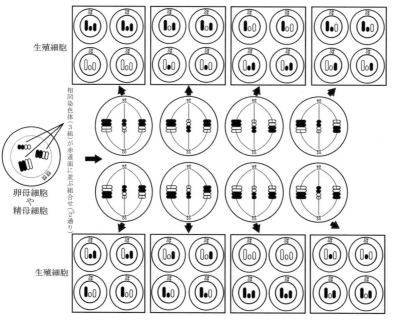
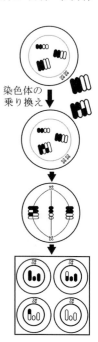

図2·12 減数分裂の多様性

する際に染色体の乗り換えが起きる場合もある．染色体の乗り換えは図2·12右に示すように相同染色体の一部が交叉して交換が起き，後期になじんで連結する現象である．組合せの多様性はさらに広がる．ただし，細かいことをいえば，これが遺伝子を交換するとは限らない．染色体に遺伝情報（遺伝子）はあるが，実際に染色体に遺伝情報があるのは全体の数%に過ぎないためである（2·1·1項「DNA」参照）．交換した場所に遺伝子がある場合は遺伝子の交換を生じる．この場合を**組み換え**と呼ぶ．"染色体の乗り換え"は必ずしも"遺伝子の組み換え"を起こすとは限らない．いずれにせよ，減数分裂によって，次世代に受け継がれる遺伝情報に多様性が与えられている．

2·2·3　細胞周期

　細胞分裂の準備期間である間期（G_1期，S期，G_2期）から，細胞分裂期のM期へ進み再び間期へと進む．このサイクルが**細胞分裂の周期**である．体細胞分裂では1回の細胞周期ごとに母細胞から娘細胞が2個作られる．ただし，細胞の中には，細胞分裂（M期）が終了しても次のG_1期へと進まずサイクルを休止する場合がある．この休止期がG_0期である．分裂終了細胞といわれる肝細胞，神経細胞や心筋細胞はG_0期に留まっている細胞と考えられている．肝細胞は肝が損傷を受けた際には活発に再分裂を行う可逆性の分裂終了細胞である．また，骨格筋の筋細胞に付着する筋衛星細胞は通常は休止期にあるが，骨格筋が損傷すると細胞分裂を行う．神経細胞や心筋細胞は発生や成長の初期に増殖した後は分裂しない固定性の分裂終了細胞とされている．G_1期，S期，G_2期，M期それぞれの時間は，細胞の種類，環境下などにより一概にはいえないが，ヒトの細胞ではG_1期0〜30時間，S期約6時間，G_2期約2時間，M期約1時間程度とされている．G_1期は最も変動が大きくこれを除くとM期が最も短い．一般にヒトの培養細胞の1細胞周期にかかる周期時間は約24時間とされる．高校生物の問題で「あるヒト細胞が増殖時に細胞周期のG_1期に13時間，S期に8時間，G_2期に3時間，M期に1時間を費やすとする」と計算問題の前提文にも1細胞周期が25時間と読み取れ，約24時間周期とされている．放射線医学では細胞周期と放射線感受性が問題となるが，"M期（分裂期）が最も高く，対してS期の末期とG_1期（十分長い場合）の初期が同程度で非常に低い"とされている．

2·3　細胞の死

　ヒトの細胞は1分間に3億個が死滅しているといわれる．細胞の死は単に細胞分裂を停止することではなく，細胞が崩壊し消滅することである．細胞の死にはアポトーシスとネクローシスの二つの形態がある（**表2·6**）．

2·3·1　アポトーシス

　アポトーシスは"プログラム細胞死"や"細胞の自殺"と呼ばれている．何らかの原因でスイッチが入り，死のプログラムが発動して細胞の自死を起こさせるものである．成人の大脳皮質には約140億個の神経細胞〈ニューロン〉があり，脳全

第2章 細胞

表2・6 アポトーシスとネクローシスの特徴

アポトーシス〈appotosis, プログラム死〉		能動的な死	炎症を伴わない
（特徴）細胞は収縮，細胞膜構造が変化．核は凝集してDNAが断片化．ミトコンドリアに変化はない．制御された細胞自殺機構．死んだ細胞はマクロファージにより貪食除去され炎症を伴わない．			
ネクローシス〈necrosis, 壊死〉		受動的な死	炎症を伴う
（特徴）細胞は膨張し細胞内容物が漏出する．核の変化は少ない．ミトコンドリアは崩壊する．感染，外力，血行障害などによる細胞の病的な死である．			

体には1,000億個を超える神経細胞と神経膠細胞がある．しかし，出生前後，神経細胞は成人の5倍もあり，多くの神経細胞がアポトーシスで死滅する．アポトーシスには染色体の四隅の末端にある**テロメア**（図2·2）が関係する．ヒトの体細胞の分裂可能回数はおよそ60～70回といわれている．テロメアは細胞分裂の可能回数に関係し，体細胞の寿命を規定する回数券に例えられる．細胞分裂に伴ってテロメアは短くなり，ある一定の長さになると回数券を使い切ったように細胞分裂が起こらなくなる．テロメアは染色体が分解しないようにキャップとして張り付いており，テロメアが短縮して機能できなくなると染色体が不安定となり分裂できなくなってアポトーシスが誘発され細胞死に至る．ただし，テロメアは細胞分裂ごとに短縮するわけではなく，テロメラーゼ酵素による引き延ばしや短縮速度の遅延が起こる場合もある．テロメラーゼは一般の体細胞に対しては，影響しないか作用しても弱いが生殖細胞，幹細胞，がん細胞に対しては強く作用する．この3種類の細胞にはテロメラーゼの活性が高く維持されている．がん細胞が無限に細胞分裂するのはテロメラーゼによる活性を受けているためである．

2·3·2 ネクローシス

細胞が感染や外力，血行障害，低酸素状態などの外的影響を受け障害を受けて病的な死を迎え壊死に至るのが**ネクローシス**である．ネクローシスでは初めに徐々に細胞が膨らみ，ミトコンドリアが膨張して崩壊，細胞膜が破れて細胞内容物が細胞外へと流出する．細胞核の変化は少ない．放射線被ばくによる細胞死ではアポトーシスとネクローシスの両者が起きる．細胞の種類や放射線の種類，線量で異なるが，X線では一般に増殖死（分裂死）はアポトーシス，間期死ではネクローシスとして細胞死を迎える場合が多い．

2・4 細胞外基質〈細胞外マトリックス〉

人体は細胞と細胞以外の成分から構成されている．細胞以外の成分とは，細胞外基質〈細胞外マトリックス〉と間質液〈細胞間液，組織液〉である．

細胞外基質は細胞外に形成される構造物であり，細胞と細胞の間や細胞と様々な構造をもつ細胞外基質の間隙を埋めて満たしている．なお，特に細胞の土台，足場となる細胞外基質に**基底膜***がある．

他方，**間質液**〈細胞間液，組織液〉も細胞と細胞の間（細胞間液）や細胞と細胞外基質（組織液）の間隙を埋めて満たしている．しかし，間質液は安定した構

解説⑩
基底膜：基底膜は約50種類の蛋白質からなるが，線維性蛋白質のⅣ型コラーゲンを中心に，接着性蛋白質のラミニンとプロテオグルカンやその他の糖蛋白質からなる．上皮細胞層との間に形成される3層構造の膜である．物質のやり取りをして，フィルタの働きもする．腎臓の糸球体の基底膜は尿をろ過するフィルタの作用をしている．

造物ではなく細胞を浸す細胞外液である．細胞外液とは体液から細胞内液，血漿，リンパ漿，脳脊髄液などの体腔液を除いたものである（表1·7参照）．細胞外基質や間質液はすべての組織や臓器に存在し，全身に分布する重要な人体構成要素である．間質液はほぼ水であり，1·3·2項に内容の詳細がある．ここでは間質液を除いた細胞外基質について記述する．なお，最近は細胞外マトリックス〈ECM：extracellular matrix〉という名称が使用されることが多い．本書では細胞外マトリックスという名称からは中身がイメージしにくいため，名称を細胞外基質に統一した．

　細胞外基質は六つに分類した組織（表1·8参照）の中の結合組織の主役であり，そのものともいえる．結合組織は細胞成分に比べ，極端に細胞外基質に富んだ組織である．細胞外基質は主体となる線維成分（**線維性蛋白質**）と基質成分（**糖蛋白質**）からなる蛋白質である（**表2·7**）．これらは様々な種類の細胞が，細胞内小器官や細胞膜から産出されたものである．特に線維芽細胞の働きが顕著である．最新の研究では，細胞外基質が単に細胞外に形成される充填物や構造物としてだけではなく，細胞の増殖や分化，形質発現の制御にも重要な役割を果たすと報告している．

表2·7　細胞外基質〈細胞外マトリックス〉

線　維	膠原線維		弾性線維	細網線維〈レチクリン〉	網目状線維
線維性蛋白質	Ⅰ型コラーゲン：弾力には乏しいが強靭な硬い棒状線維．	Ⅱ型コラーゲン：弾力には乏しいが圧迫に対し強い微細な線維．	エラスチン：伸び縮みに強くゴムのような線維．	Ⅲ型コラーゲン：細かい網状や格子状の線維．	Ⅳ型コラーゲン：柔軟なメッシュ状で基底膜の主成分．
代表的な存在場所	真皮，腱，靭帯，骨軟骨，臓器被膜	硝子軟骨，線維軟骨	真皮，靭帯，動脈，肺，弾性軟骨	肝，脾，骨髄，肺，血管，リンパ組織，皮膚	(特に皮膚，腎，消化管などの)基底膜
糖蛋白質	プロテオグリカン： プロテオグリカンはプロテオ〈proteo：蛋白質〉にグリカン〈glycan：糖鎖〉が結合したもので，必ず硫酸の成分を含む特徴がある．グリカンの中でも特に多糖類のグリコサミノグリカンと呼ばれるアミノ糖を構成成分とする．様々なグリコサミノグリカンがあるが，コンドロイチン硫酸，デルマタン硫酸，ヘパラン硫酸，ヘパリン，ケラタン硫酸がプロテオグリカンを構成でき，ヒアルロン酸はグリコサミノグリカンとしてよく知られているがプロテオグリカンとしては存在しない． プロテオグリカンは球状で水和性があり，細胞外液や組織内でプロテオグリカン粒子が分散してゼリー状に固化（水和ゲル状態）し，水や体液と共に細胞外間質を埋めて組織の維持を担っている．				
接着性糖蛋白質	ラミニン，フィブロネクチン，テネイシンなど： 細胞と細胞外基質を接着する領域をもつ糖蛋白質で，細胞膜やコラーゲン，プロテオグリカンと結合する．				

◎ ウェブサイト紹介

https://www.tmd.ac.jp/artsci/biol/textintro/introtop.htm
　　東京医科歯科大学教養部和田勝先生によって制作・提供される生物学基礎講座．

第2章　細　胞

https://www.riken.jp/pr/closeup/2023/20230821_1/index.html
　　理化学研究所のゲノム解析の最新の情報が提供されている.

https://matrixome.co.jp/about/background
　　株式会社マトリクソームが提供する細胞外マトリックスについての情報.

https://www.try-it.jp/k/science_biology_basis/
https://www.youtube.com/@gorodayo
　　大学受験者（生物）や医療系国試対策の動画が多数ある.　上記はその一例である.

◎ 参考図書

K. J. W. Wilson, A. Waugh：健康と病気のしくみがわかる解剖生理学,　西村書店 (2006)
A. Schäffler, S. Schmidt：からだの構造と機能,　西村書店 (1998)
杉晴夫　編：人体機能生理学（改訂第4版）,　南江堂 (2004)
加藤尚志, 南沢享　監修：いちばんやさしい生理学,　成美堂出版 (2015)
清木勘治：MINOR TEXTBOOK 解剖学（第10版）,　金芳堂 (2010)

◎ 演習問題

問題1　DNAの構成要素でないのはどれか.
　　　　1.　リン酸
　　　　2.　アデニン
　　　　3.　シトシン
　　　　4.　ヒストン
　　　　5.　デオキシリボース

問題2　細胞質内に存在する構造でないのはどれか.
　　　　1.　核小体
　　　　2.　小胞体
　　　　3.　ゴルジ装置
　　　　4.　リボゾーム
　　　　5.　ミトコンドリア

問題3　細胞内小器官はどれか.
　　　　1.　DNA
　　　　2.　腱　鞘
　　　　3.　血小板
　　　　4.　コラーゲン
　　　　5.　ミトコンドリア

問題4　細胞内でATPを産生するのはどれか.
　　　　1.　核小体
　　　　2.　ゴルジ体
　　　　3.　リボソーム
　　　　4.　リソソーム
　　　　5.　ミトコンドリア

問題5　細胞のエネルギー産生と関連する構造はどれか.
　　　1.　細胞壁
　　　2.　小胞体
　　　3.　リボソーム
　　　4.　ミトコンドリア
　　　5.　ゴルジ〈Golgi〉体

問題6　不要物質の分解処理にかかわる細胞小器官はどれか.
　　　1.　ゴルジ〈Golgi〉装置
　　　2.　中心体
　　　3.　ミトコンドリア
　　　4.　リソソーム
　　　5.　リボゾーム

問題7　異物や不要物の処理を担う細胞内小器官はどれか.
　　　1.　小胞体
　　　2.　ゴルジ体
　　　3.　リソソーム
　　　4.　リボソーム
　　　5.　ミトコンドリア

問題8　リボソームが付着する細胞内小器官はどれか.
　　　1.　核小体
　　　2.　小胞体
　　　3.　リソソーム
　　　4.　ミトコンドリア
　　　5.　ゴルジ〈Golgi〉体

問題9　細胞周期で1細胞中のDNA量が多いのはどれか. **2つ選べ.**
　　　1.　G_0期
　　　2.　G_1期
　　　3.　G_2期
　　　4.　M期
　　　5.　S期

問題10　アポトーシスで正しいのはどれか.
　　　1.　壊死のことである.
　　　2.　群発的に発現する.
　　　3.　炎症反応が関与する.
　　　4.　細胞環境の悪化によって生じる.
　　　5.　プログラムされた細胞死である.

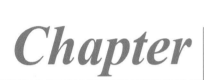

第3章

組　織

3・1　組織の構造と機能
3・2　上皮組織
3・3　結合組織
3・4　筋組織
3・5　支持組織
3・6　神経組織
3・7　液状組織

第3章
組　織

本章で何を学ぶか

　　器官のもととなる組織について学ぶ．6種類に分類した組織を細胞成分と細胞外成分（細胞外基質）に分けて理解する．また，各組織固有の特徴についても理解を深める．組織の構造と機能を学び，第4章「人体の構造と機能」へと知識をつなげる．

3・1　組織の構造と機能

　同じ目的の細胞が集まり細胞外成分の細胞外基質と共に組織を形成して機能を果たすようになる．一般的に**組織**は"上皮組織，支持組織，筋組織，神経組織"，あるいは"上皮組織，結合組織，筋組織，神経組織"の4種類に分類されることが多い．本書では組織を，それを構成する細胞成分（細胞）と細胞外成分（細胞外基質）の種類や性状によって"上皮組織，結合組織，筋組織，支持組織，神経組織，液状組織"の6種類に分類している（表1・8参照）．この中で結合組織はいわゆる狭義の結合組織で線維性結合組織とする．なお，一般に一つの組織の中には他の種類の組織の要素も含まれている．特に結合組織は液状組織を除く他の組織にも広く見られる．

3・2　上皮組織

　上皮組織は細胞外基質の基底膜（3・2・2項参照）を土台として，その上に上皮細胞が隙間なく並んだ組織である．上皮組織は体表面や内表面（体腔，器官，脈管など）を覆う組織で，上皮組織由来の外分泌腺や内分泌腺などの腺組織も含む．保護，吸収，分泌，運搬などの働きを担っている．

3・2・1　上皮組織の細胞（細胞成分）

1）上皮細胞の種類

　上皮細胞には以下の（1）〜（6）の6種類がある．

（1）扁平上皮細胞

　扁平上皮細胞は凹凸が少なく平坦で，比較的刺激に対して強い上皮細胞である．

（2）円柱上皮細胞

　円柱上皮細胞は粘液などの分泌物を貯めるために縦長な形状をした分泌能力の高い上皮細胞である．細胞断面は円というよりは六角形に近い多角形をしている．外力に対しては比較的弱い．線毛や微絨毛を備えた線毛上皮細胞もある．円柱上皮細胞は，ほとんどが単層上皮組織を形成する．重層円柱上皮組織はわずかに，眼の結膜円蓋，男性尿道の一部，軟口蓋，喉頭蓋の上面などに見られる．

（3）立方上皮細胞

　立方上皮細胞はサイコロ状の形状をした上皮細胞である．他の上皮細胞に比べ

あまり見られない．ほぼ単層を形成し，重層を形成するのはまれで典型的な例をもたない．立方上皮組織は単層立方上皮組織と考えてよい．

(4) 腺上皮細胞

分泌を主として行う上皮細胞を**腺上皮細胞**〈腺細胞〉という．腺細胞で最も単純なものは**杯細胞**(さかずき)で，これは一つの腺細胞からなる単細胞腺である．杯細胞は単層や多列の円柱上皮組織の所々に散在して，主成分をムチンとする粘液を分泌する．これに対して，多数の腺細胞集団が分泌物を分泌する**多細胞腺**がある．多細胞腺は独立した腺上皮組織を形成する（後出の**図3・1**参照）．

(5) 線毛上皮細胞

線毛上皮細胞は土台の基底膜に対し逆側の面（管腔面，自由面）に線毛をもつ細胞である．通常，円柱上皮細胞に線毛を伴う線毛上皮細胞〈線毛円柱上皮細胞〉として存在する．**線毛**は太く長い突起で細胞膜の内側にあり，細胞骨格の微小管が線毛の中を貫き，細胞膜ごと外へ押し出して線毛を形成している．線毛には運動線毛や感覚線毛がある．**運動線毛**は運動性により物質の運搬に関与し液体（粘液）の流れを作って異物を粘液と共に送り出して排泄する．気管や気管支の粘膜が代表的である．**感覚線毛**は嗅覚や味覚のセンサとなっている．鼻腔上部を覆う粘膜の嗅上皮には神経細胞があり，匂いを感知する感覚線毛により嗅覚受容器（図4・140参照）が形成されている．舌の表面にある味蕾にも感覚線毛を備えた味覚受容器がある．

(6) 絨毛上皮細胞

絨毛上皮細胞(じゅうもう)は基底膜の反対面（管腔面，自由面）に微絨毛をもつ細胞である．小腸の上皮細胞（図4・83参照）が代表的で，これは特に**腸絨毛上皮細胞**と呼ばれる．**微絨毛**は細胞膜の内側にある細胞骨格のアクチンフィラメントにより構造が維持されている［注：上皮組織の上皮細胞全体を覆うものを絨毛，1個の上皮細胞を覆うものを微絨毛と視点により呼称を変える場合がある．細胞レベルでは微絨毛上皮細胞，腸微絨毛上皮細胞となり，上皮組織全体として捉えると絨毛上皮細胞，腸絨毛上皮細胞になる．慣習的に後者の呼び方が使用される］．絨毛上皮細胞は円柱上皮細胞に絨毛を伴う絨毛円柱上皮細胞として存在する．微絨毛は線毛に比べ細く短い突起で刷毛(はけ)のような構造をして運動性をもたず，小腸や卵子の表面に見られる．小腸では表面積を増やし栄養分の吸収効率を高めている．絨毛は小腸上部から回腸の下部へと次第に細くまだらになり，大腸ではなくなる．卵子では精子を卵子に固定する働きを担う．他に，腎臓の尿細管の柱状上皮細胞や白血球の表面に移動を補助する微絨毛や鼻，口，耳などの感覚器官にも認められる．

2) 上皮細胞の配列

上皮組織を形成する上皮細胞の並び方，重なり方には以下の構造がある．

(1) 単層上皮と重層上皮

上皮細胞の層が1層のものを**単層上皮**，2層以上のものを**重層上皮**という．重層上皮は単層に比べ外力に対して強固である．

(2) 多列上皮

高さが異なる上皮細胞が並んでいるのが**多列上皮**である．核の位置が上下バラ

バラで重層に見えるが基本的に単層上皮である．外力に対して比較的強い．

(3) 移行上皮〈尿路上皮〉

すべての構成上皮細胞が細胞突起を出して基底膜とつながる特殊な重層構造をなし，偽重層上皮とされるのが**移行上皮**である．伸縮性があり，移行上皮が覆う内腔容積の変化で形や細胞の層数を変化させることができる．主に腎盂，尿管，膀胱，一部の尿道の表面を覆うことから**尿路上皮**とも呼ばれる．膀胱の移行上皮構造により内腔容積を変え大量の尿を蓄えることができる．

3・2・2　上皮組織の細胞外基質（細胞外成分）

1）基底膜

上皮組織の主要な細胞外基質は**基底膜**である．多くの蛋白質からなるが，基本構造は他の細胞外基質と同じように線維性蛋白質と糖蛋白質，接着性蛋白質からできている．線維性蛋白質のⅣ型コラーゲンを中心に，接着性蛋白質のラミニンと糖蛋白質のプロテオグルカンその他からなる．基底膜は上皮細胞層を下支えする土台となる3層構造（上皮細胞側から順に透明板・基底板・線維細網板）のシート状の膜である．基底膜の下層には通常，血管網に富んだ結合組織がある．上皮組織は体表面や内表面にあり血管に乏しく周囲から他の組織に覆われてもいない．そのため上皮組織への酸素と栄養分の供給や老廃物の排出を血管網に富んだ結合組織に依存することになる．基底膜は両者の間にあって物質拡散の仲介を行う．しかも，単に物質拡散の仲介をするだけではなく選択的フィルタの役割も果たしている．腎臓の糸球体の基底膜による尿をろ過するフィルタの作用がよく知られている．このように基底膜は上皮細胞の高度な維持管理を行っているが，現在では細胞の増殖や分化，形質発現の制御にも重要な役割を果たしていることも知られている．基底膜は上皮組織だけではなく，液状組織を除く神経組織，筋組織など他の組織でも細胞外基質の一つとして存在している．

3・2・3　代表的な上皮組織

様々な上皮細胞とその配列の組合せで多様な上皮組織ができる（後出の図3・1参照）．代表的な上皮組織として，以下の1）〜11）がある．

1）単層扁平上皮組織

単層扁平上皮組織は，扁平上皮細胞が1層で並び，凹凸が少なく薄い脆弱な上皮組織である．しかし，薄いため上皮を通して気体や小分子が行き来でき物質交換が容易にできる．肺胞でのガス交換，リンパ管での余剰水分の受け入れを担っている．血管やリンパ管の内表面（内膜）は単層扁平上皮組織であるが，特にこれを**内皮**と呼ぶ．単層扁平上皮組織には胸膜や腹膜のように結合組織を伴い補強されて保護作用をもつものもある．

2）重層扁平上皮組織

重層扁平上皮組織は扁平上皮細胞が2層以上重なった上皮組織である．厚みがあり外力からの保護に極めて優れる．刺激を受けやすい場所にあり皮膚，口腔，食

道，肛門の一部，腟や子宮頸部を覆う．

◎ **重層扁平上皮組織の角化**

　皮膚の表皮にある重層扁平上皮組織に角化が生じる．皮膚は外から表皮，真皮，皮下組織の3層からなるが，その中の表皮はさらに4層でできており，一番外側の層が**角質層**である．表皮の最下層は基底層で新しい表皮細胞（扁平上皮細胞）を作っている．表皮細胞が増殖し，重層化する中で古くなった細胞層が次々と表面へと押し上げられ，それに伴い細胞内に**ケラチン**が溜まっていく．ケラチンは細胞内骨格（中間径フィラメント）を形成する蛋白質の一つである．最終的に細胞内がケラチンで満たされ細胞核も消失した最上層は固い角質層を形成する．これが重層扁平上皮組織の**角化**である．同じ重層扁平上皮でも，常に湿っているような部位は角化しない非角化重層扁平上皮組織である．爪も胎生期に表皮から分化したもので角化重層扁平上皮組織である．

3）単層立方上皮組織

　単層立方上皮組織は1層の立方上皮細胞が並ぶ上皮組織である．分泌能と吸収能があり，分泌や吸収を行う場所にある．ボウマン囊（吸収濾過）の一部や腎尿細管（分泌，吸収）の一部，甲状腺の濾胞（甲状腺ホルモンの分泌），上衣細胞による脳室壁と脳室の脈絡叢（脳脊髄液の分泌）が単層立方上皮組織である．

4）単層円柱上皮組織

　単層円柱上皮組織は1層の円柱上皮細胞が並ぶ上皮組織である．単層円柱上皮組織は吸収と分泌を行う組織で，胃から肛門の一部までの消化管の粘膜をすべて覆っている．小腸の単層円柱上皮（単層絨毛円柱上皮）組織では微絨毛が小腸の表面積を拡げ，栄養素の吸収を助け，杯細胞が円柱上皮組織の所々に散在して粘液を分泌し粘膜を維持している．さらに，消化液は外分泌腺の消化腺から分泌されるが，消化腺も単層円柱上皮組織からできている．卵管の単層円柱上皮組織は線毛をもち（単層線毛円柱上皮），線毛の働きにより卵子を子宮へと運搬する．

5）多列円柱上皮組織

　多列円柱上皮組織は高さが異なる上皮細胞が並ぶ1層の円柱上皮細胞による上皮組織である．単層円柱上皮組織のように杯細胞や線毛を伴うものがある．しかし，存在する場所が大きく異なる．鼻腔や気管の粘膜にあり，外部からの異物を線毛（多列円柱線毛上皮組織）により杯細胞の分泌する粘液と共に送り出して排泄する．男性の尿道の一部にも見られる．多列円柱上皮組織には分泌能もあるが主な働きは運搬である．

6）重層円柱上皮組織

　重層円柱上皮組織は立方状の細胞層から始まり2層以上の上皮細胞からなるが，最上層が円柱細胞でできた上皮組織である．重層扁平上皮組織よりも強度は劣り，他の組織から重層扁平上皮組織へ移行する部分に見られる．眼の結膜，尿道や気道粘膜の一部など非常に限られた場所にある．

第3章 組 織

7) 移行上皮〈尿路上皮〉組織

移行上皮組織は様々な形の上皮細胞が特殊な重層構造（偽重層）をなした上皮組織である．伸縮性があり，内腔容積の変化で上皮組織の形態を変える．内腔容積が多いときは個々の上皮細胞は扁平になり，横にずれて2〜3層と薄くなるが，内腔容積が少なくなると厚い重層構造となる．最表層の上皮細胞は特に幅広で大きく，特に**被蓋細胞**〈傘細胞〉と呼ばれる．移行上皮組織は尿などの液体を貯める場所に向いている．腎盂，腎杯，尿管，膀胱，尿道の近位*（膀胱に近い側）にあり，**尿路上皮組織**とも呼ばれる．

> **解説①**
> 尿道の近位：女性の尿道の上皮組織は移行上皮から重層扁平上皮へと変化し，男性の尿道では移行上皮から多列円柱上皮，重層扁平上皮へと変化する

8) 腺上皮組織

腺上皮組織は上皮組織の中で分泌作用に特化した組織である．腺上皮細胞が多数集合して多細胞腺を形成し，腺上皮組織が器官として肉眼的に識別できるものを**腺**と呼ぶ．この中で分泌物を体外や管腔臓器に導管を介して分泌する腺を**外分泌腺**，導管を介さず分泌物を血液や組織液中に出す腺を**内分泌腺**という（**表3・1**）．内分泌腺の分泌物は**ホルモン**と呼ばれる［注：内分泌腺の腺細胞は一般に上皮組織由来だが，副腎皮質，精巣，卵巣などは結合組織に由来し，松果体や下垂体後葉，副腎髄質は神経組織に由来する］．

表3・1　外分泌腺と内分泌腺

分泌腺	代表的な臓器・組織
外分泌腺	汗腺，脂腺，乳腺，唾液腺，消化腺，膵臓，涙腺，前立腺など
内分泌腺	下垂体，甲状腺，上皮小体〈副甲状腺〉，膵，副腎，腎，胸腺，松果体，精巣，卵巣，胎盤など
内外分泌腺	膵臓は外分泌腺として消化酵素を分泌し，内分泌腺としてはホルモンを分泌する．

9) 線毛上皮組織

線毛上皮組織は，上皮組織そのものというより，線毛や絨毛を備えた上皮組織である．ここでは線毛上皮組織としたが，主体は単層円柱上皮組織（単層絨毛円柱上皮組織，単層線毛円柱上皮組織）や多列円柱上皮組織（多列線毛円柱上皮組織）である．組織の特徴はそれぞれの組織を参照のこと．

10) 粘膜組織

上皮組織表面から粘液を分泌するため**粘膜組織**と呼ばれる．管腔性器管の内表面を覆い，消化管では口腔粘膜，食道粘膜，胃粘膜，腸粘膜などがある．気道では鼻腔粘膜，気管・気管支粘膜であり，尿路では尿管粘膜，膀胱粘膜，尿道粘膜，生殖器系では卵管粘膜，子宮粘膜，膣粘膜などとなる．粘膜組織の働きは保護，分泌，吸収，輸送である．保護を行う粘膜組織は重層扁平上皮細胞から構成され口腔，食道，肛門，膣粘膜などにあり，粘液により粘液層を作り細菌などの外敵に対し強力な防御を発揮する．吸収を行う粘膜組織は円柱上皮から構成され胃，腸管粘膜にある．輸送を行う粘膜組織では線毛を伴い，気道の粘膜では異物の運搬除去，卵管の粘膜では卵子運搬を行う．

3・2 上皮組織

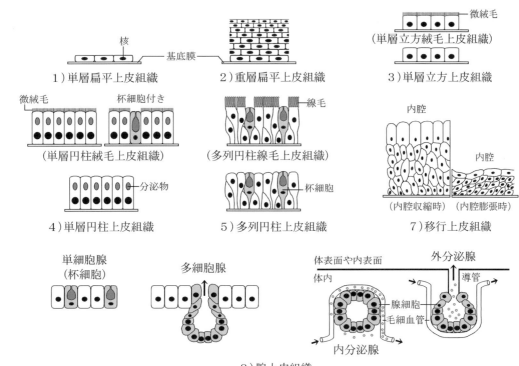

図3・1　代表的な上皮組織

11) 漿　膜

　漿膜は単層扁平上皮組織を主体とし下層に薄い疎性結合組織を貼り合わせた膜で上皮組織の一種である．扁平上皮細胞からリンパ液に類似した漿液が分泌される．漿膜は胸膜として肺を覆い，心膜として心臓を，腹膜として多くの腹部臓器を覆っている（図1・4参照）．

　表3・2に代表的な上皮組織とその存在場所を示した．

解説②
外皮，中皮，内皮という名称：皮膚のように体表を覆う重層扁平上皮は外皮と呼び，胸膜，腹膜，心膜のように漿膜腔を覆う単層扁平上皮を中皮と呼ぶ．血管，リンパ管，心臓内腔など液体が循環する腔の内面を覆うものを内皮という．中皮は胸膜，腹膜，心膜の疎性結合組織を除いた単層扁平上皮組織の名称である．

表3・2　代表的な上皮組織と存在場所

上皮組織	主な働き	主な存在場所
単層扁平上皮	交換と保護	肺胞，胸膜，腹膜，リンパ管，血管内膜（内皮）
非角化重層扁平上皮	保護	角膜，口腔〜食道，肛門の一部，腟，子宮頸部，尿道の一部
角化単層扁平上皮	保護	皮膚，爪
単層立方上皮	分泌と吸収	甲状腺濾胞，腎尿細管の一部，脳室壁と脈絡叢
単層円柱上皮	分泌と吸収	胃，小腸，大腸，肛門の一部，子宮，卵管，胆管，膵管
	運搬	単層線毛円柱上皮：卵管
	吸収促進	単層絨毛円柱上皮（杯細胞と共に）：小腸
多列円柱上皮	運搬と分泌	鼻腔，気管・気管支，男性の尿道の一部 多列線毛円柱上皮（杯細胞と共に）：鼻腔，気管・気管支
重層円柱上皮	保護	結膜，尿道や気道粘膜の一部で重層扁平上皮への移行部
移行上皮〈尿路上皮〉	液体貯蔵	腎盂，腎杯，尿管，膀胱

第3章 組織

3・3 結合組織

ここで**結合組織**とするのは線維性結合組織で狭義の結合組織である．骨軟骨組織や血液，リンパを含まない．なお，脂肪細胞による脂肪組織は線維性ではないが例外として結合組織に含める．結合組織は体表や臓器の表面，管腔内表面には露出せず，組織間の間隙や器官との間隙を埋めて結び付ける組織である．全身に広く分布する線維成分を主体とする組織となっている．結合組織も細胞成分と細胞外成分の細胞外基質から構成されるが，細胞外基質が大半を占め，細胞成分は組織中にまばらに分布し，その割合は非常に少ない．主となる細胞成分は膠原線維（主成分はⅠ型コラーゲンによる線維性蛋白質）を産出する**線維芽細胞**と細網線維（主成分はⅢ型コラーゲンによる線維性蛋白質）を産出する**細網細胞**である．また，膠原線維が多い結合組織を**密性結合組織**，少ないものを**疎性結合組織**と呼ぶことがある．

> 密性結合組織（間隙が少なく強靭）　：真皮，腱，靭帯，骨膜など
> 疎性結合組織（間隙が多くしなやか）：皮下組織，多くの組織や器官の間

細網細胞により産出される細網線維は細かい線維の細網組織を作る．細網組織には血管が張り巡らされており，網目の間には細網細胞，線維芽細胞，脂肪細胞，血球，リンパ球が多く含まれている．なお，骨組織の骨髄にある細網組織には各種の血球やリンパ球を作る造血幹細胞が含まれる．

結合組織には線維芽細胞が豊富に含まれているが，各種血球（リンパ球，単球，マクロファージ）などや血管，リンパ管，神経，脂肪組織のサポートを受けている．結合組織は液状組織を除く他の組織の重要な細胞外基質にもなっている．

3・3・1 結合組織の細胞（細胞成分）

1) 線維芽細胞〈線維細胞〉

この細胞の活動期を**線維芽細胞**，休止期を**線維細胞**と区別することがある．線維芽細胞は紡錘形で長い細胞突起をもち，膠原線維（Ⅰ型コラーゲン），弾性線維（エラスチン），細網線維（Ⅲ型コラーゲン）などの重要な線維性蛋白質を産出する．線維芽細胞は結合組織の細胞成分の中で最も多く存在する細胞成分で，ほとんどの細胞外基質を産出する重要な細胞である．また，組織の炎症や損傷により欠損が生じると欠損部を修復するのはこの線維芽細胞の働きによる．

2) 細網細胞

細網細胞は細い網目状の構造を形成する細胞群の総称で単一な細胞種ではなく，大きく2系統がある．一つは線維芽細胞に近く，細網線維（Ⅲ型コラーゲン）の線維性蛋白質を産出し，細網構造を形成する細胞（**線維芽細胞性細網細胞：FRC**〈fibroblastic reticular cell〉）である．もう一つの系統は，細胞表面に長い数本の突起を伸ばして他の細網細胞と互いに細網構造を作る星形の細網細胞である．この細網細胞は細網内皮系の骨組みを構築し，脾臓，リンパ節の小節，骨髄などの造血組織や胸腺に，その骨組みを確認することができる．また，肝臓の類洞毛細血

解説③

膜：漿膜は細胞成分を上皮細胞，細胞外基質を基底膜としこれらが主体となるので上皮組織の一種である．これに対し，骨膜，筋膜，滑膜など多くの膜や腱，靭帯などは細胞成分を線維芽細胞など，細胞外基質が線維性蛋白質を中心とする線維を主体とするので結合組織に分類される．

3・3　結合組織

管の外側（ディッセ腔）も同様の結合組織で構築され，細網細胞が多く存在している．骨髄などの造血組織の細網組織内の細胞成分は細網細胞が多く含まれているが，網目の間にはリンパ球や各種の血球をつくる**造血幹細胞**〈血球芽細胞〉が充満している．

3）脂肪細胞

　脂肪細胞には，白色脂肪細胞と褐色脂肪細胞の2種類がある（**表3・3**）．**白色脂肪細胞**は体内脂肪のほとんどを占め，皮下脂肪や内臓脂肪を構成する．白色脂肪細胞の内部には大きな単房性の脂肪滴があり，その中に中性脂肪を貯め込んでいる．他方，**褐色脂肪細胞**は中性脂肪を燃焼させて熱を発生させる，俗に"痩せ細胞"と呼ばれる脂肪細胞である．褐色細胞の脂肪滴は小さく多房性で，10代以降は増加せず年齢と共に減少する．白色脂肪細胞は毛嫌いされているが，外力からの保護や断熱，緊急時のエネルギー源として非常に重要である．問題は過剰摂取により，白色脂肪細胞が増え過ぎることである．なお，白色脂肪組織に混在する褐色脂肪細胞に似たベージュ細胞（白と褐色の混合色）の存在も確認されている．脂肪細胞の内分泌機能については第4章4・9・1項2）(6)を参照．

　脂肪細胞が集合して脂肪小葉を構成する．**脂肪小葉**は血管やリンパ管，神経を含む疎性結合組織により，それぞれが仕切られ連なって脂肪組織を形成する．本書では結合組織を狭義の線維性結合組織としている．脂肪組織は線維性結合組織ではないが，結合組織の定義である"組織間や器官の間隙を結び埋め，全身に広く分布する組織"には一致している．脂肪細胞は細胞外基質を産出せず，脂肪細胞を微小血管が包み込んで連なり，層をなして疎性結合組織中に多量の脂肪細胞を含んで脂肪組織を形成している．脂肪組織は線維性ではない例外的な結合組織である．

表3・3　脂肪細胞

脂肪細胞	分　布	働　き	細胞の特徴
白色脂肪細胞	皮下や内臓	余剰な中性脂肪や糖を中性脂肪として蓄積	大型の脂肪滴を内包し，最大時は細胞の約80%にも達する．
褐色脂肪細胞	背中（肩甲骨の間），首，腋窩，腎臓付近	脂肪を燃焼し熱を産生	ミトコンドリアが多く，小型で複数の脂肪滴をもつ．

4）その他の細胞成分

　結合組織内を自由に遊走する細胞のマクロファージ，形質細胞，白血球，リンパ球なども一般的な4種類の組織分類では広義の結合組織の細胞成分とされている．

3・3・2　結合組織の細胞外基質（細胞外成分）

　結合組織では細胞成分よりもそれらが産出した**細胞外成分**が主役になっている（表2・7参照）．そして，液状組織を除く他の組織の細胞外基質にもなっている．

　図3・2に結合組織の細胞成分と組織を示した．

第3章 組織

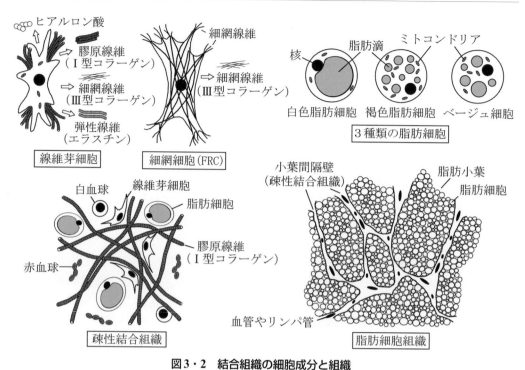

図3・2 結合組織の細胞成分と組織

3・4 筋組織

　筋組織のもとになるのが筋細胞である．筋細胞は非常に特殊な形態をしており，多数の線維（アクチンフィラメント，ミオシンフィラメント）を細胞の中に配置している．そのため，筋細胞は筋線維とも呼ばれる．本書では筋線維という用語は細胞であることをイメージさせにくく，誤解を生じさせるため主に筋細胞と呼ぶ．筋細胞には構造と機能により骨格筋細胞，平滑筋細胞〈内臓筋細胞〉，心筋細胞〈筋線維〉の3種類がある．骨格筋細胞は骨格筋組織を作り，集合して上腕二頭筋などと固有の名称をもつ骨格筋〈筋〉となる．これに対し，平滑筋細胞〈内臓筋細胞〉は平滑筋組織を作り，消化管や血管，子宮など中空器官の壁や膀胱などの袋の壁の一部を筋層として覆っている．心筋細胞が作る心筋組織は心臓に見られ，心臓の壁の最も厚い心筋層として心臓のポンプ機能を担っている．骨格筋細胞や心筋細胞はエネルギー消費が高いため，ミトコンドリアを多く含んでいる特徴がある．平滑筋細胞は収縮にエネルギーの消費があまりかからない，疲れにくい筋である（図3・3，表3・4）．

3・4・1 筋組織の細胞〈筋線維〉（細胞成分）

1）筋細胞の種類と構造
（1）骨格筋細胞
　骨格筋組織を形成する筋細胞が骨格筋細胞である．骨格筋細胞は図3・4に示すように数百本もの筋原線維が筋細胞内に規則正しく配置されている．筋原線維の内部には膨大な数の筋フィラメントが収まっている．筋細胞は筋細胞膜〈筋鞘〉に

42

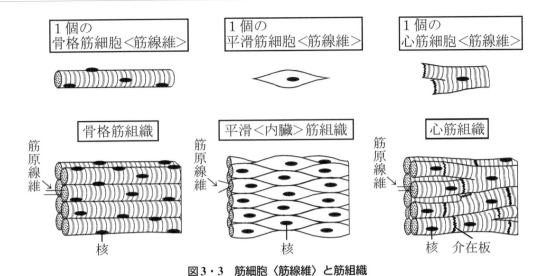

図3・3 筋細胞〈筋線維〉と筋組織

表3・4 筋細胞〈筋線維〉の特徴

筋細胞	筋原線維の並び，横紋の有無	核 数	神経支配	動作，疲労
骨格筋細胞	規則正しく並び，筋細胞全体で横紋が見える．	多 核	運動神経支配（随意運動）	素早く収縮 疲労しやすい
平滑筋細胞〈内臓筋細胞〉	不規則に並び，筋細胞全体で横紋が見えない．	単 核	自律神経支配（不随意運動）	ゆっくり収縮 疲労しにくい
心筋細胞	規則正しく並び，筋細胞全体で横紋が見える．	単 核	自律神経支配（不随意運動）	比較的速い収縮 疲労しにくい

包まれ，さらにその外側を**筋内膜**により包まれている．また，両膜の間で筋内膜に接する基底膜上に**筋衛星細胞**をもっている．次に図3・5から骨格筋が形成される様子を細かく見る．筋内膜に包まれた筋細胞が十数本で束になり，**筋束**〈筋線維束〉を構成する．筋束は**筋周膜**により包まれる．筋束が複数集まり束になって，**筋外膜**〈筋上

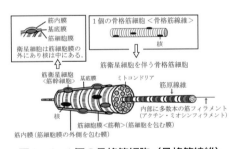

図3・4 1個の骨格筋細胞〈骨格筋線維〉

膜〉に覆われ，さらに**深筋膜**〈筋筋膜〉で覆われて一つの独立した骨格筋となる（図3・5）．深筋膜に包まれ独立した骨格筋を一般には単に"筋"と呼ぶことが多い．この骨格筋〈筋〉は全身で約400種にもおよび，上腕二頭筋などとそれぞれ固有の名称をもっている．骨格筋は体重の約30〜40％を占めるといわれる．

(2) 筋衛星細胞〈筋幹細胞，筋サテライト細胞〉

骨格筋は再生能力の非常に高い筋である．これを支えているのが**筋衛星細胞**である．筋衛星細胞は骨格筋細胞の膜〈筋鞘〉と基底膜の間にある**筋前駆細胞**である．通常は細胞分裂を行わない休止期〈G_0期〉の状態にあるが，骨格筋が損傷などの刺激を受けることにより筋芽細胞に分化して数回の分裂後に筋細胞となる．

第3章 組織

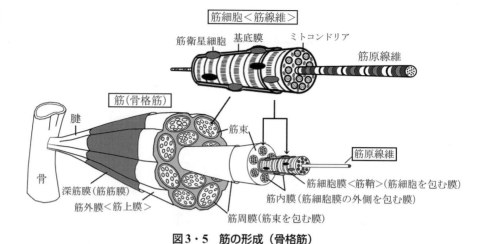

図3・5 筋の形成（骨格筋）

筋トレでは骨格筋に負荷をかけて意図的に筋に損傷を与えて筋を太くしている．

(3) 平滑筋細胞〈内臓筋細胞〉

平滑筋組織を形成する筋細胞が**平滑筋細胞**〈内臓筋細胞〉である．**内臓筋**ともいわれ，消化管や気管，尿管，卵管などの管腔臓器の壁や血管壁，膀胱や子宮などの袋状臓器の主体をなしている（**図3・6**）．他に，立毛筋や瞳孔括約筋，毛様体筋なども平滑筋細胞からできている筋である．動脈や静脈の中膜は平滑筋と結合組織が結びついた"つなぎ"構造を形成している．血管に要求される弾性度から心臓や大動脈に近い動脈では結合組織を多く含み，静脈では少なくなっている．また，子宮は1～2cmもの特別に厚い平滑筋の筋層をもっている．

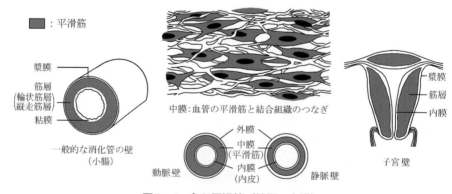

図3・6 主な平滑筋（筋層・中膜）

(4) 心筋細胞

心筋組織を形成する心臓壁だけに見られるのが**心筋細胞**である．心筋細胞は介在板で仕切られており，その中の核は1個なので単核細胞とされる．介在板は心筋細胞どうしがギャップ結合で固定されている部分である．ギャップ結合で伝達される情報は心筋細胞の興奮による電気信号の伝導で，心筋細胞どうしが同期して収縮することを可能にしている．これにより多数の心筋細胞からなる心房と心室

はあたかも1個の細胞のように機能（機能的合胞体）している．

2）筋細胞，筋原線維の機能
(1) 筋原線維の構造
　骨格筋細胞を例に筋原線維の構造を**図3・7**より理解する．**筋原線維**は筋細胞の中にある線状の細い構造体で細胞骨格である（表2・2参照）．筋原線維は一つの骨格筋細胞に数百本以上もある．筋原線維は細いアクチンフィラメントと太いミオシンフィラメントの太さの異なる2種類の線維状蛋白質でできた細胞骨格が束になって規則正しく方向をそろえて並んでいる．アクチンフィラメントを束ねる帯を**Z帯**といい，Z帯からZ帯までの間が，筋原線維の収縮機能を行う単位で，**筋節〈サルコメア〉**と呼ぶ（図3・7）．筋節の中でアクチンフィラメントのみの部分を**I帯**，ミオシンフィラメントのみの部分を**H帯**という．また，H帯とその両側のアクチンフィラメントとミオシンフィラメントを含む部分を**A帯**という．光学顕微鏡で筋原線維に光を当てるとアクチンフィラメントは細いので透過光は明るく（明帯），ミオシンフィラメントは太いので透過光は暗く（暗帯）観察される．そのため，Z帯，I帯は**明帯**，H帯，A帯は**暗帯**とも呼ばれる．なお，心筋細胞，平滑筋細胞の筋原線維も骨格筋細胞と同様に筋節をもち，同様の構造をしている．ただし，細胞内の筋原線維の数は異なっており骨格筋細胞が最も多い．また，筋原線維の向きは，平滑筋細胞では一方向性が弱く多方向に分布している．そのため，平滑筋細胞では骨格筋細胞や心筋細胞のように明帯や暗帯が見られず，横紋を示さない．なお，平滑筋細胞どうしが所々でギャップ結合をして心筋細胞のように興奮の伝導を行っている．

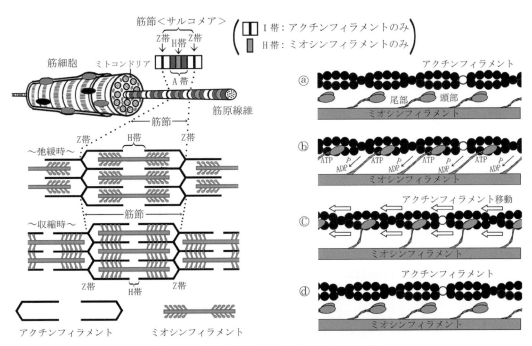

図3・7　筋節〈サルコメア〉と筋の収縮機構

第3章 組織

(2) 筋原線維の機能（収縮機構）

　ミオシンフィラメントの頭部には，アクチンフィラメントと結合する部分とATPに結合する部分がある．はじめに頭部がCaイオンの働きでアクチンフィラメントに結合する．次にATPと結合し，ATPが分解されてADPとなるときのエネルギーによって，アクチンフィラメントが引き込まれ，筋節が短くなる．筋節内で，H帯中央を挟み両側のアクチンフィラメントが互いに中央へ引き寄せられ，筋節は短くなり**筋収縮**となる．H帯は弛緩時で広く，収縮時では狭くなる．筋の収縮機構は，アクチンフィラメントをレールとしてモーター蛋白質のミオシンフィラメントが移動することによる収縮運動である（図3·7）．

3·4·2　筋組織の細胞外基質（細胞外成分）

　筋組織の**細胞外成分**は筋膜（正確には深筋膜）や筋外膜，筋周囲膜，筋内膜，基底膜など膜として筋組織を支える結合組織が主なものである．また，骨格筋の付属構成物となっている腱，腱鞘〈滑液鞘〉なども細胞外成分に含まれる．

1）筋　膜

　筋膜は皮膚の最下層の皮下組織から存在する透明な白みを帯びた薄膜で，筋だけではなく，内臓や血管，骨など全身の構成体を包み込んで支え，固定，保護する結合組織である．筋膜という名称であるが，単に筋を覆う膜ではない．言葉どおりの"筋"を覆う膜は，**深筋膜**〈筋筋膜〉である．深筋膜で覆われて骨格筋は固有の名称をもつ．深筋膜の内側の筋外膜，筋束を包む筋周膜，筋細胞と筋衛星細胞，基底膜を包む筋内膜も結合組織の膜である．これらの膜は膠原線維により強度を与えられ，弾性線維により弾性を得ている．そのためコラーゲンとエラスチンを主成分とするが，筋組織にとって弾性が重要なことからエラスチンが多く含まれ弾性線維の要素が強い．基底膜はIV型コラーゲンを主成分とする網目状線維を主成分としている．

2）腱

　骨格筋は骨とつながるが，両者をつなぐのが**腱**である．腱はI型コラーゲンを主成分とする非常に強靭な膠原線維を主体とする細胞外基質である．筋の頭（筋頭）と筋の尾（筋尾）は腱性化して骨の骨膜に固着している．腱は強固であるがI型コラーゲンの性質上，弾力に乏しい．これが腱の断裂を起こしやすくしている．なお，靭帯は骨と骨をつなぎ，関節を形成し，関節を補強するものである．靭帯も腱と同じく膠原線維を主体とする細胞外基質であるが，存在する場所と役割が異なる．

3）腱鞘〈靭帯性腱鞘〉

　腱鞘は長い腱を包み，保護する袋状の膜である．腱鞘の最内層は**滑膜**になっており，滑膜から分泌される滑液により腱の動きを円滑にしている．そのため**滑液鞘**と呼ばれることもある．腱と腱鞘の摩擦による炎症が，腱鞘炎である．滑膜については次節の「支持組織」を参照されたい．

3・5 支持組織

人体構造を直接的に支え，形態を維持する組織が**支持組織**である．骨組織（骨）と軟骨組織（軟骨）からなる．骨と軟骨は外力に対する保護，そして筋と共に運動器としての働きを担っている．

・骨組織

骨組織（骨）は細胞成分の骨細胞と細胞外基質の骨基質からなる．**骨細胞**には骨芽細胞，破骨細胞，骨細胞（骨芽細胞から変化）の3種類がある．**骨基質**は膠原線維（I型コラーゲン）とハイドロキシアパタイトの複合体である．長管骨を例に骨組織の全体像を概説する（図3・8）．骨組織は骨表層の**皮質骨**〈緻密質〉と内層の**海綿骨**〈海綿質〉からなる．皮質骨はハバース管を中心に，**ハバース層板**〈骨層板〉が樹木の年輪のように幾重にも配列して重なり，**オステオン**〈骨単位〉を構成している．オステオンは高さ数mmの円柱状の構造体である．各ハバース層板の間にはレンズ形の間隙（**骨小腔**）が点在し，ここに骨細胞が収まっている．また，オステオンの外周には**セメント線**〈接合線〉が形成され，オステオン間のスペースには**介在層板**がある．皮質骨の中はオステオンで埋め尽くされて，非常に強固な構造となっている．他方，海綿骨は細い線維状の骨がスポンジ状の網目構造をなし，**骨髄腔**と呼ばれる小腔を多数含んでいる．骨髄腔内には骨髄（赤色骨髄や黄色骨髄）が満たされている．海綿骨は"スカスカ"であるが家の梁と柱のように合理的な力学的配列をなし高い強度を得ている．この骨の構造体は**骨梁**〈骨小柱〉と呼ばれ，X線写真では明瞭な網目状陰影を示す．なお，骨梁は細網細胞により作られた構造体である．

・軟骨組織

軟骨組織（軟骨）は細胞成分の軟骨細胞と細胞外基質の軟骨基質からなる．**軟骨基質**は軟骨細胞から作られるが，軟骨組織に占める軟骨細胞の割合は数％と非常に少ない．**軟骨細胞**は軟骨基質内の軟骨小腔という空間に1個～数個

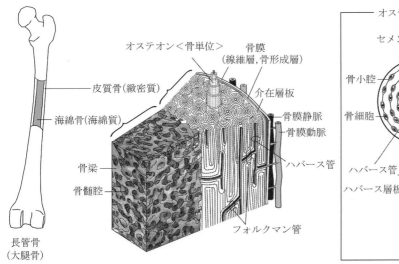
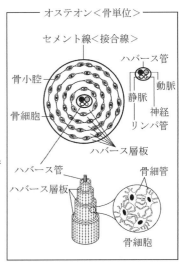

図3・8　骨細胞と骨組織

第3章　組織

入った形で存在する．軟骨基質は，主に II 型コラーゲンが作る立体構造とその間隙を埋めるプロテオグリカン（糖蛋白質）によって構成されている．軟骨基質の性状によって3種類の軟骨組織がある（後出の表3·5，図3·10参照）．なお，神経や血管は軟骨膜には分布するが内部には分布せず，軟骨組織は神経支配を受けず，血管から直接栄養もされない．軟骨基質の70～80%は水分である．

3·5·1　骨組織の細胞（細胞成分）

骨組織の細胞には骨芽細胞，破骨細胞，および骨芽細胞が変化した骨細胞の3種類がある．

1) 骨芽細胞

骨芽細胞は膠原線維（ I 型コラーゲン）を産出し，これがハイドロキシアパタイトと共に骨基質（細胞外成分）となる．しかし，骨芽細胞自体も作り出した骨基質の中に埋没して骨細胞へと変化する．骨芽細胞は骨組織を作る主体となる細胞である．

2) 骨細胞

骨細胞は骨組織の90%以上を占める細胞である．骨細胞は突起（骨細管）を放射状に出し，周囲の骨細胞とギャップ結合でつながっている．これが連絡網を形成し，骨に対する刺激や負荷に応じた骨代謝に関係している．

3) 破骨細胞

破骨細胞は酵素や酸により骨基質（細胞外成分）を溶かす骨組織の細胞である．破壊というよりは骨組織を溶かす溶解に近い．破骨細胞は単球系前駆細胞から分化した骨を溶解，吸収する組織定着型のマクロファージである．破骨細胞は一般に多核で大型，運動性のある細胞である．溶かされた骨基質は血中に送り出されカルシウムの供給源にもなっている．

◎ **骨リモデリング〈骨再構築〉**

骨芽細胞により骨が作られ，自らは骨細胞となり，最後は破骨細胞により壊され吸収される．この骨代謝のサイクルを**骨リモデリング**〈骨再構築〉と呼ぶ．骨リモデリングはセメント線の内部で行われている（図3·8）．

3·5·2　骨組織の細胞外基質（細胞外成分）

1) 骨基質

骨組織の細胞外基質は**骨基質**が主体である．骨基質の4分の1が**膠原線維**である．膠原線維は弾力には乏しいが強靭な硬い線維性蛋白質の I 型コラーゲンを主成分としている．骨基質の残り4分の3はリン酸カルシウムなどの無機物である．リン酸カルシウムは水酸化カルシウムと反応し，ハイドロキシアパタイトに変化して膠原線維の格子を埋めて骨基質を形成する．骨基質はコラーゲンを鉄筋とし，ハイドロキシアパタイトをコンクリートとする構造体となっている．なお，この骨基質は破骨細胞により溶解され血中に送られてカルシウムなどが再利用される．

2) 骨基質以外の構造物（図3・9）
(1) 骨 膜

骨膜は骨の表面を覆う外側の線維層と内側の骨形成層からなる2層の膜である．骨膜は関節付近では関節包につながり関節を覆うことはない．関節包の内側で関節腔の内面を覆うのは滑膜である．また，関節内で対向する骨表面は関節軟骨により覆われて，やはり骨膜が覆うことはない．骨の表面には微小な孔や窪みが多数あり，これらの多くには骨膜から骨質に入りこむ**シャーピー線維**（結合組織線維）がある．腱や靭帯は骨膜と融合し，シャーピー線維を利用して強固に骨に付着している．骨膜内側の骨形成層には骨芽細胞，血管や神経が豊富に分布しており，骨形成の場となっている．ここでの骨形成を**膜内骨化**という．小児期では骨形成層で骨形成が活発であるが，成長期を過ぎると骨形成能は低下し骨膜も薄くなる．ただし，骨形成能は生涯失われることはなく，骨の損傷時などでは再生や修復が活発に行われ骨膜反応が生じる．

解説④
骨の疼痛：骨への打撃を受けると激痛を感じる．これは骨膜内側の骨形成層に神経が豊富にあるためである．

(2) 滑 膜

関節は関節包（外側は骨膜から続く線維膜，内側は滑膜）に包まれている．**滑膜**は関節腔の内面のほかに滑液包や腱鞘の内面も覆い，**関節液**〈滑液〉を分泌する膜である．滑膜は漿膜に似ているが，漿膜とは異なり漿液を分泌しない．滑膜は血管を豊富に含む結合組織の膜で，内部に線維芽細胞様の滑膜細胞とマクロファージおよび少数のリンパ球を含んでいる．**滑膜細胞**は関節液〈滑液〉を産生し，軟骨へ栄養を供給している．関節液にはヒアルロン酸や糖蛋白質の一種のラブリシンが豊富に含まれる．軟骨には血管がなく，軟骨細胞への栄養は関節液により養われている．また，滑膜がひだを形成し，関節を滑らかに動くようサポートもしている．

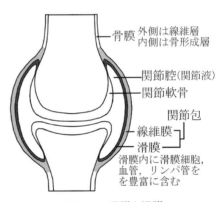

図3・9 骨膜と滑膜

(3) 皮質骨の脈管や神経

骨表面の微小な孔で直径が1～2mmほどの大きなものは栄養孔として動脈，静脈，リンパ管，神経を骨内部へと通している．皮質骨の長軸（縦）方向に対しオステオンが積層し，その中心を貫いて動脈，静脈，リンパ管，神経が縦走している．これらを通す管が**ハバース管**である．これに対し，皮質骨の短軸（横）方向を通る管が**フォルクマン管**である．この管の内部を動脈，静脈，リンパ管が通っている．フォルクマン管は，皮質骨表面の栄養孔から動脈を引き込み，皮質骨を栄養し，さらに緻密骨へも達して骨髄に栄養を供給している．緻密骨，皮質骨の不要物は静脈に送られ動脈の経路を逆走して栄養孔を通り外部へと送り出される．なお，このとき骨髄で形成された赤血球や白血球を骨外へ送り出す重要な役目も担っている．このようにフォルクマン管は骨外部の脈管の交通やハバース管どうしの交通，海綿骨との交通を行っている（図3・8参照）．

3・5・3 軟骨組織の細胞（細胞成分）

1) 軟骨細胞

軟骨細胞は軟骨芽細胞から分化したもので，軟骨を作り出す細胞である．軟骨細胞は軟骨の中の**軟骨小腔**という空間に，1個〜数個入った形で存在している．しかし，軟骨組織に占める軟骨細胞の割合は少なく，数%に過ぎない．軟骨組織のほとんどは，軟骨細胞が作り出す**軟骨基質**である．軟骨組織は軟骨基質の性状によって3種類の軟骨組織に分けられる（表3・5，図3・10）．

表3・5 各軟骨組織の特徴

軟骨組織	線維成分（線維蛋白質）	石灰化	軟骨膜
硝子軟骨	II型コラーゲン（微細な膠原線維）が主である	あり	一般にあり
	存在場所：関節軟骨，肋軟骨，気管・気管支，長骨関節端，鼻など．		
線維軟骨	主にI型コラーゲン（太い膠原線維の束）からなる	あり	なし
	存在場所：椎間円板，恥骨結合，関節半月板，関節円板など．		
弾性軟骨	エラスチン（弾性線維）が主でII型コラーゲンはわずか	なし	あり
	存在場所：耳介，外耳道，耳管，喉頭蓋，鼻軟骨，黄色靱帯など．		

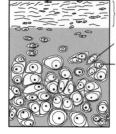 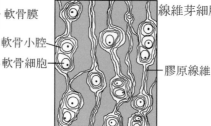 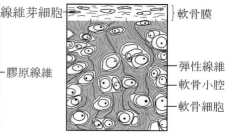

硝子軟骨組織　　　　　　線維軟骨組織　　　　　　弾性軟骨組織
（関節軟骨，肋軟骨など）（半月板，椎間円板など）（耳介，喉頭軟骨など）

図3・10　3種類の軟骨組織

3・5・4 軟骨組織の細胞外基質（細胞外成分）

軟骨組織の細胞外基質は軟骨基質であり，I型，II型コラーゲンやエラスチンなどの線維蛋白質が作る立体構造とその間隙を埋めるプロテオグリカン（糖蛋白質）によって構成されている．組成により特性の異なる3種類の軟骨組織があり，それぞれが特性の活かせる場所で軟骨を形成している（表3・5）．

3・5・5　3種類の軟骨組織

1) 硝子軟骨組織

硝子軟骨組織は一般的に軟骨と呼ぶものである．硝子〈ガラス〉軟骨組織の細胞外基質組成は水分が約80%，線維成分（コラーゲン）が12%，基質成分（プロ

テオグリカン，ヒアルロン酸）が2％となっている．線維成分は主にⅡ型コラーゲンで細かな膠原線維であり，弾性には乏しいが圧迫には強い性状を備えている．なお，細胞成分は少なく軟骨細胞は全体の残り約6％でわずかである．そのため青みがかった乳白色をしている．硝子軟骨組織は化骨＊することができ，全身のほとんどの骨は硝子軟骨組織が化骨したものである．

解説⑤
硝子軟骨の化骨：思春期では長管骨の近位端にある関節軟骨が骨端軟骨として認められる．この軟骨は硝子軟骨でできている．長管骨の成長は骨端軟骨（硝子軟骨）の化骨により成長して長くなる．

2）線維軟骨組織

線維軟骨組織の軟骨基質の線維成分はⅠ型コラーゲンで，多量の太い膠原線維からなる．そのため線維軟骨組織は硝子軟骨よりも固く支える力が強い組織である．基質成分や細胞成分の軟骨細胞は非常に少ない組織である．線維軟骨の半月板はある程度の弾力をもった強固な軟骨で，線維軟骨組織の性状をよく表している．

3）弾性軟骨組織

弾性軟骨組織の軟骨基質の線維成分はエラスチン（弾性線維）が主でⅡ型コラーゲン（微細な膠原線維）は少ない．エラスチンの伸び縮みに強い性状から弾性に富んだ軟骨組織となっている．弾性軟骨の耳たぶに触れると性状がよくわかる．

◎**軟骨組織の再生と石灰化**

軟骨膜の線維芽細胞は軟骨細胞に分化し，これが軟骨基質（細胞外基質）を作り，外から内へ向かって軟骨組織を増やし成長させる．**軟骨の再生**は主に軟骨膜から生じる．また，硝子軟骨や線維軟骨ではカルシウムが固着（石灰沈着）して**石灰化**を起こすことがある．

3・6　神経組織

神経組織は中枢神経と末梢神経からなる．**中枢神経**は脳と脊髄，**末梢神経**は脳と脊髄以外である［注：脳室系も中枢神経に含めることが多い］．中枢神経と末梢神経の構造は大きく異なっている．中枢神経は細胞成分の神経細胞〈ニューロン〉と神経膠細胞〈グリア細胞〉および細胞外成分の細胞外基質から成り立っている（図3・11）．末梢神経組織は神経細胞の出す突起の神経線維（軸索）を中心に，神経節も加わり構成されている．神経節は末梢神経の中継地で，神経細胞体と神経線維が集まり結節状に太くなった場所である．自律神経節と感覚神経節（代表は脊髄神経節〈脊髄後根神経節〉）に大別される（図4・129参照）．

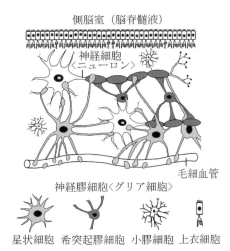

図3・11　中枢神経の組織

第3章 組織

3·6·1 神経組織の細胞（細胞成分）

神経組織を構成する細胞は，**神経細胞**〈ニューロン〉と**神経膠細胞**〈グリア細胞〉である．成人の脳内には約1,000億個の神経細胞とその約9倍もの神経膠細胞があるといわれている．

1）神経細胞〈ニューロン〉

神経細胞には，大きな核小体〈仁〉をもつ**細胞核**と星芒状の**細胞質**がある．特に神経細胞では核と細胞質を合わせて**細胞体**と呼ぶ．この細胞体には他の細胞との物質交換を双方向で行う複数の**樹状突起**と，多くは1本の**軸索**がつながっている．また，細胞体と他の細胞間の信号の伝達は，樹状突起では入力のみ，軸索では出力のみと入力と出力は一方向のみで"神経伝達の一方向性"を保っている．神経細胞〈ニューロン〉は細胞体，樹状突起，軸索の三つの部分で構成されている．なお，樹状突起と軸索を合わせて**神経突起**と呼ぶことがある．軸索は神経線維であり，髄鞘の有無で**有髄神経線維**と**無髄神経線維**の2種類に区別される．したがって，有髄，無髄の2種類の形態の神経細胞〈ニューロン〉がある．脳や脊髄の灰白質には神経細胞の細胞体が，白質には神経線維が多く集まっている．中枢神経の髄鞘は**希突起細胞**により形成される［注：末梢神経の髄鞘はシュワン細胞により形成］．なお，神経細胞には形態の異なるバリエーションが複数ある．特に小脳皮質にあるプルキンエ細胞は枝分かれする巨大な樹状突起をもち，一般的な神経細胞とは大きく異なる形状をしている（**図3·12**）．

2）神経膠細胞〈グリア細胞〉

神経膠細胞は中枢神経の中で神経細胞〈ニューロン〉の間隙を埋め，神経細胞を固定し支持している．また，神経細胞と毛細血管の間に入り神経細胞への栄養と酸素供給や不要物の除去を行い神経組織の維持管理も行っている．さらに髄鞘を形成して電気信号伝導を飛躍的に向上させるなど，様々な重要な働きを担っている（**表3·6**）．

3·6·2 中枢神経組織の細胞外基質（細胞外成分）

中枢神経（脳・脊髄）では神経細胞間の間隙を神経膠細胞が埋めて保持しているが，細胞成分以外では，プロテオグリカンとヒアルロン酸を主成分とする**神経周囲ネット**（**PNN**：perineuronal net）が主な細胞外基質になる．**プロテオグリカン**は**プロテオ**〈proteo：蛋白質〉に**グリカン**〈glycan：糖鎖〉が結合したもので，特にグリカンの中でも，多糖類のグリコサミノグリカンと呼ばれるアミノ糖を構成成分とするコンドロイチン硫酸などの多糖が蛋白質に結合したものがプロテオグリカンと呼ばれている［注：ヒアルロン酸もグリコサミノグリカンの代表だが，ヒアルロン酸はプロテオグリカンに付着せず単独で存在］．コンドロイチン硫酸プロテオグリカン，ヒアルロン酸，巨大な糖蛋白質のテネイシンRなどからなる複合物が神経周囲ネット〈PNN〉を構成している．PNNは成人の脳におけるシナプスの安定化にも関与している．中枢神経組織の細胞外基質は，他の組織がコラー

3・6 神経組織

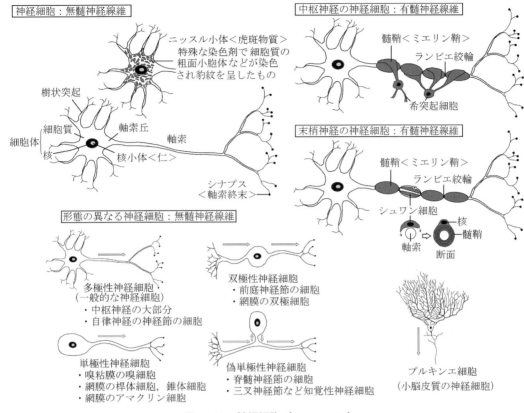

図3・12 神経細胞〈ニューロン〉

表3・6 神経膠細胞〈グリア細胞〉

分布	神経膠細胞	働き
中枢神経（脳と脊髄，および脳室系）	星状膠細胞〈アストロサイト〉	最も多い神経膠細胞．脳血管壁に突起で取り付き，神経細胞との間で栄養と酸素，不要物を交換．毛細血管の内皮細胞と共に血液脳関門（BBB）*を形成．
	希突起〈乏突起〉膠細胞〈オリゴデンドロサイト〉	中枢神経の神経細胞の軸索に髄鞘を形成する．髄鞘の絶縁作用により電気信号伝導が飛躍的に向上．
	小膠細胞〈ミクログリア〉〈オルテガ細胞〉	マクロファージでアメーバ運動を行う．貪食能をもち，異物や神経細胞の残骸を分解除去する．
	上衣細胞，脈絡叢上皮細胞	脳室と脊髄中心管内壁にあり，線毛をもつ．脳脊髄液の循環に関与．上衣細胞より分化した脈絡叢上皮細胞は脳脊髄液を産生し分泌する．
末梢神経	シュワン細胞	末梢神経の神経細胞の軸索に髄鞘を形成する．髄鞘の絶縁作用により電気信号伝導が飛躍的に向上．Ⅳ型コラーゲンを作り神経線維を覆う膜を形成．
	外套細胞〈衛星細胞〉〈神経節膠細胞〉	脊髄神経節や交感神経節の神経細胞体の周囲を外套のように取り巻き，組織の支持と栄養を担う．

解説⑥
血液脳関門〈BBB：blood brain barrier〉：血管内膜の単層扁平上皮組織を特に内皮と呼ぶ．脳血管の内皮細胞が細胞間を密着結合により隙間なくつなぎ，それを基底膜が下支えしている．基底膜は脳血管の内皮細胞〈単層扁平上皮細胞〉と星状膠細胞の突起の間にあってフィルタ作用を担い血液脳関門の形成に大きく関与している．

ゲンなど線維性蛋白質を多く含むのに比べ，線維成分は非常に少ない．そのため脳は豆腐のように柔らかい組織となっている．

第3章 組織

3・6・3 末梢神経の細胞（細胞成分）

　末梢神経の細胞は細胞体と細胞体から出ている軸索の部分，および神経膠細胞のシュワン細胞，外套細胞〈衛星細胞〉からなる［注：外套細胞は筋の衛星細胞とは異なる］．他に末梢神経を覆う膜の線維成分を作る線維芽細胞や脂肪細胞などもある［注：神経膠細胞は中枢神経だけにあるとする考え方もある］．末梢神経の主役は神経細胞の軸索（神経線維）とシュワン細胞である．末梢神経の中で坐骨神経などは，人体で最も太く長い神経で，起始の太さは鉛筆ほどもあり長さは1mにも達する．坐骨神経は脊髄の灰白質にある細胞体から発した神経線維（軸索）で第4腰神経〈L_4〉～第3仙骨神経〈S_3〉の前枝が仙骨神経叢を作り，ここから始まり，膝下で脛骨神経，総腓骨神経に分岐し名前を変えた後，さらに足部にまで伸びている末梢神経である．神経線維（軸索）は髄鞘の有無で有髄神経線維と無髄神経線維の2形態をとる．有髄神経線維は個々が単独で神経内膜に覆われ，無髄神経線維は1～数本がまとまって神経内膜に覆われている．髄鞘は中枢神経では希突起細胞により形成されるが，末梢神経では**シュワン細胞**によって形成されている．また，無髄神経線維は髄鞘をもたないが，シュワン細胞により軸索全周を囲わず，緩く覆っている．したがって，末梢神経線維は，軸索とシュワン細胞により構成されている．有髄・無髄の両神経線維が300～400本程度集まり神経周膜に覆われて，**神経束**となる．この神経束が複数集まり，神経上膜に覆われて**神経幹**となる（図3・13）．神経幹は肉眼で1本の神経として観察される大きさである．感覚神経節の脊髄神経節と自律神経の神経節の内部の神経細胞体を取り囲む多数の小さな細胞が**外套細胞**〈衛星細胞〉である．外套細胞はこの場所の神経細胞体への栄養供給と保護を担っている．

> **解説⑦**
> **細胞の大きさ：**
> ヒトの細胞の大きさは平均約0.02mm（20μm）で赤血球は約0.0075mmとどれも小さい．最も大きな細胞は排卵された卵子で約0.1mmと肉眼で見えるか見えないかの限界の大きさをもっている．細胞の長さでは，坐骨神経の軸索は腰部から足まで約1mもの長さがある．ヒトの細胞の大きさは見方によっては最長約1mといえなくもない．

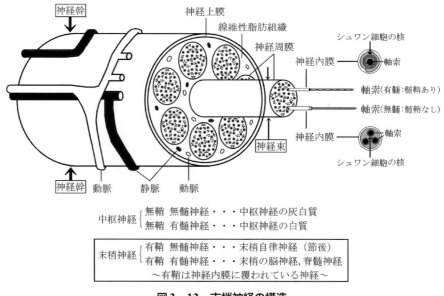

図3・13　末梢神経の構造

3・6・4 末梢神経組織の細胞外基質（細胞外成分）

神経内膜はシュワン細胞と線維芽細胞により作られたコラーゲンによる線維性の膜である．**神経上膜**は一部にエラスチンによる弾性線維を含んでおり柔軟性ももっている．神経上膜と神経周膜の間には脂肪組織を含んでおり線維性脂肪組織が神経束間を埋めている．このように末梢神経の神経線維（軸索）は，多くの神経線維が結合組織により束ねられ保護されている．坐骨神経などと名前の付いた神経は１本の，か細い神経のように思われがちだが，実際は１本ではなく多数の神経線維の束が線維により保護されたものである．なお，血液神経関門（BNB：blood nerve barrier）が神経周膜の内層と神経内膜の毛細血管内皮細胞間の密着結合〈タイト結合〉によって形成されている．

3・6・5 神経細胞の物質交換，信号伝導，信号伝達

神経細胞〈ニューロン〉は，神経細胞と神経細胞外との間で物質交換や信号を伝える働きを担っている．具体的には，1）神経細胞の細胞体と神経細胞外との間で，有用産出物と不要産物を軸索や樹状突起を通して移動させ物質交換を行う働き，2）樹状突起から入力された刺激情報を軸索内で電気的な信号として神経信号伝導を行い軸索末端へ伝える働き［注：無髄神経と有髄神経とでは異なる伝導方法をとる］，3）軸索末端からの信号を他の神経細胞の樹状突起や筋肉などの効果器へ神経伝達物質により伝達する．1）〜3）の手段は大きく異なっている．以下，これらについて順に概説する．

1) 神経細胞間の物質交換〈軸索輸送と樹状突起内輸送〉

神経細胞の軸索は１mにも及ぶものがあり，細胞体で合成された蛋白質などの有用産出物と老廃物などの不要産物を交換する必要がある．この軸索内を移動する物質交換のための軸索輸送は，キネシンやダイニンなどのモーター蛋白質により，細胞骨格の微小管と中間径フィラメントに沿って双方向に運搬される．この神経細胞内の中間径フィラメントは特に**ニューロフィラメント**と呼ばれる．細胞骨格は神経突起の維持だけではなく運搬機能にも大きな役割を担っている．このような双方向の運搬は，樹状突起内にも見られる（図3・14）．

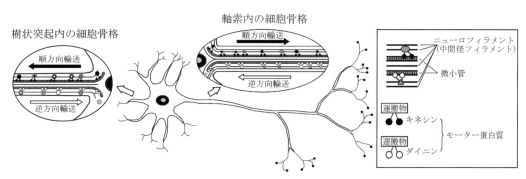

図3・14 神経細胞の物質交換

第3章 組織

2）無髄神経や有髄神経の軸索内の神経信号伝導
（1）無髄神経の軸索内の神経信号伝導

　樹状突起から入力された刺激情報が細胞体で統合され**軸索丘**へと達する．すると軸索丘から瞬間的なインパルス状の強い電気信号が軸索へ発射される．髄鞘をもたない無髄神経の軸索では，これを膜電位の変化という電気的な方法により軸索内を次々と**シナプス**〈軸索終末〉へと向かい伝導させる．

①静止電位*（刺激が伝わる前）

　軸索の細胞内のNa^+濃度は低く，細胞外のNa^+濃度は高い．逆にK^+濃度は細胞外で低く，細胞内では高くなっている．これは細胞膜にある Na-K ポンプによる能動輸送によるものである．このポンプは ATP1 分子の消費により細胞内のNa^+を3個細胞外へ出し，K^+を2個細胞内へ取り込む働きがある．その結果，細胞内のNa^+濃度が低く，細胞外のK^+濃度が高くなる．⊕イオンが多い細胞外は細胞膜に対して高い⊕の電位となり，相対的に細胞内は⊖の電位になる．なお，細胞膜にはカリウムイオン漏洩チャネルもあり，これは電気的な刺激などと関係なくチャネルが開いており，濃度勾配によりK^+を通す働きがある．Na-Kポンプにより細胞内のK^+が高い濃度にあるので細胞外へとK^+を拡散輸送により放出する．しかし，ある程度K^+を放出すると細胞内は細胞外に対して相対的に低い電位となってK^+が電位勾配により細胞内へと引き戻され，それ以上の移動は停止する．この濃度勾配と電位勾配がつり合う状態で停止した状態では結局，細胞外は⊕のイオンが多く，細胞内は⊕のイオンが少なくなっており相対的に細胞外は⊕，細胞内は⊖の電位となる．この状態の細胞膜の電位（膜電位）は細胞外に対し細胞内は約$-70\,mV$で，これを**静止電位**と呼ぶ．軸索では細胞膜を境に細胞外は⊕，細胞内は⊖の電位で⊕と⊖に分極した状態となっている．なお，こうした現象は神経細胞に限らず一般の細胞についても同様である（**図3·15**）．

②活動電位による膜電位の逆転と脱分極

　軸索丘から発した電気的刺激は軸索へ送られる．この刺激により軸索丘に隣接する電位依存性であるナトリウムイオンチャネルが，この電位刺激を受け開き，細胞外のNa^+を細胞内へと通す（透過性が生じるという）．これは細胞外のNa^+濃度が高いため濃度勾配により細胞内へと拡散により移動するものである．その結果，細胞内の⊕のイオンが多くなり，相対的に軸索の細胞膜を境に細胞外は⊖，細胞内は⊕の電位へと逆転する．Na^+の流入がある程度進み閾値を超えると付近にある他のナトリウムイオンチャネルが一斉に開き，一気に細胞内へのNa^+の流入が進行する．ただし，閾値を超えなければ元の静止電位へと戻る．このとき，細胞内の電位差は，はじめの相対的な⊖の電位から$0\,mV$を経て⊕の電位へと向かう．$0\,mV$となったときは，細胞内外の電位差がない状態で，これを"分極のない状態"という．また，この分極のない状態へ向かうことを**脱分極**という．ただし，すぐに$0\,mV$を超えて，今度は⊕と⊖は逆転し細胞内は⊕の電位となって膜電位のピーク（約$20\,mV$）を迎える．これらは極めて短時間に起こる一過性の現象である．$0\,mV$を超えた部分を**オーバーシュート**と呼ぶ．閾値を超えたときにのみ，この過程が起きることから，"全か無の法則"と

解説⑧

静止電位：細胞膜の内と外が共にプラスであるのに細胞内はマイナス，細胞外はプラスなのに違和感を覚えるかもしれない．建物の階数は暗黙のうちに地面を基準に階数を決めている．そのため地下の階はマイナス階となる．細胞膜を基準に$0\,V$とすると内外がプラスでも，プラスの差（電位差）により外を＋，内を－と見なすこともできる．

3・6 神経組織

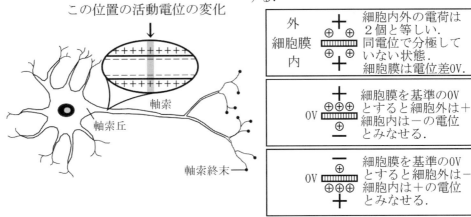

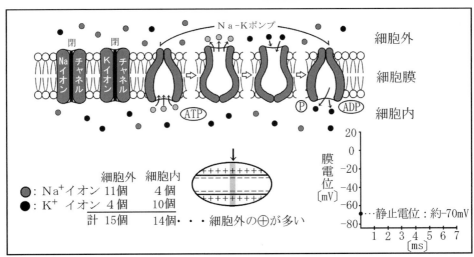

図3・15 ①静止電位（刺激が伝わる前）

呼ばれる．活動電位が生じていることを興奮しているという（**図3・16**）．
③膜電位の再逆転と過分極，元の静止電位へ
　膜電位は約20 mVのピークを迎えるが，ナトリウムイオンチャネルが開いている時間は数 msと極めて短く一瞬である．ナトリウムイオンチャネルが閉じる頃，遅れて電位依存性のカリウムイオンチャネルが開き，今度はK^+が細胞内から細胞外へと流出するようになる（K^+のイオン透過性が上昇）．その結果，細胞内外の電位差が逆転し，静止電位と同じ状態の細胞外は⊕，細胞内は⊖の電位となり再分極を起こす．なお，K^+の流出はその後もわずかに続き，一時的に分極は過剰（過分極）となって静止電位（約−70 mV）よりもやや低下する．しかし，最終的にはNa-Kポンプによる能動輸送により，元の静止電位のレベルへと戻されて約−70 mVの静止電位の状態となり安定する（**図3・17**）．

第3章 組織

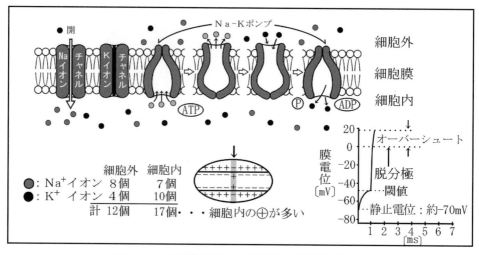

図3・16 ②活動電位による膜電位の逆転と脱分極

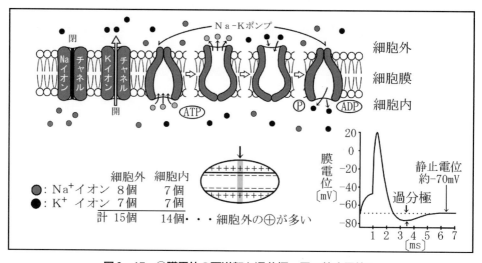

図3・17 ③膜電位の再逆転と過分極，元の静止電位へ

④シナプス（軸索終末）側への繰返し

②の過程により細胞内が⊕となり隣接部は⊖の電位のため，局所的に電流が細胞体側と軸索終末側の両方向へ流れる（両方向性伝導）．しかし，既に刺激を経験した逆方向側の細胞体側は不応期にあるため反応しない（一方向性伝導）．したがって，順方向側の軸索終末側のみが刺激を受け，電位依存性のナトリウムイオンチャネルが開き②〜③の過程が繰り返される（不減衰伝送）．さらに，これが次々と繰り返されて刺激はシナプス〈軸索終末〉へと到達する（図3・16，図3・17）．以上が無髄神経の軸索内の神経信号伝導である．

(2) 有髄神経の軸索内の神経信号伝導（跳躍伝導）

有髄神経の軸索内の神経信号伝達原理は無髄神経と同じであるが，②〜④の過程がランビエ絞輪のみで起きている点が大きく異なる．有髄神経の髄鞘は絶縁体

で電気を通さない性質があり，絶縁体のないランビエ絞輪間で神経信号が伝導される．軸索丘から発した電気的刺激はランビエ絞輪に及び，この部分のナトリウムイオンチャネルを開かせて②〜③の過程を起こさせる．その結果，髄鞘を飛び越えてランビエ絞輪を次々と伝導する跳躍伝導が起きる．電位は電荷が及ぼすエネルギー（静電ポテンシャル）で⊕の電荷であれば山のようにエネルギーは分布し，髄鞘の隣にあるランビエ絞輪にも影響は十分及ぶ．ただし，力の及ぶ範囲は距離と共に弱くなるので跳躍伝導はランビエ絞輪間には生じるが，他の神経細胞の軸索には及ばない（絶縁性伝導）．軸索の長さは1mにも及ぶことがあり，跳躍伝導が必要になる．無髄神経と有髄神経の伝導速度は，最大で徒歩と新幹線の速度差ほどもあるという（**表3·7**）．なお，髄鞘が損傷することを**脱髄**といい，神経伝導が障害される．

表3·7　神経線維の伝達速度（Gasser分類）

髄鞘有無	文字分類		直径〔μm〕	伝導速度〔m/s〕	神経の種類と機能
有髄	A	α	12〜20	60〜120	運動神経：骨格筋の収縮，感覚神経：筋伸展，筋緊張
		β	↑	↑	感覚神経：圧覚，触覚
		γ	太い	速い	運動神経：α-γ関連
		δ			感覚神経：鋭い痛覚，冷覚
	B		細い	遅い	自律神経：交感神経節前線維
			↓	↓	
無髄	C		0.2〜1	0.3〜2	自律神経：交感神経節後線維，感覚神経：鈍痛覚，痒み

3）シナプス伝達

　活動電位による軸索内の信号伝導が軸索末端のシナプス〈軸索終末〉に達すると，次は神経伝達物質による**シナプス伝達**によって信号が伝えられる．伝達する側の神経細胞を**シナプス前細胞**，伝達される側の細胞を**シナプス後細胞**という．両者の間隔は数十nmのシナプス間隙があるため活動電位による信号伝導ができない．そのためシナプス伝達という化学的な方法がとられる．伝達相手のシナプス後細胞は別の神経細胞の樹状突起や細胞体だけでなく神経細胞以外の骨格筋や心臓，血管などの筋細胞，内分泌腺などの腺細胞，その他多数がある．なお，筋肉組織の接着部と運動神経終末〈神経終板〉とに形成されるシナプスを特に**神経筋接合部**と呼ぶ．シナプス伝達も神経信号伝導と同様に，一方向性伝達である．

（1）神経伝達物質の放出と拡散

　以下は**図3·18**を参照されたい．以下の本文中の記号（○，◎）は同図中に示すものである．軸索終末のシナプス小頭に活動電位が達すると，これが刺激となってシナプス前細胞の細胞膜（シナプス前膜）にあるCaイオンチャネル（電位依存性イオンチャネル）が開き，細胞外のCa^{2+}イオン〔○〕を細胞内に取り込む．Caイオン濃度が上昇すると神経伝達物質を蓄えているシナプス小胞がシナプス前膜へと移動する．そして，シナプス小胞は細胞膜と融合してグルタミン酸などの神経伝達物質をシナプス間隙へと放出（開口分泌〈エキソサイトーシス〉）する．

（2）興奮性シナプス後電位〈EPSP〉の発生

　放出された神経伝達物質はシナプス間隙を拡散し，対向するシナプス後膜に並

第 3 章 組　織

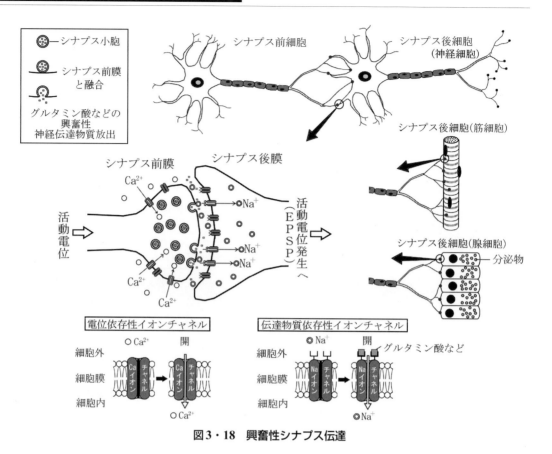

図 3・18　興奮性シナプス伝達

ぶ Na イオンチャネル（伝達物質依存性イオンチャネル）の受容体と結合する．これにより Na イオンチャネルが開き，細胞外の Na$^+$ イオン［◎］を細胞内に取り込む．シナプス後膜内の膜電位がわずかに上昇し脱分極性の変化を起こす．これが**興奮性シナプス後電位〈EPSP〉**である．

(3) 活動電位の発生

　Na$^+$ イオンの流入はわずかなため，EPSP はこのままではすぐに収まり静止電位に戻る．しかし，短時間の続けざまの刺激（時間的加重）や他のシナプス前細胞からの関与（空間的加重）が加わると，神経伝達物質が増加して Na イオンの透過性が上昇し EPSP は大きくなり，遂には脱分極が閾値を超えて活動電位を生じるまでに至る（図 3・18）．

(4) 興奮抑制性のシナプス伝達

　以下は**図 3・19** を参照されたい．以下の本文中の記号（▲）は同図中に示すものである．(1) ～ (3) は興奮性シナプス後電位〈EPSP〉*による興奮性のシナプス伝達である．これに対し，興奮抑制性シナプス後電位〈IPSP〉による興奮抑制性のシナプス伝達もある．シナプス伝達が興奮性か興奮抑制性かの違いは神経伝達物質の種類による（**表 3・8**）．グリシン，ギャバ〈GABA：γ-アミノ酪酸〉は抑制性の神経伝達物質で，これをもつ神経細胞は興奮抑制性の神経細胞である．興奮抑制性神経伝達物質はシナプス後膜に並ぶ Cl イオンチャネル（伝達物質依存性イオ

解説⑨
興奮性シナプス後電位（EPSP）：excitatory postsynaptic potential の略．
興奮抑制性シナプス後電位（IPSP）：inhibitory postsynaptic potential の略．

ンチャネル)の受容体と結合する.これによりClイオンチャネルが開き,細胞外のCl⁻イオン[▲]を細胞内に取り込む.そのためシナプス後膜内の膜電位をわずかに低下させ,過分極性への変化を起こす.これが**興奮抑制性シナプス後電位**〈IPSP〉である(図3·19).抑制性シナプス後電位〈IPSP〉は興奮性シナプス後電位〈EPSP〉に拮抗する.一つの神経細胞〈ニューロン〉には1万個ほどのシナプスがある.活動電位を発火させるか消火させるかは,IPSPとEPSPの総和によって決まる(**図3·20**).

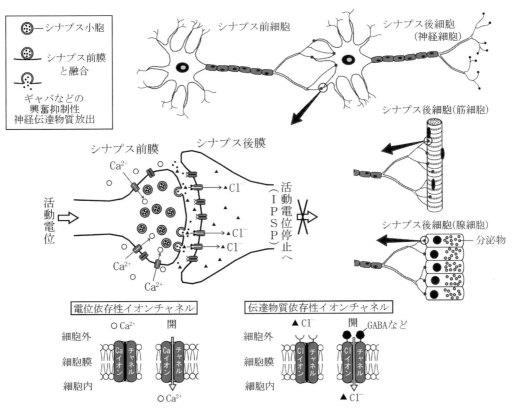

図3·19 興奮抑制性シナプス伝達

表3·8 神経伝達物質

神経伝達物質	主なもの
興奮性神経伝達物質	グルタミン酸,アセチルコリン,ドパミン,アドレナリン,ノルアドレナリン,ヒスタミン
興奮抑制性神経伝達物質	グリシン,ギャバ〈GABA:γ-アミノ酪酸〉,セロトニン,ソマトスタチン

(5) シナプス伝達の特徴
①シナプス遅延

活動電位による電気的信号伝導に比べ,神経伝達物質によるシナプス伝達は 0.1〜0.2 ms と遅い.

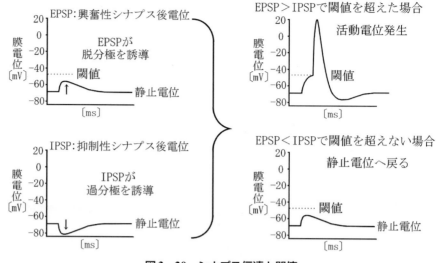

図3・20　シナプス伝達と閾値

②一方向性伝達

シナプス信号伝達も神経信号伝導と同じく一方向性で伝わる．

③易疲労性

神経伝達物質の貯蔵量に限りがある．また，神経伝達物質はシナプス間隙で酵素により分解を受けて枯渇しやすい．そのため，繰返しの刺激を受けると伝達の中断が起きる．ただし，他方で神経伝達物質の回収や再利用もあり回復も起きる．

④薬物影響

神経伝達物質を薬物などとして摂取するとシナプス伝達は影響を受ける．麻酔薬による痛覚伝達麻痺やセロトニン投与によるうつ病の治療などで薬物の影響が生じる．うつ病はセロトニン不足が関係し，セロトニンは興奮抑制性神経伝達物質である．

⑤反復刺激や長期刺激による感度向上

大脳皮質での学習効果や海馬での記憶力向上に見られるように，反復刺激や長期刺激などの増強によりシナプス伝達の感度が高められる．

3・7　液状組織

血液，リンパ液は一般的には結合組織または支持組織に分類されている．しかし，血液やリンパ液が組織や細胞を物理的に結合することはなく，結合組織や支持組織に分類するのには無理がある．しかも，血液やリンパ液は特定の組織を形成もしていない．以上を踏まえ考慮し，本書では血液とリンパ液を**液状組織**として分類する．血液の細胞成分は血球で細胞外成分は血漿である．リンパ液の細胞成分はリンパ球であり細胞外成分はリンパ漿である．血液，リンパ液の細胞成分は主に遊走細胞として，それぞれ血漿，リンパ漿と共に全身を循環しているが，一部は組織に定着しているものもある．

3・7 液状組織

3・7・1 液状組織の細胞〈血球，リンパ球〉（細胞成分）

　血液に占める**血球**の割合は約45%である．血球は**赤血球**，**白血球**，**血小板**に大別される．白血球はさらにその形態や機能により，3種類の**顆粒球**と**単球**，**リンパ球**に分けられる．リンパ球はさらに**B細胞**，**T細胞**，**NK細胞**に大きく分類される．他方，リンパ液はほとんどが水分の**リンパ漿**で，リンパ球をわずかに含む．リンパ液の細胞成分はリンパ球で，これらはもちろん白血球の一部である．

　血球，リンパ球は**造血幹細胞**〈血球芽細胞〉から作られる．造血幹細胞は骨髄の中にあり，**自己複製能**と様々な血球，リンパ球に分化する**多分化能**の二つの能力をもっている．なお，血球やリンパ球の分化にはサイトカインなどが関与し，非常に複雑な過程を経る場合がある．分化前の未分化で未熟な血球やリンパ球を**前駆細胞**と呼ぶ．ここでは血球，リンパ球の分化，形成を中心に概説する．各細胞成分の働きや免疫などの機能については第4章4・5節「血液，造血器の構造と機能」を参照．

〜造血幹細胞からの分化と全体像〜

　成人では造血幹細胞は骨髄の中にあって，はじめに骨髄系幹細胞やリンパ系幹細胞の幹細胞に分化する．その後，骨髄系幹細胞は前駆細胞を経て各血球へと分化する．リンパ系幹細胞も同様に各前駆細胞を経たのち様々なリンパ球へと分化していく（**表3・9**，**図3・21**）．造血幹細胞にはこのような多分化能のほかに，自己複製能ももっている．

表3・9　造血幹細胞からの分化全体像

	2大系統	大元の前駆細胞		基本血球・リンパ球
造血幹細胞〈血球芽細胞〉	骨髄系幹細胞	赤芽球系前駆細胞	ⓐ	赤血球へ
		巨核球系前駆細胞	ⓐ	血小板へ
		顆粒球系前駆細胞	ⓑ	白血球（3種類の顆粒球へ）
		単球系前駆細胞	ⓑ	白血球（単球へ）
	リンパ系幹細胞〈リンパ芽球〉	Bリンパ球系前駆細胞	ⓒ	白血球（B細胞，T細胞，NK細胞などの各リンパ球へ）
		Tリンパ球系前駆細胞	ⓒ	
		前駆体NK細胞	ⓒ	

〜ⓐ赤芽球系前駆細胞，巨核球系前駆細胞の分化〜（表3・10）

1）赤血球

　赤芽球系前駆細胞から分化した**前赤芽球**はサイトカインのエリスロポエチン〈EPO〉の作用を受け**赤血球**へと分化する．赤血球は分化の過程で核を失うため核をもたない．

2）血小板

　巨核球系前駆細胞から分化した**巨核芽球**はサイトカインのトロンボポエチン〈TPO〉の作用を受け**血小板**へと分化する．巨核芽球の細胞質が次々と千切れて血小板ができるため，血小板には核がない．

第3章 組織

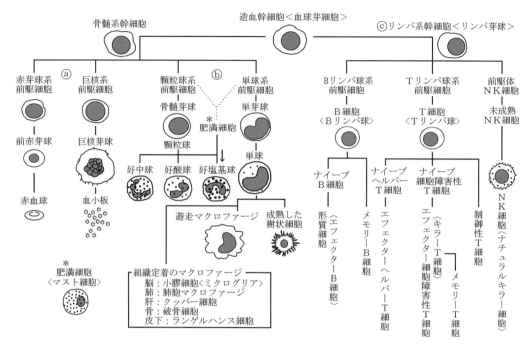

図3・21 造血幹細胞からの血球・リンパ球の分化

表3・10 ⓐ赤芽球系前駆細胞，巨核球系前駆細胞の分化全体像

大元の前駆細胞	サイトカイン	分化	サイトカイン	最終形
赤芽球系前駆細胞	EPO	前赤芽球	EPO	赤血球
巨核球系前駆細胞	TPO	巨核芽球	TPO	血小板

~ⓑ顆粒球系前駆細胞，単球系前駆細胞の分化~

　骨髄系幹細胞はサイトカインのマクロファージコロニー刺激因子〈GM-CSF〉により，顆粒球系前駆細胞，単球系前駆細胞へと分化する．

3）顆粒球（好中球，好酸球，好塩基球）

　顆粒球系前駆細胞は骨髄芽球を経て3種類の**顆粒球（好中球，好酸球，好塩基球）**へと分化する．分化の際に複数のサイトカインの働きを受ける．顆粒球は細胞内に殺菌作用のある蛋白質や酵素を顆粒としてもつ．なお，3種類の顆粒球の名前は，好中球が中性色素に，好酸球が酸性色素に，好塩基球が塩基性色素によく染まることに由来している．顆粒球は白血球の一種である．

4）単　球

　単球系前駆細胞が単芽球を経て**単球**となる．単球はさらにマクロファージと樹状細胞へと分化する．分化の過程で様々なサイトカインの作用を受ける．
①**マクロファージ**

　単球が血管内から組織へと出て行ったものが**マクロファージ**である．自由に遊走するものと特定の組織に定着するマクロファージがある．様々な組織に定

64

着するマクロファージは多く，それぞれ特別な名前をもっている．脳では**小膠細胞**〈ミクログリア〉と呼ばれて神経膠細胞の一つとなっている（**表3・11**）．

②樹状細胞

樹状細胞は単球から分化し全身の組織に分布する．樹状細胞には貪食能がある．細菌などの外敵と接触し貪食や取り込みを行った後は，リンパ管から主にリンパ節へと移動してリンパ節内でナイーブT細胞に抗原提示などを行い，エフェクターT細胞に分化させ，免疫のための指示を出す司令塔として働く．なお，表皮や真皮に存在するランゲルハンス細胞も樹状細胞とされる．ただし，組織定着型のマクロファージの一種と見なされることもある．

◎貪食作用

・好中球，好酸球，好塩基球，単球，マクロファージ，樹状細胞には程度に差はあるが貪食作用がある．これらの細胞は非自己の抗原（細菌やウイルス，異物）を細胞内に取り込み細胞小胞体のリソソームで加水分解酵素の働きにより分解消化する．詳細は第4章4・5節「血液，造血器の構造と機能」を参照．

5）肥満細胞〈マスト細胞〉

肥満とあるが肥満自体とは関係がない．アレルギーやアナフィラキシーに関係するヒスタミン，プロスタグランジンなどの生理活性物質を顆粒として細胞内に蓄え大柄なことから**肥満細胞**と命名されている．肥満細胞は全身の血管周囲，皮膚や皮下組織，肺，消化管，肝臓などに広く分布している．好塩基球と共にヒスタミン分泌の主要な顆粒球である．肥満細胞は顆粒球系前駆細胞や単球系前駆細胞から派生した未成熟な肥満前駆細胞が分化したものである．分化後，組織で肥満細胞となっている．好塩基球と性質や働きが類似しており，肥満細胞も塩基性色素によく染まる．

表3・11　ⓑ顆粒球系前駆細胞，単球系前駆細胞の分化

大元の前駆細胞	分　化		最終形
顆粒球系前駆細胞	骨髄芽球	顆粒球	好中球（白血球中の半数を占める）
			好酸球
			好塩基球
顆粒球系・単球系前駆細胞			肥満細胞〈マスト細胞〉
単球系前駆細胞	単芽球	単　球	・遊走型マクロファージ（血中やリンパ管を遊走） ・組織定着型マクロファージ 　脳では小膠細胞〈ミクログリア〉 　肺では肺胞マクロファージ 　肝ではクッパー細胞 　骨では破骨細胞 　表皮や真皮ではランゲルハンス細胞
			樹状細胞（最も高い抗原提示能力をもつ． 　免疫応答の際はリンパ節に移動して活動） ［注：ランゲルハンス細胞は樹状細胞ともされる］

第3章 組織

解説⑩

1次〈中枢〉リンパ組織と2次〈末梢〉リンパ組織：骨髄や胸腺のようにB細胞やT細胞が分化，成熟する場を1次リンパ組織という．B細胞の1次リンパ組織は骨髄，T細胞の1次リンパ組織は胸腺である．また，免疫反応の場となるところが2次リンパ組織で，脾臓やリンパ節，扁桃，パイエル板（小腸）などがその場となる．

なお，胎生期の造血は初期では卵黄嚢，中期には肝臓や脾臓で行われる．胎生期の造血幹細胞は主に肝臓にあり，肝臓が1次リンパ組織の主役である．ただし，T細胞だけは胎生期も胸腺は1次リンパ組織として働いている．

～ⓒリンパ系幹細胞〈リンパ芽球〉の分化～（表3・12）

　リンパ系幹細胞はインターロイキン（IL-7）の働きにより，**Bリンパ球系前駆細胞，Tリンパ球系前駆細胞，前駆体NK細胞**へと分化する．インターロイキン〈IL〉は白血球の分化，増殖，活性化にかかわるサイトカインである．ILは30種以上が発見されている．リンパ球（B細胞，T細胞，NK細胞）はリンパ節に多く存在するが，リンパ液や血液と共に全身を循環もしている．なお，抗原と接触する前の免疫能力をもたない成熟B細胞や成熟T細胞を，それぞれ**ナイーブB細胞，ナイーブT細胞**と呼ぶ．これらは抗原と接触（抗原提示を受ける）することで実働可能な免疫細胞となり，それぞれ**エフェクターB細胞**〈形質細胞〉，**エフェクターT細胞**となる．

6）B細胞〈Bリンパ球〉

　B細胞は血中のリンパ球の中でT細胞に次いで多く全体の20～40％を占めている．B細胞は初めに骨髄の造血幹細胞が未熟B細胞に分化し，骨髄で暫定的な成熟B細胞となる．暫定的な成熟B細胞は**骨髄**〈Bone marrow〉で過ごすことから名称がB細胞となった．B細胞の1次リンパ組織は骨髄である．成熟B細胞はその後，血中に出て2次リンパ組織の脾臓でさらに成熟を遂げ，完全な成熟B細胞となる．細菌やウイルス，異物などの非自己の抗原と一度も遭遇したことのない，これらの成熟B細胞は**ナイーブB細胞**と呼ばれる．非自己の抗原と遭遇（抗原提示を受ける）し，多くのナイーブB細胞は抗原に対して抗体を作り無力化させる形質細胞〈エフェクターB細胞〉に分化する．なお，一部はメモリーB細胞となってリンパ節で待機する．

7）T細胞〈Tリンパ球〉

　T細胞は血中のリンパ球の中で最も多く全体の60～80％を占めている．T細胞の起こりは骨髄の造血幹細胞が未熟Tリンパ球〈Tリンパ球系前駆細胞〉に分化するところから始まる．未熟なTリンパ球のTリンパ球系前駆細胞は血中に出て**胸腺**〈Thymus gland〉で成熟T細胞となる．成熟場所がThymusであることからT細胞と呼ばれる．T細胞の1次リンパ組織は胸腺である．細菌やウイルス，異物などの非自己の抗原と一度も遭遇したことのない，これらの成熟T細胞は**ナイーブT細胞**と呼ばれる．ナイーブT細胞は胸腺を出て血中に乗り，2次リンパ組織のリンパ節へと移動する．リンパ節内で抗原を提示した樹状細胞からの抗原刺激を受け実働可能なエフェクターT細胞へと分化する．エフェクターT細胞は，さらにエフェクターヘルパーT細胞やエフェクター細胞傷害性T細胞〈キラーT細胞〉へと分化し免疫活動を行うことになる．なお，エフェクターT細胞は同じ抗原の刺激を持続して受けなければ数週間で約90％が死滅する．残存したエフェクターT細胞は，さらにメモリーT細胞（セントラルメモリーT細胞やエフェクターメモリーT細胞）へと分化し，将来の再度の免疫反応に備えて待機する．

8）制御性T細胞〈Treg細胞：T regulatory cell〉

　制御性T細胞〈Tレグ細胞〉はT細胞〈Tリンパ球〉から分化したもので，自己

への攻撃を回避する免疫寛容やがん細胞の免疫逃避，抗腫瘍免疫応答を抑制する抑制細胞である．末梢リンパ組織のナイーブ T 細胞が抗原刺激を受けることで制御性 T 細胞へと誘導される．

9) NK 細胞〈ナチュラルキラー細胞〉

NK 細胞は血中のリンパ球の中で全体の 10 〜 30 % を占めている．骨髄の造血幹細胞から原型が発生し，前駆体 NK 細胞となり未成熟 NK 細胞を経て，骨髄または 2 次リンパ組織（扁桃腺，脾臓，リンパ節など）で成熟すると考えられている．NK 細胞〈ナチュラルキラー細胞〉にも細胞を傷害する顆粒物質（グランザイムやパーフォリン）があり，ウイルスなどに感染した細胞を発見すると細胞ごと破壊する．また，アポトーシスによる細胞死を促す物質を出して直接的にがん細胞を攻撃し排除する．エフェクター細胞傷害性 T 細胞〈キラー T 細胞〉と同様に感染した細胞ごと殺傷するが，エフェクター細胞傷害性 T 細胞は樹状細胞からの抗原提示の情報で活性化するので時間がかかる．しかし，NK 細胞にはこの過程が不要なので，遅延なく細胞傷害機能を発揮でき，即時性がある．なお，マクロファージや好中球は主として細胞の外にある病原体を貪食するが，NK 細胞やエフェクター細胞傷害性 T 細胞は細胞の中にある病原体を細胞ごと殺傷してしまうことができる．

表 3・12　ⓒリンパ球系幹細胞の分化

大元の前駆細胞	分　化	抗原と接触前の未熟細胞	最終形
B リンパ球系前駆細胞	B 細胞〈B リンパ球〉	ナイーブ B 細胞	形質細胞〈エフェクター B 細胞〉
			メモリー B 細胞
T リンパ球系前駆細胞	T 細胞〈T リンパ球〉	ナイーブヘルパー T 細胞・（胸腺にいる）Th 細胞	エフェクターヘルパー T 細胞
		ナイーブ細胞傷害性 T 細胞・（胸腺にいる）CTL 細胞	エフェクター細胞傷害性 T 細胞〈キラー T 細胞〉
		役目を終えた CTL 細胞の多くは死滅するが一部はメモリー T 細胞として生存．	メモリー T 細胞
		ナイーブ T 細胞が抗原刺激を受けて分化．	制御性 T 細胞〈Treg：T レグ細胞〉
前駆体 NK 細胞	未成熟 NK 細胞	特別な活性なしで成熟 NK 細胞へ	NK 細胞

［注：Th〈helper T cell〉細胞：ヘルパー T 細胞，CTL〈cytotoxic T lymphocyte〉細胞：細胞傷害性 T 細胞，NK〈natural killer cell〉細胞：ナチュラルキラー細胞］

3·7·2　液状組織の細胞外基質〈血漿，リンパ漿〉（細胞外成分）

液状組織の細胞外基質は他の組織に比べ，線維組織は著しく乏しい．

1) 血　漿

血漿は血液の血球成分以外で，水，蛋白質，糖質，脂質，代謝産物や無機塩（K,

Na，Caなど），ホルモンなどを含んでいる液体である．血液の約55％を占めている．なお，血漿からフィブリノゲンを除いたものが血清である（図4·93参照）．

2）リンパ漿

リンパ液はリンパ漿と細胞成分のリンパ球（T細胞，B細胞，NK細胞），わずかな顆粒白血球，単球からなる．リンパ液のほとんどは**リンパ漿**である．血液の血漿成分のうち毛細血管で染み出て浸透圧により静脈に戻れなかった水分（間質液・組織液）の10％程度がリンパ管で回収されリンパ漿となる．血液中の赤血球，血小板は大き過ぎて毛細血管の壁を通れないため，リンパ液は透明でやや黄色味を帯びている．ただし，小腸腸絨毛内の毛細リンパ管で吸収された脂肪成分により白く白濁を呈することもある．このリンパ液を特に**乳糜**と呼ぶ．第4章4·4·11項2）(1) を参照のこと．

◎**サイトカインについて**

サイトカインは主に免疫細胞（単球，マクロファージ，T細胞，B細胞，NK細胞など）から分泌される蛋白質である．ただし，免疫細胞以外からの分泌も多くある．免疫細胞以外の細胞として血管の内皮細胞，表皮細胞のケラチノサイト〈角化細胞〉，線維芽細胞，滑膜細胞などがあげられる．どちらにせよ，細胞が分泌する細胞外成分である．サイトカインはサイト〈細胞〉，カイン〈作動物質〉の名称が示すように細胞間で情報伝達を行って，互いに促進または制限する生理活性物質の総称である．具体的には標的細胞表面にある特異的受容体を介して情報を伝達し，細胞の増殖，分化，細胞死，機能発現などを起こす．免疫や炎症に関係したものが多く，数百種類以上ものサイトカインが発見されている．ホルモンに類似するが，ホルモンとの明確な区別はなく，腎臓から分泌されるエリスロポエチンはホルモンともサイトカインともみなされている．エリスロポエチンは前赤芽球に作用して赤血球へと分化させるコロニー刺激因子に分類されるサイトカインである．サイトカインとしては，インターフェロン〈IFN〉，インターロイキン〈IL〉，ケモカイン，コロニー刺激因子〈CSF〉，腫瘍壊死因子〈TNF〉，増殖因子（EGF，FGF，TGF-βなど）などが知られている．以下に主なものを概説する．

・インターフェロン〈IFN〉

ウイルス感染の阻止や腫瘍抑制などに関係する信号発信のために分泌されるサイトカイン．C型肝炎ウイルスや腫瘍に対する治療に利用されている．

・インターロイキン〈IL〉

白血球（リンパ球やマクロファージ）が免疫応答を調整するために分泌するサイトカイン．白血球の分化や増殖，活性化を誘導し免疫能力を高める．30種類以上のインターロイキンが発見されている．

・ケモカイン

ケモカインは問題の発生した場所へと白血球などの細胞の移動（遊走）を誘導するサイトカイン．細胞遊走活性を起こす．50種以上が発見されている．

・コロニー刺激因子〈CSF〉

白血球や赤血球などの幹細胞を刺激し，血球数を増加させる信号を伝達するサイトカイン．顆粒球コロニー刺激因子〈G-CSF〉，マクロファージコロニー刺

激因子〈M-CSF〉，顆粒球・マクロファージコロニー刺激因子〈GM-CSF〉，マルチコロニー刺激因子〈multi-CSF，IL-3〉，幹細胞因子〈SCF〉，エリスロポエチン〈EPO〉に分類される．

・炎症性サイトカイン

TNF-α，IL-1，IL-8，IL-6は炎症反応を誘導させる働きをもつサイトカインで，特に炎症性サイトカインと呼ばれている．IL-1は血管内皮で産生され，他のサイトカインの産生を促進する．IL-6は白血球の分化を促進し，全身性の発熱に作用する．

◎ ウェブサイト紹介

https://jp.acrobiosystems.com/
　　　生化学分野の最新の研究情報が提供されている．

https://visual-anatomy-data.net/index.html
　　　視覚的な解剖学の情報サイトである．

https://bsd.neuroinf.jp/
　　　脳科学の新しい情報が提供されているサイトである．

◎ 参考図書

K. J. W. Wilson，A. Waugh：健康と病気のしくみがわかる解剖生理学，西村書店（2006）
A. Schäffler，S. Schmidt：からだの構造と機能，西村書店（1998）
杉晴夫　編：人体機能生理学（改訂第4版），南江堂（2004）
加藤尚志，南沢享　監修：いちばんやさしい生理学，成美堂出版（2015）
清木勘治：MINOR TEXTBOOK 解剖学（第10版），金芳堂（2010）

◎ 演習問題

問題1　重層扁平上皮で覆われている臓器はどれか．
　　　　1．気管支
　　　　2．食　道
　　　　3．胃
　　　　4．結　腸
　　　　5．膀　胱

問題2　上皮が皮膚と同じ組織型であるのはどれか．
　　　　1．気　管
　　　　2．小　腸
　　　　3．食　道
　　　　4．膀　胱
　　　　5．卵　管

第 3 章 組 織

問題3　粘膜上皮が円柱上皮であるのはどれか.
　　　1.　口　腔
　　　2.　食　道
　　　3.　腟
　　　4.　直　腸
　　　5.　肛　門

問題4　内腔の粘膜上皮が円柱上皮でないのはどれか.
　　　1.　胃
　　　2.　小　腸
　　　3.　大　腸
　　　4.　胆　管
　　　5.　尿　管

問題5　筋原線維を構成するのはどれか. **2つ選べ.**
　　　1.　アクチン
　　　2.　ケラチン
　　　3.　ミエリン
　　　4.　ミオシン
　　　5.　ハイドロキシアパタイト

問題6　骨格筋でないのはどれか.
　　　1.　心　筋
　　　2.　僧帽筋
　　　3.　大殿筋
　　　4.　胸鎖乳突筋
　　　5.　上腕二頭筋

問題7　横紋筋組織が存在するのはどれか.
　　　1.　胃
　　　2.　気　管
　　　3.　虹　彩
　　　4.　子　宮
　　　5.　心　臓

問題8　筋組織が横紋筋であるのはどれか. **2つ選べ.**
　　　1.　咬　筋
　　　2.　子　宮
　　　3.　小　腸
　　　4.　心　臓
　　　5.　動　脈

演 習 問 題

問題9　血小板を産生するのはどれか.
1.　単　球
2.　巨核球
3.　好酸球
4.　好塩基球
5.　NK細胞

問題10　形質細胞に分化して抗体を産生するのはどれか.
1.　B細胞
2.　T細胞
3.　好酸球
4.　好中球
5.　マクロファージ

問題11　リンパ球となる前駆細胞が分化・成熟するのはどれか.
1.　下垂体
2.　肝　臓
3.　胸　腺
4.　腎　臓
5.　副　腎

Chapter 4

第4章

人体の構造と機能

4・1　運動器の構造と機能

4・2　呼吸器の構造と機能

4・3　循環器の構造と機能

4・4　消化器の構造と機能

4・5　血液，造血器の構造と機能

4・6　泌尿器・生殖器の構造と機能

4・7　脳・神経の構造と機能

4・8　内分泌器の構造と機能

4・9　皮膚・感覚器の構造と機能

第4章
人体の構造と機能

本章で何を学ぶか

　　人体の構造と機能は「基礎医学大要」の要になる内容である．それだけに内容も多く多岐にわたっている．第1章の表1・9に示した系統解剖学の系統に沿って運動器から皮膚・感覚器まで，それぞれの構造と機能について学んでゆく．

　　医療の場では英語の解剖名や略語が多用されている．使用頻度の高いものや常識として知っておくべきものについては巻末付録にまとめた．

4・1　運動器の構造と機能

　　運動器は骨，関節，骨格筋を中心とする運動にかかわる器官である．骨は関節により連結され骨格筋の働きにより姿勢の維持や様々な運動を行う．運動器には軟骨や靭帯，腱も含まれる．骨，軟骨，関節，靭帯，腱を合わせて**骨格系**と呼ぶことがある．

4・1・1　骨の構造と機能

1) 骨の総数と機能

(1) 骨の総数と内訳

　　成人の**骨格**は200個（耳小骨を加えると206個）の骨からなる．これは尾椎など癒合したものは1個と数え，膝蓋骨と豆状骨を含み，それ以外の種子骨*や歯は除いた総数である．**表4・1**に成人の骨格と総数を示した．

[注：新生児は骨の癒合がなく，骨の数は350個以上もある]

・成人の骨の総数には個人差がある．特に種子骨の数は著しく異なる．

・歯は骨格には含まないが，乳歯は20本，永久歯は32本がある．

解説①

種子骨は腱や靭帯の中に生じる骨で摩擦の軽減を担う．最大の種子骨は膝蓋骨であり，手根骨の中の豆状骨も元々は種子骨である．

表4・1　成人の骨格と総数

成人の骨格		総　数	内　訳
体幹骨	頭蓋骨	15種 23個	脳頭蓋骨：6種8個
			顔面骨：9種15個
	脊柱	26個	頸椎7個，胸椎12個，腰椎5個，仙骨1個，尾骨1個
	胸骨	1個	
	肋骨（左右）	24個	肋骨12×2
体肢骨	上肢（左右）	64個	上肢帯：鎖骨1×2，肩甲骨1×2
			自由上肢：上腕骨1×2，橈骨1×2，尺骨1×2，手根骨8×2，中手骨5×2，指骨14×2
	下肢（左右）	62個	下肢帯：寛骨（腸骨，恥骨，坐骨は癒合）1×2
			自由下肢：大腿骨1×2，膝蓋骨1×2，脛骨1×2，腓骨1×2，足根骨7×2，中手骨5×2，趾骨14×2

(2) 骨の機能

骨の機能は以下の五つが挙げられる．
①人体の支柱として姿勢を維持
②関節を形成して骨格筋の収縮により運動器として働く
③体腔内の臓器を保護
④骨髄による造血
⑤カルシウムの貯蔵と供給

2) 骨の種類と構造
(1) 骨の種類

表4·2に6種類の骨を示した．

表4·2 6種類の骨

種類	代表例
含気骨：内部に空洞（含気腔）をもつ．	上顎骨，前頭骨など副鼻腔の骨，側頭骨など．
扁平骨：2層の緻密質をもち，薄く扁平．	肋骨，頭頂骨，肩甲骨，腸骨など．
長（管）骨：細長く中央部に髄腔がある．	四肢の骨，鎖骨，中手骨，指骨など．
短骨：縦横の長さが同程度で海綿質が多い．	手根骨，足根骨など．
不規則骨：不規則な形状の骨．	椎骨，下顎骨，尾骨，耳小骨など．
種子骨：負荷の強くかかる手足にある．	膝蓋骨，豆状骨，手足の種子骨．

> **解説②**
> 肋骨，扁平骨：
> 肋骨骨折など脆弱なイメージがあるが，実際は海綿質に比べ緻密質の割合が多く，しかも外板，内板の2層構造をもつ強固な骨で鎧のように体腔内を保護している．また，肩甲骨のように平たく広いため筋が広く付着しやすい骨でもある．

(2) 骨のミクロな構造

骨質などについては第3章3·5節「支持組織」を参照されたい．

(3) 骨のマクロな構造

骨は骨質をベースに，関節と筋付着部以外は骨膜で覆われ，関節部分には関節軟骨がある（図4·1）．海綿質の骨梁〈骨小柱〉の中には骨髄がある．また，長管骨の中央には髄腔があり内部に骨髄を蓄えている．骨髄により骨は造血機能を与えられる．

①骨　膜

骨膜は関節部分を除いた骨の表面を覆う2層の膜である．骨膜の内側の膜（骨形成層）は骨芽細胞，血管や神経が豊富で骨形成の場となっている（3·5·2項2)(1)「骨膜」参照）．

②関節軟骨

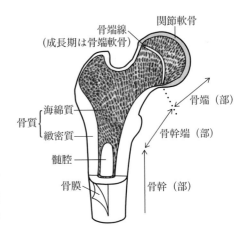

図4·1　骨の構造（長管骨）

関節軟骨は骨どうしが隣り合う関節面にあり，硝子軟骨でできている．なお，思春期（17～18才頃）には硝子軟骨が骨端軟骨として認められ成人になると消失する．長管骨の成長は骨端軟骨で起こり，これが成人では骨端線として残る．

③骨　髄

骨髄は長骨の髄腔や髄腔のない他の骨では海綿質の骨梁〈骨小柱〉の中の骨髄腔に存在する（後出の図4・94参照）．赤色骨髄と黄色骨髄がある．骨髄は造血機能を有している．骨髄については4・5・2項「造血器の構造と機能」を参照．

3）頭部の骨
(1) 頭蓋骨

耳小骨を含まない場合，頭蓋骨（**図4・2**）は15種23個の骨からなり，脳頭蓋骨（6種8個）と顔面骨（9種15個）より構成される．

脳頭蓋骨	顔面骨
頭頂骨…2個	鼻骨………2個
側頭骨…2個	涙骨………2個
前頭骨…1個	下鼻甲介…2個
後頭骨…1個	上顎骨……2個
蝶形骨…1個	頬骨………2個
篩骨……1個	口蓋骨……2個
	下顎骨……1個
	鋤骨………1個
	舌骨………1個

頭蓋骨＝脳頭蓋骨＋顔面骨＝(6種8個)＋(9種15個)

> **解説③**
> **大泉門と小泉門**：大泉門は出生時に前頭骨と二つの頭頂骨の間の菱形の間隙（約3cm）で1〜2才で閉鎖する．小泉門は二つの頭頂骨と後頭骨の間の三角形の小さな間隙で生後6か月頃に閉鎖する．どちらも膜で覆われ，出産時に狭い産道を通るために頭を小さくして通りやすくしている．

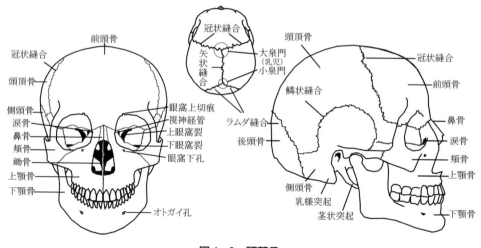

図4・2　頭蓋骨

①頭蓋底

頭蓋底（図4・3）は，頭蓋骨（前頭骨，側頭骨，後頭骨，篩骨，蝶形骨など）で構成される．また，頭蓋底には脳神経や血管が通る多数の孔や管などの構造物がある．

②眼窩と副鼻腔

眼窩は7種類の骨から構成されている．4種類の**副鼻腔**と鼻腔はそれぞれ互いが小孔（自然口）でつながっている（**図4・4**，図4・42も参照）．

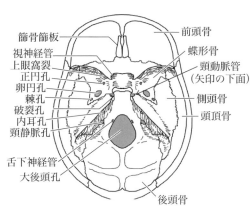

	内頭蓋底の通路	主な通過神経	主な通過血管	連絡部位
篩骨	篩板に散在する多数の小孔	嗅神経		鼻腔
蝶形骨	視神経管	視神経	眼動脈	眼窩
	上眼窩裂	動眼神経 滑車神経 眼神経（三叉神経1枝） 外転神経	上眼静脈	眼窩
	正円孔	上顎神経（三叉神経2枝）		翼口蓋窩
	卵円孔	下顎神経（三叉神経3枝）		側頭下窩
	棘孔	下顎神経の硬膜枝	中硬膜動脈	側頭下窩
	頸動脈管		内頸動脈	錐体下面
側頭骨	内耳孔	顔面神経 内耳[前庭＋蝸牛]神経	迷路動静脈	内耳道
後頭骨	頸静脈孔	舌咽神経 迷走神経 副神経	内頸静脈	側頭骨と後頭骨の間隙で形成
	舌下神経管	舌下神経		側頭下窩
	大後頭孔	延髄, 副神経脊髄根	椎骨動脈	脊柱管

・破裂孔は蝶形骨, 側頭骨, 後頭骨の境界にあり生体では線維軟骨で閉鎖されている.

図4・3 頭蓋底と通過する主な神経, 血管

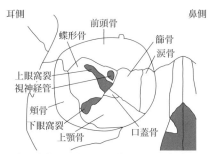
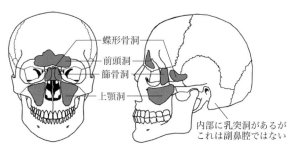

眼窩を構成する骨：今日, 前工場長が涙した.
今日（頬骨）, 前（前頭骨）工（口蓋骨）場（上顎骨）長（蝶形骨）が涙（涙骨）し（篩骨）た.

実際の篩骨洞は多数の小空洞からなり, 篩骨蜂巣と呼ぶ

内部に乳突洞があるがこれは副鼻腔ではない

図4・4 眼窩と副鼻腔

③蝶形骨

蝶形骨（図4・5）は中心の体部と大翼, 小翼, 翼状突起の三つの突起で構成されている. 上面の中央には脳下垂体を載せるトルコ鞍がある.

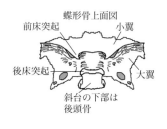
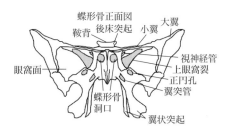

図4・5 蝶形骨

④側頭骨

側頭骨（図4・6）は丸皿状の鱗部に, 傾斜したタワー状の錐体部を載せた形状をしている. 錐体部の中には鼓室が収められている.

第4章 人体の構造と機能

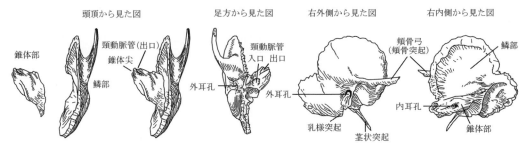

図4・6　側頭骨

⑤鋤骨と篩骨

　　鋤骨（図4・7）は正中矢状面上にある1枚の骨である．鼻中隔の前方は鼻中隔軟骨，奥は**篩骨**の垂直板からなる．眼窩の内側は篩骨板で構成される．

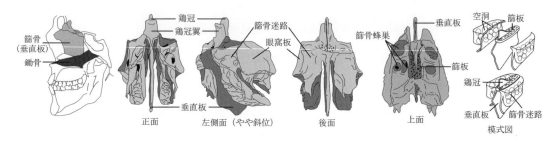

図4・7　鋤骨と篩骨

4）胸部，骨盤の骨・関節
(1) 肩甲骨

　　肩甲骨（図4・8）は体幹部とは肩鎖関節のみでつながる，浮いた状態の自由度の高い骨である．

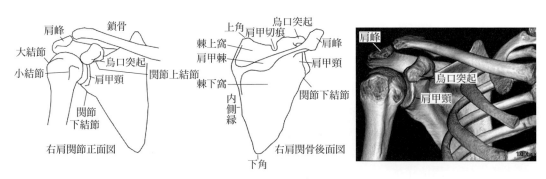

図4・8　肩甲骨と肩関節

(2) 胸骨，肋骨（図4・9）
①胸　骨

・**胸骨**は扁平骨で胸骨柄，胸骨体，剣状突起からなる．
・剣状突起は胸骨下端で体表から触知できる軟骨であるが，一般に40歳以降で骨

化する．

② 肋　骨
- **真肋**：第1～7肋骨は肋軟骨を経て直接，胸骨と結合し，真肋と呼ばれる．
- **肋骨弓**：第8～10肋骨は肋軟骨によってその一つ上の肋軟骨に附着し，**附着弓肋**と呼ばれる．附着弓肋は肋骨弓を形成する．
- **浮游弓肋**：第11～12肋骨は胸骨と結合せず独立し，浮游弓肋と呼ばれる．
- **仮肋**：第8～12肋骨を仮肋という．

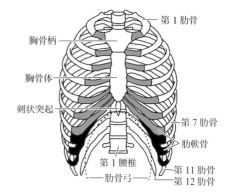

図4・9　胸骨，肋骨

(3) 骨　盤（図4・10）
- 寛骨は腸骨，恥骨，坐骨からなる．骨盤は寛骨，仙骨，尾骨からなる．
- 16歳頃までは腸骨，恥骨，坐骨は独立しY字軟骨で結合している．成人では軟骨は骨化し1枚の寛骨を形成する．

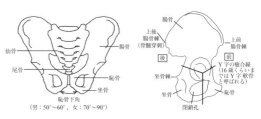

図4・10　骨盤正面図，寛骨側面図

~覚え方~
「腸チフス広まる，感染を防げ」
寛骨の構成：→腸チフス広まる
　　　　　　（＝腸骨＋恥骨＋坐骨）
骨盤の構成：→感染を防げ
　　　　　　（＝寛骨＋仙骨＋尾骨）

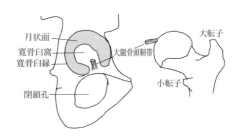

図4・11　右股関節側面図

- 閉鎖孔（図4・10）は恥骨と坐骨で形成される左右一対の骨盤の孔である．内部を閉鎖神経，閉鎖動脈，閉鎖静脈が通る．

5) 脊柱の骨・関節（図4・13）

- 頸椎〈cervical spine〉7個　前弯　（頸神経8対）
- 胸椎〈thoracic spine〉12個　後弯　（胸神経12対）
- 腰椎〈lumbar spine〉5個　前弯　（腰神経5対）
- 仙椎〈sacral spine〉5個　後弯　（仙骨神経5対）
- 尾椎〈coccygeal spine〉3～5個　後弯　（尾骨神経1対）

椎骨の略記：第1頸椎はC_1，第1胸椎はTh_1〈T_1〉，第1腰椎はL_1，第1仙椎はS_1，第1尾椎はCO_1と略記する．脊髄神経にも同じ表記法が使われ，第1頸神経はC_1とする．

第4章 人体の構造と機能

◎ 脊柱の靱帯（図4·12）

前縦靱帯：椎体前面をつなぐ靱帯
後縦靱帯：椎体後面をつなぐ靱帯
黄色靱帯：上下の椎弓をつなぐ靱帯
棘上靱帯：棘突起後面をつなぐ靱帯
（頸椎では棘上靱帯を項靱帯と呼ぶ）
棘間靱帯：上下の棘突起をつなぐ靱帯

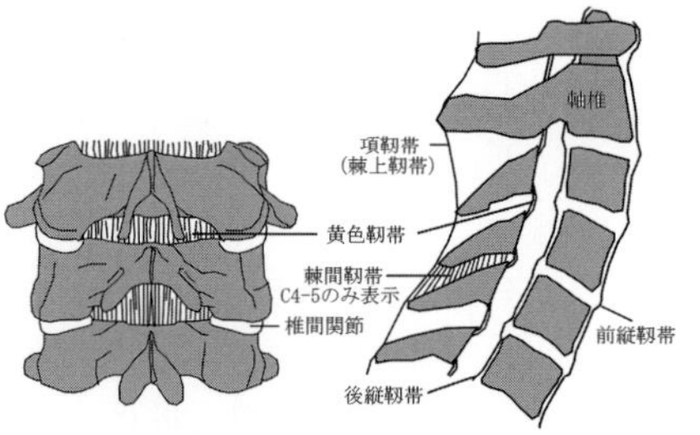

(1) 頸 椎（図4·14）

- 第1頸椎〈環椎〉には椎体がなく，棘突起の代わりに後結節をもつ．
- 第2頸椎〈軸椎〉は第1頸椎の椎体に代用する歯突起をもつ．
- 第7頸椎〈隆椎〉の前結節が肋骨のように延びたものを頸肋と呼ぶ．
- 椎間関節は上下の関節面により形成される．
- 第2～6頸椎の棘突起の多くは第7頸椎を除き，棘突起の先が2分している．
- 第3～7頸椎椎体上面は側縁の後部が上方に突出している．これを**鉤状突起**〈ルシュカ突起〉と呼ぶ．この鉤状突起と頭側椎体の外側下縁でルシュカ関節が形成される（図4·14，**図4·16**）．
- 頸椎横突起の先端の前後は太くなり，前結節（肋骨の痕跡），後結節（横突起の痕跡）と呼ばれ，横突起は胸椎と肋骨が形成する2か所の関節の中間部分（肋横突起）に相当する．
- 椎骨動脈は第7頸椎を除く，第1～6頸椎の横突孔を通り頭蓋内に入る．

(2) 胸 椎（図4·15）

- 肋骨は横突起と上下の肋骨窩とに対し関節を作る．

(3) 腰 椎（図4·17）

- 腰椎には横突起はなく副突起と乳頭突起に変形している．

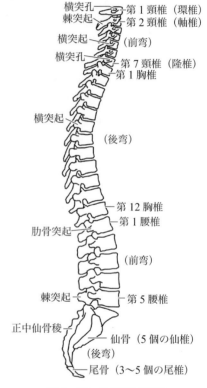

図4·12 脊柱（頸部）靱帯図

図4·13 全脊柱側面図

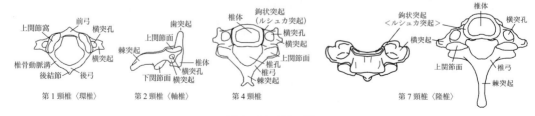

図4·14 頸 椎

4・1 運動器の構造と機能

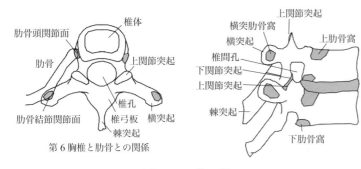

図4・15 胸椎

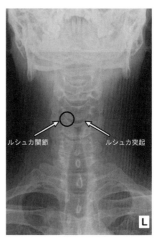

図4・16 ルシュカ突起と関節

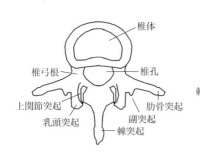
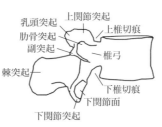

図4・17 第3腰椎

- 肋骨突起は肋骨に相当するものである．
- 第1腰椎の肋骨突起が分離したものを腰肋と呼ぶ．
- **ドッグサイン**

　腰椎斜位 X 線像で描出される輪郭を犬に見立てたものを**ドッグサイン**という．
　首：椎弓，耳：上関節突起，鼻：肋骨突起，前足：下関節突起，尾：肋骨突起
　後足：下関節突起

(4) 仙 骨（図4・18）
- 仙骨の棘突起は退化し化骨した靱帯とともに正中仙骨稜を形成する．
- 成人では5個の仙椎は一つに癒合している．
- 前仙骨孔，後仙骨孔は仙骨内の椎間孔の前方，後方の出口である．

(5) 尾 骨（図4・18）
- 尾骨には棘突起がない．
- 成人では3〜5個の尾椎が一つに癒合している．

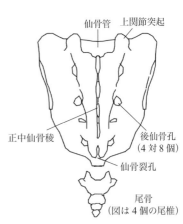

図4・18 仙骨・尾骨後面図

第4章 人体の構造と機能

6) 上肢の骨・関節
(1) 上腕骨（図4・19）
・上腕骨には二つの頸部がある．
　解剖頸：上腕骨頭のくびれを解剖頸という．
　外科頸：大結節と小結節の下部を外科頸という．外科頸は細く骨折の好発部位である．

(2) 前 腕（図4・20）

～お父さんの時計～
上肢：親指側が→時＝橈骨である．
下肢：親指側が→計＝脛骨である．

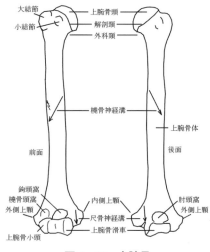
図4・19 上腕骨

・橈骨粗面には上腕二等筋の腱が付着する．

(3) 肘関節
　肘関節（図4・21）は上腕骨と前腕（橈骨，尺骨）で構成される．したがって，肘関節には腕橈関節，腕尺関節，上橈尺関節の三つの関節がある．一般に肘関節といえば腕橈関節と腕尺関節を指す．
・肘関節の屈曲では
　　→橈骨頭は橈骨頭窩に，鉤状突起は鉤状窩へ収まる．
・肘関節を伸展すると
　　→肘頭は肘頭窩へと収まる．

> **解説④**
> **鈎と鉤**：どちらも"かぎ"で物を引っかけるフックを表す．「鈎」と「鉤」とは異体字の関係にあり，常用漢字表外の漢字になっている．異体字とは同じものを表す字体で，相互に置換が可能とされる．どちらを用いても誤りではないが，本書では検索でヒット数が多く，広く使用されている「鉤」に統一している．

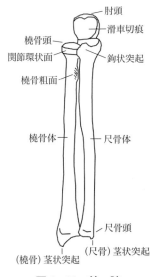
図4・20 前 腕

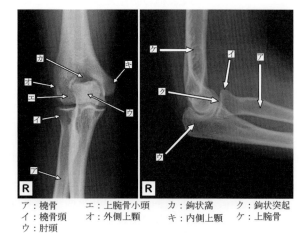
図4・21 肘関節

(4) 手の骨・関節（図4・22）
・小指の付け根の手根骨は有鉤骨，親指の付け根の手根骨は大菱形骨である．

4・1 運動器の構造と機能

~8個の手根骨の覚え方「会社の父さん，月収，大小有る，有効に使おう」~
社（尺骨から），父さん（①豆，②三），月収（③月，④舟），大小（⑤大⑥小菱形骨），有る（⑦有頭骨），有効（⑧有鉤骨）

解説⑤
指骨：
phalanx
末節骨：
distal phalanx
中節骨：
middle phalanx
基節骨：
proximal phalanx
中手骨：
metacarpal
手根骨：
carpal

・手根骨の出現順位
　生後3か月頃に有頭骨と有鉤骨が生じ，8才以降に豆状骨が出現する．小児の骨年齢評価に手根骨のX線像が用いられる．

~覚え方「悠々父さん月を見に大小舟借り豆を食う」~
悠（⑦有頭骨），悠（⑧有鉤骨），父（橈骨骨端），さん（②三角骨），月（③月状骨），大小（⑤大⑥小菱形骨），舟（④舟状骨），借（尺骨骨端），豆（①豆状骨）

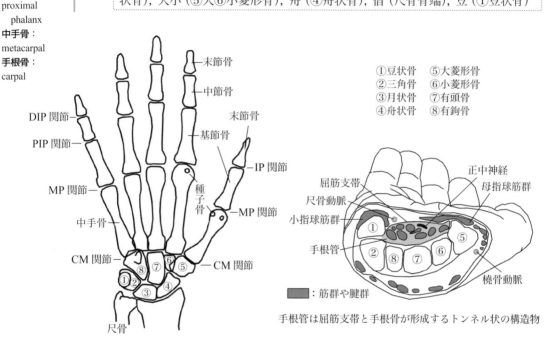

図4・22　手の骨と関節，手根骨

~覚え方，末梢から「でかい（DI），おっぱい（PI），Mカップ（M）（C）」~
DIP関節〈第一中手（遠位）指節骨間関節〉，PIP関節〈第二中手（近位）指節骨間関節〉，MP関節〈第三（遠位）中手骨指節骨間関節〉，CM関節〈手根中手骨間関節〉

DIP関節：Distal Inter Phalangeal joint〈遠位指節骨間関節〉
PIP関節：Proximal Inter Phalangeal joint〈近位指節骨間関節〉
MP関節：Metacarpo Phalangeal joint〈中手骨指節骨間関節〉
CM関節：Carpo Metacarpal joint〈手根中手骨間関節〉
IP関節：Inter Phalangeal joint〈指骨間関節〉

第4章 人体の構造と機能

7）下肢の骨・関節
（1）大腿骨（図4・23）
- 大腿骨頸は細く骨折（頸部骨折）の好発部位である．骨膜を欠いており治癒しにくい．
- 大転子と小転子の間も骨折（転子間骨折）の好発部位である．
- 大腿骨頭靱帯は大腿骨頭窩に付着し，関節頭に血管を導くためのもので，この靱帯は関節を補強していない（図4・11）．

（2）下 腿（図4・24）
- 脛骨粗面に膝蓋靱帯が付着する．
- 下腿の末端に内果〈うちくるぶし〉と外果〈そとくるぶし〉がある．

（3）膝関節
　膝関節（図4・25）は大腿骨と脛骨と膝蓋骨により形成される関節である．腓骨

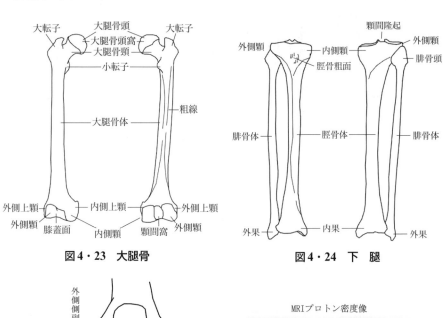

図4・23　大腿骨

図4・24　下 腿

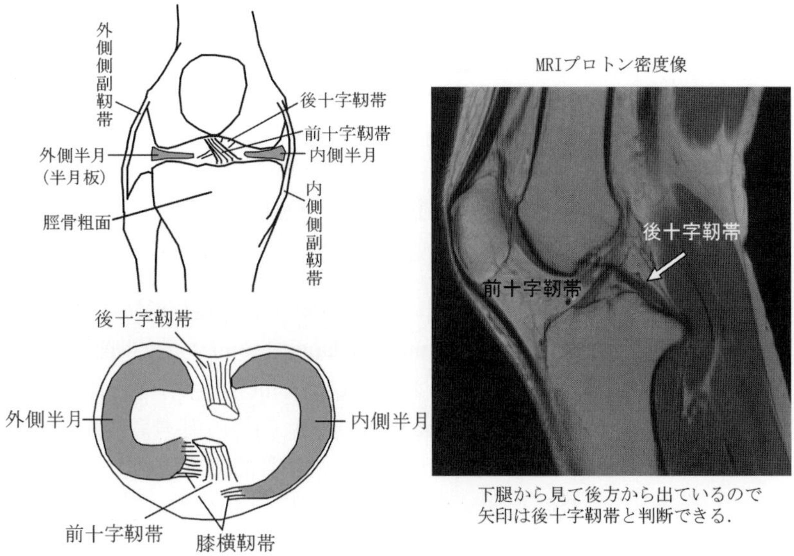

図4・25　膝関節

は膝関節を構成しない．したがって，脛骨大腿関節，大腿膝蓋関節の二つの関節からなる．一般に膝関節といえば脛骨大腿関節の方を指すことが多い．
- 大腿骨と脛骨の関節面は関節内を走る十字靱帯により固く結ばれている．
- 十字靱帯は下腿（脛骨）の長軸に対して前後を基準に前十字，後十字と命名される．

　　下腿側で前に付く → 前十字靱帯
　　下腿側で後に付く → 後十字靱帯

- 半月板は膝関節で関節面を適合させ，衝撃も和らげる．
- 側副靱帯と十字靱帯は膝関節を補強する関節内靱帯である．

(4) 足の骨・関節（図4・26）

～足根骨7個の覚え方～
「巨匠は舟で123人欠いて発つ」
巨（①距骨），匠（②踵骨），舟（③舟状骨），123人欠（④第1楔状骨⑤第2楔状骨⑥第3楔状骨），発（⑦立方骨）

◎靱帯と腱

靱帯は骨と骨をつなぎ，**腱***は骨と筋をつなげる線維組織である．靱帯も腱もⅠ型コラーゲンを主成分とする膠原線維からなる．強靱ではあるが弾性が少ない．過大な負荷により靱帯や腱が過剰に伸びると血流に乏しいことから自己修復は難しく，特に断裂などの損傷を受傷すると自然治癒は望めない．

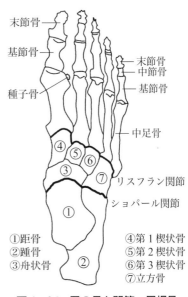

図4・26　足の骨と関節，足根骨

①距骨　④第1楔状骨
②踵骨　⑤第2楔状骨
③舟状骨　⑥第3楔状骨
　　　　　⑦立方骨

4・1・2　関節の構造と機能

1）関節の基本構造（図4・27）

関節には不動関節と可動関節がある．**不動関節**は頭蓋骨に見られるように縫合線により結合されたもので，一般に関節といえば**可動関節***を指す．関節は基本的に対向する骨の間で，**関節頭**とそれを受ける**関節窩**から構成される．関節は関節包により包まれ，関節包の外側は頑強な線維膜で骨膜に続く．内側は滑膜で覆われ，滑膜は滑液を分泌する．**滑液**は透明で粘性の高い液体であり，関節の動きをスムーズにする潤滑油の働きをする．ヒアルロン酸や蛋白質を含み軟骨に栄養を与えるが，滑膜に炎症などが生じ過剰に増加すると俗にいう"関節に水が溜まった状態"となる．関節の補強に靱帯や関節半月，関節円板，関節唇をもつものがある（図4・28）．

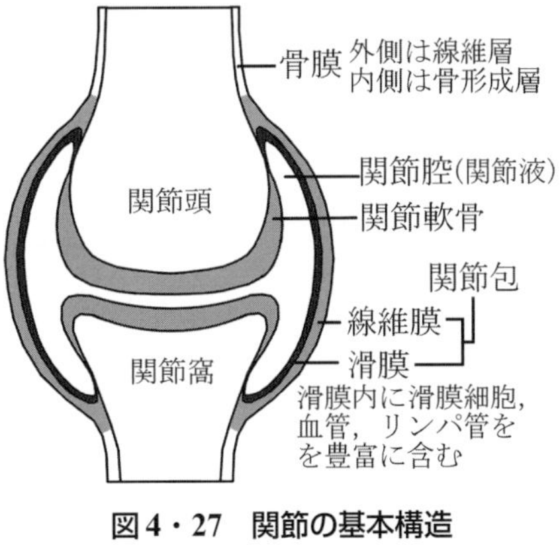

図4・27　関節の基本構造

解説⑥
「腱」の詳細は第3章組織 3・4・2 項 2)「腱」を参照．

解説⑦
関節の可動域と脱臼：肩関節も股関節も球関節であり，可動域は広いが脱臼を起こしやすい構造をしている．そのため補強としてどちらも関節唇を備えている．しかし，両者を比較すると関節頭が関節窩に浅く入る肩関節の方が脱臼を起こしやすい．これに対し関節窩に関節頭が半分以上も入り込む股関節は脱臼を起こしにくい．ただし，可動域については肩関節の方がはるかに広い．

第4章　人体の構造と機能

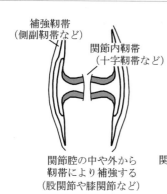
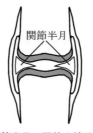
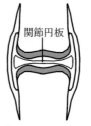
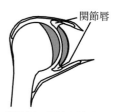

関節腔の中や外から靭帯により補強する（股関節や膝関節など）　関節半月で関節を補強（膝関節など）　関節円板で関節を補強（顎関節や胸鎖関節など）　関節唇で関節を補強（股関節や肩関節）

図4・28　関節の補強

2) 関節の種類

関節には構造や関節を構成する骨数の違いによる分類がある（**表4・3**, **表4・4**）．

表4・3　関節の分類

軸	関節名	主な関節
1軸性関節	蝶番関節	腕尺関節（肘関節），脛骨大腿関節（膝関節），指節間関節，距腿関節など． 特徴：運動方向が運動軸に対し直角方向にのみ動く1軸性関節．
	螺旋関節	腕尺関節（肘関節），脛骨大腿関節（膝関節），距腿関節など． 特徴：蝶番関節の一種で運動方向が運動軸に対して斜めにずれて動く．
	車軸関節	正中環軸関節，上橈尺関節（肘関節），下橈尺関節など． 特徴：骨の長軸の周りを回る1軸性関節．
2軸性関節	顆状関節	顎関節，母指を除く中手指節関節（MP関節）など． 特徴：楕円関節と同義とされることもある．関節頭は球形ではなく関節窩も浅い．運動は靭帯により制限されている．
	楕円関節	橈骨手根関節，環椎後頭関節（後頭骨が関節頭，環椎が関節窩），母指を除く中手指節間関節（MP関節）など． 特徴：関節頭が楕円球状で関節頭の長軸・短軸を回転軸とする2軸性関節．
	鞍関節	母指の手根中手関節，足根中足関節など． 特徴：乗馬用の鞍を互いに背側で合わせた形の2軸性の関節．
多軸性関節	球関節	肩関節，股関節，腕橈関節（肘関節）など． 特徴：どの方向にも自由に動く多軸性関節で可動域が広い．
	臼関節	股関節 特徴：球関節の一種で，関節頭が関節窩に半分以上入り込んでいる．
—	平面関節	椎間関節，胸肋関節，足根骨間関節など． 特徴：平らな関節面どうしで構成され運動軸がないか2軸性でも可動性は乏しく，わずかに滑りズレ運動のみ．半関節は広義に平面関節に含まれる．
	半関節	仙腸関節，脛腓関節，手根骨間関節，母指を除く手根中手関節など． 特徴：明確な定義はないが平面関節の中でより可動性が制限された関節．

表4・4　骨の数による関節の分類

	主な関節
単関節	肩関節（上腕骨，肩甲骨），股関節（大腿骨，寛骨），各指骨間の関節
複関節	肘関節（上腕骨，橈骨，尺骨），橈骨手根関節（橈骨，三つの手根骨），膝関節（大腿骨，脛骨，膝蓋骨），足関節（距骨，腓骨，脛骨），リスフラン関節，ショパール関節，顎関節（下顎骨の下顎頭，側頭骨の下顎窩，側頭骨の関節結節）

> **解説⑧**
> **膝関節，肘関節の関節分類**：これらは蝶番関節とされることが多い．ただし，厳密には螺旋関節といえる．肘関節の腕尺関節や膝関節の脛骨大腿関節を伸展させ正面から見るとやや外側に外反している（生理的外反）．本来の蝶番関節は斜めにずれることはない．蝶番関節で外側に外反し軽度の回転を伴うものが螺旋関節である．

4・1 運動器の構造と機能

2個の骨間による関節は**単関節**，3個以上の骨間による関節は**複関節**という．また，関節の動きについて，特定の方向にのみ動く1軸性，直交する2方向などに対し動く2軸性，3軸位以上に動く多軸性といった分類もある．

4・1・3 運動器の軟骨構造と機能

軟骨組織には硝子軟骨，線維軟骨，弾性軟骨がある．それぞれの構造や機能については表3・5を参照されたい．運動器の軟骨（**表4・5**）の主役は関節軟骨で，これは硝子軟骨でできている．運動器の軟骨としては他に椎間円板，関節円板，関節半月，関節唇などの関節を補強し関節運動をサポートする脇役の軟骨もある．これらは線維軟骨でできている．なお，弾性軟骨（耳たぶなどの軟骨）は柔軟なため運動器の軟骨には適していない．

表4・5　運動器の軟骨

軟　骨	運動器の軟骨
硝子軟骨	関節軟骨
線維軟骨	椎間円板，関節円板，関節半月，関節唇，恥骨結合

4・1・4 運動器の筋構造と機能

運動器の筋は骨格筋である．筋組織には骨格筋組織のほかに，平滑〈内臓〉筋組織，心筋組織がある．それぞれの構造や機能については表3・4を参照のこと．

1）骨格筋のミクロな構造と筋の収縮機構
（1）骨格筋のミクロな構造
詳細は3・4・1項，図3・4を参照のこと．

（2）ミクロな筋の収縮機構
筋細胞〈筋線維〉レベルの収縮機構は，筋細胞の筋原線維を構成する2種類の線維状の蛋白質（アクチンとミオシン）の滑り込みによるものである．このときATPがエネルギー源として消費される．筋収縮が長期でATPがなくなるとクレアチンリン酸が使われ，それもなくなると最終的にグルコース〈ブドウ糖〉がエネルギー源として用いられる．詳細は3・4・1項，図3・7を参照のこと．

2）骨格筋のマクロな構造と筋の収縮機構
（1）骨格筋のマクロな構造
3・4・1項，図3・5を参照のこと．

（2）マクロな筋の収縮機構
①起始と停止
骨格筋の両端は，一方を“**起始**”，他方を“**停止**”とされる．起始と停止は骨（または他の筋や腱などの組織）に付着している．体幹に近い近位側の筋の端が“起始”，遠位側の筋の端が“停止”である．ただし，腹直筋（腹筋）は起始が恥骨結合の前面の恥骨結節上縁で停止が第5〜7肋軟骨，剣状突起，肋剣靭帯と

解説⑨
"筋は起始が停止方向へ縮む"の大原則：筋トレでは対象とする筋の停止を固定し，重量負荷をかけた状態で起始を停止へ近づける（収縮）動作を行っている．腹直筋（腹筋）の筋トレでは，停止（恥骨のある骨盤側）を固定し，起始（剣状突起など，上半身側）を浮かして停止（骨盤側）へ近づけている動作を行っている．

第4章◇人体の構造と機能

第4章 人体の構造と機能

なっており，例外的に近位遠位の関係が逆になっている．また，固定された骨の付着部は起始，可動する骨への付着部は停止にもなっている．筋収縮の際に起始は動きが小さく，停止は動きが大きい特徴がある．起始と停止はそれぞれ骨（または他の筋や腱などの組織）に2か所，またはそれ以上の起始点と停止点とに付着している．上腕二頭筋*では，起始は2か所，停止は橈骨結節と前腕の筋膜の2か所である（**図4・29**）．

②主動筋と拮抗筋

ある運動方向に作用する筋群を**主動筋**，その反対方向に作用する筋群を**拮抗筋**という．なお，互いに協力して運動を行う筋は**協力筋**と呼ぶ．肘を曲げる肘関節の屈曲運動では上腕二頭筋が収縮し主動筋となり，上腕三頭筋は弛緩し拮抗筋となる．このとき，上腕三頭筋は弛緩するだけではなく，ブレーキをかけながら，拮抗しつつ作用する．これは主動筋の上腕二頭筋が過剰に収縮し怪我を起こすのを回避するためである．なお，肘関節の屈曲の主動筋は上腕二頭筋のほかに上腕筋，腕橈骨筋の筋群であり，上腕二頭筋の協力筋は上腕筋，腕橈骨筋となる．逆に肘を伸ばす肘関節の伸展運動では上腕三頭筋が主動筋となり，上腕二頭筋は拮抗筋となっている．

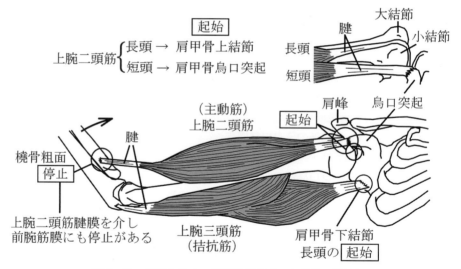

図4・29 起始と停止，肘関節屈曲時の主動筋と拮抗筋

3）骨格筋の付属器
（1）筋膜

筋膜という名称は広く用いられるが，筋膜は単に筋を覆う膜ではなく内臓や血管，骨など全身の構成体を包み込んで支え，固定，保護する結合組織である．一般にイメージする筋膜，太い筋の束の外表を覆う膜は，深筋膜〈筋筋膜〉である．深筋膜で覆われて骨格筋は上腕二頭筋などと固有の名称をもつ．3・4・2項1）を参照．

（2）腱

骨格筋と骨をつなぐのが**腱**である．腱はⅠ型コラーゲンを主成分とする非常に

解説⑩
上腕二頭筋の起始と停止：起始は長頭が肩甲骨の関節上結節，短頭が肩甲骨の烏口突起である．停止は橈骨粗面と一部は上腕二頭筋腱膜となり前腕筋膜に移行している．

解説⑪
400種にも及ぶ骨格筋の中から本書で取り上げる筋：診療放射線技師国試で過去20年間に出題された骨格筋は以下のとおり．[ ]内の数字は2回以上の出題数である．
頭部の筋：
上直筋，下直筋［2］，内側直筋，外側直筋，眼輪筋，［2］，下斜筋，内側翼突筋［2］，アブミ骨筋
頸部の筋：
胸鎖乳突筋［4］，僧帽筋［2］，上頭斜筋，前斜角筋，頸長筋
上肢の筋：
上腕二頭筋，棘上筋［2］，三角筋［5］，大円筋［2］，烏口腕筋，回外筋，円回内筋
下肢の筋：
大殿筋，内閉鎖筋［2］，外閉鎖筋，腓腹筋［2］，縫工筋［2］，大内転筋，半腱様筋，ヒラメ筋［3］，外側広筋［2］，内側広筋，梨状筋
体幹部の筋：
大胸筋［2］，広背筋，肋間筋

強靭な膠原線維を主体としている．筋の頭（筋頭），尾（筋尾）は腱性化して骨の骨膜に固着する．腱は強固であるが弾力には乏しい．なお，腱に対し，靭帯は骨と骨をつなぎ，関節を形成し関節を補強するものである．靭帯も腱と同じく膠原線維を主体とする細胞外基質からなるが，存在する場所と目的が異なる．

(3) 腱鞘〈靭帯性腱鞘，滑液鞘〉

手指，手根部（手首）や足趾，足根部（足首）には，指に力を伝達するための長い腱がある．これらの腱を筒のように包み，保護する袋状の膜が**腱鞘**〈靭帯性腱鞘〉である．腱鞘の最内層は滑膜になっており，滑膜から分泌される滑液により腱の動きを円滑にしている．そのため**滑液鞘**と呼ばれることもある．腱と腱鞘の摩擦による炎症が**腱鞘炎**である．特に酷使されがちな手指では腱鞘炎の発症が高い．

(4) 滑車〈筋滑車〉

滑車（図4・30）は，軟骨や結合組織でできた輪で，腱がここを通ることで腱の走行の向きを転換できる．結果的に筋の収縮の方向転換が可能になる．眼球を外下方に回す上斜筋の腱に滑車がある．

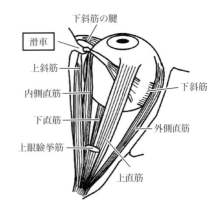

図4・30 （筋）滑車

4) 骨格筋の機能

(1) 運動や姿勢の維持

主動筋，拮抗筋，協力筋による運動．また，主動筋と拮抗筋が同時に活動することで姿勢を維持する．この動作は特に**筋の同時収縮**と呼ばれている．

(2) 熱の産生

筋肉が消費するエネルギーの約45％が筋収縮に用いられ，残り約55％は熱となる．全身の体熱の約85％が筋で産生されるという．

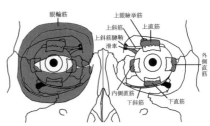

図4・31 外眼筋と眼輪筋

5) 頭頸部の主な筋

(1) 外眼筋

眼球を動かす上直筋，下直筋，外側直筋，内側直筋，上斜筋，下斜筋の六つの筋群を**外眼筋**と呼ぶ（図4・30，図4・31，表4・43参照）．

(2) 後頭下筋

上頭斜筋，下頭斜筋，大後頭直筋，小後頭直筋の四つの筋群を**後頭下筋**（図4・32）と呼ぶ．

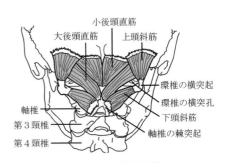

図4・32 後頭下筋

---

［3］，横隔膜
［2］，腹斜筋，腹直筋，前鋸筋いずれも，これらの筋がどの部位にあるかが問われる程度の内容が出題されている．

第4章 人体の構造と機能

後頭下筋	起始	停止
上頭斜筋	環椎の横突起の前部	後頭骨の下項線
下頭斜筋	軸椎の棘突起	環椎横突起
大後頭直筋	軸椎の棘突起	後頭骨下項線の中央1/3
小後頭直筋	環椎の後結節	後頭骨下項線の内側1/3

(3) 咀嚼筋

側頭筋，咬筋，内側翼突筋，外側翼突筋は**咀嚼筋**（図4・33）で下顎骨に付着し，ものを咬む運動を行う．

咀嚼筋	起始	停止
側頭筋	側頭骨窩，側頭筋膜	下顎骨の筋突起，下顎枝
咬筋	頬骨弓	下顎枝，下顎角の外面
内側翼突筋	蝶形骨の翼状突起	下顎骨内面の翼突筋粗面
外側翼突筋	蝶形骨の側頭下稜，下面，翼状突起の外側板	下顎骨の関節突起，関節円板，関節包

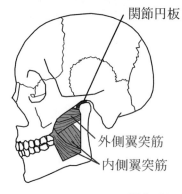
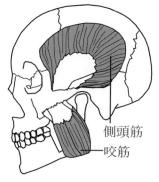

図4・33　咀嚼筋

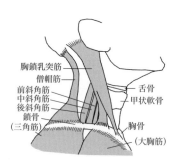

図4・34　頸部の筋

(4) 頸部の主な筋（図4・34）

①胸鎖乳突筋

胸鎖乳突筋は側頭骨乳様突起と鎖骨，胸骨に連なる外側頸筋であり，副神経の支配を受ける．体表面から視認，触知できる筋である．胸鎖乳突筋は頭を傾けて首を上げる動作を行うので，痙縮により首を傾けた状態が維持される"斜頸"となる．また，努力呼吸時の呼吸補助筋としても働く．

	起始	停止
胸鎖乳突筋	胸骨柄の上縁および前面，鎖骨内側1/3	側頭骨の乳様突起，後頭骨の上項線

②斜角筋

斜角筋は頸部の左右それぞれの前外側に付く前斜角筋，中斜角筋，後斜角筋の三つの筋からなる．頸部の側屈，回旋，前屈を担い，第1肋骨を挙上させる動作で吸気にも関与している．

斜角筋	起　始	停　止
前斜角筋	第 3 〜 6 頸椎の横突起	第 1 肋骨
中斜角筋	第 2 〜 7 頸椎の横突起	第 1 肋骨
後斜角筋	第 5 〜 7 頸椎の横突起	第 2 肋骨

◎嚥下運動の筋

嚥下運動では舌骨上筋が舌骨を挙上し，舌骨下筋の甲状舌骨筋が甲状軟骨を挙上させて，喉頭蓋が喉頭口を塞ぐ．この動作により食塊が気管へ入るのを防いでいる．

6）胸部の筋
(1) 背部の筋（図 4・35）
①僧帽筋

僧帽筋は頸部から背部に分布し上肢帯にも及ぶ広域な筋である．

②広背筋

広背筋は健常成人で最も広い面積の筋（体積では大腿四頭筋）である．咳の筋とも呼ばれる．

	起　始	停　止
僧帽筋	後頭骨の上項線，外後頭隆起，項靭帯，第 7 頸椎以下全胸椎の棘突起および棘上靭帯	鎖骨外側 1/3，肩峰，肩甲棘
広背筋	胸腰筋膜，第 4 〜 8 胸椎，腰椎，仙椎の棘突起，肩甲骨の下角，腸骨稜，第 10 〜 12 肋骨	上腕骨結節間溝

③脊柱起立筋

脊柱起立筋は内側から棘筋，最長筋，腸肋筋で構成される筋である．さらに棘筋が頭棘筋，頸棘筋，胸棘筋のように三つに分けられる．最長筋，腸肋筋も同様にそれぞれ頭〜，頸〜，胸〜の三つに分けられ合計 9 種となる．それぞれが起始と停止をもつ．

脊柱起立筋	起　始	停　止
棘　筋	第 1 頸椎〜第 2 腰椎の横突起	後頭孔，第 2 〜 4 頸椎の棘突起，第 2 〜 9 胸椎の棘突起
最長筋	第 5 頸椎〜第 6 胸椎の横突起，仙骨，腰椎の棘突起と下位の横突起	乳様突起，第 2 〜 6 頸椎の横突起後結節，胸椎の横突起，腰椎肋骨突起，肋骨，胸腰筋膜
腸肋筋	第 3 〜 12 肋骨角上縁，腸骨稜，仙骨，胸腰筋膜	第 4 〜 6（7）頸椎の横突起後結節，第 1 〜 12 肋骨角上縁

(2) 前胸部の筋（図 4・36）

胸部の筋には浅胸筋と深胸筋がある．浅胸筋（大胸筋，小胸筋，前鋸筋）は解剖学的には上肢筋に属する．深胸筋（肋間筋）は各肋骨の間隙に張っている筋である．

①大胸筋

上腕の内転，内旋の動作を行い，肋骨挙上で呼吸補助筋としても働く．乳房は大胸筋の筋膜表面に乗っている．

第4章 人体の構造と機能

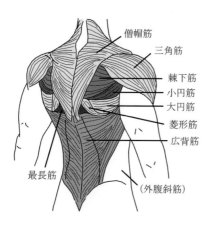
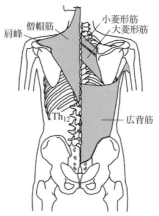
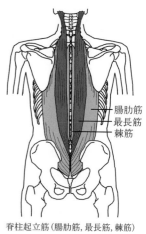

図4・35 背部の筋

②小胸筋
大胸筋の下層にあり，肩甲骨を前下方に引く動作を行い，呼吸補助筋でもある．

③前鋸筋
肩甲骨を前下方に引く動作を行い，深い呼吸時に肋骨を挙上し呼吸筋としても働く．

浅胸筋	起 始	停 止
大胸筋	起始は鎖骨の内側1/2，胸骨，第1～6肋軟骨の前面，腹部で腹直筋鞘前葉	上腕骨の大結節稜，結節間溝
小胸筋	第3（2）～5肋骨の前面	肩甲骨の烏口突起
前鋸筋	第1～8（9）肋骨，第1～2肋間に走る腱弓*	肩甲骨の内側縁，上角，下角

解説⑫
腱弓：腱は骨格筋と骨をつないでいる．この腱が骨に対して弓形をして骨から骨に張るのが腱弓である．前鋸筋と肋間の間の腱の張り方が代表例である．

④肋間筋
肋間筋は深胸節に属し，外肋間筋と内肋間筋があり，どちらも重要な呼吸筋である．

肋間筋	起 始	停 止
外肋間筋	上位肋骨外面の下縁	直下の肋骨上縁
内肋間筋	下位肋骨内面の上縁	直上の肋骨下縁と内面

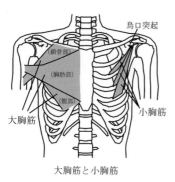

図4・36 胸部前面の筋

（3）呼吸にかかわる筋
①通常の呼吸にかかわる筋

　　通常の呼吸にかかわる筋は横隔膜，外肋間筋，内肋間筋である．

　　吸気時に横隔膜は収縮し下降する（外肋間筋は収縮，内肋間筋は弛緩）．呼気時に横隔膜は弛緩し上昇する（外肋間筋は弛緩，内肋間筋は収縮）．1回吸気量の70％は横隔膜の収縮による．

②腹式呼吸や努力性呼吸にかかわる筋

　　特に横隔膜が強い収縮により下降し，腹部が外側にも動くことによって生じる深い呼吸を**腹式呼吸**と呼ぶ．呼吸困難時などの**努力性呼吸**では内肋間筋のほかに呼吸補助筋（胸鎖乳突筋，肩甲挙筋，僧帽筋，斜角筋，肋骨挙筋，大胸筋，小胸筋，前鋸筋，腹筋など）が呼吸を助ける．

7）四肢の筋
（1）上肢の筋（図4・37）
①上腕二頭筋と上腕三頭筋

　　俗に"ちからこぶ"を作る上腕二頭筋は肘関節の屈筋と前腕回外を行う．上腕三頭筋は肘関節の伸展を行う．

	起　始	停　止
上腕二頭筋	長頭：肩甲骨の関節上結節 短頭：肩甲骨の烏口突起	橈骨粗面，一部は上腕二頭筋腱膜となり前腕筋膜に移行
上腕三頭筋	長頭：肩甲骨の関節下結節 内側頭：上腕骨骨幹後面 外側頭：上腕骨骨幹後面	尺骨の肘頭

②前腕の回内と回外の筋，手関節の屈筋群と伸筋群

前腕回内，回外	起　始	停　止
円回内筋	上腕骨の内側上顆から近位の骨幹，尺骨の鉤状突起	橈骨骨幹中央外側面
回外筋	上腕骨の外側上顆，尺骨	橈骨近位1/3外側
手関節屈筋，伸筋	起　始	停　止
橈側手根屈筋	上腕骨の内側上顆，前腕筋膜	第2，3中手骨底
長掌筋	上腕骨の内側上顆，前腕筋膜	手掌腱膜
尺側手根屈筋	上腕骨の内側上顆，尺骨肘頭	豆状骨，有鉤骨，第5中手骨底
長橈側手根伸筋	上腕骨の外側上顆	第2中手骨底の背面
短橈側手根伸筋	上腕骨の外側上顆	第3中手骨底の背面
尺側手根伸筋	上腕骨の外側上顆，尺骨の後面	第5中手骨底の背面

（2）上肢帯の筋
①肩関節の運動にかかわる筋

　　棘上筋，棘下筋，広背筋，大胸筋，三角筋，大円筋，小円筋，肩甲下筋，烏口腕筋が肩関節の運動に関与する．

第4章 人体の構造と機能

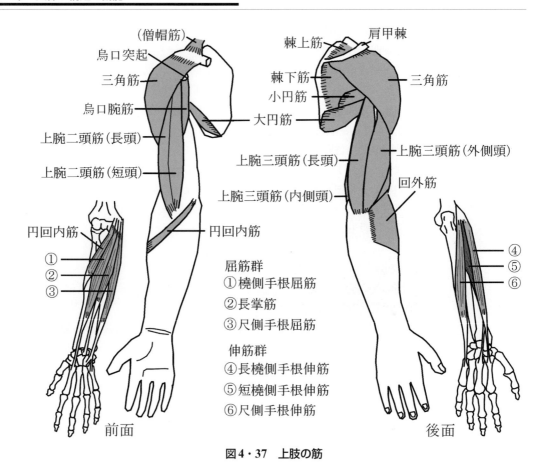

図4・37 上肢の筋

②肩の回旋筋と回旋筋腱板（図4・38）

棘上筋，棘下筋，肩甲下筋，小円筋の四つの筋は肩関節を安定させ外旋，内旋運動に大きくかかわる．四つの筋の腱を**回旋筋腱板**と呼ぶ．腱板断裂に関連する．

肩の回旋筋	起始	停止
棘上筋	肩甲骨棘上窩	上腕骨大結節
棘下筋	肩甲骨棘下窩，内側2/3	上腕骨大結節
肩甲下筋	肩甲骨肩甲下窩	上腕骨小結節
小円筋	肩甲骨外側縁，上2/3	上腕骨大結節，骨幹

③円 筋

円筋（大円筋，小円筋）は上肢の筋で肩甲骨の外側と上腕骨に連なる．大円筋は上腕の内転と内旋，肩関節の伸展運動を行い，小円筋は上腕の外転と内旋を担う．

④三角筋

三角筋は肩関節の前後と外側を覆う三角形の非常に大きな筋である．上腕の伸展，屈曲，内転，外転，外旋，内旋と広域な運動に関与する．筋肉注射の部位としてよく利用される．

	起　始	停　止
大円筋	肩甲骨下角外側縁	上腕骨結節間溝
三角筋	鎖骨の外側端，肩峰，肩甲棘	上腕骨の三角筋粗面

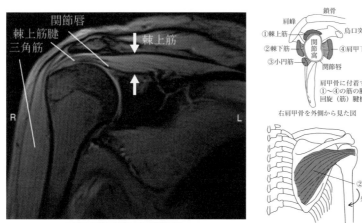
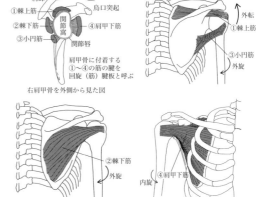

図4・38　肩関節周辺の筋と回旋筋腱板

(3) 下肢の筋（図4・39）

①大腿四頭筋

大腿四頭筋は大腿直筋，中間広筋，外側広筋，内側広筋の四つの筋からなる．健常成人で最も体積の大きな筋である．大腿四頭筋の外側広筋や大腿直筋は筋肉注射の部位として利用される．

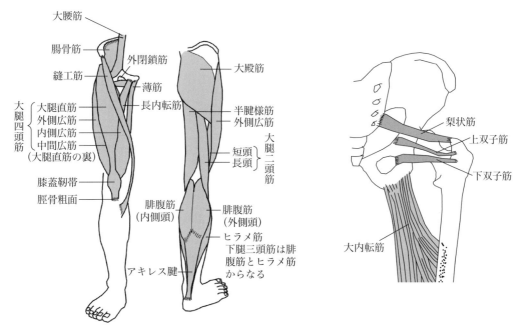

図4・39　下肢と股関節周辺の筋

大腿四頭筋	起 始	停 止
大腿直筋	下前腸骨棘，寛骨臼上縁	膝蓋骨底，脛骨粗面*
中間広筋	大腿骨体の前面	膝蓋骨底，脛骨粗面*
外側広筋	大転子の外側面，大腿骨粗線の外側唇	膝蓋骨の外側および上縁，中間広筋・大腿直筋の停止腱，脛骨粗面*
内側広筋	大腿骨の転子間線の下部，大腿骨粗線の内側唇	膝蓋骨の内側および上縁，中間広筋の停止腱，脛骨粗面*

*脛骨粗面：一部は膝蓋靭帯を介し脛骨粗面を停止とする．

② 縫工筋，薄筋，半腱様筋と半膜様筋

　縫工筋は股関節屈曲，外転，外旋，膝関節屈曲（内旋）の筋で，**薄筋**は股関節内転（屈曲，内旋）と膝関節屈曲（内旋）の筋である．**半腱様筋**と**半膜様筋**は共に股関節伸展（内旋）の筋で，膝関節屈曲（屈曲位での内旋）の動作も行う．これらの4筋は膝の内側のやや下にある**鵞足**（図4・40）に付着する．

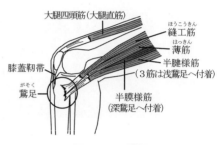

図4・40　鵞足

	起 始	停 止
縫工筋	上前腸骨棘のすぐ下方	脛骨上部内側の粗面（浅鵞足）
薄 筋	恥骨結合外側縁	脛骨上部内側の粗面（浅鵞足）
半腱様筋	坐骨結節の内側面	脛骨上部内側の粗面（浅鵞足）
半膜様筋	坐骨結節	脛骨内側顆（深鵞足）

③ 下腿三頭筋

　"ふくらはぎ"である．浅層の腓腹筋（内側頭と外側頭）と深層のヒラメ筋からなる．腓腹筋とヒラメ筋の腱は合体してアキレス腱に移行し踵骨隆起に付着する．

下腿三頭筋	起 始	停 止
腓腹筋の内側頭	大腿骨の内側上顆	踵骨隆起
腓腹筋の外側頭	大腿骨の外側上顆	踵骨隆起
ヒラメ筋	脛骨後面のヒラメ筋線，腓骨の内側縁，腓骨頭，ヒラメ筋腱弓	踵骨隆起

(4) 股関節周辺の筋

① 外旋六筋〈深層外旋筋〉

　梨状筋，上双子筋，下双子筋，大腿方形筋，内閉鎖筋，外閉鎖筋の股関節の外旋を行う六つの筋を**外旋六筋**という．直立したときに大腿骨を骨盤につないで股関節を安定させ，衝撃を吸収する重要な筋群である．

外旋六筋	起　始	停　止
梨状筋	仙骨前面の上方にある三つの前仙骨孔の間およびその周囲	大転子の上縁
上双子筋	坐骨棘	大腿骨の転子窩
下双子筋	坐骨結節の上部	大腿骨の転子窩
大腿方形筋	坐骨結節	大転子の下部，大腿骨の転子間稜
内閉鎖筋	寛骨の内面で閉鎖膜とその周囲	大腿骨の転子窩
外閉鎖筋	閉鎖孔の内側骨縁の外面と閉鎖膜	大腿骨の転子窩

② 殿　筋

殿部にある大殿筋，中殿筋，小殿筋などを総称して**殿筋**という．これらは骨盤外筋に含まれて腸腰筋などの骨盤内筋と共に下肢帯筋，骨盤筋を構成する．中殿筋は筋肉注射の部位としてよく利用される．直立姿勢の保持や歩行運動に重要である．

8）腹部の筋（図4・41）

① 腸腰筋〈寛骨内筋〉

腸腰筋は腸骨筋，大腰筋，小腰筋からなる．骨盤内を下降するため寛骨内筋とも呼ばれる．腹部にある筋で，ここでは腹部の筋としているが鼠径靭帯の下を通って大腿骨小転子に停止し，大腿を屈曲させる下肢帯筋である．

② 腰方形筋

下部肋骨と腰椎から骨盤までにおよぶ深部にある広域な筋で，側屈運動を行う．**腰方形筋**は腹部の筋である．

腸腰筋	起　始	停　止
腸骨筋	腸骨上縁，腸骨窩	小転子（筋裂孔を経由）
大腰筋	第12胸椎〜第4腰椎の椎体と肋骨突起	小転子（筋裂孔を経由）
小腰筋	第12胸椎と第1腰椎の椎体の外側面	腸恥隆起，腸骨筋膜

腰方形筋	起　始	停　止
腰方形筋	腸骨稜，腸腰靭帯，第2〜3腰椎の肋骨突起	第12肋骨下縁，第1〜4腰椎肋骨突起と第12肋骨

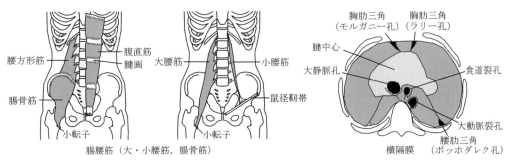

図4・41　腹部の筋

③腹　筋

　腹筋は腹直筋，外腹斜筋，内腹斜筋，腹横筋の四つの筋群である．一般に腹筋といってイメージされるのは腹直筋のことである．

腹　筋	起　始	停　止
腹直筋	恥骨結合の前面，恥骨結節上縁	第5〜7肋軟骨，剣状突起，肋剣靭帯
外腹斜筋	第5〜12肋骨外面	腸骨稜外唇の前半，鼠径靭帯，白線
内腹斜筋	鼠径靭帯，腸骨稜の中間線，胸腰筋膜の深葉	第10〜12肋骨の下縁，腹直筋鞘，白線
腹横筋	第6〜12肋軟骨の前面，胸腰筋膜，腸骨稜の内唇，鼠径靭帯の外側部	腹直筋鞘

④横隔膜

　横隔膜は胸腔と腹腔を隔て境界をなす骨格筋である．板状で周辺は筋質，中央部は腱質（腱中心）になっている．**表4·6**に横隔膜の主要な孔と通過するものを示す．

表4・6　横隔膜の主要な孔と通過するもの

横隔膜の孔	場　所	通過するもの
大動脈裂孔	腰椎の前面	下行大動脈，胸管，奇静脈，交感神経
食道裂孔	腰椎の前左側	食道，迷走神経
大静脈（裂）孔	腱中心の右後方部	下大静脈

・横隔膜には筋質を欠く部分があり，ヘルニアの好発部位になっている．

　胸肋三角：肋骨部と胸骨部との間で，右側はモルガニー孔，左側はラリー孔である．

　腰肋三角：肋骨部と腰椎部との間の孔で左側の腰肋三角には肝臓がないためヘルニアの好発部位である．この腰肋三角はボッホダレク〈Bochdalek〉孔とも呼ぶ．

・右横隔膜は肝臓に押し上げられ，左より高位にある．

　表4·7に横隔膜の挙上と下垂を示す．

表4・7　横隔膜の挙上と下垂

横隔膜の位置	原　因
高　位	呼気・吐く，無気肺（気管支が閉塞し空気が抜ける），横隔膜神経麻痺
低　位	吸気・吸う，肺気腫，胸水貯留，緊張性気胸

演 習 問 題

◎ 演習問題

問題1 骨について正しいのはどれか. **2つ選べ**.
 1. 骨髄は造血機能を有する.
 2. 骨膜には知覚神経はない.
 3. 長管骨の成長は骨幹で起こる.
 4. 体内のカルシウム貯蔵機能がある.
 5. 長管骨の関節内には主に骨幹端部が存在する.

問題2 成人には存在しないのはどれか.
 1. 骨 膜
 2. 海綿骨
 3. 緻密骨
 4. 関節軟骨
 5. 骨端軟骨

問題3 扁平骨に分類されるのはどれか.
 1. 腸 骨
 2. 上腕骨
 3. 舟状骨
 4. 大腿骨
 5. 膝蓋骨

問題4 頭蓋骨を構成するのはどれか. **2つ選べ**.
 1. 距 骨
 2. 篩 骨
 3. 三角骨
 4. 蝶形骨
 5. 有頭骨

問題5 成人で左右に一対あるのはどれか. **2つ選べ**.
 1. 後頭骨
 2. 蝶形骨
 3. 側頭骨
 4. 頭頂骨
 5. 前頭骨

問題6 眼窩を構成する骨はどれか. **2つ選べ**.
 1. 篩 骨
 2. 鋤 骨
 3. 鼻 骨
 4. 側頭骨
 5. 蝶形骨

第4章◇人体の構造と機能

第4章　人体の構造と機能

問題7　最も頭側に位置するのはどれか.
1. 鼻　腔
2. 篩骨洞
3. 上顎洞
4. 前頭洞
5. 蝶形骨洞

問題8　手根骨を構成しないのはどれか.
1. 基節骨
2. 月状骨
3. 三角骨
4. 舟状骨
5. 有鈎骨

問題9　手根骨で最も母指側に位置するのはどれか.
1. 月状骨
2. 舟状骨
3. 大菱形骨
4. 有鈎骨
5. 有頭骨

問題10　X線による小児の骨年齢評価に用いられるのはどれか.
1. 頭蓋骨
2. 下顎骨
3. 頸　椎
4. 手根骨
5. 大腿骨

問題11　手根管を通過する神経はどれか.
1. 副神経
2. 尺骨神経
3. 正中神経
4. 橈骨神経
5. 肋間神経

問題12　足根骨に含まれるのはどれか.
1. 月状骨
2. 三角骨
3. 豆状骨
4. 有頭骨
5. 立方骨

演習問題

問題13　骨盤を構成する骨はどれか. **2つ選べ**.
1. 坐　骨
2. 恥　骨
3. 腰　椎
4. 肩甲骨
5. 大腿骨

問題14　単関節はどれか.
1. 肩関節
2. 肘関節
3. 膝関節
4. 足関節
5. リスフラン関節

問題15　可動域が最も広いのはどれか.
1. 鞍関節
2. 球関節
3. 車軸関節
4. 楕円関節
5. 蝶番関節

問題16　関節内靱帯を有するのはどれか.
1. 肩関節
2. 肘関節
3. 股関節
4. 膝関節
5. 足関節

問題17　構成要素として軟骨を含むのはどれか. **2つ選べ**.
1. 耳　介
2. 喉頭蓋
3. 鼠径管
4. 回旋腱板
5. 前十字靱帯

問題18　眼球を外転させる筋肉はどれか.
1. 眼輪筋
2. 上直筋
3. 下直筋
4. 内側直筋
5. 外側直筋

第4章◇人体の構造と機能

101

第 4 章　人体の構造と機能

問題 19　眼球運動に関係するのはどれか.
1.　眼輪筋
2.　外側広筋
3.　内側広筋
4.　下斜筋
5.　上頭斜筋

問題 20　咀嚼にかかわるのはどれか.
1.　下直筋
2.　頸長筋
3.　僧帽筋
4.　アブミ骨筋
5.　内側翼突筋

問題 21　頸部にある筋肉はどれか.
1.　前鋸筋
2.　腓腹筋
3.　円回内筋
4.　外側広筋
5.　胸鎖乳突筋

問題 22　腹式呼吸に用いる主な筋肉はどれか.
1.　横隔膜
2.　大胸筋
3.　腹斜筋
4.　腹直筋
5.　肋間筋

問題 23　呼吸運動に寄与する筋肉はどれか. **2つ選べ**.
1.　横隔膜
2.　三角筋
3.　梨状筋
4.　肋間筋
5.　内閉鎖筋

問題 24　呼吸運動に寄与する筋肉はどれか. **2つ選べ**.
1.　三角筋
2.　肋間筋
3.　内閉鎖筋
4.　胸鎖乳突筋
5.　内側翼突筋

演 習 問 題

問題25 肩関節の回旋腱板の筋のうち，腱板損傷を来すのはどれか．
1. 棘上筋
2. 三角筋
3. 大円筋
4. 大胸筋
5. 烏口腕筋

問題26 下腿の筋肉はどれか．**2つ選べ**．
1. 腓腹筋
2. 縫工筋
3. 大内転筋
4. 半腱様筋
5. ヒラメ筋

問題27 横隔膜の大動脈裂孔を通るのはどれか．**2つ選べ**．
1. 胸　管
2. 食　道
3. 奇静脈
4. 下大静脈
5. 迷走神経

第4章◇人体の構造と機能

第4章 人体の構造と機能

4・2 呼吸器の構造と機能

呼吸器は気道を通して肺胞内に達した空気と，肺胞壁を取り巻く肺動脈，肺静脈の毛細血管網との間でガス交換を行う器官である．呼吸器は1．鼻（鼻腔，副鼻腔），2．咽頭，3．喉頭，4．気管，気管支，5．肺からなる．1．〜4．は気道として空気の出入りと発声にかかわり，肺は空気と血液との間のガス交換の場となっている．咽頭は気道であるほか，食物の通路として消化管の一部にも属している．なお，縦隔は主に循環器，乳房はその他の器官であるが編成の都合上，呼吸器の構造と機能に入れている．

4・2・1 鼻（鼻腔，副鼻腔）の構造と機能

1）鼻 腔
(1) 鼻腔の構造
鼻の奥が**鼻腔**で，鼻腔の外側の内壁には左右それぞれ上，中，下の**鼻甲介**がある．鼻甲介は骨の一部がヒレ状に垂れ下がったもので表面は鼻粘膜で覆われている．上鼻甲介と中鼻甲介は篩骨の一部である．ただし，上鼻甲介は小さくただの隆起となっている場合が多い．下鼻甲介は顔面骨の中の独立した骨をもととしており篩骨，涙骨，上顎骨，口蓋骨と接する最も大きな鼻甲介である．各鼻甲介の間は上鼻道，中鼻道，下鼻道として吸気と呼気の息の通り道となっている．吸気は鼻腔後部を経て中咽頭〈咽頭後部〉へと続く．

(2) 鼻腔の機能
①吸気の加湿と加温：外気の乾燥した冷気を加湿，加温する．
②フィルタ作用：埃や病原体などを鼻毛や鼻粘膜の粘液により浄化する（鼻粘膜の大部分は多列線毛円柱上皮で杯細胞を有している）．
③気道：鼻甲介により吸気の気流が整えられ呼吸を補助する．
④嗅覚器：鼻腔の天井部分の切手1枚分の粘膜に分布する嗅細胞が嗅覚器を形成して嗅覚検出器として働く．
⑤声の反響：鼻腔は副鼻腔，口腔，咽頭と共に声を響かせる．

2）副鼻腔
(1) 副鼻腔の構造
副鼻腔は前頭洞，篩骨洞，蝶形骨洞，上顎洞からなる．鼻腔と副鼻腔は自然口で互いにつながっている．**図4・42**では鼻腔と上顎洞，蝶形骨洞の開口部だけが示されているが，篩骨洞や前頭洞も鼻腔と連絡し開口部をもつ．

(2) 副鼻腔の機能
①フィルタ作用：副鼻腔内面は鼻粘膜の続きを受け，粘膜線毛により埃や病原体などを副鼻腔外へと除去する．
②声の反響：鼻腔，口腔，咽頭と共に声を響かせる．
③顔面骨の軽量：骨内に空洞があることで頭部の軽量化に貢献している．

解説⑬
花粉症：花粉症などによるアレルギー性鼻炎は原因物質（アレルゲン）が下鼻甲介の粘膜に付着し腫れることで発症する．下鼻甲介は最も大きく鼻孔近くにあることから影響を受けやすい．

解説⑭
キーセルバッハ部位：鼻中隔の前端部分には，毛細血管が豊富にあり，鼻出血が高頻度に起こる部位となっている．

4・2 呼吸器の構造と機能

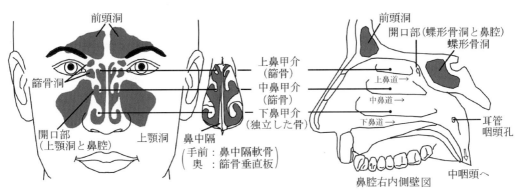

図 4・42 副鼻腔と鼻甲介

4・2・2 咽頭の構造と機能

咽頭は**上咽頭**〈咽頭鼻部〉，**中咽頭**〈咽頭口部〉，**下咽頭**〈咽頭喉頭部〉からなる（**表 4・8**）．

表 4・8 咽頭の 3 区分

咽　頭	連絡部位	大まかな範囲
上咽頭〈咽頭鼻部〉	鼻腔から	鼻腔の後部で中咽頭より頭側の部分
中咽頭〈咽頭口部〉	口腔から	口を開けたときに外から見える口腔奥
下咽頭〈咽頭喉頭部〉	食道へ	喉頭の後方で輪状軟骨の下縁（喉仏のやや下）

1) 咽頭の構造

咽頭は気道の一部であると同時に，口腔と食道を結ぶ上部消化管の一部でもある．咽頭は**図 4・43**のように上咽頭，中咽頭，下咽頭に三区分される．

(1) 耳管咽頭口

耳管咽頭口が上咽頭にあり，耳管の開口部となっている．耳管により上咽頭と中耳（鼓室）がつながっている．

(2) 梨状窩〈梨状陥凹〉

下咽頭に**梨状窩**（後出の図 4・45 参照）がある．梨状窩は食道の入口で，構造上食塊が残りやすく下咽頭癌の好発部位となる．

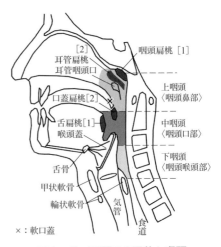

図 4・43 咽頭の 3 区分と喉頭

2) 咽頭の機能
(1) 空気感染に対する防護機構

咽頭は気道として機能するが，上咽頭〜中咽頭には**ワルダイエルの扁桃輪**（ワルダイエルリング）があり空気からの感染防護機構として働いている（**図 4・44**）．

第4章　人体の構造と機能

◎ワルダイエルの扁桃輪

　扁桃はリンパ節，脾臓，パイエル板などと共に2次性〈末梢性〉リンパ組織として，免疫に関与する．その中で咽頭には口腔から見たときに扁桃が並んで輪を作るワルダイエルの扁桃輪〈ワルダイエルリング〉がある．ワルダイエルリングは咽頭扁桃，口蓋扁桃，耳管扁桃，舌扁桃よりなる．咽頭扁桃の炎症性肥大がアデノイドである．なお，ワルダイエルリングは頸部悪性リンパ腫の放射線治療で照射対象となる．

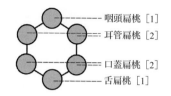

図4・44　ワルダイエルの扁桃輪

(2) 喉頭蓋による空気（吸気）と食物の振り分け

　中咽頭にある軟口蓋と喉頭上部にある喉頭蓋の働きにより，吸い込んだ空気は気管へ，口腔から運ばれた食物は食道へと，それぞれを振り分ける．

4・2・3　喉頭の構造と機能

1) 喉頭の構造（図4・45）

　喉頭は中咽頭から続き下咽頭の前方にあって，気管に移行する第6頸椎レベルの高さまで続く．甲状軟骨，輪状軟骨などの軟骨に囲まれ，特に成人男性では甲状軟骨の出っ張りが"喉仏"(のどぼとけ)を形成している．鼻腔から喉頭までは上気道と呼ばれる．いわゆる"風邪"は上気道の炎症である．

解説⑮
嚥下運動：嚥下運動では舌骨上筋が舌骨を挙上し，舌骨下筋の甲状舌骨筋が甲状軟骨を挙上させて，喉頭蓋が喉頭口を塞ぐ．この動作により食塊が気管へ入るのを防いでいる．

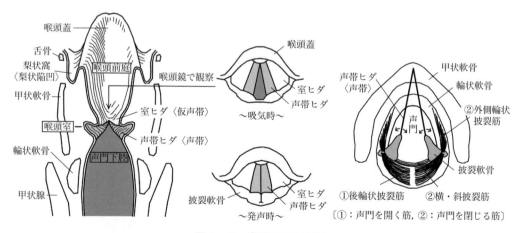

図4・45　喉頭正面と声帯

2) 喉頭の機能
(1) 発　声

　喉頭は呼吸器であるが発声器の役割ももつ．声帯ヒダ〈声帯〉は前方では甲状軟骨と，後方では披裂軟骨とつながり声帯靱帯，声帯筋（輪状甲状筋，甲状披裂筋，外側輪状披裂筋，披裂筋，後輪状披裂筋）をもっている．左右の声帯ヒダの隙間が**声門**である．声門を声門部，声門より頭側を声門上部，尾側を声門下部と区分する（図4・45）．

(2) 嚥下動作と喉頭蓋

嚥下時（飲み込む動作），反射的にごく短時間気道は閉塞し，喉頭蓋は披裂喉頭蓋筋の助けにより舌根に押され沈下し，喉頭口が閉鎖して食塊が気道に入り込むのが防止される．嚥下時では舌骨と甲状軟骨は喉頭蓋を引き倒すよう働き嚥下動作を補助する．また，軟口蓋は鼻腔と口腔を閉じて食物が咽頭鼻部へ移動するのを防ぐ．このように喉頭蓋は食物が気管へ移動するのを防いでいる．なお，舌根は嚥下運動に関与するが食物の誤移動には関与していない．

4・2・4 気管，気管支の構造と機能

1）気 管

気管は喉頭下縁（第6頸椎）から**気管分岐部**（第4～5胸椎）までの10～12 cmの気道である．この気管の前面から側面はU（C）字型の硝子〈ガラス〉軟骨でできた気管軟骨とそれをつなぐ輪状靱帯からなる．気管の後面には気管軟骨はなく，気管平滑筋と輪状靱帯からなる膜性壁が覆い，食道と接している．気管内面は杯細胞を伴う線毛上皮組織に覆われ，気管腺から粘液が分泌される．空気と共に気管や近位気管支に侵入した埃や異物は粘液と共に線毛運動により中咽頭

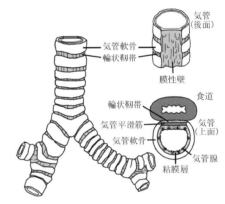

図4・46 気管と気管分岐部

へと痰として送り出される．気管は気管分岐部で左右に分かれ**右主気管支**と**左主気管支**となって肺門部へ向う（**図4・46**）．

2）気管支と分岐（図4・47，表4・9）
(1) 近位気管支（主気管支，肺葉気管支，区域気管支）

気管ははじめの分岐（1次分岐）で左右の主気管支となりそれぞれ右肺，左肺へ入る．次に主気管支が分岐（2次分岐）するが，左右で異なる捉え方をする．左主気管支は2次分岐で左上葉枝〈左上葉気管支〉と左下葉枝〈左下葉気管支〉に分かれて，それぞれ左上葉，左下葉の肺葉を従える肺葉気管支になる．これに対し，右主気管支は2次分岐で右上葉枝〈右上葉気管支〉と中間（幹）気管支に分かれると捉える．この段階では右肺の肺葉は上葉だけである．次の3次分岐で中間（幹）気管支は右中葉枝〈右中葉気管支〉と右下葉枝〈右下葉気管支〉を出して，ようやく右肺の上葉，中葉，下葉の3肺葉を従える肺葉気管支が揃う．このとき，左気管支では左中葉枝と左下葉枝がそれぞれ区域気管支を分岐している．右の肺葉気管支が区域気管支を出すのは4次分岐からである．

①主気管支の特徴

気管分岐部を**バイファケーション**〈tracheal bifurcation〉や**カリーナ**〈carina〉と呼ぶ．右主気管支は直径約1.5 cm，長さ2.5 cmほどで気管軸に対して約25°，これに対し左主気管支は直径約1.0 cm，長さ5 cmほどで気管軸に対し35°～

解説⑯

喉頭癌：喉頭癌は発生場所により声門部癌（70％），声門上部癌（25％），声門下部癌（約5％）に分けられる．（　）内の数値は全体のおよその割合%である．
声門部癌は嗄声など声の変化を生じるため発見されやすい．

45°となっている．**気管軸**とは気管の中心を通る長軸である．右主気管支は左に比べ太く短く，気管軸に対し浅い形状となっている．そのため誤嚥による異物は右主気管支に入る場合が多い．

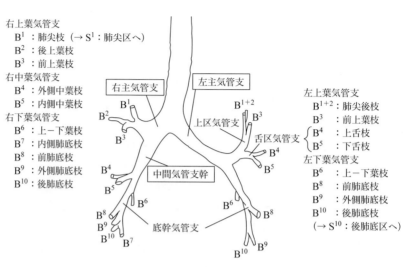

図4・47　気管支の分岐

表4・9　気管支とその肺領域

分　岐	1次分岐	2〜3次分岐	3〜4次分岐	〜15次分岐
気管支	主気管支	肺葉気管支	区域気管支・枝	細気管支
肺	右肺，左肺	右3葉，左2葉	右10区域，左8区域	小葉
特徴	右主気管支は左より太く短く気管軸に対し傾斜が浅い． [注] 異物は右主気管支へ	右肺は以下に分割 小葉間裂で上中葉 大葉間裂で下葉と上・中葉 [注] 小葉間裂はヘアーラインを形成． 左肺は以下に分割 大葉間裂で上下葉	右の肺区域（S）は… 上葉（S^1, S^2, S^3） 中葉（S^4, S^5） 下葉（$S^6, S^7, S^8, S^9, S^{10}$） 左の肺区域は… 上葉（$S^{1+2}, S^3, S^4, S^5$） 下葉（$S^6, S^8, S^9, S^{10}$） [注] 舌区は左上葉 S^4, S^5 [注] 左肺に S^7 はない	小葉（10〜20 mmφ）は肺の構成単位． 3〜5個の細葉で構成．

[注] 主気管支は気管分岐部から上葉気管支分岐部まで．上葉気管支分岐部から中葉気管支分岐部の間は中間（幹）気管支と呼ぶ．

分　岐	16次分岐	17〜19次分岐	20〜23次分岐
気管支	終末細気管支	呼吸細気管支	肺胞管→肺胞嚢→肺胞
肺		細葉	
特徴	細葉（米粒大6mmφ）は解剖学的単位．1本の終末細気管支から肺胞までの領域．		肺胞はガス交換の場．肺胞から肺サーファクタントが分泌され肺胞を潰す働きの表面張力を減少させる（異物除去能はない）．

（2）遠位気管支（終末細気管支から肺胞）

気管支は分岐を続けて15次分岐あたりから細気管支を出し，さらに分岐を続け終末細気管支，呼吸細気管支を出して最後の肺胞に至り分岐を終える．

4・2 呼吸器の構造と機能

> 末梢に向けて気管支は
> 「→細気管支→終末細気管支→呼吸細気管支→肺胞」の順で細かく分岐．
> ～覚え方「最終呼吸は肺胞」～
> 最（細気管支）→終（終末細気管支）→呼吸（呼吸細気管支）→肺胞

①細気管支

　肺の構成単位は**小葉**である．細気管支に従うのが小葉である．小葉は1本の細気管支とそれから出る終末細気管支以下の構造で，通常は3～5個の細葉により構成されている．小葉間には隔壁があり，**小葉間隔壁**と呼ばれている．肺の表面を直接見ると小葉が蜂の巣のように多角形状に観察される．小葉を単位として病変が発生すると10～25mm大の斑点状陰影が出現する（胸部X線写真で小葉性陰影）．

②終末細気管支

　肺の解剖学的単位は**細葉**である．終末細気管支に従うのが細葉である．細葉は1本の終末細気管支から肺胞までで，直径約6mm，米粒大程である．細葉間には隔壁がなく，5～20個の肺胞を有している．細葉を単位として病変が生じると4～8mm大の斑点状陰影が出現する（胸部X線写真で細葉性陰影）．

③肺　胞

　気管支は分岐を繰り返し23次分岐ほどで最後に直径約0.2mmの**肺胞**となる（**図4・48**）．全肺胞の数は約2～7億個，表面積は70～100m^{2}にもなる．肺胞は肺胞壁を作る薄い上皮細胞組織と弾性線維のみからできており毛細血管との間でガス交換を行っている．上皮細胞からはサーファクタント

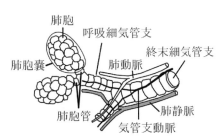

図4・48　末梢の気管支と肺胞

が分泌され肺胞内側の表面を覆い，これが表面張力に抗い肺胞が潰れるのを防いでいる．肺胞内には**肺胞マクロファージ**がおり，異物の除去のほかにサーファクタント量の調節を行っている．なお，肺胞間の交通孔としてコーン孔や肺胞と呼吸細気管支間の交通管（**ランバート管**）がある．肺胞をブドウの粒に例えると房が肺胞嚢で，小さな芯が肺胞管，太い芯が呼吸細気管支に相当する．

4・2・5　肺の構造と機能

1）肺葉と肺区域

　右肺は上葉，中葉，下葉の三つの肺葉に，左は上葉，下葉の二つの肺葉に分けられる．肺葉はさらに**肺区域**〈セグメント：segment〉と呼ばれるブロックに分割でき，S^{数字}として表示される．右肺は10個の区域（S^1，S^2，S^3，S^4，S^5，S^6，S^7，S^8，S^9，S^{10}），左肺は8個の区域（S^{1+2}，S^3，S^4，S^5，S^6，S^8，S^9，S^{10}）である．また，それぞれの肺区域に対応する区域気管支はB^{数字}で示され，右肺（B^1，B^2，B^3，B^4，B^5，B^6，B^7，B^8，B^9，B^{10}），左肺（B^{1+2}，B^3，B^4，B^5，B^6，B^8，B^9，B^{10}）となる（**図4・49**，**表4・10**）．画像診断法と外科手術の技術が向上し，肺区域

解説⑰
ブロンコ体操：滋賀医科大学の先生方がブロンコ体操を考案し広められている．自分の頭頸部を気管，両腕を主気管支，上半身を肺と見立ててブロンコ（区域気管支）を体感で覚える方法である．区域気管支に従う肺区域を覚えるために役に立つ体操である．

レベルの切除手術が一般的に行われている．区域気管支とそれに従う肺区域のレベルまでは知っておく必要がある．

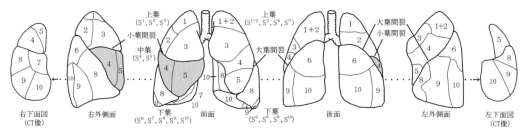

図4・49　肺葉と肺区域

表4・10　肺区域

右肺				
上葉	1：肺尖区	apical s.	S^1–B^1
	2：後上葉区	posterior s.	S^2–B^2
	3：前上葉区	anterior s.	S^3–B^3
中葉	4：外側中葉区	lateral s.	S^4–B^4
	5：内側中葉区	medial s.	S^5–B^5
下葉	6：上-下葉区	superior seg.	S^6–B^6
	7：内側肺底区	medial basal s.	S^7–B^7
	8：前肺底区	anterior basal s.	S^8–B^8
	9：外側肺底区	lateral basal s.	S^9–B^9
	10：後肺底区	posterior basal s.	S^{10}–B^{10}

左肺				
上葉	1＋2：肺尖後区	apicoposterior s.	S^{1+2}–B^{1+2}
	3：前上葉区	anterior s.	S^3–B^3
	4：上舌区	superior lingular s.	S^4–B^4
	5：下舌区	inferior lingular s.	S^5–B^5
	s.：segment		
下葉	6：上-下葉区	superior s.	S^6–B^6
	7 ＊欠損		
	8：前肺底区	anterior basal s.	S^8–B^8
	9：外側肺底区	lateral basal s.	S^9–B^9
	10：後肺底区	posterior basal s.	S^{10}–B^{10}

・右肺のS^1，S^2の肺区域は左肺ではS^{1+2}の一つの肺区域となっている．また，S^7の肺区域は左肺では心臓があるため欠損しており見られない．
・S^4，S^5の肺区域に対応するB^4，B^5の区域気管支は，右肺では中葉気管支（B^4：外側中葉枝，B^5：内側中葉枝），左肺では上葉気管支の舌区気管支（B^4：上舌枝，B^5：下舌枝）である．

2）肺のマクロな解剖
(1) 肺紋理
　胸部単純X線像で肺野に網目状の陰影が描出される．これは肺動脈や肺静脈の血管が投影されたもので**肺紋理**と呼ばれる．主気管支や肺葉気管支を除き，気管支は内腔と周囲が空気で気管支の壁が薄いため，陰影をなさず肺紋理を作らない．ただし，気管支がX線束に対し接線状に走行する気管支は丸く描出される．
(2) 肺門（部）
　両肺の内側面は心臓を抱き込むように向かい合い，その中央部は胸膜をもたない部分である．ここには気管支，気管支動脈，肺動脈，肺静脈，神経，リンパ管が出入りしており**肺門（部）**と呼ばれている．なお，胸部単純X線像で肺門陰影は肺動脈と肺静脈のみで描出され，左肺門陰影は肝臓の影響を受けず右より高位

4・2 呼吸器の構造と機能

に描出される.

(3) 肺の実質と間質

　肺の**実質**は実際にガス交換をしている場で、肺胞の上皮組織とそれに囲まれた空間（肺胞腔）である。肺の**間質**は肺胞上皮組織と肺胞腔以外で、毛細血管を含む肺胞上皮組織の間（肺胞中隔）である。この間質を狭義の間質という。狭義の間質に肺動脈、肺静脈、気管支の周囲、胸膜にある結合組織を含めた間質は広義の間質とされる。

3) 肺の機能

(1) 外呼吸と内呼吸

　肺の主要な働きは空気から酸素を取り込み、二酸化炭素を体外に排出することである。肺で行われるガス交換を**外呼吸**という。外呼吸が直接行われるのは肺胞と肺胞を取り巻く毛細血管の間である。気道から肺胞に達した酸素は酸素分圧の高い肺胞から酸素分圧の低い毛細血管へと自然に移動し、逆に二酸化炭素は毛細血管から肺胞へと移動する。これは濃度の高低差により物質が移動する拡散現象である。酸素が移った毛細血管は酸素分圧の高い肺静脈となり心臓から上行大動脈を経て、動脈血として全身へ送り出される。そして、酸素は動脈血管から毛細血管へ移行し、組織液中に移り、組織液から細胞内へと渡される。逆に、細胞からは二酸化炭素が組織液中に出て、毛細血管の血液へと溶け込む。このような細胞レベルの組織内部で行われるガス交換を**内呼吸**〈細胞呼吸〉という。ガス交換を終えた全身の毛細血管は静脈血としては上大静脈、下大静脈から心臓に入り、肺へと送られ、二酸化炭素分圧の高い肺動脈として肺胞を取り巻く毛細血管に至る。そして、拡散現象により二酸化炭素は肺胞内へと移る。なお、実際に酸素や二酸化炭素を運ぶのは赤血球のヘモグロビンである。

> 血中酸素分圧：肺静脈（動脈血）＞肺動脈（静脈血）

　肺胞内の酸素分圧は100 Torr〈mmHg〉、二酸化炭素分圧は40 Torr、肺動脈中の静脈血の酸素分圧は40 Torr、二酸化炭素分圧は45 Torrが基準となっている。

　圧力のSI単位はPa〈パスカル〉である。しかし、一般に血圧にはmmHg、動脈血ガス分析検査の酸素分圧や二酸化炭素分圧の単位にはTorr〈トル〉が使用される。1 Torr＝1 mmHgである。

4) 呼吸数の調節機能

　血中の酸素分圧や二酸化炭素分圧の変化を感知する中枢性と末梢性の受容体がある。中枢性の受容体は延髄にあり、末梢性の受容体は末梢化学受容器（**図4・50**）で頸動脈小体、大動脈小体にある。末梢化学受容器からの信号は迷走神経や舌咽神経により延髄の呼吸中枢へと伝えられる。これにより延髄から指示が出て呼吸数が調整され、酸素分圧、二酸化炭素分圧、血液pH値が一定に保たれる。

　他に気道の圧変化を感知する肺伸展受容器が気道の平滑筋内にある。過剰な吸気による肺容量の増加に受容器が反応し、信号が迷走神経を介して延髄中枢へ送られて呼気を促す指示が出される（Hering-Breuerの吸息抑制反射）。

解説⑱

分圧：混合気体で特定の気体が占める圧力を分圧という。空気中では酸素や様々な気体が1気圧（760 Torr, 760 mmHg）を分け合っている。空気中の酸素濃度を21%とすると酸素分圧は760 Torr × 0.21 ＝ 約160 Torrとなる。濃度も分圧も量の指標である。なお、動脈血中の酸素分圧〈PO$_2$〉は基準値が80 ～ 100 Torrである。

解説⑲

圧受容器：血圧が上昇するとこれを感知する圧受容器が頸動脈洞と大動脈弓にあり、前者は舌咽神経、後者は迷走神経を介して延髄の循環中枢へと情報が伝えられ心拍数と血圧が変化し、循環動態を安定化させる。血圧が上昇すると呼吸の抑制や筋運動や痛覚により呼吸が促進する現象もある。右房入り口や腎臓にも圧受容体がある。

第4章◇人体の構造と機能

111

第4章 人体の構造と機能

◎その他
・肺血流の分布は重力の影響を受け体位で変化する．坐位では下肺に多く分布する．
・肺の柔軟性を肺コンプライアンスという．肺線維症で低く，肺気腫で高くなる．
・肺の容積は慢性閉塞性肺疾患（肺気腫と慢性気管支炎）で増加する．

4・2・6 縦隔，乳房の構造と機能

1) 縦隔の構造と区分
縦隔（じゅうかく）は左右の胸膜腔の間に挟まれた領域である．縦隔の区分は，一般に胸骨角*と第4胸椎下縁を結ぶ面より上を縦隔上部，下で心臓が占める部位を縦隔中部，前を縦隔前部，後ろを縦隔後部と呼ぶ（図4・51）．ほかに，縦隔の区分法として胸部X線側面像を用いたフェルソン〈Felson〉の区分*や，さらに詳細に分類したハイツマン〈Heitzman〉の区分，CT像を基準とした縦隔腫瘍取扱い規約に基づく区分などがある（表4・11）．なお，胸部X線正面像から縦隔部心陰影を右2号，左4号として心大血管が評価される．
・縦隔の炎症や空気の侵入による縦隔気腫もあるが，腫瘍が臨床上問題となる．ただし，縦隔内の主要臓器である心臓，大血管，気管，食道から発生した腫瘍は縦隔腫瘍には含まれない．

解説⑳
胸骨角：胸骨角は胸骨柄と胸骨体の結合部で，前方に少し突出しており体表から触知できる．胸骨角に左右の第2肋軟骨が付着するので，肋骨の番号を数えるときに利用される．ルイ角やルイス角とも呼ばれる．

解説㉑
フェルソンの区分：胸部X線側面像に2本の線を引く．気管の前縁から心臓の後面までの線（A），各椎体前縁から背側2 cmの位置を結んだ線（B）の2本である．Aより前方を前縦隔，Bまでの間を中縦隔，Bより後方を後縦隔とする．

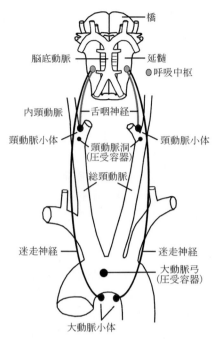

図4・50 末梢の化学受容器

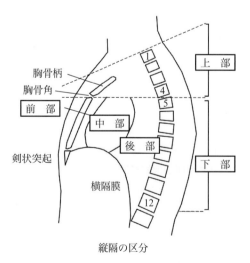

縦隔の区分

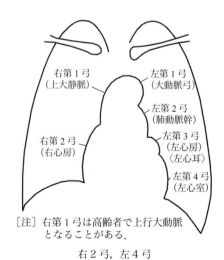

右2号，左4号

図4・51 縦隔の区分と心陰影

表4・11　縦隔の区分と構造物，好発腫瘍・疾患

縦隔区分	主な構造物	好発する腫瘍・疾患
上縦隔	胸腺，大動脈弓，上大静脈，気管，食道，迷走神経（反回神経），横隔神経	胸腺腫，リンパ腫，甲状腺腫，異所性甲状腺
前縦隔	胸腺，内胸動脈	胸腺腫，奇形腫
中縦隔	心膜，心臓，肺動・静脈，横隔神経，肺門リンパ節	リンパ腫，心膜嚢胞，サルコイドーシス，気管支嚢胞
後縦隔	胸大動脈（下行大動脈），食道，胸管，奇静脈，半奇静脈，迷走神経，交感神経幹	神経鞘腫，神経線維腫，神経節細胞腫，神経芽細胞腫

2) 乳　房
(1) 乳房の構造

　乳房（図4・52）は乳腺と脂肪組織からなる．乳腺は乳房堤靭帯により胸壁側では胸筋膜に，それ以外は浅在筋膜浅層に固定される．特に後者の乳房堤靭帯を**クーパー靭帯**と呼ぶ．乳腺の最小単位は**腺胞**で，腺胞が集合し**腺房**が形成され，腺房が集まり**乳腺小葉**が形成される．乳腺小葉は集合し**乳腺葉**となり，15〜20個程度の乳腺葉で乳腺となる．**乳腺**は外分泌器官であり，乳腺小葉内には乳管が通り乳汁を分泌する導管となっている．内外斜位方向〈MLO〉の乳房像では，乳腺以外に大胸筋も描出される．乳房の栄養血管は鎖骨下動脈から出て胸骨の裏を通る内胸動脈から分岐する穿通枝である．ほかに第2〜4肋間動脈，外側胸動脈など前胸壁筋に分布する動脈からの枝も乳房の栄養血管となる．乳房からのリンパの流れは，乳房の上外側部は腋窩リンパ節に流入し，乳房の下側部と内側部は内胸動脈，内胸静脈に沿うリンパ節へと流入することが多い．乳房は，A領域（内側上部），B領域（内側下部），C領域（外側上部），C'領域（腋窩部），D領域（外側下部），E領域（乳輪下部）に区分される．

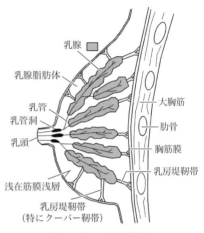

図4・52　乳房解剖図

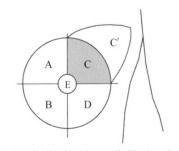

A：内上部（10%）　D：外下部（10%）
B：内下部（10%）　E：乳輪下部（20%）
C：外上部（50%）
C'：腋窩部

［注］%は乳癌の領域別発生頻度．

図4・53　乳癌の部位による発生頻度
（小西登編：イラストとエッセンス わかる病理学，p.218，恒心社出版，2007）

(2) 乳房の機能

　妊娠に伴いプロラクチン〈催乳ホルモン〉の分泌が高まり，乳腺の腺房内で乳汁の産生準備が始まる．出産により乳汁が分泌されるようになる．乳汁には新生

児や乳児の成長，免疫に必要な栄養と免疫物質が豊富に含まれている．出産後の数日間に分泌される透明な乳汁（初乳）には特に免疫物質が多く含まれている．乳汁の分泌にはプロラクチンが大きく関与するが，加えて新生児や乳児が乳頭を吸う刺激が，下垂体後葉に伝わり**オキシトシン**が分泌され乳汁の分泌が促進される．オキシトシンは**射乳ホルモン**とも呼ばれている．**図4・53**に乳癌の部位による発生頻度を示した．

◎ 演習問題

問題1　声帯が付着する構造で声帯の前方に位置するのはどれか．
　　　1．甲状軟骨
　　　2．喉頭蓋
　　　3．舌骨
　　　4．披裂軟骨
　　　5．輪状軟骨

問題2　呼吸器の解剖と機能について正しいのはどれか．
　　　1．肺は左右とも3葉に分かれる．
　　　2．終末細気管支でガス交換を行う．
　　　3．気管は全周性に軟骨で覆われている．
　　　4．肺組織を栄養する血管は肺動脈である．
　　　5．右主気管支は左主気管支に比べて垂直に近い走行をとる．

問題3　呼吸について正しいのはどれか．
　　　1．内呼吸は肺で行われる．
　　　2．吸気時に横隔膜は弛緩する．
　　　3．ガス交換は拡散によって行われる．
　　　4．ガス交換は呼吸細気管支で行われる．
　　　5．肺静脈より肺動脈の血中酸素分圧が高い．

問題4　気管支樹の3D-CT像を別に示す．矢印で示すのはどれか．
　　　1．主気管支
　　　2．上区気管支
　　　3．底幹気管支
　　　4．舌区気管支
　　　5．中間気管支幹

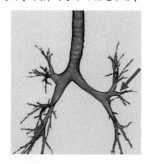

問題5　前縦隔に存在する構造物はどれか．
　　　1．気　管
　　　2．胸　腺
　　　3．食　道
　　　4．迷走神経
　　　5．下行大動脈

演 習 問 題

問題6 前縦隔に存在する構造物はどれか.
1. 気　管
2. 胸　管
3. 胸　腺
4. 反回神経
5. 上行大動脈

問題7 縦隔に存在する構造物はどれか.
1. 胃
2. 肺
3. 甲状腺
4. 大胸筋
5. 上大静脈

問題8 左肺に認められない肺区域はどれか.
1. S^6
2. S^7
3. S^8
4. S^9
5. S^{10}

第4章◇人体の構造と機能

第4章 人体の構造と機能

4・3 循環器の構造と機能

循環器は心臓と脈管からなる．脈管は動脈，静脈，リンパ管の総称である．循環器は血液を心臓のポンプ機能により全身に送り出す働きを担っている．

4・3・1 心臓の構造と機能

1) 心臓の構造

(1) 心臓の概要

心臓（図4・54）は中縦隔に位置し，心基部は第2肋間*の高さで，ほぼ正中でやや右上部（肺動脈と大動脈が出る位置），心尖部は左下前部にあり，両者を結ぶ線を**心軸**という．心軸は心臓の長軸で成人では約14cmあり，胸骨の中央線に対し約40°左に傾いている．大きさは大人の握りこぶし大で，約300gの重さがある．心臓のポンプ機能は右心室と左心室によるが，特に全身へ血液を送り出す左心室の働きが重要である．そのため，右心室の壁厚約2.5mmに対し，左心室の壁厚は約10mmと非常に厚い．

解説㉒
第2肋間：第2肋骨と第3肋骨の間が第2肋間である．

解説㉓
心筋血流シンチグラム：集積が認められるのは正常な左心室の心筋である．しかし，注意してみると右心室の心筋の集積も確認できる．心筋が薄いために見えにくくなっている．

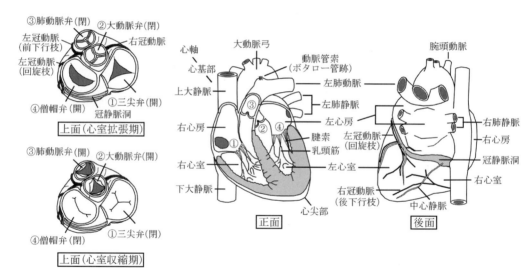

図4・54 心臓の概観

(2) 心臓の弁

①心臓の弁の種類

心臓には2種類，4個の**弁**がある（**表4・12**）．その中の大動脈弁や肺動脈弁を形成するのは半月状の3個の弁で，これを**半月弁**と呼ぶ．

表4・12 心臓の弁

右心系	三尖弁〈右房室弁〉	三尖弁は右房と右室の間の弁
	肺動脈弁	半月弁で右室と肺動脈幹基部の間の弁
左心系	僧帽弁〈左房室弁〉	二尖弁で左房と左室の間の弁
	大動脈弁	半月弁で左室と上行大動脈の間の弁

② 心臓と弁の動き

心臓と弁は以下の動きを規則正しく行うことで心臓のポンプ機能が維持される．
・左右の心房は同時に収縮，拡張する．
・左右の心室は同時に収縮，拡張する．
・心房と心室は逆の動作を行う（心房が収縮するとき心室は拡張する）．
・三尖弁〈右房室弁〉と僧帽弁〈左房室弁〉は同時に同じ開閉動作を行う．
・肺動脈弁と大動脈弁は同時に同じ開閉動作を行う．
・僧帽弁と大動脈弁は逆の開閉動作を行う（僧帽弁が開くとき大動脈弁は閉じる）．

2) 心臓の機能
(1) 心筋の興奮と伝導，心電図

上大静脈と右心房の境にある**洞房結節**〈キースフラック結節〉から自発的に1分間に約70回の電気信号が発生する．洞房結節の興奮は周囲の心房筋に伝わり，前・中・後結節間路を経て房室結節へ伝わり，バッハマン束からは左房へ興奮が伝わる（**図4・55**）．左右の心房は収縮しP波を形成し，心房内の血液は心室へ送られる．右心房と右心室の境で，冠状静脈洞と三尖弁の中隔尖との間の心内膜のやや深い場所に房室結節〈田原結節〉がある．洞房結節に障害が起これば代わって機能するが，通常は素通りするだけである．房室結節の端はそのまま細長い線維となりヒス束となる．房室結節からヒス束へ興奮が伝わるPQ間隔は非常に遅く，この長いPQ時間のおかげで心房が収縮しきる前に心室が収縮し始めるのを防止している．ヒス束は心室中隔の上部で左右の2脚に分かれて下がる．右脚と左脚の先は細い線維束のプルキンエ線維となり心室の筋層の内面に沿って網状に分布する．左右の心室全体が興奮（脱分極）し収縮，QRS波を形成する．その後，左右の心室筋は拡張して再分極しT波を形成して次の興奮に備える（**図4・56**）．

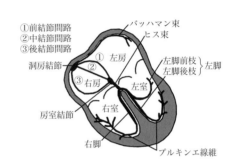

図4・55 心臓内の刺激伝達

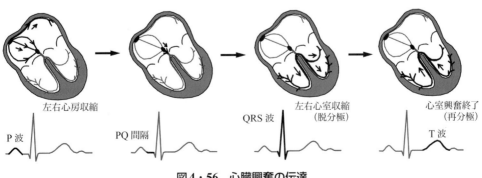

図4・56 心臓興奮の伝達

(2) 血　圧

心臓は収縮と拡張を繰り返して血液を送るポンプ機能を果たしている．動脈中の圧（**血圧**）は心臓の収縮，拡張に伴い上下する．動脈の血圧が心臓の収縮により最高に達したときの値が**最高血圧**〈収縮期血圧〉，心臓の拡張により最低に達したときの値が**最低血圧**〈拡張期血圧〉となる．血圧は一般に動脈圧を指し，収縮期血圧/拡張期血圧として表される．通常は上腕動脈で測定され，測定値の単位はmmHgである．

- 血圧は**心拍出量**と**末梢血管抵抗**の積である．心拍出量は1回心拍出量と心拍数の積である．また，心拍出量は体液量（循環血液量）と心臓収縮力により決まる．
- 心拍出量の低下，末梢血管の抵抗低下（末梢血管の拡張），またはその両方により血圧は低下し（重度ではショック），その逆の変化で血圧は上昇する（高血圧）．血圧低下を代償する反応として，心拍数の増加，末梢血管の収縮が起こる．

4・3・2　脈管の構造と機能

1）血管，リンパ管の構造

動脈や静脈は大きく内膜，中膜，外膜からできている（図4・57）．**内膜**は単層扁平上皮からなる1層の**内皮細胞**〈内皮〉とその土台となる**基底膜**，および**内弾性板**からできている．内弾性板は弾性線維（エラスチン）に富んだ結合組織である．**中膜**は**平滑筋層**と**外弾性板**からなる．動脈の平

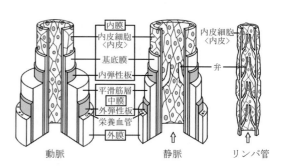

図4・57　脈管（動脈，静脈，リンパ管）の構造

滑筋層は静脈のものよりも厚くできている．外弾性板は膠原線維（コラーゲン）を含み，動脈には多く含まれ特に太い動脈では豊富である．**外膜**は細網線維（III型コラーゲン）に富んだ結合組織からできている．静脈とリンパ管には弁があり逆流を防いでいる．リンパ管は単層扁平上皮の1層の内皮細胞だけでできており基底膜をもたない．しかも，内皮細胞どうしのつながりはゆるく，容易に内皮の内外の交通ができる状態となっている．なお，動脈や静脈の末梢である毛細血管も1層の内皮細胞からなる内皮だが，リンパ管とは異なり毛細血管は基底膜をもっている．

2）血管の機能
（1）栄養血管と機能血管

臓器に酸素や栄養を供給する血管が**栄養血管**である．これに対し，その臓器の主要な機能に直接関係する血管が**機能血管**である．肺の栄養血管は気管支動脈，機能血管は肺動脈と肺静脈である．なお，栄養血管は動脈血，機能血管は動脈血や静脈血が流れる血管とされる．表4・13，表4・14に主な臓器の栄養血管と機能血管を示す．

- 肺と心臓，肝臓は機能血管と栄養血管とが異なる．これを**二重支配**という．

- 門脈は静脈血が流れるので機能血管である．
- 上腸間膜動脈は，主に空腸，回腸と右結腸（盲腸，上行結腸，横行結腸）を栄養する．下腸間膜動脈は，主に左結腸（下行結腸，S状結腸），直腸を栄養する．
- 内腸骨動脈は骨盤内臓器（子宮，膣，卵管，膀胱，精管，前立腺，直腸中部など）へ動脈を分岐する栄養血管である．
- 精巣，卵巣の栄養血管は腹部大動脈から直接分岐する精巣動脈，卵巣動脈である（後出の図4・68参照）．

表4・13　主な臓器の栄養血管と機能血管

臓器	栄養血管	機能血管
肺	気管支動脈	肺動脈，肺静脈
心臓	冠状動脈	大動脈，上・下大静脈
肝臓	固有肝動脈（肝の約30％を栄養） ［門脈（約70％）は静脈血なので除く］	門脈

表4・14　主な臓器の栄養血管

臓器	栄養血管	臓器	栄養血管
小腸の大半，上行横行結腸と盲腸	上腸間膜動脈	腎臓	腎動脈
乳房	内胸動脈	上肢	鎖骨下動脈
骨盤内臓器	内腸骨動脈	下肢	外腸骨動脈

(2) 動脈血と静脈血

動脈は心臓から出て末梢に向かい，静脈は末梢から心臓に戻る．**動脈血**は肺により酸素を多く含んだ血液で静脈血は全身に酸素を供給した後の二酸化炭素を多く含んだ血液である．

> 名称は動脈だが内部を静脈血が流れる → 肺動脈，臍動脈
> 名称は静脈だが内部を動脈血が流れる → 肺静脈，臍静脈

◎右心系と左心系（図4・58）

全身を巡り心臓に戻ってきた静脈血は上大静脈と下大静脈から右心房へ入り右心室へと進み，肺動脈を経て肺に送られガス交換を行う．この系統を**右心系**と呼ぶ．

これに対し，肺から肺静脈により左心房へ送られ，左心室から大動脈を経て全身へ送られて内呼吸〈細胞呼吸〉を行う系統は**左心系**である．

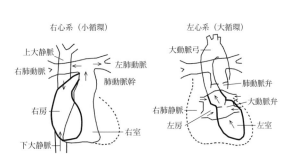

図4・58　右心系と左心系の始まり

```
右心系：全身→大静脈→右心房→右心室→肺動脈→肺
左心系：肺→肺静脈→左心房→左心室→大動脈→全身
```

(3) 右肘の静脈からの血行動態

造影剤などを右正中皮静脈から投与したときの血液の流れを図4・59に示す．

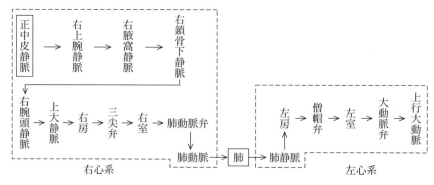

図4・59　右肘の静脈から上行大動脈への経路

(4) 体表から触れる動脈

橈骨動脈*（一般に脈を取る場所），顔面動脈*（顎の裏），浅側頭動脈*（耳の前），後頭動脈（外後頭隆起外），総頸動脈*（頸部），鎖骨下動脈（鎖骨上窩），上腕動脈（脇），大腿動脈*（鼠径部），前・後脛骨動脈，膝窩動脈，足背動脈*は体表から触れる動脈である［注：*特によく触れることができる動脈］．

(5) 終動脈

"動脈→細動脈→毛細血管→細静脈→静脈"と血液は流れるが，毛細血管を挟んで細動脈や細静脈どうしが交通し**血管吻合**を作る．血管吻合は側副血行路に備えるが，吻合をもたないか，もってもごくわずかの動脈が分布する場合がある．このような動脈を**終動脈**と呼ぶ．終動脈をもつ臓器は動脈閉塞などの障害に対して，その末梢流域は酸素不足となり大きなダメージを受ける．
［注：終動脈を有する臓器や組織→脳，肺，肝臓，腎臓，脾臓，心臓，網膜］

解説㉔
血管の分岐：血管造影などで実際の血管の走行や分岐を見ると多様な分岐に驚かされる．解剖学の本に記載してある分岐様式はあくまでも平均的なものであると認識しなければならない．

3) 各部位の主要な血管

(1) 頭頸部の血管

①脳動脈とウィリス動脈輪（図4・60）

・前交通動脈，前大脳動脈，後交通動脈，後大脳動脈，内頸動脈は**ウィリス動脈輪**〈ウィリスリング〉を構成する．ウィリス動脈輪は動脈瘤の好発部位である．
　［注：中大脳動脈はウィリス動脈輪を構成しない］
・外頸動脈の主要な枝は顎動脈と浅側頭動脈である．顎動脈から分岐する中硬膜動脈は棘孔から頭蓋腔内に入り脳硬膜の大部分に分布するが，浅側頭動脈とその他は頭皮や顔面，頸部に分布する．浅側頭動脈は頭蓋骨の外を走行する．外頸動脈は髄膜腫を栄養することが多い．

4・3 循環器の構造と機能

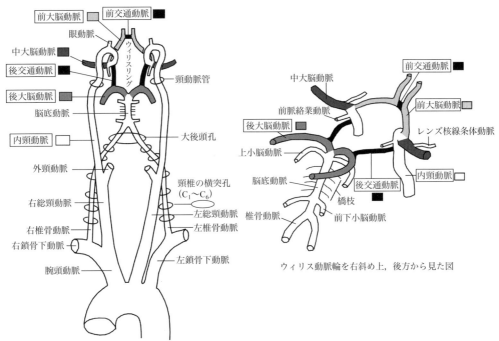

[注] 椎骨動脈は第6頸椎（C₆）の横突孔から上行する．

図4・60　大動脈弓からウィリス動脈輪へ

② 脳動脈の支配領域

脳血流量は心拍出量の約15％，全身の酸素消費量の約20％，グルコース〈ブドウ糖〉消費量の約15％を占める．脳動脈の支配領域は表4・15のとおりである．

表4・15　主な脳動脈の支配領域

脳動脈	支配領域
前大脳動脈	前頭葉，頭頂葉に分布．内面と前方2/3に血液を供給
中大脳動脈	大脳半球外側面の大部分に分布．線条体や内包にも血液を供給
後大脳動脈	後頭葉，側頭葉に分布．視床（間脳）や中脳にも血液を供給
脳底動脈	間脳を除く脳幹（中脳・橋・延髄）と小脳に血液を供給
椎骨動脈	延髄に血液を供給

[注：中大脳動脈の枝のレンズ核線条体動脈は**脳出血動脈**とも呼ばれる．脳内出血で最も多い被殻出血の原因動脈である]

③ 脳静脈と硬膜静脈洞

脳と顔面からの静脈は内頸静脈に，頭皮からの静脈は外頸静脈に注ぐ．脳の静脈は硬膜の内葉と外葉の間の静脈腔で脳全体，内耳，眼窩の静脈血を集め頸静脈孔を出て内頸静脈に注ぐ．**海綿静脈洞**（図4・61）は眼の真後ろにあり内頸動脈を囲むように存在する海綿状（スポンジ状）の静脈機能をもった部位である．

④ 頸部の血管

大動脈弓から腕頭動脈，左総頸動脈，左鎖骨下動脈の順に直接分岐する（図

4・62). 腕頭動脈はその後，右総頸動脈と右鎖骨下動脈に分かれる．鎖骨下動脈からは椎骨動脈が分岐する．総頸動脈は内頸動脈と外頸動脈に分かれる．分岐直後は外頸動脈の方が内頸動脈より内側に位置する．

(2) 心臓と胸部の血管
①冠状動脈と冠状静脈
- **冠状動脈**は上行大動脈の起始部（バルサルバ洞）から分岐する（図4・63）．主要な冠状動脈は，右冠状動脈，左冠状動脈の左前下行枝と左回旋枝の3本である．動脈の走行と分布域は，左手の握りこぶしを心臓に見立て，上から右手の親指，人差指，中指で覆うと立体的に把握しやすい（図4・64）．
- 冠状動脈にAHA〈アメリカ心臓協会〉の分画法による番号〈セグメント〉が付されている（図4・65，表4・16）．右冠状動脈：1〜4，左冠状動脈：5

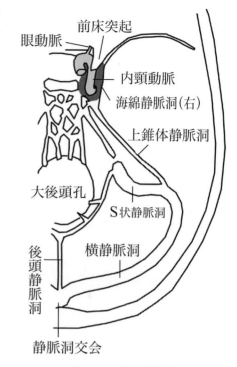

図4・61　海綿静脈洞

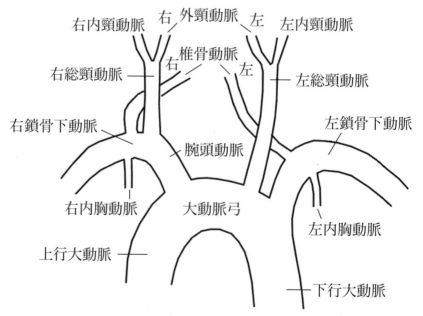

図4・62　大動脈弓から分岐する血管
　　［注：胸部大動脈は上行大動脈から横隔膜までである］
　　［注：下行大動脈は左鎖骨下動脈あたりから総腸骨動脈の分岐まで］
　　［注：下行大動脈は横隔膜を境に胸部大動脈と腹部大動脈に名称を変える］

(主幹部), 左前下行枝と枝: 6～10, 左回旋枝と枝: 11～15.

- 15がなく, 右冠状動脈のPD〈後下行枝〉が15の役割を果たしている場合がある. この場合, 左冠状動脈は5～14までとなる.
- 6をLMTの末からSEP〈中隔枝〉の分岐までとする場合もある.
- AHA冠動脈セグメント分類に対して, 3区域を加え1～18セグメントのSCCT〈Society of Cardiovascular CT〉分類があり, 心臓の造影CTで利用されている.

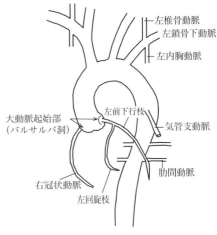

図4・63 冠状動脈の起始部

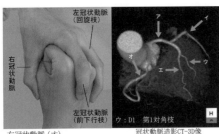

図4・64 冠状動脈と分布域

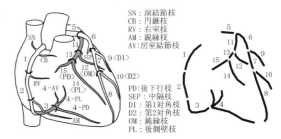

図4・65 AHAによる冠状動脈セグメント分類

解説㉕

表4・16中の略語: 以下, 枝(branch)は省略されている.
SN: sinus node
CB: conus
RV: right ventricular
AM: acute marginal
AV: atrio-ventricular
PD: posterior descending
SEP: septal
D: diagonal
OM: obtuse marginal
PL: posterior lateral

表4・16 AHAの冠状動脈セグメント分類*

右冠状動脈〈RCA: right coronary artery〉 1～4まで
1: RCA起始部～RV〈右室枝〉分岐まで, または起始部～AM〈鋭縁枝〉までの近位1/2
2: RV分岐～AM起始部まで, または起始部～AMまでの遠位1/2
3: AM〈鋭縁枝〉分岐～4-PD〈後下行枝〉起始部まで
4: 4-AV〈房室結節枝〉, 4-PL〈後側壁枝〉, 4-PD〈後下行枝〉…3本あるとは限らない

左冠状動脈〈LCA: left coronary artery〉 5～15まで
左主幹部〈LMT: left main trunk〉 5
5: LCA起始部からLAD〈左前下行枝〉とLCX〈左回旋枝〉の分岐まで

左前下行枝〈LAD: left anterior descending〉 6～10まで	左回旋枝〈LCX: left circumflex〉 11～15まで
6: LMTの末～対角枝D1の分岐まで	11: LMTの末～OM〈鈍縁枝〉の分岐まで
7: 1本目のD1分岐～D2分岐まで	12: OM〈鈍縁枝〉
8: D2分岐～LADの末まで	13: OM分岐部～PL〈後側壁枝〉分岐まで
9: 1本目の対角枝, D1〈第1対角枝〉	14: PL〈後側壁枝〉
10: 2本目の対角枝, D2〈第2対角枝〉	15: PL〈後側壁枝〉分岐部から末 [注: 15はPDが発達した者では欠損している]

- 心筋からの静脈血は冠状静脈となり心房及び心房中隔の静脈の一部が直接右心房に入る以外は冠静脈洞に集まって下大静脈の左下で右心房へ注ぐ.

②胸部の血管
- 肺動脈, 気管支動脈の枝と気管支の枝は並走し, 肺区域を形成するが肺静脈の枝は区域間を通るため並走しない（図4・66）.

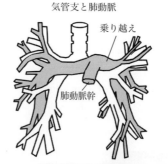
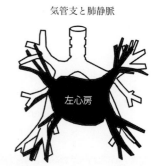

図4・66　気管支と肺動脈, 肺静脈の位置関係

- 図4・67は胸部大動脈の頭側端（大動脈弓）と尾側端（下行大動脈）のCT像である. 上大静脈, 気管, 食道の前後関係と心臓の4腔の位置関係を把握する.

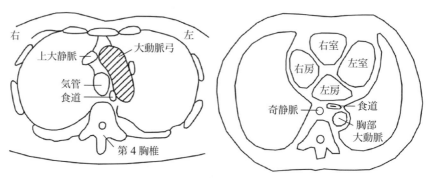

図4・67　大動脈弓部と心臓（4腔）の横断図

(3) 腹部の血管
①大動脈, 大静脈と直接交通する血管（図4・68）
- 上腸間膜動脈, 下腸間膜動脈, 腹腔動脈, 精巣動脈, 卵巣動脈, 腎動脈などは大動脈から直接分岐する. 腹腔動脈から脾動脈, 左胃動脈, 総肝動脈が直接分岐する.
- 肝静脈, 腎静脈は下大静脈に流入する. 左右の腕頭静脈は合流して上大静脈となり, 上大静脈には奇静脈が直接流入する. 腕頭動脈は1本だが, 腕頭静脈は左右で2本ある.

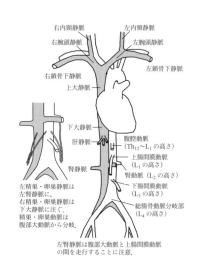

図4・68 大動脈と大静脈
Th：胸椎（thoracic vertebra）
L：腰椎（lumbar vertebra）

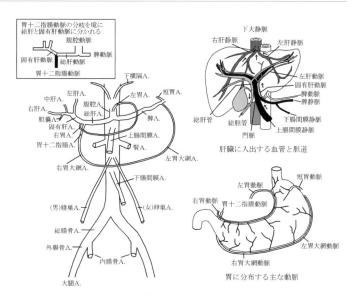

図4・69 腹部大動脈の主要な分岐，肝と胃の血管（A：動脈〈artery〉）

②肝臓へ入出する血管，胃への動脈分布

発泡剤で胃を膨張させた状態の腹腔動脈を中心とした動脈を**図4・69**に示す．
・肝へ向かう動脈は，腹腔動脈から分岐し右へ向かう総肝動脈*が始まりである．総肝動脈が胃十二指腸動脈を出すと名前を固有肝動脈に変えて，右・中・左肝動脈を出して肝に分布する．肝へは固有肝動脈と門脈が入り，肝静脈と総胆管が肝を出る．

③膵臓への動脈分布

膵臓に分布する動脈は大きく膵頭部に分布する動脈と膵体部や膵尾部に分布する動脈の2系統に分けられる（**図4・70**）．

・**膵頭部に分布する動脈**

脾動脈からの枝 → 背側膵動脈〈後膵動脈〉，大膵動脈，膵尾動脈，背側膵動脈と遠位の脾動脈を結ぶ横行膵動脈

・**膵体部，膵尾部に分布する動脈**

胃十二指腸動脈からの枝 → 上後膵十二指腸動脈，上前膵十二指腸動脈
上腸間膜動脈からの枝 → 下膵十二指腸動脈（胃十二指腸動脈につながる）

④小腸，大腸への動脈分布

上腸間膜動脈の栄養領域は斜め点線の左上（上行結腸，横行結腸，盲腸，小腸の大半）である．下腸間膜動脈の栄養領域は斜め点線の右下（下行結腸，S状結腸，直腸，小腸の一部）である（**図4・71**）．

(4) 四肢の血管

静脈とリンパ管には弁がある．特に四肢の静脈では弁の数が多い．なお，頭部の静脈や門脈などには静脈弁はない．

①上肢の血管（図4・72）

上肢の血管は動脈も静脈も造影検査の対象となるものは比較的少ない．逆行

解説㉖

肝動脈の分岐：腹腔動脈から総肝動脈，固有肝動脈を経て肝動脈へと分岐するのが一般的だが，上腸間膜動脈から右肝動脈や総肝動脈を出す人が約20％もいる．教科書に記載されている血管の分岐は平均的なものに過ぎない．

第4章 人体の構造と機能

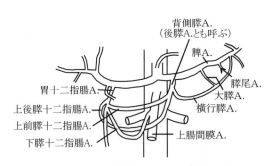

図4・70 膵臓に分布する動脈

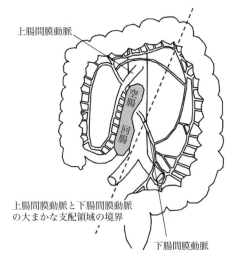

図4・71 腸に分布する動脈

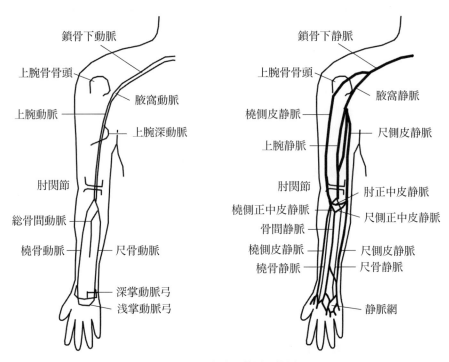

図4・72 上肢の動脈と静脈

性上腕動脈造影による脳動脈の造影や橈骨動脈からの心臓カテーテル検査やIVRが挙げられる．橈骨動脈は脈拍測定に多用される手首の動脈である．

②下肢の血管（図4・73）

　下肢では動脈を対象とする血管造影検査が実施されるが頻度は比較的少ない．それに比べ静脈を造影検査の対象とすること自体が少ない中で，深部静脈と浅部静脈を分けて造影する下肢静脈造影検査〈俗称：下肢ベノ〉は比較的多く実

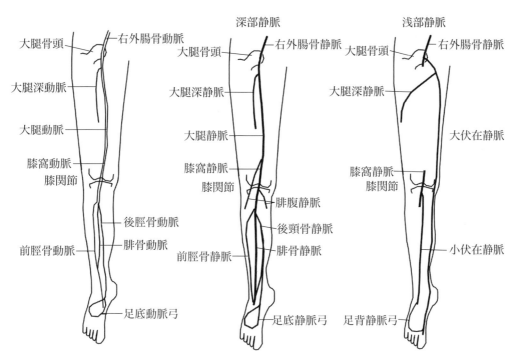

図4・73 下肢の動脈と静脈

(5) 門脈系と奇静脈系
①門脈系

右胃静脈，左胃静脈（胃冠状静脈），上腸間膜静脈，下腸間膜静脈，脾静脈，上膵十二指腸静脈，下膵十二指腸静脈，右胃大網静脈は**門脈系**（図4・74）に流入し肝臓に入る．門脈は機能血管で，酸素は乏しいが栄養に富んでいる静脈血を肝臓へ送っている．肝臓に入るのが門脈，肝臓から出るのが肝静脈である．肝静脈の静脈血は肝から下大静脈へと直接流入する．左胃静脈，右胃静脈，幽門前静脈を合わせたものを総称して**胃冠状静脈**と呼ぶ．しかし，左胃静脈だけを単に胃冠状静脈と呼ぶこともある．

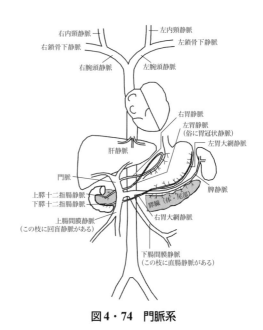

図4・74 門脈系

②奇静脈系

・奇静脈

奇静脈*（図4・75）は右総腸骨静脈から分岐した右腸腰静脈から始まる．右腸腰静脈は脊柱の右側を頭側へ向かうが，腹壁と胸壁からの4対ある腰静脈の右側の合流を受け，最下位の12番目の肋間静脈を受けた後，2本に分岐する．副流は左腎静脈の起始部近くの下大静脈へ流れる．奇静脈の本流は，さらに脊柱の右側を頭側へ向かい第2～第11肋間静脈の合流を受け，最後は右主気管支を後ろから前に跨いで奇静脈弓を描いて，上大静脈の背面につながり終わる．奇静脈は下大静脈の閉塞時における巨大な側副路を担っている．なお，奇静脈へは腸腰静脈，肋間静脈のほかに食道静脈，気管支静脈，上横隔膜静脈も注いでいる．

・半奇静脈

半奇静脈は左総腸骨静脈から分岐した左腸腰静脈から始まる．左腸腰静脈は脊柱の左側を頭側へ向かうが，腹壁と胸壁からの4対ある腰静脈の左側の合流を受け，最下位の12番目の肋間静脈を受けた後，2本に分岐する．副流は左腎静脈へ流れる．半奇静脈の本流は，さらに脊柱の左側を頭側へ向かい第9～第11肋間静脈の合流を受け，最後は第9肋間静脈の高さで奇静脈に合流して終わる．

・副半奇静脈

副半奇静脈は脊柱左側で，奇静脈と並行する静脈である．ただし，流れる向きは逆である．第4～第8肋間静脈からの静脈血が副半奇静脈として1本の静脈となり，最後は第8肋間静脈の高さで奇静脈に合流して終わる．

(6) 胎児の血液循環

胎児は肺でガス交換を行うことができないが，胎盤から送られる臍静脈により母体が取り込んだ酸素の供給を受けることができる．そのため胎児には臍静脈の血液を肺へ通さず，迂回させる**動脈管**〈ボタロー管〉や卵円孔がある．また，胎盤からの臍静脈には母体の肝臓で胎児がそのまま利用できるよう代謝済みの栄養分が豊富に含まれている．それにより，臍静脈血が胎児の門脈から肝臓へと送られる必要がないので，門脈と**静脈管**〈アランチウス管〉がつながり，肝を迂回して臍静脈の血液を直接下大静脈へと流している．このように，胎児のガス交換や

解説㉗
奇静脈と脊柱の位置関係：CT画像を見ると胸椎椎体の上端に接した奇静脈の断面が認められる．奇静脈弓では大きく右にカーブを描いているが，ほぼ正中に位置し頭側へ向かい走行している．
副半奇静脈は胸椎椎体のやや左側に位置している．

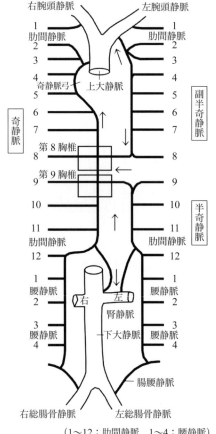

図4・75　奇静脈系
（1～12：肋間静脈，1～4：腰静脈）

肝臓による代謝は胎盤が代役を務め，肺や肝臓への血流を迂回する胎児特有の構造物をもつ特有の胎盤循環が行われている．

①**胎児特有の構造**（表4・17，図4・76）

・**動脈管〈ボタロー管〉**
　肺動脈幹から動脈管を介して大動脈弓へ血流を導く管である．

・**静脈管〈アランチウス管〉**
　臍静脈の血流を門脈から肝臓を迂回して下大静脈へ直接導く管である．

・**卵円孔**
　卵円孔は心房中隔にある孔である．右心房から卵円孔を通し，肺を迂回して直接左心房へと血流を導いている．

・**臍動脈，臍静脈**
　臍動脈は静脈性血を流す2本の血管で，**臍静脈**は動脈性血を流す1本の血管である．

②**胎盤循環**
　胎児のガス交換は胎盤を通して行われる．栄養も胎盤から胎児がそのまま利用できる状態で供給され，未熟な胎児の肝臓を通す必要がない．胎児の肝臓や

表4・17　胎児期の構造物とその遺残構造物

胎児期	動脈管〈ボタロー管〉	静脈管〈アランチウス管〉	卵円孔	臍動脈	臍静脈
出生後	動脈管索*	静脈管索	卵円窩	臍動脈索	肝円索

［注：＊動脈管索はボタロー靱帯とも呼ばれる］

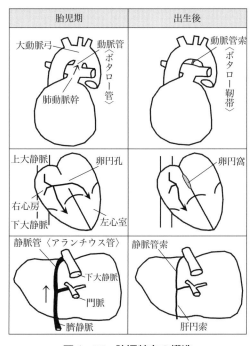

図4・76　胎児特有の構造

内腸骨動脈は臍を介して母体と直接つながり，①の胎児特有の構造を備え，出生後には見られない**胎盤循環**を行っている（図4・77）．

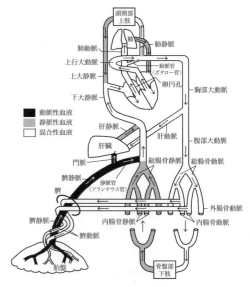

図4・77　胎盤循環

4) リンパの構造と機能
(1) リンパ液
心臓から出発した動脈血は動脈により全身の臓器，組織へと送られる．動脈は末梢で毛細血管へと移行し，血液中の血漿の一部は毛細血管壁から外へ出て，毛細血管と細胞の間隙（間質）に**間質液**〈組織液〉として分布する．全身の細胞は間質液に浸った状態にあるといえる．間質液は90％以上が水分だが酸素やアミノ酸，グルコース，脂肪酸などの栄養分，NaやKイオンなど多数の電解質を含んでいる．細胞は間質液から酸素や栄養，その他の供給を受ける．逆に，細胞から出された二酸化炭素や老廃物なども間質液を介して毛細血管へと移される．そして毛細血管は静脈へと移行し静脈血として血液を心臓へ戻すことになる．この過程の中で毛細血管に戻れなかった血漿（間質液）の一部が末梢の毛細リンパ管に入り，**リンパ液**となる．リンパ液は血漿とほぼ同じ成分であるが，細胞からの老廃物や細菌やウイルスなどの異物も含んでいる．リンパ液の中の液体成分を**リンパ漿**と呼ぶ．また，赤血球や血小板は大きく，毛細血管の壁を通ることができないためこれらを含まず，リンパ液は血液とは異なり淡い黄色を呈し，凝固能力も乏しい．なお，リンパ液の組成は体内のどの場所から発したリンパ液かで異なる．特に乳糜（にゅうび）は他のリンパ液と大きく異なっている．小腸の微絨毛から発したリンパ液は比較的大きな分子の**トリグリセリド**〈中性脂肪〉を腸管から門脈を経ずに静脈系へ運搬する働きがある．腸管からのリンパ液は白濁しており**乳糜**と呼ばれる．リンパ液中の細胞成分は，リンパ球（B細胞，T細胞，NK細胞）が主体となるが，リンパ液全体の中ではわずかである．

(2) リンパ管とリンパ節
①リンパ管
リンパ管は毛細血管と同じく1層の内皮細胞からできているが，基底膜をもたず内皮細胞間の結合もゆるいため容易に間質液を受け入れることができる．毛細リンパ管は全身の末梢から始まり，皮下から起こる**浅リンパ管**と体深部から起こる**深リンパ管**がある．リンパ管は周囲の結合組織と線維で固定されて，内部には多数の半月弁をもち，リンパ液を一方向に流している．

②リンパ節
末梢の網目状の毛細リンパ管から始まったリンパ管は，合流を繰り返し，次

第に太くなるが合流部にリンパ節がある．リンパ節は全身に400〜800個あるといわれ，米粒や小豆ほどの大きさで大きいものでも1cm以下である．リンパ節に入るリンパ管を**輸入リンパ管**，出るものを**輸出リンパ管**という（**図4・78**）．リンパ節に入ったリンパ液は**リンパ洞**を通る．リンパ洞内のリンパ小節にはリンパ球やマクロファージなどの免疫細胞が集合しており，リンパ液中の細菌やウイルス，異物などの貪食や除去を行う．リンパ節は生体防御機能を備え，2次リンパ組織の一つとして免疫活動の場を担っている．

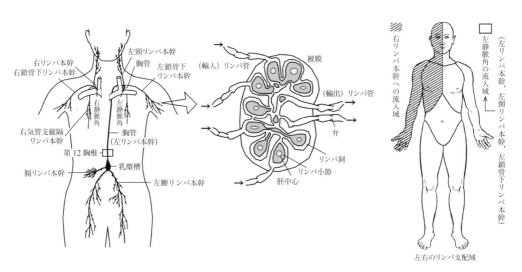

図4・78　全身のリンパ系とリンパ節

（3）リンパ液の流れ

毛細リンパ管は合流を繰り返し，リンパ節*を経て，集合リンパ管，主幹リンパ管となる．最後は胸管からは左*静脈角へ，右リンパ本幹からは右*静脈角へとつながり，リンパ液は静脈に流れる．リンパ液の流れには心臓のポンプ機能は利用できず，筋肉の収縮，弛緩や呼吸運動が利用されている．そのため流速は遅くムラがある．リンパ液は1日当たり数L流れ，1分当たりの流速は数cmである．流速はリンパ管の太さや場所で異なるが，血流に比べると非常に遅いのは明らかである［注：*静脈角は鎖骨下静脈と内頸静脈の合流部である］．

①右上半身からのリンパ液（図4・78斜線部）

右上半身の末梢からのリンパ液は右リンパ本幹に集まり最終的に右静脈角に注いで静脈へと流れる．

②右上半身以外からのリンパ液（図4・78斜線部以外）

左上半身の末梢からのリンパ液は胸管と共に左静脈角に流入する．下半身の末梢からのリンパ液は乳糜槽（にゅうびそう）（胸管の起始部）を経て胸管に集まり左静脈角に流入する．

・胸管は大動脈裂孔を通り胸部に至り，最終的に左静脈角にリンパ液を注いで静脈へと流れる．

解説㉘
ウィルヒョウ転移：左静脈角へは右上半身以外の広い範囲からのリンパ液が流入し，この部分のリンパ節（左鎖骨上窩リンパ節）をウィルヒョウリンパ節と呼ぶ．悪性腫瘍のリンパ節転移が認められた場合，ウィルヒョウ転移と呼ばれる．

第4章　人体の構造と機能

③肺のリンパ液

・右肺と左肺下部のリンパ液は気管右側を上行して，右静脈角に流入する．

・左肺上部のリンパ液は気管左側を上行して，左静脈角に流入する．

・左肺中部のリンパ液は，左右の静脈角に流入する．

(4) リンパの機能

①間質液の一部を循環

間質液の一部を絶えず静脈へ送り，血液循環を間接的にサポートする．

②免疫機構による生体防御

リンパ節は2次リンパ組織として体内に侵入した細菌やウイルス，異物などを免疫細胞により無力化する．

③有害物に対するフィルタ作用

リンパ節により異物，老廃物をろ過する．

④脂肪分を静脈へ直接運搬

小腸で吸収された脂肪分（モノグリセリド，脂肪酸）を小腸内壁のリンパ管（乳糜管）から取り込み，門脈を経ずに直接静脈へと運ぶ．

◎ 演習問題

問題1　肺の栄養血管はどれか．
   1．肺動脈
   2．内胸動脈
   3．肋間動脈
   4．気管支動脈
   5．外側胸動脈

問題2　上行結腸を栄養する血管はどれか．
   1．腎動脈
   2．腹腔動脈
   3．内腸骨動脈
   4．下腸間膜動脈
   5．上腸間膜動脈

問題3　肺静脈が流入する場所はどれか．
   1．右心室
   2．右心房
   3．左心室
   4．左心房
   5．上大静脈

問題4　肘静脈から注入した造影剤が最初に到達するのはどれか．
   1．右心室
   2．左心室
   3．大動脈
   4．肺静脈
   5．肺動脈

演 習 問 題

問題5　右心房に開口するのはどれか.
  1. 奇静脈
  2. 肺静脈
  3. 下大静脈
  4. 右腕頭静脈
  5. 左鎖骨下静脈

問題6　右心系の構造はどれか.
  1. 三尖弁
  2. 僧帽弁
  3. 冠状動脈
  4. 洞房結節
  5. 上行大動脈

問題7　心電図のP波に対応するのはどれか.
  1. 心室の興奮
  2. 心房の興奮
  3. 心室の興奮からの回復
  4. 心房の興奮からの回復
  5. 心房から心室への興奮の伝導

問題8　肺の組織に酸素を供給する血管はどれか.
  1. 肺静脈
  2. 肺動脈
  3. 内胸動脈
  4. 肋間動脈
  5. 気管支動脈

問題9　静脈血が流れる血管はどれか.
  1. 大動脈
  2. 肺動脈
  3. 冠状動脈
  4. 腹腔動脈
  5. 気管支動脈

問題10　2種類の静脈系を有するのはどれか.
  1. 膵　臓
  2. 副　腎
  3. 卵　巣
  4. 肝　臓
  5. 甲状腺

第4章◇人体の構造と機能

第4章 人体の構造と機能

問題11 脳底動脈から直接分岐するのはどれか．
1．眼動脈
2．後交通動脈
3．上小脳動脈
4．中硬膜動脈
5．中大脳動脈

問題12 頸椎横突孔を通過する血管はどれか．
1．外頸動脈
2．総頸動脈
3．椎骨動脈
4．内頸動脈
5．脳底動脈

問題13 冠動脈の造影3D-CT像を別に示す．右冠動脈はどれか．
1．ア
2．イ
3．ウ
4．エ
5．オ

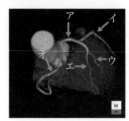

問題14 大動脈から直接分枝しないのはどれか．
1．冠状動脈
2．内頸動脈
3．腹腔動脈
4．卵巣動脈
5．上腸間膜動脈

問題15 胸部大動脈から直接分岐するのはどれか．
1．内胸動脈
2．右総頸動脈
3．右椎骨動脈
4．左鎖骨下動脈
5．右鎖骨下動脈

問題16 左心系に還流するのはどれか．
1．冠静脈
2．奇静脈
3．肺静脈
4．下大静脈
5．上大静脈

演 習 問 題

問題17 子宮動脈が分岐する血管はどれか.
   1. 大腿動脈
   2. 外腸骨動脈
   3. 内腸骨動脈
   4. 下腸間膜動脈
   5. 上腸間膜動脈

問題18 子宮動脈が分枝するのはどれか.
   1. 上殿動脈
   2. 内陰部動脈
   3. 内腸骨動脈
   4. 膀胱動脈
   5. 卵巣動脈

問題19 門脈系に流入する静脈でないのはどれか.
   1. 肝静脈
   2. 脾静脈
   3. 左胃静脈
   4. 上腸間膜静脈
   5. 下腸間膜静脈

問題20 胎児期に見られる動脈管で大動脈と直接交通するのはどれか.
   1. 右心房
   2. 肺静脈
   3. 肺動脈
   4. 内胸動脈
   5. 肋間動脈

問題21 リンパ系について正しいのはどれか.
   1. 胸管は右の静脈角に注ぐ.
   2. 胸管の起始部を脈絡叢という.
   3. 胸管は上半身のリンパ液を集める.
   4. 右下半身のリンパ液は左の静脈角に注ぐ.
   5. 静脈角とは肩甲上静脈と鎖骨下静脈の合流部をいう.

問題22 リンパ系の構造はどれか.
   1. 胸　管
   2. 心　耳
   3. くも膜
   4. バルサルバ〈Valsalva〉洞
   5. プルキンエ〈Purkinje〉線維

第4章◇人体の構造と機能

第4章 人体の構造と機能

問題23 リンパ系で正しいのはどれか.
　　　　1. 胸管の起始部を脈絡叢という.
　　　　2. リンパ管には血液が流入する.
　　　　3. 胸管は右上半身のリンパ液を集める.
　　　　4. リンパ系は心臓の拍動により流れる.
　　　　5. 右下半身のリンパ液は左の静脈角に注ぐ.

問題24 胸管が通るのはどれか.
　　　　1. 正円孔
　　　　2. 閉鎖孔
　　　　3. 食道裂孔
　　　　4. 大静脈孔
　　　　5. 大動脈裂孔

4・4 消化器の構造と機能

消化器は消化管と消化腺からなる．**消化管**は口から中咽頭，下咽頭，食道，胃，小腸（十二指腸，空腸，回腸），大腸の肛門に至る中腔性の器官である．**消化腺**は唾液腺，肝臓，胆嚢と胆道，膵臓などの器官である．消化腺は消化管の付属器官と位置付けられることもある．消化管は食物に対し消化作用を行いながら食塊を運搬する．消化腺は消化作用のある消化液などの様々な分泌物を合成し，消化管内に分泌する．

4・4・1 口腔と唾液腺の構造と機能

1) 口腔と唾液腺の構造（図4・79）

(1) 歯

永久歯は32本あり，6才ごろから生え始めて12才ごろに生え揃う．第3大臼歯〈智歯〉は俗に"親知らず"と呼ばれている歯で成人を過ぎたころに生える場合がある．乳歯では第3大臼歯がなく全部で30本となる．

(2) 唾液腺

三つの**大唾液腺**（耳下腺，顎下腺，舌下腺）と**小唾液腺**（口唇腺，頬腺，舌腺，口蓋腺）がある．主役となるのは大唾液腺である．唾液腺は口腔腺とも呼ばれる．

①**耳下腺（漿液腺）**

耳下腺は最も大きく，**耳下腺管**〈ステンセン管〉*を経て上顎の第2大臼歯の対側の口腔粘膜に開口する．開口部は耳下腺乳頭である．

②**顎下腺（漿液優勢の混合腺）**

顎下腺は**顎下腺管**〈ワルトン管〉を出し，舌下腺の内側を通り開口部付近で舌下腺管の一部を受けて舌の裏にある**顎下腺開口部**〈舌下小丘〉に開口する．

③**舌下腺（粘液優勢の混合腺）**

舌下腺の導管は舌下腺管で，舌の裏の**舌下腺開口部**〈舌下ヒダ〉に開く．なお，顎下腺管と合流する舌下腺管は**大舌下腺管**〈バルトリン管〉と呼ばれ，単独で舌下腺開口部に開口する舌下腺の導管は**小舌下腺管**〈リヴィヌス管〉と呼ばれる．

顎下腺→顎下腺管〈ワルトン管〉→顎下腺開口部〈舌下小丘〉に開口 　　　　↑大舌下腺管〈バルトリン管〉 舌下腺→舌下腺管→小舌下腺管〈リヴィヌス管〉→舌下腺開口部〈舌下ヒダ〉に開口

解説㉙
耳下腺管の名称：別名ステンセン管とも呼ばれるが，デンマークに生まれた17世紀の解剖学者 Niels Stensen は母語名とは異なる，Nicolas Stenol と名乗ったためステノン管とも呼ばれる．
舌下腺管はドイツの病理学者リヴィヌスにちなみリヴィヌス管とも呼ばれる．

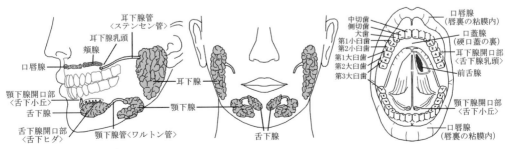

図4・79　口腔内と唾液腺

2）口腔と唾液腺の機能

歯は舌と共に食物を唾液と混ぜながら嚥下が容易で消化されやすい性状の**食塊**（しょっかい）を作る工程を担っている．また，歯には発声を補助する働きもある．唾液腺の働きは唾液の産生と分泌で，1日に1〜1.5Lが分泌される．安静時は顎下腺から全体の約60%が分泌され，最も大きな耳下腺は20%程度である．しかし，咀嚼時（そしゃく）では耳下腺から全体の約60%，顎下腺からは約30%の分泌と逆転する．舌下腺や小唾液腺から分泌される唾液はいずれも少ない．唾液腺には漿液腺，粘液腺，混合腺の三つのタイプがある．**漿液腺**から分泌される唾液は粘性が低く，アミラーゼを多く含み消化作用を補助している．**粘液腺**から分泌される唾液は粘性が高く，ムチンを多く含み，細菌の増殖を抑えると共に食塊を粘液で包み消化管への移動を容易にしている．**混合腺**は漿液腺と粘液腺の混合型である．耳下腺は漿液腺，顎下腺は漿液優勢の混合腺，舌下腺は粘液優勢の混合腺である．唾液には大きく分けて五つの働きがある．

①食塊の形成により消化を助ける．
②アミラーゼによる炭水化物の消化．
③リゾチームなどの分解酵素による抗菌作用．
④口内を清潔に保つ自浄作用．
⑤耳下腺から成長ホルモンの一種のパロチンが分泌される．

4・4・2 咽頭（中咽頭，下咽頭）の構造と機能

1）咽　頭
(1) 咽頭の構造
　4・2・2項1）の「咽頭」を参照．
(2) 咽頭の機能
　喉頭（4・2・3項2）(2)の「喉頭」を参照）の嚥下動作と喉頭蓋は食物を気管へ誤嚥させることなく下咽頭，食道へと送る重要な機構を担っている．

4・4・3 消化管の基本構造と機能

消化管の基本構造は内側から粘膜，筋層，漿膜の3層構造をなしている（図4・80）．

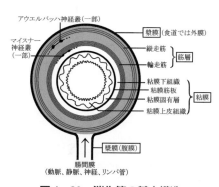

図4・80　消化管の基本構造

1）消化管の粘膜

粘膜は内腔から順に粘膜上皮組織，粘膜固有層，粘膜筋板，粘膜下組織からなる．

粘膜固有層は粘膜が独自にもつ層であることから固有〈proper〉という名称が付き，薄い疎性結合組織でできている．粘膜下組織と同様に毛細血管やリンパ管をもっている．**粘膜筋板**は食道で1層，小腸と大腸には2層あり，粘膜の運動や腸絨毛の伸縮運動を助けている．また，粘膜に発生した消化管のがんが筋層へ及ばないように防いでもいる．なお，消化管の

4・4　消化器の構造と機能

粘膜上皮は単層円柱上皮組織であるが，外科的肛門管と食道（食道胃接合部を除く）は重層扁平上皮組織である．

◎ **内在神経〈壁内神経〉系**
　蠕動運動を調節する**アウエルバッハ神経叢**〈筋層間神経叢〉と消化管ホルモンの分泌を調節する**マイスナー神経叢**〈粘膜下神経叢〉がある．これらは他の器官にはない特殊な神経系で**内在神経〈壁内神経〉系**と呼ばれる．

2）消化管の筋層
　基本的な消化管の筋層は2層で，内側に**輪状筋**〈輪走筋〉，その外側に**縦走筋**がある．それぞれ，消化管に対し輪状に走行，縦方向に走行する平滑筋である．食道，胃，小腸，大腸の境界には輪状筋による括約筋がある．例外的な筋層構造をもつ消化管もあり，食道の上部1/3と下部の食道括約筋，および外肛門括約筋は平滑筋ではなく骨格筋である．また，胃の筋層は2層ではなく輪状筋の内側に斜走筋をもつ3層の筋層となっている．さらに，結腸では縦走筋が3か所で**大網ひも**，**間膜ひも**，**自由ひも**と呼ばれる結腸ひもを作っている．これにより結腸に特有のハウストラと半月ヒダが形成される（図4・85参照）．

3）消化管の漿膜（腹膜）
　消化管の一番外側は漿膜で覆われるが，特に腹膜という名称をもっている（図1・4参照）．ただし，食道には漿膜（腹膜）はなく，疎性結合組織の外膜で覆われる．外膜は腹膜に比べ弱いため，食道の炎症や癌が周囲に波及しやすい原因となっている．また，十二指腸上部の一部，空腸，回腸，横行結腸，S状結腸，虫垂と直腸最上部の一部の腹膜は動脈，静脈，リンパ管や神経を出入りさせる腸間膜を形成している．これに対し上行結腸，下行結腸，直腸は腸間膜をもっていない．

4・4・4　食道の構造と機能

1）食道の構造
　食道は，長さ約25cm，太さ2〜3cmで厚さ約4mmの管状臓器である．食道粘膜は食道胃接合部を除き重層扁平上皮である．粘膜下層には固有食道腺があり，導管は粘膜表面に開口する．
・食道には3か所の生理的狭窄部位がある．

> 3か所：食道起始部（C_6），気管分岐部（Th_4），横隔膜貫通部（Th_9〜Th_{10}）

2）食道の機能
　食道は消化機能をもたず，食塊を下咽頭から胃へと食道壁の蠕動により送っている．そのため，臥位でも食塊は胃へと送られる．また，**食道胃接合部**〈EGJ：esophagogastric junction〉で胃の内容物の逆流を防いでいる．

4・4・5　胃の構造と機能

1）胃の構造
　胃の各部の名称は，系統解剖学（仰臥位で切開し上から見た状態での名称）と

解説㉚

消化管の固定：腸間膜をもたない上行結腸，下行結腸，直腸は腹壁や骨盤腔によって直接的に固定され大きく移動しない．しかし，横行結腸，S状結腸は，腸間膜に覆われて固定されているものの可動性が高い．

画像解剖学（バリウムを飲んで立位となった状態での名称，**図4・81**）とでは異なるものがある．系統解剖学では仰臥位となったときに最も低位となる場所を**胃底**と呼ぶ．胃を切開すると胃の内容物が溜まっている場所である．この胃底は画像解剖学では**穹窿部**と呼ばれる．立位では胃内のガスが溜まり膨らんだ場所となり穹窿部となる．画像解剖学での胃底部は**胃角**〈角切痕〉下の領域である．なお，系統解剖学では胃角〈角切痕〉から幽門までが**幽門部**とされる．幽門部は幽門括約筋からなる幽門管とその手前の幽門前庭に区別される．また，大弯には大網，小弯には小網が付着している．

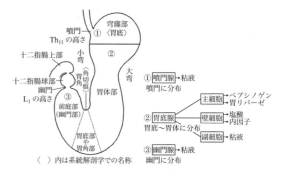

図4・81 胃の画像解剖図

・ストマップと呼ばれる胃の77区域分類法がある．

2）胃の機能

①食塊を一時的にとどめ，蠕動運動により胃液とよく撹拌させ粥状にする．
②胃は1日に1.5〜2Lの胃液を分泌する．消化液などを含む**胃液**により食塊を消化する．消化液や塩酸などを含む胃液は胃腺から分泌される．**胃腺**には分布場所から**噴門腺**，**胃底腺**，**幽門腺**の3種類がある．この中で胃底腺は，穹窿部〈胃底〉から胃体部と最も広範囲に分布し，**固有腺**とも呼ばれる．
③胃の内容物を3〜6時間かけて十二指腸へ送る．
　［注：胃の停滞時間が最も長いのは脂質で，次いで蛋白質である．糖質は最も短い］
④胃腺からの主な分泌物（**表4・18**）や消化酵素（後出の表4・24），消化管ホルモン（後出の表4・25）を表に一覧する．

表4・18 胃腺と主な分泌物

胃　腺		分泌物	働　き
噴門腺		粘液（ムチン）	胃壁を塩酸（胃酸）から保護する．
胃底腺〈固有腺〉	主細胞	ペプシノゲン	塩酸（胃酸）により蛋白質の消化酵素ペプシンとなる．
		胃リパーゼ	中性脂肪を分解，消化する酵素．
	壁細胞	塩酸（胃酸）	強い酸により細菌などを殺菌する．
		内因子	ビタミンB_{12}の吸収に必要な糖蛋白質．
	副細胞	粘液（ムチン）	胃壁を塩酸（胃酸）から保護する．
幽門腺		粘液（ムチン）	胃壁を塩酸（胃酸）から保護する．
	G細胞	ガストリン	G細胞から胃液分泌促進の消化管ホルモンを分泌．
	D細胞	ソマトスタチン	D細胞から胃酸分泌抑制の消化管ホルモンを分泌．

・塩酸は**胃酸**の主成分である．胃壁から分泌された水素イオンと塩化物イオンが

胃の内部で混合され塩酸が合成される．胃液のpHを約1.5の強酸性の状態に保ち，食物と一緒に侵入した微生物や細菌などを殺菌する．
- 粘液は胃粘膜上に層を作り，胃酸が直接胃粘膜と接触するのを防いで保護している．
- 内因子はビタミンB_{12}〈VB_{12}〉の吸収に必要な糖蛋白質である．VB_{12}は内因子と結合した状態でなければ吸収されない．内因子と結合したVB_{12}は回腸で吸収される．
- 胃酸の分泌は神経系と内分泌の影響を強く受ける．不安など精神的な影響により胃液の分泌が抑制されるのはよく知られている．胃酸の分泌を**脳相**〈**頭相**〉，**胃相**，**腸相**の3相に分けることができる．食物を前にし，視覚，味覚，嗅覚情報が副交感神経を介して胃酸の分泌が反射的に促進される（脳相〈頭相〉）．食物が胃に入ることで，これが刺激となってガストリンが分泌され胃酸の分泌が促進される（胃相）．食塊が十二指腸に移動するとガストリンが分泌され胃酸の分泌が促進される（腸相）が，他方で十二指腸粘膜からセクレチンやコレシストキニンなどの消化管ホルモンが分泌されて胃酸の分泌が抑制される（腸相）．
- 胃液や胃酸の分泌を促進あるいは抑制する，以下の影響因子がある．
  胃液分泌促進因子：アセチルコリン，ヒスタミン，ガストリンなど．
  胃酸分泌抑制因子：セクレチン，GIP，コレシストキニン，ソマトスタチンなど．

4・4・6 小腸の構造と機能

小腸は十二指腸，空腸，回腸の総称で，全長約6mの消化管である．輪状ヒダは十二指腸起始部の数cm下方から始まり，十二指腸上行部から空腸の近位でヒダは最も密となり，回腸は疎で回腸末端になると消失する．

1）十二指腸の構造（図4・82）

十二指腸という名称は指12本を並べた長さ（約25cm）に由来する．十二指腸は上部，下行部〈下行脚〉，水平部，上行部に区分される．上部は幽門に続く球部（十二指腸球部）を含み下行部までの範囲である．十二指腸を球部，下行部〈下行脚〉，水平部，上行部に区分する場合もある．十二指腸は十二指腸球部だけは腹膜の小網（肝十二指腸間膜）に覆われ

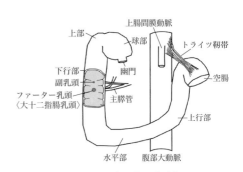

図4・82 十二指腸解剖図

て引き上げられ，トライツ靭帯により固定されC字形を維持している．十二指腸はトライツ靭帯の肛門側で腹腔内に出たところで**空腸**と名称を変える．

2）十二指腸の機能

小腸の主要な役割は食塊の消化と栄養の吸収である．しかし，十二指腸では栄養の吸収は行えず，消化も脂質に対してのみである．蛋白質，糖質は**管腔内消化**

第4章　人体の構造と機能

〈中間消化〉に留まる．管腔内消化とは，食塊の中和など最終的な消化である**膜消化〈終末消化〉**の準備段階の消化である．膜消化は栄養素を体内に吸収できるレベルまでに分解する最終的な消化である．膜消化は主として空腸で行われる．

①胃から送られた食塊に膵液，胆汁を混ぜて空腸へと送る．

②脂質の消化

　　胆汁中の胆汁酸により脂質を**ミセル化**〈乳化〉（解説㊲参照）し，膵リパーゼによりモノグリセリドと二つの脂肪酸に分解する．

③消化管ホルモンのコレシストキニン分泌

　　十二指腸に脂質を含む食塊が入ると十二指腸粘膜が刺激され，粘膜（I細胞）から消化管ホルモンのコレシストキニンが分泌される．**コレシストキニン**は胆嚢を収縮させ，オッディ括約筋を弛緩させて胆汁を十二指腸のファーター乳頭から放出させる．コレシストキニンには膵液の分泌促進や胃酸の分泌抑制の働きもある．

④消化管ホルモンのセクレチン分泌

　　胃液で強い酸性になった食塊が入ると十二指腸粘膜が刺激され，粘膜（S細胞）から**セクレチン**が分泌される．アルカリ性の膵液の分泌を促し，胃酸の分泌を抑制して十二指腸内を強い酸から中和して守り，膵から分泌され弱アルカリ性下で働く蛋白質分解酵素（トリプシンやキモトリプシンなど）を助ける．

⑤ブルンナー腺からの粘液分泌

　　十二指腸に固有の外分泌腺の**ブルンナー腺**がアルカリ性の粘液を分泌し，胃液により酸性となった食塊を中和する．ブルンナー腺は十二指腸近位部に多く，特に十二指腸球部で発達している．

⑥消化管ホルモンの胃抑制ペプチド分泌

　　糖質や脂質を含む食塊が入ると十二指腸粘膜が刺激され，粘膜から**胃抑制ペプチド**が分泌され，胃液の分泌を抑制する働きをする．なお，胃からは逆に食欲促進の作用をもつ消化管ホルモンの**グレリン**が分泌されている．

◎胆管，膵管の開口部

　　ファーター乳頭〈大十二指腸乳頭〉が十二指腸の下行部にあり，総胆管と主膵管が合流して開口する．また，ファーター乳頭のやや近位側（口側）に**小十二指腸乳頭**〈副乳頭〉があり，副膵管を開口させている．

3) 空腸，回腸の構造（図4・83）

　　十二指腸から**空腸**，**回腸**と続くが，空腸と回腸を区切る明確な境界はない．明確に区切ることはできないが，両者には全体的な特徴がある．小腸の内面には，**輪状ヒダ**〈ケルクリングヒダ〉の形成と，小腸表面から内腔へ膨大な数の突起状の**腸絨毛**が飛び出した構造がある．輪状ヒダも腸絨毛も空腸では密で，回腸では疎となっている．また，回腸では輪状ヒダの間隔が広く，腸絨毛が分布する密度も低い．輪状ヒダと約0.5 mmの腸絨毛の突起により小腸の表面積が何十倍にも拡大され，小腸全体の表面積をテニスコート約1面分もの広さにしている．空腸，回腸の内腔粘膜を覆う腸絨毛の突起は粘膜上皮組織であり，単層円柱上皮組織で所々に杯細胞を配置し，細かくいえば刷毛状の微絨毛をもつ単層絨毛円柱上皮組

解説㉛

腸被ばく：腸陰窩〈クリプト〉が放射線の照射を受け上皮幹細胞が分裂を停止しても，先行する分裂細胞が寿命を全うするまで2～3日の猶予がある．被ばく後2～3日で絨毛上の機能細胞が減少したとき下痢が始まる．線量が高くなると消化管中のリンパ濾胞が穿孔し下血を起こす．

4・4 消化器の構造と機能

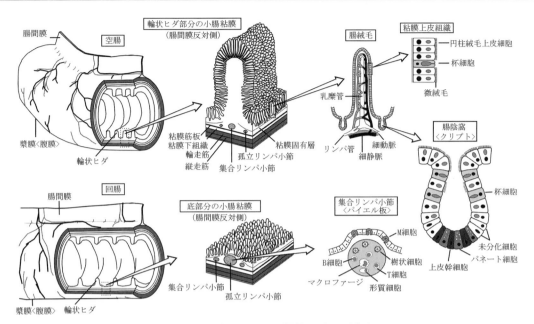

図4・83 空腸・回腸の輪状ヒダと腸絨毛

織からできている．腸絨毛の突起と突起の間の谷部分には**腸陰窩**〈クリプト〉と呼ばれる窪みがあり，内部は特殊な細胞からなる上皮組織となっている．腸絨毛の単層絨毛円柱上皮組織では杯細胞による粘液分泌と絨毛円柱上皮細胞による栄養の吸収が行われている．最も重要な働きは栄養の吸収であることから，この細胞を**吸収上皮細胞**と呼ぶことがある．

①腸陰窩〈クリプト〉

腸陰窩の底部には上皮幹細胞があり，ここから未分化上皮細胞を経て腸絨毛の絨毛円柱上皮細胞や杯細胞が作り出されている．腸陰窩は単に陰窩と呼ばれることもある．上皮幹細胞が作り出した上皮細胞は，腸陰窩から出て螺旋状に腸絨毛壁に沿って頂上へと移動し，2～3日後に先端で脱落する．また，底部には好酸性の大型の顆粒を多数内部に含む**パネート細胞**もある．パネート細胞は顆粒内にディフェンシンやリゾチームなどの殺菌作用を有する多種の物質を大量に蓄えており，顆粒を小腸内腔にすばやく放出して細菌などの病原体を排除することができる．腸陰窩を腺組織と捉えて，**腸陰窩腺**〈リーバーキューン腺〉*と呼ぶこともある．

②パイエル板〈集合リンパ小節〉

小腸粘膜の随所に孤立したリンパ小節（孤立リンパ小節）があり，孤立リンパ小節が集合した集合リンパ小節は特に**パイエル板**と呼ばれている．パイエル板は胃酸から免れた細菌などに対処する重要な免疫器官となっている．パイエル板は腸間膜の付着部の反対側で，腸絨毛の未発達な部位にある（図4・83）．パイエル板のある場所の表面は外見上平坦で，空腸と回腸に点在するがほとんどは回腸にあり，特に回腸末端部に多い．パイエル板には多くのB細胞，T細胞，形質細胞，樹状細胞，マクロファージなどの免疫細胞が集まっている．また，

解説㉜
リーバーキューン腺：解剖名のカタカナ表記は難しい．ペプシノゲンは，現在はペプシノゲンと表記されるのが主流である．そもそも，pepsinogenは英語圏ではペプシノジェンと発音される．リーバーキューン腺はウムラウトを含むのでドイツ語圏の研究者の発見とわかる．リーベルキューンはいかにも独語風だが，ドイツ人はリーバーと発音する．リーバーキューン腺が正しい表記である．ただし，学生時代にリーベルキューンと教えられた多くの学生にとってはリーバーキューン腺と聞くと違和感をもつだろう．

第4章 人体の構造と機能

パイエル板の粘膜上皮組織にはM細胞がある．M細胞は小腸内の抗原を取り込み，樹状細胞やマクロファージに抗原を提示することで抗原に対する特異的免疫応答を誘導する．それを受けB細胞は形質細胞に分化しIgA抗体を産出する．

4) 空腸，回腸の機能

糖質や蛋白質は十二指腸まででは中間的な消化を受けるにとどまり，消化が未完了な状態である．空腸，回腸の最も重要な機能は蛋白質，糖質の最終的な消化である**膜消化**〈終末消化〉とその栄養素の吸収である．この機能は主として空腸が担っており，空腸の腸絨毛の微絨毛先端にある**刷子縁**によって行われている．

①蛋白質，糖質を膜消化（最終的な消化）して吸収する．

腸絨毛により水や糖，アミノ酸，ミネラル，ビタミンなどの栄養も吸収される．

②パイエル板やパネート細胞による細菌などに対する防御．外部からの細菌などに直接さらされている空腸や回腸には免疫細胞の半数以上が集中しているといわれている．

③糖質の膜消化と吸収

空腸や回腸の粘膜の微絨毛に存在するマルターゼ，ラクターゼ，スクラーゼなどの2糖類水解酵素により，糖質は単糖に分解され，吸収が可能な最終的な消化が完了する．そして吸収可能な状態の単糖は速やかに小腸の腸絨毛にある上皮細胞から吸収される．

④モノグリセリドと脂肪酸，外因性コレステロールの吸収

モノグリセリドと脂肪酸は空腸や回腸の腸絨毛にある上皮細胞に取り込まれる．外因性コレステロールは空腸や回腸で輸送蛋白質の働きにより体内に吸収される．

⑤蛋白質の膜消化と吸収

空腸からペプチダーゼが分泌され吸収可能なペプチドやアミノ酸にすると共に，これらを空腸や回腸の腸絨毛にある上皮細胞から吸収していく．

4・4・7 大腸の構造と機能

1) 大腸の構造

大腸（図4・84）は回腸からバウヒン弁〈回盲弁〉を境に盲腸・虫垂，上行結腸，横行結腸，下行結腸，S状結腸，直腸と続く腸管である．大腸は大きく盲腸，結腸，直腸に分けられる．全長1.5～1.7mで内腔の表面積はテニスコート半面に相当する広さをもつ．

◎ **ハウストラと半月ヒダ**

大腸に見られる特有の構造である（図4・85）．大腸は長軸方向に，縦走筋の集合である3本のひも（自由ひも，大網ひも，間膜ひも）をもつ．3本の

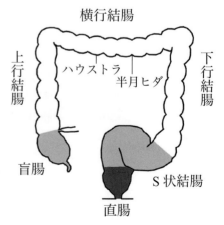

図4・84 大腸概観図

解説㉝
大腸に比べ小腸の疾患は少ない：小腸の内側の細胞（上皮細胞）は約3日で入れ替わり，短期間で一新される．細胞が短い期間で新しくなるため，異常な細胞が成長する間が短い．これに対し，大腸の上皮細胞が入れ替わるのは約10日と長く，異常な細胞の成長を許してしまう猶予がある．癌を含め小腸の疾患は少ない．

ひもは盲腸の末端で引っ張られたような状態になっており，**結腸膨起**〈**ハウストラ**〉と陥没部分〈**半月ヒダ**〉が形成されている．

◎**肛　門**（図4・86）

直腸の下部は直腸膨大部で，約3 cmの肛門管に移行する．**肛門管**には，肛門括約筋で囲まれる部分の**外科的肛門管**（恥骨直腸筋上縁〜肛門の縁）と，肛門上皮で覆われる部分の**解剖学的肛門管**（歯状線〜肛門の縁）がある．外科的肛門管は約3 cm，解剖学的肛門管は1.5〜2.0 cmである．大腸癌取扱規約の肛門は外科的肛門管と規定されている．肛門管の粘膜下には（皮下）静脈叢があり肛門周囲を網の目状に覆う．痔核はこの部分が瘤状の静脈瘤となったものである．

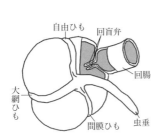

図4・85　虫垂側から見た盲腸

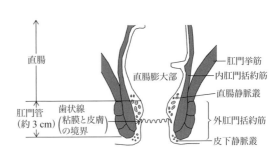

図4・86　肛門の構造

2）大腸の機能

①水分や電解質の吸収

大腸は水分や電解質の吸収を行うが，消化作用はもたない．

②便を作る

飲食したものは2〜3日後に便として排泄される．盲腸は特定の機能をもたない退化した臓器と考えられているが，結腸は便を作る働きを担っている．また，直腸は便を一時的に溜め，粘膜の刺激により便意を起こさせ肛門から排便となる．

③大腸常在菌による食物繊維の分解や感染予防

常在菌は外界と接触している皮膚，鼻腔，気道，口腔，尿路などあらゆる場所に生息しているが，大腸には大腸菌や乳酸菌など100種類以上が常在している．大腸の常在菌は食物繊維の分解や感染予防に関与する．食物繊維に対する消化酵素がないため消化はされないが，大腸で常在菌による発酵を受けて分解されるものがある．その際の発酵産物として，短鎖脂肪酸や二酸化炭素，水素，メタンガスが発生する．短鎖脂肪酸の多くは大腸粘膜組織から吸収されて上皮細胞組織の増殖や粘液分泌，活動のエネルギー源として利用される．また，短鎖脂肪酸は大腸内を弱酸性とし有害な菌の増殖を防ぐ働きもしている．

4・4・8　肝臓の構造と機能

1）肝臓の構造

肝臓は約1.5 kgと皮膚に次いで重く，再生能力の高い臓器である．肝臓は横隔膜の下で右胸郭内にある．肝臓は浮いた状態であるが，**間膜**により固定されてい

解説㉞
間膜による肝臓，脾臓の固定：ラテン語の学名には，固定の意味からligamentumが使われ，日本語では靱帯と訳され，強固な結合組織を意味するものとなった．しかし，腹膜による肝臓，脾臓の固定は間膜と呼ぶのが一般的となっている．

る．肝臓の前面と後面を覆った腹膜は，合わさって横隔膜下面との間に肝鎌状間膜，左右の肝冠状間膜，左右の三角間膜となって肝臓を固定する．なお，脾臓も同様に間膜により固定されている．

(1) マクロな構造

解剖学的には鎌のような形をした**肝鎌状間膜**により右葉と左葉に視覚的に分けられるが，臨床上は下大静脈と胆囊（窩）を結ぶカントリーラインにより，左葉がより大きくなる位置で分割される．この右葉と左葉は頭尾方向にそれぞれ縦に2分され，右葉は前区域と後区域，左葉は内側区域，外側区域の4区域に分割される．これは肝臓の**外科的4区域**とされる（図4・87右）．さらに，右葉と左葉をそれぞれ二つに分割し右葉4区域，左葉4区域の計8区域としたものが，**亜区域の8分割**である．この分割法は門脈による肝の栄養支配に基づくもので，**機能的区分**や**外科的区分**といわれる．外科手術による系統的肝切除として合理性がある．このように肝臓を門脈の分岐をもとに亜区域の8分割にする分類は一般に**クイノーの肝区域**と呼ばれる．

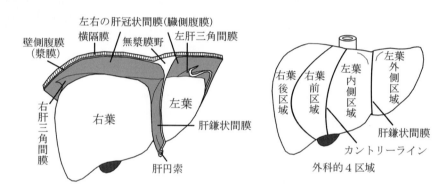

図4・87　肝臓を固定する膜と外科的4区域

◎ クイノーの肝区域（表4・19）

8区域はS1〜S8の8個の（亜）区域〈セグメント〉からなる．左葉はS1〜S4，右葉はS5〜S8である．肝を下面から見たときの形状からS1は**尾状葉**，S4は四角い形状から**方形葉**と呼ばれる．S1〈尾状葉〉は下大静脈の腹側の2/3を囲むように位置している．肺区域と同様に外科手術で亜区域による系統的肝切除が広く行われていることからクイノーの肝区域を理解する必要がある．右手で親指を中に入れて握りこぶしを作り自分の右側腹部に親指側のこぶしを付ける．このとき，親指の爪がS1で，人差し指の基節骨がS2，PIP関節を挟んで中節骨がS3，中指はS4というようにクイノーの肝区域を立体的に把握できる（図4・88左下）．

(2) ミクロな構造

肝臓の最小単位は**肝小葉**である（図4・89）．肝小葉は直径約1mm，高さ1.5mmほどの六角柱の構造体である．これが縦に連続的に配置され，血管や胆管と共に肝臓を構成している．肝小葉の中心には中心静脈があり，六角形の各頂点には小葉間静脈がある．両者は肝小葉を縦に貫いて対向している．中心静脈と小葉間静脈の間には**類洞**〈洞様毛細血管〉があり，内部に**クッパー細胞***や**ピット細胞**（肝

解説㉟
クッパー細胞：クッパー星細胞とも呼ばれる．ドイツ人の解剖学者クッパーは肝臓で2種類の細胞（星細胞）を発見した．後に貪食能を有する星細胞はクッパー細胞，日本人解剖学者の伊東により研究されたディッセ腔にある星細胞は伊東細胞〈肝星細胞〉と呼ばれる．

4・4 消化器の構造と機能

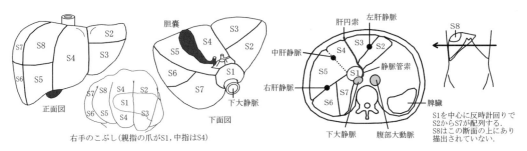

図4・88 クイノーの肝区域

表4・19 クイノーの肝区域

左 葉			右 葉		
S：segment	区 域	亜区域	S：segment	区 域	亜区域
S1〈尾状葉〉	尾状葉	内側区域	S5	前区域	下（尾側）区域
S2	外側区域	後上（背側）区域	S6	後区域	下（尾側）区域
S3	外側区域	前下（腹側）区域	S7	後区域	上（頭側）区域
S4〈方形葉〉	内側区域	内側区域	S8	前区域	上（頭側）区域

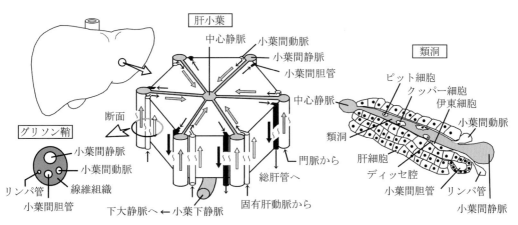

図4・89 肝の微細構造（肝小葉）

の類洞定着のNK〈ナチュラルキラー〉細胞）を入れ，両側には肝実質細胞の肝細胞を幾重にも配列させている．小葉間静脈に小葉間動脈が並走しており，両者は中心静脈へと合流する．小葉間胆管もこれらに併走するが，肝細胞で作られた胆汁を集め，逆方向に流れて中心静脈とは交通しない．

門　脈→	小葉間静脈→	中心静脈→	下大静脈へ
固有肝動脈→	小葉間動脈→	中心静脈→	下大静脈へ
小葉間胆管→	肝内胆管→	総胆管へ	

肝小葉を縦に走る六角形の各頂点にある小葉間静脈，小葉間動脈，小葉間胆管，リンパ管は線維組織に包まれ束ねられ**グリソン鞘**を形成している．

第4章 人体の構造と機能

2) 肝臓の機能

肝臓には様々な機能があるが，（1）合成，（2）分解と不活性化などの代謝と（3）解毒と排泄，（4）貯蔵，（5）胎児の造血の五つに集約される．なお，一般的には肝臓自体の機能に消化酵素やホルモンの産生はないとされる．しかし，肝臓で作られる蛋白質で細胞内輸送を受け細胞外に放出され，高血糖の原因となる**セレノプロテインP**が発見されている．**セレノプロテインP**は肝臓から分泌され血液を介して全身で様々な作用を起こす肝臓由来のホルモンと認識されている．肝臓由来のホルモンは**ヘパトカイン**と総称される．

(1) 合　成

①グリコーゲンの合成

グルコース〈ブドウ糖〉*から**グリコーゲン**を合成して貯蔵する．また，ピルビン酸，乳酸，アミノ酸，脂肪酸，グリセロール〈グリセリン〉などからグルコースを生成（**糖新生**）し，さらにそれをもとにグリコーゲンを合成もする．グリコーゲンの分解と糖新生は膵臓から分泌される**グルカゴン**により促進される．

②蛋白質の合成

アルブミン，グロブリン，血液凝固因子のフィブリノゲン，アンジオテンシノゲン（アンジオテンシンの基質）などの蛋白質をアミノ酸から合成する．アンジオテンシノゲンは腎糸球体で分泌される酵素のレニンにより一旦，生理活性のないアンジオテンシン I となり，アンジオテンシン I 転換酵素〈ACE〉によって昇圧作用のあるアンジオテンシン II となる．

③中性脂肪，コレステロール，リン脂質，脂肪酸の合成

肝臓は**中性脂肪**〈トリグリセリド〉，**コレステロール，リン脂質，脂肪酸**を合成する．体内のコレステロールは食品から摂取される外因性コレステロール約30% に対し，肝臓で合成される内因性コレステロールは約70% を占める．なお，脂肪酸のβ酸化による分解で発生するケトン体はクエン酸回路でエネルギー産生に利用される．

④核酸の合成

肝臓では新たに**核酸**を合成（デノボ合成）することができる．なお，細胞分裂の盛んな骨髄や腸粘膜などでは核酸の分解物を使って，核酸を再利用により合成（サルベージ合成）している．

⑤胆汁生産

肝臓はコレステロールを材料に胆汁の主成分である胆汁酸を合成する．**胆汁**は1日約1L生産（濃縮前の原液）される．胆汁には胆汁酸塩，胆汁色素，コレステロール，ビリルビンなどが含まれる．なお，ビリルビンは肝臓が分解した老化赤血球から出たヘモグロビンから作られる．胆汁は胆管から胆囊へ送られ5〜10倍に濃縮され一時的に貯蔵される．

⑥ビタミンDの中間代謝

食品から摂取したビタミンDや皮膚で合成されたビタミンD_3は不活性型である．肝臓では，ビタミンD_3を水酸化し，ビタミンD結合蛋白質と結合させ活性型に向けての中間代謝を行う．最終的にビタミンD_3は腎臓で活性型に変換される．

解説㊱
ブドウ糖，グルコース，グリコーゲン：炭水化物から食物繊維を除いたものが糖質である．糖質の最小単位は単糖で，その中の一つがグルコースである．日本ではブドウから発見されたためブドウ糖とも呼ぶ．グルコースは直接利用できるエネルギー源である．グリコーゲンはデンプンと同じ多糖類の代表である．グリコーゲンは直接的に利用できないが，肝臓でグルコースから合成され貯蔵される．グリコーゲンは必要に応じ，グルコースに分解されて消費される．

148

(2) 分解と不活性化

①ヘモグロビンの分解，代謝

　脾臓と同様に老化赤血球はマクロファージ（クッパー細胞）により貪食処理され，ヘモグロビンを分解して代謝する［注：肝臓の組織定着マクロファージはクッパー細胞であり，これは体内の全組織定着マクロファージの約9割を占めるほど多い］．

②血小板の破壊

　老朽化した血小板は肝臓や脾臓でマクロファージにより貪食処理される．

③不要なホルモンの不活性化

　エストロゲン（女性ホルモン）などを不活性化する．肝障害により不活性化を免れたエストロゲンの作用により男性で女性化乳房が生じる．エストロゲンは卵巣から分泌されるが，精巣から分泌される男性ホルモンのテストステロンの一部がエストロゲンに変換される．エストロゲンに限らず，肝臓は過剰なホルモンや役目を終えたホルモンを不活性化し代謝して，適正なホルモン濃度の維持を行う働きをもっている．

(3) 解毒と排泄

①有害なアンモニアから尿素，プリン体から尿酸を合成

　蛋白質やアミノ酸の代謝で生じる窒素や有害なアンモニアを**尿素回路**〈オルニチン回路〉により**尿素**に合成し無毒化する．肝機能の著しい低下による高アンモニア血症で意識障害などの肝性脳症を引き起こす場合がある．また，プリン体を材料として**尿酸**を合成する．尿酸は骨髄，筋肉，小腸でも作られる．尿素や尿酸は腎を経て尿中排泄される．

②アルコール，薬剤，毒性物質の分解と解毒

　アルコールを肝内の酵素により分解し，中間代謝物質として生成される有害なアセトアルデヒドもアルデヒド脱水素酵素により無害な酢酸へと分解する．

　類洞内のクッパー細胞やピット細胞（肝類洞定着のNK〈ナチュラルキラー〉細胞）が薬剤や毒素を異物として貪食，除去する．ピット細胞はクッパー細胞と協同し，腫瘍細胞を貪食するとの報告がある．

(4) 貯　蔵

①必須微量元素の貯蔵

　鉄（フェリチン鉄），銅，コバルトなどの必須微量元素を貯蔵する．

②ビタミンA，B_{12}，葉酸の貯蔵

　ビタミンB_{12}，葉酸などを貯蔵する．類洞と肝細胞の間（ディッセ腔）にある伊東細胞〈肝星細胞〉がビタミンAを貯蔵する．

③グリコーゲンの貯蔵

　肝で合成したグリコーゲンを貯蔵し，必要時にグリコーゲンを分解してグルコース〈ブドウ糖〉を生成する．グリコーゲンはエネルギー源や血糖上昇に使われる．

(5) 胎児期の造血

　成人では，造血が骨髄で行われるが，胎児では妊娠4～5週ごろから肝臓で造血が始まる．出生後，新生児は生後4週くらいまでは全身の骨髄で造血を行うものの，

成人を過ぎると造血の場所は椎骨，胸骨，肋骨などに限定される（図4·95）．

4·4·9 胆道，胆嚢の構造と機能

1）胆道，胆嚢の構造（図4·90）

胆嚢は肝右葉の下面（胆嚢窩）にある長さ7〜10 cm，幅3〜10 cmの袋状の臓器である（**表4·20**）．胆嚢管内には**ハイスター弁**〈螺旋ヒダ〉がある．胆嚢は体位により移動するが，頸部の可動範囲は狭い．右肋骨弓と右乳頭線との交点から正中線に垂直に下ろした線を**アンガーの胆嚢線**という．アンガーの胆嚢線と右肋骨弓と正中線によって囲まれる三角形の中にどのような体位をとっても胆嚢頸部は必ず含まれる．肝臓を出た肝外胆管は直径0.5〜1 cm，長さ約10〜15 cmの管である．

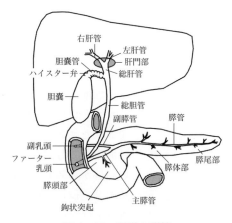

図4·90　胆道と膵管

表4·20　胆道，胆嚢

胆道	胆管	肝内胆管	左右の肝管	毛細胆管から始まり小葉間胆管を経て肝内部で左右一対の肝管となり肝から出る．
		肝外胆管	総肝管	肝外に出た胆管が総肝管で胆嚢からの胆嚢管と合流し総胆管となって十二指腸のファーター乳頭〈大十二指腸乳頭〉へ開口する．
			総胆管	
	胆嚢		胆嚢管	

2）胆道，胆嚢の機能

胆汁は肝臓で作られるが，胆嚢で5〜10倍に濃縮され，総胆管を経て放出される．十二指腸に脂質を含む食塊が入ると十二指腸粘膜が刺激され，粘膜から消化管ホルモンのコレシストキニンが分泌される．コレシストキニンにより胆嚢は収縮し，ファーター乳頭部のオッディ括約筋も弛緩し，胆汁を十二指腸のファーター乳頭から放出させる．

4·4·10　膵臓の構造と機能

1）膵臓の構造

膵臓は胃の背面で腹部の中央に位置する．長さ約15 cm，幅と厚さが3 cmほどの楔形の臓器で，重量は約60 gある．**膵頭部，膵体部，膵尾部**に分けられる．膵頭部は十二指腸下行部に接し，膵尾部は脾臓に近接する．膵臓の背側を脾静脈が横走している．

2）膵臓の機能

膵臓は外分泌腺として膵液を分泌し，内分泌腺としてホルモンを分泌する．

4・4 消化器の構造と機能

①膵液の分泌

外分泌機能として**膵液**を分泌する. 膵液は重炭酸を含み, 胃液の塩酸を中和する弱アルカリ性の透明な液体で, 1日に約0.5～0.8L分泌される. 膵液は**ファーター乳頭**〈大十二指腸乳頭〉と**副乳頭**〈小十二指腸乳頭〉から放出される. 膵液には, 糖質を分解する（膵）アミラーゼ, 脂質を分解する（膵）リパーゼ, 蛋白質を分解するトリプシンやキモトリプシンが含まれている（**表4・21**）. ほかに核酸を分解する酵素のヌクレアーゼも含まれている.

表4・21 膵液の消化酵素, 分解酵素の働き

消化, 分解酵素	働き
（膵）アミラーゼ	糖質の消化. 多糖類を低分子の糖類や単糖類に分解.
（膵）リパーゼ	脂肪の消化. モノグリセリドと2個の脂肪酸に分解.
トリプシン, キモトリプシン	蛋白質の消化. ポリペプチドを低分子のペプチドへ.
ペプチダーゼ	低分子のペプチド（オリゴペプチド）を吸収可能なジペプチドやトリペプチド, アミノ酸に分解する.
ヌクレアーゼ	核酸の消化. 核酸をヌクレオチドに分解する.

②膵ホルモンの分泌

内分泌機能としてホルモンを分泌する. **膵ホルモン**（**表4・22**）として血糖を上昇させるグルカゴン, 逆に血糖を低下させるインスリンとインスリンの過剰分泌の際などに血糖を上昇させるソマトスタチンなどが分泌される. これらは膵組織内に散在する細胞集団のランゲルハンス島で作られ分泌される.

表4・22 膵臓のホルモン

ホルモン	働き	ランゲルハンス島	血糖値
グルカゴン	肝のグリコーゲンを分解	α［A］細胞	上 昇
インスリン	血液中の糖消費を促進 肝でグリコーゲンを貯蔵	β［B］細胞	低 下
ソマトスタチン	グルカゴン, インスリンや成長ホルモン, ガストリン, セクレチン分泌抑制.	δ［D］細胞	過剰分泌で上昇

4・4・11 糖質, 脂質, 蛋白質の消化と吸収

炭水化物（糖質と食物繊維からなる）, **脂質**, **蛋白質**は**3大栄養素**である. 炭水化物の中で食物繊維は消化も吸収もされないため, 消化の対象となるのは糖質である. ここでは糖質, 脂質, 蛋白質の消化と吸収を概説する. なお, 食物繊維には対応する消化酵素がないため消化はされないが, 大腸で常在菌による発酵を受けて分解されるものがある. 発酵産物として短鎖脂肪酸や二酸化炭素, 水素, メタンガスが発生する. 短鎖脂肪酸の多くは大腸粘膜組織から吸収されて上皮細胞組織の増殖や粘液分泌, 活動のエネルギー源として利用される. 4・4・7項2）③を参照のこと.

1）糖質の消化と吸収

炭水化物から食物繊維を除いたものが**糖質**である．**単糖類**が最小単位であり，単糖類が結合（結合の数を**重合度**と呼ぶ）して**2糖類**（単糖2個），**少糖類**〈オリゴ糖〉，**多糖類**（単糖10個以上）となる．単糖類の代表はグルコース〈ブドウ糖〉やフルクトース〈果糖〉であり，多糖類ではグリコーゲンやデンプンがあげられる．なお，2糖類は単糖類が2個結合したものだが，グルコースが2個結合したものは麦芽糖，グルコースとフルクトースが結合したものはショ糖などと名前を変える．いわゆる"砂糖"はショ糖を主成分としたものである．

(1) 糖質の消化

食品中の糖質は口腔内で唾液中の**糖質分解酵素**（唾液）**アミラーゼ**〈ジアスターゼ〉により糖質分解の初期消化を受ける．アミラーゼには**α-アミラーゼ**，**β-アミラーゼ**，**グルコアミラーゼ**と大きく分けて3種類があり，それぞれで働きがやや異なる．これらは，デンプンやグリコーゲンを麦芽糖やオリゴ糖，より低分子の多糖類に分解する働きをもつ．主役となるのはα-アミラーゼで，これはデンプンやグリコーゲンなどの多糖類の結合部位を不規則に切断し，重合度の低い糖類にする糖質分解酵素である．唾液アミラーゼ（α-アミラーゼ）は食塊と共に胃に入り，強酸により効果を失うまで機能する．十二指腸では膵臓から分泌される膵アミラーゼ（α-アミラーゼ）により糖質分解の作用を再び受け，2糖類や3糖類，一部は単糖類のグルコースにまで分解される．さらに空腸以降の小腸粘膜の微絨毛から分泌されるマルターゼ，ラクターゼ，スクラーゼなどの2糖類水解酵素により単糖に分解され，吸収が可能な状態となって消化が完了する．

(2) 糖質の吸収

糖質は消化により吸収可能な単糖となり，速やかに空腸や回腸の腸絨毛にある上皮細胞から吸収され，門脈を経て肝臓へと運ばれる．

2）脂質の消化と吸収

脂質には多くの種類があるが，食品中に含まれる脂質の約95％は中性脂肪〈トリグリセリド，トリアシルグリセロール〉である．コレステロールはそれに次ぐ．

(1) 中性脂肪の消化と吸収

中性脂肪は脂肪酸とグリセリン〈グリセロール〉の結合体で，グリセリン1分子に脂肪酸が3分子結合したものである．なお，中性脂肪の最終的な消化産物の**モノグリセリド**〈モノアシルグリセロール〉はグリセリン1分子に脂肪酸が1分子結合したものである．脂質の消化にはリパーゼが不可欠であるが，水溶性の液体であるリパーゼは脂質と互いに水と油のように混ざらず，リパーゼは脂質に作用することができない．そのため胆汁中の胆汁酸による脂質の**ミセル化**〈乳化〉が必要となる．ミセル化は十二指腸の中で行われる．ミセル化*については左記の解説㊲を参照．ミセル化〈乳化〉されたトリグリセリドは，膵臓から分泌されるリパーゼにより，モノグリセリドと二つの脂肪酸に分解される．膵リパーゼはトリグリセリドの両端の脂肪酸を切断するので，モノグリセリドと二つの脂肪酸ができる．モノグリセリドと脂肪酸は小腸（空腸や回腸）の腸絨毛にある上皮細胞に取り込まれる．しかし，モノグリセリドの方は小腸（空腸や回腸）の上皮細胞内でトリ

解説㊲

胆汁（胆汁酸）によるミセル化：胆汁酸には油になじむ側（疎水基）と水になじむ側（親水基）がある．胆汁酸は脂質の疎水基と結合することができる．大量の胆汁酸は脂質を取り込み，膨大な数の微粒子〈ミセル〉となって液体中に分散する．ミセル化した脂質の外側は親水基で覆われ，この部分が界面になる．リパーゼは広域に分散する界面を介して作用することが可能になる．

4・4 消化器の構造と機能

グリセリドに戻されてリンパ管へ送られ，白濁したリンパ液（乳糜）のもととなる．最終的にトリグリセリドは血管内皮細胞表面にあるリポ蛋白質リパーゼや肝性リパーゼによって，吸収可能な脂肪酸とグリセリンに分解される．

(2) コレステロールの消化と吸収

体内の**コレステロール***の約30％は食品から摂取される**外因性コレステロール**で，約70％は主に肝臓（一部は小腸や皮膚など）で合成された**内因性コレステロール**である．外因性コレステロールは空腸や回腸で輸送蛋白質の働きで体内に吸収される．コレステロールは蛋白質と結合し，リポ蛋白という粒子になり全身の血液中を移動し運搬される．

3) 蛋白質の消化と吸収

蛋白質はアミノ酸からできている．蛋白質はアミノ酸のペプチド結合により作られる．**ペプチド結合**は，アミノ酸分子のアミノ基〈-NH₂〉と他のアミノ酸分子のカルボキシル基〈-COOH〉が結合し，水〈H₂O〉が1分子取れて，脱水縮合(-CONH-)したものである．2個以上のアミノ酸が結合したものを"**ペプチド**"と呼ぶ．2〈di〉個のアミノ酸が結合したものはジペプチド，3〈tri〉個のアミノ酸ではトリペプチドになる．また，厳密な定義ではないが，4個～10個でオリゴペプチド，10個以上でポリペプチド，約50個以上で蛋白質とされる．オリゴ〈oligo〉は少量，少数を，ポリ〈poly〉は多量，多数を示す接頭語である．

(1) 蛋白質の消化

食塊が胃に入ると胃酸により食塊中の蛋白質は変性し，胃液中の蛋白質分解酵素ペプシンにより蛋白質を構成するアミノ酸どうしの結合が切断され，ポリペプチド程度の低分子の蛋白質となる．ペプシンは強酸性下で活性する消化酵素である．十二指腸では，膵液中の蛋白質分解酵素のトリプシンやキモトリプシンが，ポリペプチドをさらに低分子のオリゴペプチドに分解する．トリプシンやキモトリプシンは弱アルカリ性の環境下で活性する消化酵素である．また，膵液には蛋白質分解酵素のペプチダーゼも含まれており，オリゴペプチドを吸収可能なペプチドのジペプチド，トリペプチドやアミノ酸へと分解する．十二指腸に続く空腸からもペプチダーゼが分泌され吸収可能なペプチドやアミノ酸にされて消化が完了する．

(2) 蛋白質の吸収

アミノ酸やジペプチド〈アミノ酸2個の結合体〉，トリペプチド〈アミノ酸3個の結合体〉の状態で初めて吸収が可能な状態となる．主として空腸の腸絨毛にある上皮細胞から取り込まれ吸収される．

表4・23に管腔内・膜消化の産物を示した．

表4・23 管腔内・膜消化の産物

栄養素	管腔内消化の産物	膜消化の産物
糖 質	オリゴ糖	グルコース，単糖類
蛋白質	オリゴペプチド	アミノ酸，ジペプチド，トリペプチド
脂 質	トリグリセリド	モノグリセリド，脂肪酸

解説㊳

コレステロール：コレステロールには悪玉コレステロール(LDL-C) と善玉コレステロール (HDL-C) があるが，どちらも同じコレステロールで違いはない．それぞれのコレステロールを運搬する蛋白質が異なるだけである．コレステロールは血液中に溶けないため，蛋白質と結合し，リポ蛋白という粒子を作り血液中を移動する．このLDLとHDLの蛋白質の違いで LDL-C とHDL-C ができる．

第4章◇人体の構造と機能

第4章 人体の構造と機能

4·4·12 消化作用

◎消化酵素と消化管ホルモン

消化作用の主役は**消化酵素**である．消化酵素により食塊の栄養素を体内に吸収できるレベルに分解する消化が行われる．これに対し消化管ホルモンがある．**消化管ホルモン**は食塊を直接的に分解して消化するものではなく，消化酵素の分泌を促進または抑制，あるいは消化管の運動をコントロールする働きのあるホルモンである．**表4·24**に主な消化酵素，**表4·25**には主な消化管ホルモンを一覧する．

表4·24　主な消化酵素

1. 唾液　1.0〜1.5L/日，pH 5.4〜7.5	
唾液アミラーゼ〈プチアリン〉	糖質分解酵素：デンプン（多糖）を2糖類に分解．至適pHは6.8であり，食塊に酸性の胃液が浸み込むまで作用が続く．
☆ムチン	嚥下を助ける粘液．
2. 胃液　1.5〜2.0L/日，pH 1.0〜2.0	
ペプシン	蛋白質分解酵素：蛋白質をポリペプチドに分解．至適pH約2．
胃リパーゼ	脂質分解酵素：脂質を脂肪酸とグリセリンに分解．脂質は胃液には不溶であり，胃リパーゼによる脂質の消化は10%以下．
☆塩酸	ペプシンはペプシノゲンとして分泌され塩酸によりペプシンとなる．結核菌，ピロリ菌など以外を殺菌．胃内の異常発酵も防止する．
レンニン	乳汁を凝固させ胃からの流出を遅らせる．乳児にのみ存在．
☆噴門腺，胃底腺の副細胞，幽門腺から胃粘膜保護を担う粘液が分泌される．また，胃底腺の壁細胞からは内因子が分泌され，これがビタミンB_{12}と結合することで回腸からの吸収が可能となる．幽門前庭部や十二指腸に分布するG細胞からは胃酸分泌促進ホルモンのガストリンが分泌される． ・胃底腺の主細胞から消化酵素が分泌されるが，噴門腺や幽門腺からの分泌はない．	
3. 膵液　0.5〜0.8L/日，pH 約8.5	
☆電解質	HCO_3^-，次いでCl^-の濃度が高く，十二指腸に入ってくる胃酸を中和する．
トリプシン	蛋白質分解酵素：小分子のポリペプチドに分解．
ペプチダーゼ	蛋白質分解酵素：ポリペプチドをアミノ酸に分解．
膵リパーゼ	脂質分解酵素：脂質を脂肪酸とグリセリンに分解．脂質の分解には肝臓で作られる胆汁酸（胆汁）を必要とする．脂肪の消化の95〜99%は，小腸内での膵リパーゼの作用による．
膵アミラーゼ	糖質分解酵素：デンプン（多糖）を麦芽糖（2糖類）に分解．
マルターゼ	糖質分解酵素：麦芽糖（2糖類）をブドウ糖（単糖類）に分解．
ラクターゼ	糖質分解酵素：乳糖（2糖類）をブドウ糖（単糖類）とガラクトース（単糖類）に分解．
4. 胆汁　0.5〜1.0L/日，pH 約7〜8　　消化酵素は含まない	
☆胆汁酸	脂質をミセル化させてリパーゼの消化作用を助ける．解説㊲参照．
☆胆汁色素	脾臓などで破壊された赤血球から遊離したヘモグロビンの蛋白質が胆汁色素，ビリルビンとなり大部分が便中に排泄される．胆道閉塞ではビリルビンが尿中に現れる．
5. 腸液　約3L/日，pH 約8	
☆粘液	主に十二指腸粘膜から分泌されるアルカリ性の粘液で胃液により酸性となった食塊を中和する．

演 習 問 題

表4・24　主な消化酵素（つづき）

ペプチダーゼ	蛋白質分解酵素：ポリペプチドをアミノ酸に分解.
リパーゼ	脂質分解酵素：脂質を脂肪酸とグリセリンに分解.
マルターゼ	糖質分解酵素：麦芽糖（2糖類）をブドウ糖（単糖類）に分解.
スクラーゼ	糖質分解酵素：ショ糖（2糖類）をブドウ糖（単糖類）と果糖（単糖類）に分解.
ラクターゼ	糖質分解酵素：乳糖（2糖類）をブドウ糖（単糖類）とガラクトース（単糖類）に分解.
ヌクレアーゼ	核酸分解酵素：核酸をヌクレオチドに分解.

・十二指腸にはアルカリ性の粘液を分泌するブルンナー腺がある. 小腸全体にはリーバーキューン腺〈腸陰窩腺〉が分布し消化酵素や杯細胞からの粘液, ディフェンシンやリゾチームなどの殺菌物質が分泌される.

[注：☆は消化酵素ではない]
・胃液や膵液の分泌は神経系や内分泌の調整を受け脳相〈頭相〉, 胃相, 腸相を呈す.

表4・25　主な消化管ホルモン

消化管ホルモン	分泌場所・分泌細胞	生理作用
ガストリン	主に胃前庭部, 十二指腸（G細胞）	胃酸分泌を促進, 胃の運動を促進
グレリン	主に胃	食欲を促進
セクレチン	十二指腸（S細胞）	膵液分泌を促進, 胃酸分泌を抑制
コレシストキニン	主に十二指腸, 空腸（I細胞）	胆嚢収縮で胆汁分泌促進, 膵液分泌促進, 胃酸分泌抑制
モチリン	十二指腸から上部空腸	胃の空腹時に収縮運動を促進
インクレチン（GLP-1, GIP）	主に小腸 GLP-1：回腸大腸L細胞 GIP：十二指腸空腸K細胞	インスリン分泌促進, 胃酸分泌抑制
ソマトスタチン	膵臓のランゲルハンス島D細胞, 視床下部	ガストリン, セクレチン, インスリン, グルカゴンの分泌と産生を抑制
VIP〈血管作動性腸管ペプチド〉	主に消化管, 膵臓, 視床下部など	小腸からの水と電解質の分泌促進, 胃酸分泌抑制

◎ 演習問題

問題1　嚥下時に食道以外への食物の移動を防止するのはどれか. **2つ選べ**.

1. 舌
2. 顎下腺
3. 喉頭蓋
4. 軟口蓋
5. 口蓋扁桃

問題2　胃壁の層構造で最も外側に位置するのはどれか.

1. 漿膜
2. 固有筋層
3. 粘膜下層
4. 粘膜筋板
5. 粘膜上皮

第4章◇人体の構造と機能

155

第4章　人体の構造と機能

問題3　ガストリンを分泌する細胞が主に存在するのはどれか.
　　1.　噴門部
　　2.　胃底部
　　3.　胃体部
　　4.　胃角部
　　5.　幽門部

問題4　胃の主細胞から分泌されるのはどれか.
　　1.　塩　酸
　　2.　粘　液
　　3.　内因子
　　4.　アミラーゼ
　　5.　ペプシノゲン

問題5　胃液中に含まれるのはどれか.
　　1.　ペプシン
　　2.　リパーゼ
　　3.　アミラーゼ
　　4.　インスリン
　　5.　トリプシン

問題6　胃において十二指腸に連続する部位はどれか.
　　1.　噴　門
　　2.　幽　門
　　3.　胃角部
　　4.　胃体部
　　5.　胃底部

問題7　胃と十二指腸の構造について正しいのはどれか.
　　1.　胃角は大弯にある.
　　2.　胃の入り口を幽門という.
　　3.　胃の上部の膨らんだ部分を前庭部という.
　　4.　大十二指腸乳頭は十二指腸下行脚にある.
　　5.　大十二指腸乳頭に総胆管と副膵管が開口する.

問題8　肝臓の機能で正しいのはどれか.
　　1.　脂肪の吸収
　　2.　胆汁の貯蔵
　　3.　蛋白質の分解
　　4.　インスリンの分泌
　　5.　グリコーゲンの貯蔵

演 習 問 題

問題9　肝臓で産生されるのはどれか．
1．ペプシン
2．血液凝固因子
3．成長ホルモン
4．アルドステロン
5．免疫グロブリン

問題10　ファーター乳頭に開口するのはどれか．
1．総肝管
2．総胆管
3．胆嚢管
4．左肝管
5．右肝管

問題11　膵臓から分泌されるのはどれか．
1．グルカゴン
2．サイロキシン
3．プロラクチン
4．アルドステロン
5．プロゲステロン

問題12　膵臓から分泌されるホルモンはどれか．**2つ選べ**．
1．リパーゼ
2．インスリン
3．ガストリン
4．グルカゴン
5．アルドステロン

問題13　直腸・肛門の構造について正しいのはどれか．
1．腸間膜を有する．
2．女性では膣の前方に存在する．
3．肛門管の長さは約10cmである．
4．直腸膨大部とは直腸の口側部分を指す．
5．肛門管の粘膜下には静脈叢が含まれている．

第4章◇人体の構造と機能

第4章 人体の構造と機能

4・5 血液，造血器の構造と機能

　血液の細胞成分は血球，細胞外成分は血漿である．血球には赤血球，血小板，白血球など様々あり，それぞれ重要な機能をもっている．造血器は血液中の血球を作る臓器で，成人の造血器は骨髄である．しかし，骨髄の造血機能が失われた場合には骨外造血が行われる．骨外造血は脾臓と肝臓で行われ，これらは胎生期に造血を行っていた胎生造血器である．免疫組織（器官）は免疫を担っている．免疫にかかわる組織（器官）は1次〈中枢性〉リンパ組織（器官）と2次〈末梢性〉リンパ組織（器官）とに分けられる．1次リンパ組織（器官）はリンパ球の分化と成熟の場であり，T細胞が成熟分化する胸腺とB細胞が成熟分化する骨髄がその場である．2次リンパ組織（器官）は成熟したリンパ球が免疫反応を行う場で脾臓や扁桃，リンパ節，パイエル板（空腸や回腸）などがその場になる．この中でリンパ節は全身に分布しており守備範囲が広い．なお，胸腺は造血機能をもたず造血器とはいえないが，免疫反応の中で免疫寛容を発現させるための中心となる臓器である．本書では胸腺を造血器の構造と機能の最後に加えている．

4・5・1 血液の構造と機能

1）赤血球，血小板の構造と機能

(1) 赤血球

・**赤血球**は骨髄内で作られ分化した核のない細胞である（図3·21参照）．約120日の寿命を経過した老朽赤血球は脾臓の赤色骨髄内や肝臓に豊富に存在するマクロファージ（クッパー細胞）に貪食されて分解される．異常を示す分化途中の赤血球前駆細胞も捕捉され同様に分解される．

・赤血球は血液の細胞成分（血球）の99%を占めている．赤血球はヘモグロビン〈血色素〉をもち，酸素，二酸化炭素の運搬を行う．血液が肺を通過するときにヘモグロビンは酸素を結合させオキシヘモグロビンとなり，逆に組織中では酸素を放出しデオキシヘモグロビンとなる．鉄やビタミンB_{12}，葉酸が欠乏すると赤血球産生が低下し貧血の原因となる．腎臓では赤血球造血因子であるエリスロポエチンが産生され分泌されるため，腎臓の機能低下によって腎性貧血を生じる．なお，ヘモグロビンは酸素よりも一酸化炭素と結合しやすく一酸化炭素中毒を起こしやすい．

(2) 血小板

・**血小板**は骨髄中の骨髄系造血幹細胞から巨核球を経て産生される核のない細胞である（図3·21参照）．老化した血小板は脾臓や肝臓でマクロファージに貪食されて分解される．血小板の寿命は7～10日間である．血小板は内部に密顆粒〈濃染顆粒〉，α顆粒，密小管系，開放小管系をもっており，密顆粒は血小板凝集促進物質を含んでいる．

・血小板の機能は止血であり血液凝固に関与する．

◎ 止血作用

　血管が損傷し出血すると，損傷血管は収縮する．血管内皮細胞のコラーゲンが露出し，これに接触した血小板は活性化され，損傷部位に集合し凝集して損傷部

158

位を塞ぐ．これを**1次血栓形成**〈血小板血栓〉という．さらに血液凝固因子が次々活性化され，密顆粒の内容物が放出される．その後複雑な過程を経るが，最終的に蛋白質のフィブリノゲンがトロンビンの作用を受けて，線維状蛋白質のフィブリンに転化し，損傷部位の露出したコラーゲンに粘着して網目状に覆い，血小板どうしの粘着も加わる．さらに網目に赤血球や血小板などの血球成分が引っかかり血餅ができて血液凝固が完了する．この血液凝固を**2次血栓形成**〈永久血栓形成〉という．1次血栓形成は応急処置的なもので剥がれやすく脆弱だが，2次血栓形成は強固な止血である．2次血栓形成で重要な働きをする蛋白質のフィブリノゲンは肝細胞で産生され，約80％が血漿中にあり，約20％は組織中に存在する．なお，血漿からフィブリノゲンを除いたものを血清と呼ぶ（後出の図4・93参照）．

2）白血球の構造と機能

白血球には好中球，好酸球，好塩基球，単球，リンパ球があり，免疫細胞として機能する．3種類の顆粒球，および単球から分化するマクロファージ，樹状細胞，そして顆粒球と単球から派生する肥満細胞〈マスト細胞〉，リンパ球のB細胞〈Bリンパ球〉，T細胞〈Tリンパ球〉，NK細胞〈ナチュラルキラー細胞〉もみな白血球に属する免疫細胞である（**図4・91**）．各白血球の分化については3・7・1項を参照．

(1) 白血球の免疫活動の場

免疫にかかわる臓器や組織は1次リンパ組織と2次リンパ組織とに分けられる．

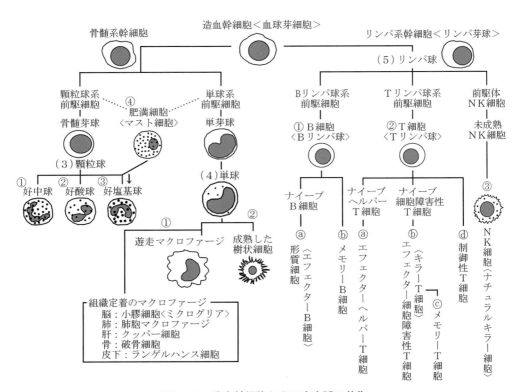

図4・91 造血幹細胞からの白血球の分化

第4章　人体の構造と機能

解説㊴

サイトカイン：
サイト〈細胞〉カイン〈作動物質〉は細胞から分泌される低分子の蛋白質で，標的細胞表面にある特異的受容体を介して情報を伝達し，細胞の増殖，分化，細胞死，機能の発現などを起こす生理活性物質の総称である．サイトカインは免疫や炎症に関係するものが多く，数百種類以上が発見されている．

サイトカインの働きから以下のような種類に分けられ名前が付けられている．造血因子（IL-3，エリスロポエチンなど），インターロイキン（IL-1〜），ケモカイン〈白血球遊走活性因子〉（IL-8など），インターフェロン（IFN-α，-β，-γ），細胞傷害因子（TNF-β，-γ），増殖因子（TGF-βなど），腫瘍壊死因子（Fasリガンド分子，TNF-αなど）．

なお，脂質メディエーターも生理活性物質だが，脂質分子であり，サイトカインとは区別される．脂質メディエーターにはプロスタグランジン，ロイコトリエンなどがある．

①1次〈中枢性〉リンパ組織（器官）

　免疫細胞が成熟や増殖，分化する場所が**1次リンパ組織**である．胎生期は肝臓が1次リンパ組織であるが，出生後は骨髄，胸腺になる．すべての血球細胞は骨髄中の多能性造血幹細胞から生まれる．したがって，骨髄は免疫細胞の起源となる場所である．骨髄はB細胞〈Bリンパ球〉を作り，分化を行う場所である．胸腺は骨髄で作られたT細胞〈Tリンパ球〉が成熟する場所になっている．

②2次〈末梢性〉リンパ組織（器官）

　免疫の実際の活動場所となるのが**2次リンパ組織**である．リンパ節，脾臓，扁桃，パイエル板（空腸や回腸）などが2次リンパ組織である．

(2) 白血球の免疫機能

①自然免疫と獲得免疫（体液性免疫〈液性免疫〉と細胞性免疫）

・**免疫**は生体防御の一連の反応である．免疫には生まれながらに備わっている**自然免疫**と後天的に獲得する**獲得免疫**がある．獲得免疫は**体液性免疫**〈液性免疫〉と**細胞性免疫**の2種類に分けられる．両者は互いに連携して機能する．免疫反応は自然免疫が初めに発動し，これが破られると獲得免疫が免疫の主役として機能する．

②自然免疫

・**自然免疫**は生まれたときから備わっている外敵に対する防御システムである．体内を巡回して監視する樹状細胞，遊走マクロファージや組織定着のマクロファージ，好中球，好酸球，好塩基球，肥満細胞〈マスト細胞〉，NK細胞が，外敵（細菌やウイルス，異物など）に対処する．自然免疫は，外敵に対処する反応時間が数時間と早く，非特異的（無差別）に反応する免疫反応である．また，外敵に対処したマクロファージや肥満細胞からはサイトカインやケモカインなどが放出される．**サイトカイン***は免疫反応を促進させる働きがあるが，同時に炎症を誘発させる．自然免疫では炎症を伴う特徴がある．**ケモカイン**は好中球などの免疫細胞を呼び集める働きをもっている．外敵を樹状細胞，マクロファージ，好中球は貪食し，好酸球，好塩基球，肥満細胞〈マスト細胞〉，NK細胞は外敵に傷害を与えて排除しようと働く．なお，この状況下での好中球の貪食能はオプソニン化を得られず，それほど強力ではない．外敵に対して自然免疫だけで対処できれば，そこで終了するが排除できない場合には獲得免疫が主役となる．

③獲得免疫——体液性免疫〈液性免疫〉

　体液性免疫は抗体による免疫反応である．体内に外敵が侵入し，B細胞が分化して形質細胞となり，形質細胞が外敵の抗原と特異的に結合する抗体を産出する．この抗体は外敵の抗原と結合することができる．これを抗体の**オプソニン化**と呼ぶ．オプソニン化を起こした外敵に対して好中球の喰いつきが飛躍的に高くなり外敵を貪食する．これにより外敵が排除されるのが体液性免疫の概要である．

A) 1次応答

・体内を巡回するように**樹状細胞**や**マクロファージ**が体外から侵入する細菌やウイルス，異物などの外敵を監視している．ここでは，体内に侵入した外敵を"初

めて侵入した細菌”として考え体液性免疫の1次応答を概説する．樹状細胞やマクロファージは遭遇した細菌を発見すると非特異的（無差別）に貪食して排除し，細菌を自らの細胞内で分解しながらリンパ管に入り，リンパ節や脾臓，扁桃，パイエル板などへと移動する．これらは2次リンパ組織で免疫応答の活動場所となる．マクロファージは炎症性のサイトカインやケモカインを放出する．また，樹状細胞やマクロファージは自身の細胞内で細菌を分解し，細菌の抗原の構造物を自分の細胞膜上に表示する（図2·5参照）．これを**抗原提示**といい，抗原提示を行う細胞を**抗原提示細胞**と呼ぶ．樹状細胞，マクロファージやB細胞は抗原提示細胞である．抗原提示は自分のもっているMHCクラスⅡ分子の上に載せて提示する．MHCクラスⅡ分子*は抗原提示細胞が外敵ではないことを示す身分証明書の働きをする．抗原提示細胞として中心的な役割を担うのは樹状細胞である．貪食後，樹状細胞はリンパ節へと移動し，リンパ節でT細胞に対して活発に抗原提示を行い細菌の情報を伝え司令塔として働く．T細胞は細胞膜にMHCクラスⅡ分子とその上の抗原を認識する受容体（**TCR：抗原認識受容体**）を備えた，抗原提示を受ける側の免疫細胞である．抗原提示を受けたことのないT細胞を**ナイーブT細胞**と呼ぶ．ナイーブT細胞が抗原提示を受け，抗原提示細胞から補助刺激分子やサイトカインも受けて，機能可能なエフェクターT細胞となる．**エフェクターT細胞**には体液性免疫で機能するヘルパーT細胞（Th2）や細胞傷害性T細胞〈キラーT細胞〉，制御性T細胞〈T細胞〉がある．また，後述する細胞性免疫で機能する別系統のヘルパーT細胞（Th1）も存在する．ヘルパーT細胞（Th1, Th2）からは様々なサイトカインが放出される．

・体内に初めて侵入した細菌に**B細胞**〈Bリンパ球〉が，B細胞表面のレセプターでその抗原を認識する．この際，ヘルパーT細胞（Th2）からのサイトカインなどを受け，B細胞はクローン拡大で分裂を繰り返し増殖する．増殖したB細胞は，抗体（IgG抗体）を合成し分泌する形質細胞に分化する．形質細胞は細菌のもつ抗原にだけ結合する抗体（IgG抗体）を産生する．産生された抗体は細菌（細菌に限らず外敵）の抗原に結合する．これを抗原の**オプソニン化**という．IgG抗体とオプソニン化した状態の細菌に対し好中球の喰いつきが飛躍的に高くなり貪食作用が盛んになる．なお，マクロファージにもオプソニン化の効果があるが主役となるのは好中球である．また，好中球は上皮細胞や肥満細胞〈マスト細胞〉が放出するケモカインの作用により外敵との闘いの場，活動場所に呼び集められる．貪食能の高まった好中球が集合し，細菌は貪食され排除され1次応答が終了する．以上がおおまかな**体液性免疫の1次応答**で，この間1週間程度の時間を必要とする．なお，細菌が短期間に再び侵入した際は，抗体の産生量は飛躍的に増加する．繰り返しの抗原侵入で抗体産生が増幅される現象を**ブースター効果**と呼ぶ．

B）2次応答

1次応答により特定の抗原に対する抗体を産生した形質細胞（B細胞）は，その一部が免疫記憶細胞となる．これを**メモリーB細胞**という．メモリーB細胞は長期間体内に存続し，再びその特定の抗原が体内に侵入した際には増殖し，急速に抗体を産生し体液性免疫を発揮する．これを**体液性免疫の2次応答**という．

解説⑩

MHCクラスⅠ分子，MHCクラスⅡ分子：MHC〈ヒト白血球型抗原〉は細胞膜上にあり，自己と他者を区別する糖蛋白質である．MHCクラスⅠ分子は核をもつ細胞がもっている．したがって，体内のほとんどの細胞にはMHCクラスⅠ分子がある．MHCクラスⅡ分子は樹状細胞，マクロファージ，B細胞などの抗原提示細胞がもっている．

第4章　人体の構造と機能

◎抗原

　免疫反応で生体防御の対象となる細菌やウイルス，異物，外敵などのことを**抗原**と呼ぶことが多い．しかし，細菌など，そのものが抗原というわけではない．抗原は，"外敵"の表面にある分子（構造）である．この構造物は蛋白質やアミノ酸の結合物，あるいは多糖類でできている．脂質や核酸もこれらと結合することで抗原を形成する構造物となる．そして，"抗原はその抗原と特異的な抗体と結合できる構造物"であることが重要な定義となっている．決して"外敵"が抗原ではない．ヒトの赤血球の細胞膜表面にはA，B，Oなどの糖鎖でできた構造物（抗原）がある．血液型がA型とされる人はA抗原をもち，特異的なA抗体があることに由来している．なお，体液性免疫で，どんな抗原に対しても形質細胞が抗体を産生するわけではない．抗体を産生させる抗原を**免疫原性抗原**といい，このような抗原を**完全抗原**と呼ぶ．細菌やウイルスは完全抗原をもっている．

◎抗体〈免疫グロブリン，γ-グロブリン〉

　"抗体は抗原と特異的に結合する免疫グロブリン"である．**免疫グロブリン**〈Ig：immunoglobulin〉は定常部と可変部（H鎖〈重鎖〉とL鎖〈軽鎖〉）からなるY字型構造をした糖蛋白質で（**図4·92**），定常部のH鎖の違いから（血中の抗体量の多いものから順に）IgG，IgA，IgM，IgD，IgEの5種類の免疫グロブリン〈γ-グロブリン〉がある．体液性免疫を担うのはIgG抗体である（**表4·26**）．

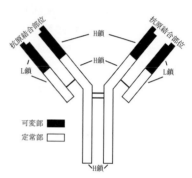

図4·92　免疫グロブリンの基本形

表4·26　抗体〈免疫グロブリンIg〉の特徴と働き

抗　体〈免疫グロブリン〉	特徴と働き
IgG	血液中に最も多くある抗体．体液性免疫で主役となる抗体．抗体の中で唯一胎盤を通過でき，母親から胎児に送られる．半減期7〜23日．
IgA	IgGに次いで多い．粘膜に多くあり細菌が侵入するのを防ぐ．気道免疫，腸管免疫（パイエル板）に関与する．母乳中にも存在し，新生児の消化管を細菌などから守る．半減期約5日．
IgM	IgAに次いで多い．病原体が侵入した感染初期にB細胞からIgGよりも先に産生され，感染初期の体液性免疫を担う．Y字構造が五つ結合した5量体で分子量が大きい．半減期約5日．
IgD	量は少ない．B細胞の表面に存在し，抗体産生誘導や気道免疫に関与すると考えられている．半減期約3日．
IgE	最も少ない．I型アレルギー反応，アナフィラキシーに関係が深く，アレルギー性疾患で増加する．寄生虫に対する免疫反応にも関与する．半減期約2日．

◎ウイルスの抗原とオプソニン化

　ウイルスはカプセルの中に核酸を入れた状態の粒子であり，生物ではない．ウイルスは細胞に自身の核酸を注入し寄生して増殖する．樹状細胞やマクロファージはウイルスを貪食し内部で分解し，ウイルスの抗原の構造物を自分の細胞膜上

に表示し抗原提示することができる．そのため形質細胞はウイルスの抗体を作ることができる．しかし，ウイルスの抗原は感染細胞の中にあり，せっかく作った抗体を結合させることができない．オプソニン化が得られないので好中球による貪食効果が十分に発揮できず，ウイルスに対しては体液性免疫の効果は弱い．ただし，ウイルス本体が細胞外にいるときは抗体を結合させることができるので体液性免疫を機能させることができる．このような抗体を**中和抗体**と呼ぶ．なお，ウイルスの抗原に中和抗体が結合した状態のウイルスは，もはや細胞に侵入することができなくなる．これを**ウイルスの不活化**と呼ぶ．

④**獲得免疫──細胞性免疫**

　　細胞性免疫は抗体によらない免疫反応である．体内に侵入したウイルスや細菌，がん細胞，異物などの外敵を貪食あるいは破壊，殺傷する免疫細胞による免疫反応である．特にウイルスに対して有効である．細胞傷害性T細胞〈キラーT細胞〉を中心に，NK細胞〈ナチュラルキラー細胞〉，マクロファージが細胞性免疫で直接的に力を行使する免疫細胞となる．細胞性免疫はツベルクリン反応などの遅延型過敏症反応や移植組織への拒絶反応で見られる免疫応答としてよく知られている．

A）1次応答

・体内を巡回するように樹状細胞やマクロファージが体外から侵入する細菌やウイルス，異物などの外敵を監視している．ここでは外敵として，"初めて体内に侵入したウイルス"を例に細胞性免疫の1次応答を概説する．樹状細胞やマクロファージは遭遇したウイルスを発見すると非特異的（無差別）に貪食して排除すると共に，自身の細胞内でウイルスを分解し，核酸（DNA型ウイルスならDNA，RNA型ウイルスならRNA）を感知する．ウイルスを感知した樹状細胞やマクロファージはサイトカイン（I型インターフェロン）を産生する．さらに，ウイルスを取り込んだマクロファージや樹状細胞は体液性免疫のときと同様に，ウイルスを分解しながらリンパ管に入り，リンパ節へと移動する．状況により脾臓，扁桃，パイエル板などへ移動する．これらは2次リンパ組織で免疫応答の活動場所である．そして，抗原提示細胞である樹状細胞やマクロファージはMHCクラスII分子（解説㊵参照）を用いてナイーブT細胞に抗原提示を行う．提示を受けたナイーブT細胞はエフェクターヘルパーT細胞（Th1）へと分化し増殖する．ヘルパーT細胞（Th1）からはサイトカイン（IFN-γ）が放出される．IFN-γによりナイーブ細胞傷害性T細胞は機能を備えたエフェクター細胞傷害性T細胞となり活性化する．さらに，このIFN-γはマクロファージを活性化させて貪食を活発にもさせる．他方，ウイルスに感染した体内の感染細胞（主に外界に接する上皮細胞）もウイルス感染により自身の細胞内でウイルスの核酸が複製されるのを感知して，ウイルス蛋白質の合成を阻害するサイトカイン（I型インターフェロン）を産生する．インターフェロンはウイルスの新たな複製の阻害とマクロファージや，細胞ごと殺傷するNK細胞と細胞傷害性T細胞〈キラーT細胞〉を活性化する．さらに，ウイルスに感染した細胞はウイルスの抗原部分を自分のMHCクラスI分子の上に載せて抗原提示も行う．この抗原提示を認識できるのは唯一，細胞傷害性T細胞〈キラーT細胞〉だけである．ウ

第4章　人体の構造と機能

イルスに感染した細胞をエフェクター細胞傷害性T細胞〈キラーT細胞〉が感染細胞ごと破壊する．感染の初期段階ではマクロファージ，樹状細胞，NK細胞などの自然免疫細胞が非特異的（無差別）にウイルスなどの外敵に対し防御を行っていた．しかし，今度は細胞傷害性T細胞〈キラーT細胞〉が特異的（選択的）に外敵を排除する細胞性免疫の主役となる．発動には数日かかるため，細胞性免疫は**遅延型反応**と呼ばれる．以上，ウイルスに限定したが細菌や異物などの外敵に対しても同様の細胞性免疫が機能する．特にウイルスに対しては体液性免疫の効果は弱く，細胞性免疫による防御機構の役割が大きい．

B）2次応答

1次応答により特定の抗原に対処する能力を獲得した細胞傷害性T細胞〈キラーT細胞〉は，役割を終えると多くが死滅するが，一部は抗原情報を記憶したメモリーT細胞として残る．メモリーT細胞は将来，同じ外敵（抗原）が侵入した時に速やかに細胞性免疫を実施できるよう待機する．これを**細胞性免疫の2次応答**という．

(3) 白血球—顆粒球（好中球，好酸球，好塩基球，肥満細胞）の機能

①好中球

（機　能）

・直径 1 μm 以上の粒子を細胞内に取り込む作用を**貪食作用**〈ファゴサイトーシス〉という．**好中球**は非特異的（無差別）な強い貪食作用をもっている．非特異的な強い貪食作用をもつ免疫細胞として，ほかにマクロファージ，樹状細胞，単球がある．

・好中球は細菌や異物がオプソニン化（細菌や異物の抗原に抗体が結合した状態）するとその外敵に対して特異的に，より激しい貪食能を発揮する．

・細菌，特に化膿性の炎症を起こす化膿菌を貪食する主役は好中球である．血中を流れている好中球は化膿菌など外敵を認識したマクロファージや肥満細胞が放出するケモカイン（IL-8）に遊走を促される．また，ヘルパーT細胞が放出するサイトカインは炎症を起こした局所の上皮細胞や血管内皮細胞に作用し，好中球を呼び寄せるケモカインを産生する．このようにして好中球は対象組織に呼び寄せられ，炎症部位に最初に出現する．なお，膿は貪食した後の好中球の残骸である．

・好中球の顆粒は分解酵素のリゾチームで異物を消化殺菌し，NADPH オキシダーゼ酵素（活性酸素）で異物に損傷を与える．これらは体内の組織に対しても炎症を引き起こす原因を作る．好中球は炎症細胞の一つである．

②好酸球

（機　能）

・**好酸球**はダニや寄生虫の侵入に対し，体液性免疫〈液性免疫〉で排除する機能をもつ免疫細胞である．弱い貪食能ももつ．

・好酸球は体液性免疫〈液性免疫〉でIgE抗体を産生する．IgEは肥満細胞の表面に付着し，これにより**ヒスタミン**が放出される．血中のヒスタミン濃度が高くなり，ヒスタミンを含む血液を吸血したダニはその毒性により死に至る．

・ダニや寄生虫の侵入が少なくなった現在の環境下では，ダニやダニの死骸を含

4・5 血液，造血器の構造と機能

むホコリなどを吸引し，呼吸器でヒスタミンの増加を招く．呼吸器系でアレルギー反応を起こすことになる．

- 気管支喘息やアナフィラキシーショック，アレルギー性鼻炎，アトピー性皮膚炎などはⅠ型アレルギー〈即時型アレルギー〉の代表である．症状が5〜15分の間に起きる即時型のアレルギー反応を起こす原因はヒスタミンを放出する肥満細胞にある．なお，Ⅰ型アレルギー〈即時型アレルギー〉は4〜8時間後に遅延型の反応を示すことが多い．このとき，炎症部位には好酸球が集まっており，遅延型の反応を起こす原因は好酸球であると考えられている．好酸球は炎症細胞の一つに数えられる．

③好塩基球

（機　能）

- **好塩基球**は白血球中で1％未満と少なく，特徴も少ない免疫細胞とされる．肥満細胞〈マスト細胞〉とほぼ同じ性質と顆粒をもっている．弱い貪食能をもつ．
- 肥満細胞と同様にⅠ型アレルギー〈即時型アレルギー〉やアナフィラキシーを発症させるヒスタミンを分泌する顆粒細胞である．好塩基球は循環血液中にわずかに存在するが，肥満細胞は全身の組織に広く分布する．好塩基球の影響力は肥満細胞に比べて小さい．好塩基球はIgE受容体を発現することができる．
- 好塩基球の顆粒にはヘパリンが含まれており，血管内での血液凝固を防ぐ働きがある．インターロイキン（IL-4）を分泌する．IL-4は寄生虫などに応答し，抗原提示細胞の増殖や分化を促進する．

④肥満細胞〈マスト細胞〉

　肥満細胞という名称だが肥満とは関係のない免疫細胞である．また，結合組織の脂肪細胞とも異なるものである．混乱を避けるためか，最近では**マスト細胞**と呼ばれることも多い．肥満細胞は顆粒球と単球から派生し分化した顆粒細胞で，好塩基球と性質と働きがよく似ている．肥満細胞は好塩基球に比べ全身の血管周囲，皮膚や皮下組織，肺，消化管，肝臓などに広く分布することから肥満細胞が人体へ及ぼす影響は大きい．

（機　能）

- 体内に侵入した外敵を認識した肥満細胞は炎症性サイトカイン，ケモカイン，脂質メディエーターを放出し，他の免疫細胞に対し外敵の侵入に備えさせる．炎症性サイトカインは血管の内皮細胞に対して内腔を拡張させて血流を遅くさせ，細胞間の間隙を拡げて血中の好中球や単球（単球は血管外へ出てマクロファージになる）が組織に出やすいようにする．ケモカインは好中球の遊走を促し近くに呼び寄せる．脂質メディエーターはプロスタグランジンやロイコトリエンなどで主に血管内皮細胞に働き，血管の拡張や血管の透過性を亢進させる．
- Ⅰ型アレルギーの即時反応を起こす原因は好酸球によりIgE抗体が産生されることにある．IgG抗体であればオプソニン化により好中球の貪食除去で終了するが，IgE抗体と結合した抗原を好中球は好んで貪食しない．その代わり，肥満細胞がIgE抗体を細胞表面に付着させ，様々な作用も加わり，肥満細胞の顆粒からヒスタミンやセロトニンなどの化学物質が放出され即時型反応（アナフィラキシー反応）が起こされる．このアレルギー反応は，数分〜数十分で発生する．

解説㊶

アレルギーの分類法：アレルギーの発症時間に着目してアレルギーを分類するクームス分類（表 5・9 参照）が広く用いられている．
そのため発症機序による分類とクームス分類が一致しない場合がある．

第4章〈人体の構造と機能

165

第4章　人体の構造と機能

結果的にⅠ型アレルギーの即時反応の主役を肥満細胞が務めることとなる．

(4) 白血球─無顆粒球（単球─マクロファージ，樹状細胞）の機能

・単　球

単球の末梢血での寿命は3日程度である．単球はマクロファージや樹状細胞の前駆細胞である．単球は血中にあり，血中から外へ出たものを（遊走）**マクロファージ**と呼ぶ．マクロファージは**大食細胞**とも呼ばれる．血管から外へ出てマクロファージに分化したものの中で組織に定着したものは**組織定着マクロファージ**となる．定着場所によって小膠細胞やクッパー細胞などと固有の名前をもち，組織内を遊走し免疫活動にあたる．なお，組織定着マクロファージを**組織球**と呼ぶことがある．組織定着マクロファージには定着場所により様々ある（図4·91参照）．なお，組織定着マクロファージ全体の中でクッパー細胞が約9割を占め，最も多い．

①マクロファージ

- 体内に侵入した外敵を認識した**マクロファージ**は非特異的（無差別）に貪食して排除する．
- 外敵を貪食したマクロファージは炎症性サイトカイン，ケモカイン，脂質メディエーターを放出し，他の免疫細胞に対して外敵の侵入に備えさせる．炎症性サイトカインは血管の内皮細胞に対して内腔を拡張させて血流を遅くさせ，細胞間の間隙を拡げて血中の好中球や単球（単球は血管外へ出てマクロファージになる）が組織に出やすいようにする．ケモカインは好中球の遊走を促して近くに呼び寄せる．脂質メディエーターはプロスタグランジンやロイコトリエンなどで主に血管内皮細胞に働き，血管の拡張や血管の透過性を亢進させる．
- 外敵がウイルスの場合は，ウイルス蛋白質の合成を阻害するサイトカイン（Ⅰ型インターフェロン）を産生する．
- MHCクラスⅡ分子を用いてナイーブT細胞に抗原提示を行い，エフェクターヘルパーT細胞（Th1）へと分化増殖させる．
- ヘルパーT細胞（Th1）が放出するサイトカイン（IFN-γ）を受け，活性化し貪食を活発に行う．細胞性免疫で細胞傷害性T細胞と共にマクロファージは主役を務める．
- 炎症に際しては，好中球や細胞傷害性T細胞よりも遅れてその炎症部に集まり，役割を終えて死滅した炎症細胞や破壊された組織を貪食して炎症組織を掃除する．

②樹状細胞

樹状細胞は単球から分化した免疫細胞である．貪食作用をもち，マクロファージやB細胞と共に抗原提示細胞の代表となっているが，その中でも最も高い抗原提示能力をもっている．そのため，樹状細胞は免疫活動の司令塔と呼ばれる．皮下，リンパ組織，気道上皮，腸管粘膜（特にパイエル板），筋組織，中枢神経系など全身に分布している．

- 体内に侵入した外敵を認識した樹状細胞は非特異的（無差別）に貪食して排除する．
- 外敵を貪食した樹状細胞は炎症性サイトカイン，ケモカイン，脂質メディエーターを放出し，他の免疫細胞に対し外敵の侵入に備えさせる．炎症性サイトカインは血管の内皮細胞に対して内腔を拡張させて血流を遅くさせ，細胞間の間

4・5 血液，造血器の構造と機能

隙を拡げて血中の好中球や単球（単球は血管外へ出てマクロファージになる）
が組織に出やすいようにする．ケモカインは好中球の遊走を促し近くに呼び寄
せる．脂質メディエーターはプロスタグランジンやロイコトリエンなどで主に
血管内皮細胞に働き，血管の拡張や血管の透過性を亢進させる．

・外敵を取り込んだ樹状細胞は，外敵がウイルスの場合は IFN-α,-β を産生する．
IFN-α,-β は抗ウイルス作用のほかに感染細胞の増殖抑制効果，マクロファージ，
NK 細胞，細胞傷害性 T 細胞の活性をさらに強化する作用がある．

・樹状細胞は自身の細胞内で外敵を分解し，外敵の抗原の構造物を自分の細胞膜
上で抗原提示を行う．樹状細胞は抗原提示細胞として最も高い能力をもつ．リ
ンパ節へと移動し，リンパ節でナイーブ T 細胞に抗原提示を活発に行い，エ
フェクター T 細胞へ分化，増殖，活性化させる．

（5）白血球—無顆粒球（リンパ球）の機能

・リンパ球

リンパ系幹細胞は大きく分けて①B 細胞〈B リンパ球〉，②T 細胞〈T リンパ球〉，
③NK 細胞〈ナチュラルキラー細胞〉へと分化し，必要に応じてさらに細かく分化
する．寿命は数日から数年と幅広い．

①B 細胞〈B リンパ球〉

B 細胞は骨髄中で生まれ分化し，暫定的な成熟 B 細胞となり脾臓で完全な成
熟 B 細胞となる．骨髄〈Bone marrow〉で分化し成熟することから B 細胞〈B
リンパ球〉と呼ばれる．B 細胞は必要に応じ，形質細胞やメモリー B 細胞〈記
憶 B 細胞〉に分化する．

ⓐ形質細胞〈プラズマ細胞〉

B 細胞はヘルパー T 細胞（Th2）のサイトカインを受けて形質細胞に分化す
る．プラズマ細胞と呼ばれることもある．形質細胞は抗体を産生し放出する免
疫細胞である．体液性免疫は 5 種類の免疫グロブリンの中で主として IgG 抗体に
よる免疫である．

ⓑメモリー B 細胞〈記憶 B 細胞〉

B 細胞の中で抗原提示を受けても形質細胞に分化せずに，抗原を記憶する B
細胞へと分化するのがメモリー B 細胞である．将来，同じ抗原が侵入したとき
に速やかに抗体（IgG 抗体）を作れるように備える免疫細胞である．

②T 細胞〈T リンパ球〉

T 細胞は胸腺〈Thymus gland〉で分化し成熟する．成熟場所が胸腺であるこ
とから T 細胞と呼ばれる．T 細胞は細胞性免疫や免疫応答の調節を行う．

細胞性免疫では，攻撃すべき抗原（外敵）とそうすべきでない抗原（自己抗
原）を判別して行う．この免疫寛容は，T 細胞が胸腺で選抜により獲得したもの
である．T 細胞は，ヘルパー T 細胞，細胞障害性 T 細胞〈キラー T 細胞〉，メモ
リー T 細胞〈記憶 T 細胞〉，制御性 T 細胞〈Treg 細胞〉などに分化して免疫活動
を行う．

ⓐヘルパー T 細胞

ヘルパー T 細胞〈Th〉には，細かな役割により何種類もあるが，特に Th1 と
Th2 が代表である．ヘルパー T 細胞からは様々なサイトカインが放出される．

第4章◇人体の構造と機能

第4章　人体の構造と機能

体液性免疫ではヘルパーT細胞（Th2）からのサイトカインなどにより，B細胞が形質細胞に分化する．また，細胞性免疫ではヘルパーT細胞（Th1）からのサイトカイン（IFN-γ）によりナイーブ細胞傷害性T細胞を，機能を備えたエフェクター細胞傷害性T細胞とさせ，活性化させると共に，マクロファージを活性化させて貪食を活発にもさせる．

ⓑ細胞障害性T細胞〈キラーT細胞〉

細胞障害性T細胞はウイルス感染細胞を特異的に認識して破壊する細胞性免疫の主役として働く．ウイルスに感染した細胞はウイルスの抗原部分を自分のMHCクラスI分子の上に載せて抗原提示を行うが，この抗原提示を認識できるのは唯一，細胞傷害性T細胞〈キラーT細胞〉だけである．それによりウイルスに感染した細胞を細胞傷害性T細胞〈キラーT細胞〉が感染細胞ごと破壊し殺傷する．なお，感染細胞の殺傷法には2種類ある．一つは細胞傷害性T細胞からパーフォリンを放出する方法である．パーフォリンは感染細胞の細胞膜に穴をあけ壊死を起こさせる"ネクローシス"による細胞死である．もう一つは細胞傷害性T細胞がサイトカインの一種（Fasリガンド分子）を細胞表面に出して，感染細胞を自爆死させる"アポトーシス"による細胞死である．感染細胞がFasリガンド分子を自分のもっているFas受容体で受け取るとアポトーシスのスイッチが入り死に至るものである．このように細胞傷害性T細胞〈キラーT細胞〉は特異的（選択的）に外敵（抗原）を排除し，細胞性免疫の主役として防御にあたる．ただし，活動するまでには時間を必要とする．

ⓒ記憶T細胞〈メモリーT細胞〉

抗原情報を記憶するT細胞である．役割を終えた細胞障害性T細胞は多くが死滅するが一部は記憶T細胞として残る．将来，同じ外敵（抗原）が侵入したときに速やかに細胞性免疫を実施できるように備えている．

ⓓ制御性T細胞〈Treg細胞〉

体液性免疫や細胞性免疫を直接的，間接的に抑制して制御する免疫細胞である．体液性免疫に対してはヘルパーT細胞（Th2）やB細胞の活性化を抑制して体液性免疫を終了させる．細胞性免疫に対してはヘルパーT細胞（Th1）や細胞傷害性T細胞〈キラーT細胞〉の活性化を抑制して細胞性免疫を終了させる．

③NK細胞〈ナチュラルキラー細胞〉

NK細胞は体内を巡回監視して，がん細胞やウイルス感染細胞を発見すると非特異的（無差別）に単独で相手を攻撃し殺傷する．ただし，MHCクラスI分子をもつ細胞に対しては攻撃を避ける．なお，T細胞〈Tリンパ球〉から分化する細胞傷害性T細胞はキラーT細胞とも呼ばれるが，NK細胞とは異なる免疫細胞である．ウイルスに感染した細胞からのサイトカイン（I型インターフェロン）により，細胞ごと殺傷するNK細胞と細胞傷害性T細胞〈キラーT細胞〉は，共に活性作用を受ける．

表4・27に白血球の種類と主な特徴・働きを示す．

4·5 血液，造血器の構造と機能

表4·27 白血球の種類と主な特徴・働き

白血球の種類		白血球中の%	特徴・働き
顆粒球	好中球	60%	・非特異的な強い貪食能をもつ．オプソニン化した抗原に対しては特異的でさらに強力な貪食能を示す． ・体液性免疫で外敵除去（貪食）を実行する免疫細胞． ・顆粒のリゾチームは外敵に損傷を与えるが体内に炎症も招く．好中球は炎症細胞の一つである． ・寿命は数時間から数日である．末梢血中では10時間程度．
	好酸球	1〜4%	・弱い貪食能をもつ． ・寄生虫感染に対する体液性免疫（IgE）でこれを排除する． ・Ⅰ型アレルギー〈即時型アレルギー〉の原因を作る．好酸球は炎症細胞の一つである．
	好塩基球	0〜1%	・弱い貪食能をもつ． ・顆粒内にヒスタミンなどを含み炎症反応に関与，アレルギーやアナフィラキシーを発症させる． ・顆粒内にヘパリンを含み血管内での血液凝固を防ぐ．
顆粒無顆粒球	肥満細胞〈マスト細胞〉		・好塩基球と性質や働きが似ているが，全身に分布するため影響力が大きい． ・肥満細胞はIgE抗体と結合し，顆粒内の炎症を起こすヒスタミンを放出する．これによりⅠ型アレルギーの即時反応が起きる．Ⅰ型アレルギー反応，アナフィラキシーと関連が深い．
無顆粒球	（単球から分化）マクロファージ	6%	・非特異的な強い貪食能をもつ．ウイルスに対して特に有効． ・ナイーブT細胞に抗原提示を行う． ・各種サイトカインを放出．
	（単球から分化）樹状細胞		・非特異的な強い貪食能をもつ． ・特に優れた抗原提示力でナイーブT細胞に抗原提示を行う． ・ナイーブT細胞を活性化する． ・各種サイトカインを放出．
	リンパ球	30%	B細胞：(5) 白血球①B細胞〈Bリンパ球〉参照． T細胞：(5) 白血球②T細胞〈Tリンパ球〉参照． NK細胞：(5) 白血球③NK細胞〈ナチュラルキラー細胞〉参照．

3）血漿の構造と機能

(1) 血漿の構造

　血漿は血液の血球成分以外でほとんどが水である．残り約10%が蛋白質，糖質，脂質，代謝産物や無機塩，ホルモンなどの分泌物を含んでいる液体である（**図4·93**）．血液の約55%を占めている．なお，血漿から血漿蛋白質のフィブリノゲンを除いたものを**血清**と呼ぶ．

(2) 血漿の機能

　血漿は血球を運搬するほか，栄養素やホルモン，酵素，抗体などの必要物と不要物や老廃物を運ぶ機能を担っている．血漿蛋白質のアルブミン，グロブリン，フィブリノゲンにはそれぞれ重要な役割がある．なお，これらはみな肝臓で合成される．

(3) 血漿蛋白質の機能

①アルブミン

　　アルブミンは血漿蛋白質の中で最も多く含まれている．
・血管，毛細血管の内部はアルブミン濃度が高く，血管の外の間質液のアルブミ

第4章 人体の構造と機能

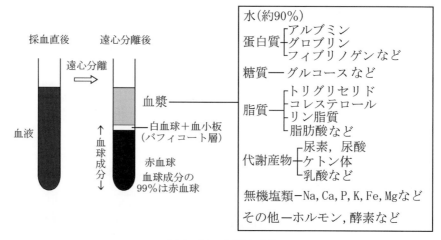

図4・93 血漿の成分

解説㊷
浸透圧：溶液は溶質（粒）が溶媒（水など）に溶けていたり，分散した状態になっている．容器の中に高濃度（粒が多い）の溶液と低濃度（粒が少ない）の溶液があり濃度むらのある状態では自然に濃度が均一になる様に働く．これが分散である．しかし，高濃度溶液と低濃度溶液が半透膜で仕切られている場合は浸透圧が発生する．半透膜は小さな粒は通すが大きな粒は通さない穴の開いた膜である．細胞膜や毛細血管が半透膜の性質をもっている．半透膜を通れない大きさの粒に対し，小さな分子（粒）である水は半透膜を通ることができる．自然界は濃度を均一にしようと働き，高濃度側へ水分子（粒）を移動させて濃度を均一にさせようと働く．低濃度溶液側から高濃度側へ水が移動し，圧力が半透膜にかかる．これが浸透圧である．

ン濃度は低い．血圧により毛細血管内の水は血管壁から外へ出されるよう力が働く．しかし，毛細血管の壁は半透膜になっているため，低分子の水が血管内へと移動して濃度を均一にしようとするため，浸透圧*が血管壁の外から内へとかかる．これはアルブミンにより水が血管内へ引き込まれる現象と例えられる．このように血漿蛋白質のアルブミンは血管内の血液の浸透圧を保つ働きがある．これを**膠質浸透圧の維持**と呼ぶ．左記の解説㊷を参照．

・老朽赤血球は脾臓や肝臓で破壊されヘモグロビンの一部が代謝され**ビリルビン**となる．これはほとんどが間接ビリルビンである．血液に溶けない間接ビリルビンはアルブミンと結合し肝臓へ運ばれ，直接ビリルビンにされて胆汁が生成される．

②グロブリン

グロブリンにはα-グロブリン，β-グロブリン，γ-グロブリンがある．α-グロブリンとβ-グロブリンは血中の鉄や脂質，ホルモンの運搬にかかわる．γ-グロブリンは免疫グロブリンで，形質細胞が産生する抗体である．

③フィブリノゲン

フィブリノゲンは血液凝固因子で，血液凝固に関与する蛋白質である．4・5・1項1）（2）の「止血作用」を参照のこと．

4・5・2 造血器の構造と機能

1）骨髄の構造と機能
（1）骨髄の構造

海綿骨は細い線維状の骨がスポンジ状の網目構造をなし，**骨髄腔**と呼ばれる小腔を多数含んでいる（図4・94）．骨髄腔内は**骨髄**（赤色骨髄と黄色骨髄）で満たされてい

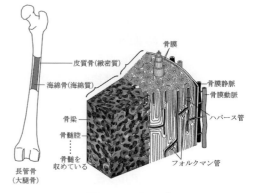

図4・94 骨髄

る．海綿骨は"スカスカ"であるが家の柱と梁のように合理的な力学的配列をなして高い強度を得ている．この骨の構造体は**骨梁**〈骨小柱〉と呼ばれる．骨髄は骨髄方向（横方向）へ伸びる**フォルクマン管**，縦方向に伸びる**ハバース管**から栄養され，同時に骨髄で形成された血球や老廃物を骨外へ送っている．

(2) 骨髄の機能

骨髄の中には**造血幹細胞**〈血球芽細胞〉がある．造血幹細胞からは様々な血球が分化する（多分化能）．また，造血幹細胞には自己複製能の機能もある．骨髄には造血機能をもつ**赤色骨髄**と造血を停止し脂肪組織に置き換わった**黄色骨髄**がある．小児の骨髄腔はみな赤色骨髄で満たされているが年齢と共に赤色骨髄の占める領域は減少する．赤色骨髄のある場所を図4・95に示す．

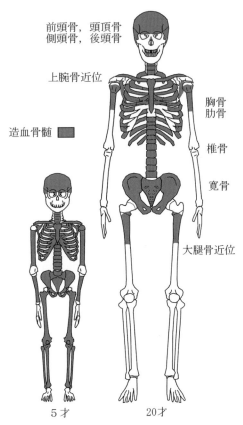

図4・95　造血骨髄の分布

◎ 骨髄穿刺

骨髄穿刺は主に原因不明の貧血や急性・慢性白血病など血液疾患の診断，治療の効果判定，悪性リンパ腫などの浸潤の判定のために行われる．成人の骨髄穿刺の穿刺部位は腸骨の上後腸骨棘（後腸骨稜）が第一選択となる．胸骨からの穿刺は心タンポナーデなどの重篤な合併症や死亡例の報告があるため，腹臥位になれない場合や高度の肥満，腸骨に放射線照射を受けているなど特別な理由がある場合に限るとされている．何らかの理由でやむを得ず胸骨からの穿刺を実施する場合は経験豊富な血液専門医が術者として選択される．検査を目的とする骨髄穿刺では穿刺により1mL程度の骨髄液を採取する．なお，骨髄移植を目的とする場合は全身麻酔下のドナーから左右の上後腸骨棘（図4・10参照）を中心に数か所が穿刺され，約1,000mLが採取される．採取された骨髄液はレシピエント〈被提供者〉へ点滴で静脈投与される．

2) 脾臓の構造と機能

(1) 脾臓の構造

脾臓（図4・96）は握りこぶし大で腎臓に似た形状をし，右側の肝臓と対をなすように左側に位置している．脾臓を包んだ腹膜は脾門で合わさり，胃の大弯との間の胃脾間膜，横隔膜との間の横隔脾間膜を構成し脾臓を固定する．脾臓の実質は**脾髄**で，**赤脾髄**と**白脾髄**からなる．脾臓の内部は軟らかいスポンジ状（細網状，海綿状）の組織となっており大量の血液を含んでいる．スポンジ状の骨組みは細

網細胞により作られた細網線維〈レチクリン〉による組織である.

◎ 赤脾髄と白脾髄

・赤脾髄

　赤脾髄内には赤血球が充満している．老化した赤血球や血小板，脾索内の細菌などの外敵はマクロファージにより貪食作用を受け除去される．赤脾髄内には樹状細胞などの免疫細胞も多く含まれている．赤脾髄は脾索と脾静脈に連絡する脾洞からなるが，異常な赤血球は脾洞の内皮細胞の壁をすり抜けることができない．異常な赤血球も脾臓から出れずにマクロファージにより貪食され除去される．

・白脾髄

　白脾髄は2次リンパ組織の場となる．B細胞〈Bリンパ球〉が充満し，貪食作用をもつ細網細胞もある．脾動脈から分岐した中心動脈を取り巻くようにPALS〈periarteriolar lymphoid sheath：動脈周囲リンパ球鞘〉があり，内部にT細胞〈Tリンパ球〉の集団を含んでいる．マクロファージも常駐し，免疫活動を行う実際の場となっている．

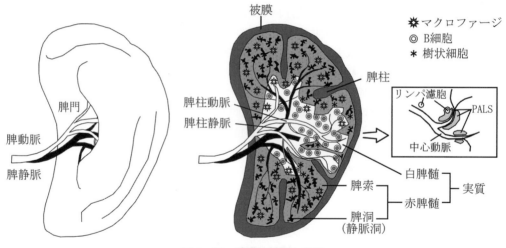

図4・96　脾臓の外観と内部

(2) 脾臓の機能

　脾臓の機能は血液の濾過と貯蔵，および免疫応答である．

① 老朽赤血球や異常赤血球の破壊除去

　老朽化した赤血球や異常のある赤血球を破壊し除去する．異常のある赤血球はスポンジ状の網目構造（脾洞の内皮細胞の壁）に引っかかる．これらの赤血球はマクロファージにより貪食され破壊される．

② 老朽血小板の破壊除去

　血小板の寿命は7～10日間で，老朽化した血小板は脾臓や肝臓でマクロファージにより貪食され破壊される．

③血液の貯蔵
脾臓はスポンジ状の組織に血液を蓄える．出血時などには血液を供給もする．
④血小板の貯蔵
脾臓は全血小板の約30％を貯蔵している．貯蔵している血小板は必要に応じ放出もされる．
⑤免疫応答への関与
B細胞は骨髄中で生まれ分化し暫定的な成熟B細胞となるが，脾臓で完全な成熟B細胞となる．B細胞は必要に応じ，形質細胞やメモリーB細胞〈記憶B細胞〉に分化する．脾臓は2次リンパ組織の一つとして実際の免疫活動の場となる．マクロファージや樹状細胞，B細胞などを豊富に抱えている．また，中心動脈を囲うようにPALS〈動脈周囲リンパ球鞘〉があり，内部にはT細胞の集団がある．
⑥胎生期の造血
胎生期では肝臓と共に造血機能を担うが，出生後は役割を骨髄に譲る．ただし，原発性骨髄線維症など骨髄での造血機能が失われる特殊な病態では肝臓，脾臓など胎生造血が行われる臓器で造血が行われることがある．これを**髄外造血**と呼ぶ．

3) 胸腺の構造と機能
(1) 胸腺の構造
胸腺（図4・97）は出生後数年の間に最も活発に活動し，思春期以後は退化し，老年期では脂肪組織に置き換わり，胸腺本体は瘢痕化する．胸腺は皮質と髄質からなり外表を被膜に覆われている．皮質は細網細胞が作るスポンジ状の細網線維〈レチクリン〉組織の中に多数の胸腺細胞を満たしている．しかし，成人になるとこれらは脂肪組織へと置き換わる．髄質も細網細胞が作る細網線維組織の中に胸腺細胞を含んでいるが，皮質に比べると網目は狭く胸腺細胞もまばらである．髄質には樹状細胞が多く存在し，**ハッサル小体**〈胸腺小体〉もある．ハッサル小体は細網細胞が同心円状に配列した領域である．制御性T細胞の発達に関与すると考えられるが詳細はわかっていない．

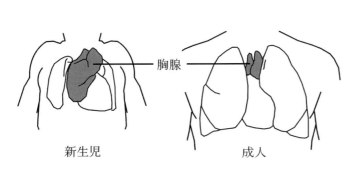
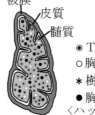

図4・97　胸腺の外観と内部

第4章　人体の構造と機能

(2) 胸腺の機能
①T細胞の成熟と分化

　T細胞は骨髄の造血幹細胞から生まれ，未熟なT細胞に分化したT細胞の前駆細胞となって，骨髄から血中に出て胸腺へと移動する．胸腺*で成熟し，T細胞〈Tリンパ球〉に分化する．ただし，ナイーブT細胞の状態である．胸腺で未熟なT細胞は自己（自己の抗原）と非自己（非自己の抗原）を区別して認識できるかの選抜を受ける．選抜には"正の選択"と"負の選択"がある．

ⓐ胸腺皮質での選抜　"正の選択"

　未熟なT細胞はいったん，様々な種類のTCR〈抗原認識受容体〉をもつT細胞にランダムに分化・増殖させられる．そして，増殖により膨大な数の様々なTCRをもつ未熟なT細胞の中で，自分のMHC〈ヒト白血球型抗原〉を認識できるTCRをもつ未熟なT細胞が選抜される．MHCは細胞膜上にあって自己と他者を区別する糖蛋白質である（解説⑩参照）．自分のMHCを認識できないTCRをもつ未熟なT細胞はアポトーシスにより死滅させられる．これを**"正の選択"**と呼ぶ．

ⓑ胸腺髄質での選抜　"負の選択"

　次に自己を認識できるMHCをもち，様々な種類のTCR〈抗原認識受容体〉ももった未熟なT細胞は髄質へと移動する．髄質では，自らが元からもつ自己抗原を認識しないでいられるかの選抜が行われる．無視すべき自己抗原の種類は膨大であるが，樹状細胞はそれぞれを抗原提示して未熟なT細胞を試す．自己抗原を認識しないということは自己を攻撃しない，**寛容**〈トレランス〉ということにつながる．自己抗原の提示を認識してしまった未熟なT細胞はやはり，アポトーシスで死滅させられる．これを**"負の選択"**と呼ぶ．このような選抜により生き残り成熟したT細胞となるのははじめの1%以下といわれている．成熟T細胞は自らのMHC分子を自分と認識し，外敵のように自分自身ではない抗原をもつものは攻撃するものの，自己抗原には反応しないという**免疫寛容**〈免疫トレランス〉を身に付けている．この段階の成熟T細胞はナイーブT細胞であり，免疫活動の場へと移動して，外敵の抗原提示を受けて各種のエフェクターT細胞へと分化する．

②内分泌腺としての機能

　胸腺はホルモンを分泌する内分泌腺でもある．サイモシン，サイモポエチン，サイムリンなどのT細胞の機能分化などを促進するホルモンを分泌する．

◎ 演習問題

問題1　健常成人の赤血球の平均寿命に最も近いのはどれか．

　　　　1．15日
　　　　2．30日
　　　　3．60日
　　　　4．120日
　　　　5．240日

> **解説㊸**
> **胸腺で教育?：**
> 未熟なT細胞は胸腺で，"正の選択"と"負の選択"により自己抗原の認識と体内にある身内の抗原は無視する免疫寛容を身に付ける．これは，よく教育に例えられるが，教育というより選抜である．未熟なT細胞は何も教わらず，ただ何度も試験を受けさせられ，落第すると抹殺される．この中で生き残った未熟なT細胞が成熟T細胞（ナイーブT細胞）となる．

演 習 問 題

問題2　止血に関与するのはどれか．
　　　1．血小板
　　　2．好酸球
　　　3．好中球
　　　4．赤血球
　　　5．リンパ球

問題3　細胞性免疫と最も関連が深いのはどれか．
　　　1．抗　体
　　　2．補　体
　　　3．B細胞
　　　4．移植免疫
　　　5．形質細胞

問題4　成人で骨髄穿刺を行う部位はどれか．
　　　1．鎖　骨
　　　2．腸　骨
　　　3．肩甲骨
　　　4．上腕骨
　　　5．大腿骨

第4章◇人体の構造と機能

4・6 泌尿器・生殖器の構造と機能

泌尿器は尿を作り体外へと排出する器官である．泌尿という名称は"尿"を分"泌"することに由来する．泌尿器は，尿を作る腎臓，尿を運ぶ尿管，尿を貯める膀胱，膀胱から尿を排出する尿道からなる．

4・6・1 腎臓の構造と機能

1）腎臓の構造
（1）マクロな腎臓の構造（図4・98）

腎臓は第12胸椎～第3腰椎の高さにあり，右腎は上から肝臓に押し下げられ，左腎より約2cm（半椎体～1椎体）低位にある．右腎の上極と肝臓下面はモリソン窩〈肝腎陥凹〉をなしている．腎臓は副腎や尿管と共に後腹膜腔の腎周囲腔にある．腎臓の輪郭が腹部X線単純写真で描出されるのは，腎臓や副腎の表面を覆っている**腎被膜**（脂肪被膜）のX線吸収差による．脂肪被膜の外側は，線維性組織である**腎筋膜**〈ゲロタ筋膜〉で囲まれる．腎臓は表層から約1cmの**皮質**と深部の**髄質**に分けられる．髄質は8～15個の**腎錐体**からなり，その先端は**腎乳頭**と呼ばれ，**腎杯**に連なる．腎錐体どうしの間，腎杯どうしの間は**腎柱**と呼ばれる．**腎洞**は脂肪組織の中に腎杯，腎盂〈腎盤〉，血管，リンパ管，神経などを含んでいる．なお，**腎門**は腎動脈，腎静脈，尿管が出入し，内側前方向を向いている．腎門では腎動脈が最も腹側にある．

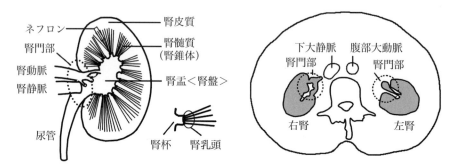

図4・98 左腎の解剖図と腎門部，および横断像

（2）ミクロな腎臓の構造

・腎臓の最小機能単位は**ネフロン**〈腎単位〉と呼ばれ（図4・99），**腎小体**〈マルピギー小体〉と**尿細管**からなり，腎臓1個につき約100万個存在する．腎小体は**糸球体**と**ボーマン嚢**からなり皮質に存在する．糸球体は毛細血管の玉，ボーマン嚢は糸球体を包む袋のような構造をしている．

・糸球体で血液が濾過されて原尿となり，ボーマン嚢に集められ，尿細管へ送られる．ボーマン嚢に続く尿細管では近位尿細管→ヘンレループ〈ヘンレ係蹄〉→遠位尿細管→集合管を経て，水分や物質の再吸収と排泄および分泌が行われ，尿が生成される．造影CTで腎皮質が高吸収に描出されるのは，血流の豊富な糸球体が皮質にあるからである．尿細管は主に髄質に存在するが，糸球体に

近い一部の尿細管は皮質にまたがっている．
[注：ボーマン嚢の正式な用語は**糸球体嚢**〈糸球体包〉であるが，Bowman's capsule と一般に呼ばれることからボウマン嚢やバウマン嚢と記載されることが多い]

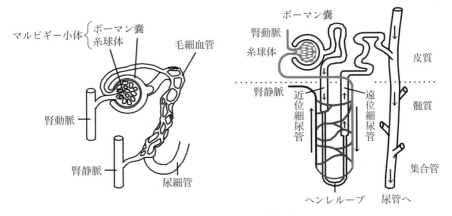

図4・99　ネフロン〈腎単位〉

2) 腎臓の機能
(1) 尿の生成と排泄（図4・100）

尿の97％は水で，残りは蛋白質の分解で生じる尿素，尿酸，クレアチニンなどが多くを占める．尿は糸球体で血液がろ過されてできる，ろ過液（原尿）が始まりである．ろ過液（原尿）は1日にドラム缶1本分（約150 L）作られるが，腎尿細管で約99％が再吸収され，1日の尿量は約1.5 L程度に落ち着く．尿細管で再吸収されるのは水，グルコース〈ブドウ糖〉，アミノ酸，電解質（Na, K, Cl）であるが，クレアチニンはほとんど再吸収されない．また，尿素は近位尿細管での再吸収率は約50％であるが，集合管などでも再吸収され，尿中にはろ過された量の40％が排泄される．その後，尿は腎杯→腎盂→尿管→膀胱→尿道を経て，体内から排泄される．

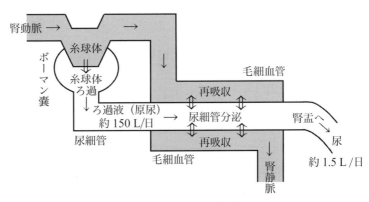

図4・100　尿の生成

①尿　素

　蛋白質が消化されアミノ酸に分解される際にアミノ基が外され（脱アミノ基作用），アンモニアが発生する．また，余剰のアミノ酸も貯蔵できないため分解されるが，その際に脱アミノ基作用によりアンモニアを生じる．有害なアンモニアの大半は肝臓で**尿素**へと合成される．尿素は血液により腎臓へ運ばれて糸球体でろ過され尿中へ出される．なお，分解されなかった一部のアンモニアは尿として排泄される．

②尿　酸

　プリン骨格をもつ物質の総称が**プリン体***である．核酸の塩基の中でアデニンやグアニンはプリン体である．細胞の新陳代謝の際に，核酸からプリン体が放出される．また，プリン体はATPの構成成分にもなっており，エネルギー代謝で**ATP**が分解され**ADP**となり，その後ADPからATPが再合成される．しかし，過度な運動では，大量のATPが作られ，ADPからATPへの再合成が追い付かなくなり，余剰のATPが分解される．ATPが分解される際にプリン体が放出され，尿酸値が高くなる．プリン体は食品からも摂取される．レバーやビールはプリン体の多い食品としてよく知られている．プリン体は**尿酸**の材料として肝臓，骨髄，筋肉，小腸で生成される．プリン体の約20%が食物から，約80%は体内で合成されるといわれる．

③クレアチニン

　クレアチニンは筋肉内のクレアチンの最終代謝産物で，血液中に出て腎臓へ運ばれて糸球体からろ過され尿中へと排泄される．腎機能の低下ではクレアチニンの尿中排泄が低下し，血液中のクレアチニンが増加する．血清クレアチニン値は腎機能の指標として多用されている．

(2) 腎臓の尿量と血圧調節
（レニン・アンジオテンシン・アルドステロン系）

　動脈圧の低下，Na制限，交感神経β刺激により腎の傍糸球体装置から**レニン**が分泌される．肝臓で合成されたアンジオテンシノーゲンをレニンが**アンジオテンシンⅠ**にする．アンジオテンシンⅠは**アンジオテンシンⅠ変換酵素**〈ACE：angiotensin converting enzyme〉により**アンジオテンシンⅡ**となる．これは血管を強力に収縮させ血圧を上昇させ血漿浸透圧を上昇させる．これにより**バソプレシン**が分泌される．また，アンジオテンシンⅡは**アルドステロン**を分泌させる．バソプレシンは抗利尿作用により尿量を減少させ，アルドステロンはNaの再吸収を促進して体液量を増加させ，血圧を上昇させる．アンジオテンシンⅡは強力な血圧上昇作用をもつ．

(3) エリスロポエチンの産生

　エリスロポエチンは骨髄に作用し赤血球産生を促進する造血ホルモン（サイトカインのコロニー刺激因子ともされる）である．腎不全によりエリスロポエチンの産生が低下すると，赤血球の産生低下で腎性の貧血を来す．

(4) 活性型ビタミンDの産生

　植物性食品から摂取されるビタミンD_2，動物性食品から摂取されるビタミンD_3や紫外線の照射を受けて皮膚産生されるビタミンD_3がある．これらは不活性型で

解説㊹

プリン体：プリン体は痛風など悪いイメージがつきまとうが，核酸（アデニン，グアニン）の主成分であり細胞の代謝や増殖には不可欠なものである．利用されないプリン体は尿酸として排泄されるが，過剰摂取により高尿酸血症となり，これが継続すると尿酸が結晶化した尿酸塩が関節に沈着し，急性関節炎を起こす．これが痛風である．ほかに腎臓や尿路に沈着して腎臓障害や尿酸結石を起こすこともある．
　問題はプリン体の過剰摂取にある．

4・6 泌尿器・生殖器の構造と機能

単にビタミンD（前段階のプロビタミンD）と呼ばれる．プロビタミンDは肝臓に運ばれ水酸化され，ビタミンD結合蛋白質と結合して，腎臓に送られ活性型のビタミンDとなる．活性型ビタミンDは腸管からのカルシウム吸収を高めカルシウムの骨沈着を促して骨を強化する．

(5) ホルモンの不活性化

インスリン，成長ホルモン，副甲状腺ホルモン〈PTH〉など不要となったホルモンを破壊し排泄する．

(6) pH，浸透圧，電解質のイオン濃度の調節

体内の過剰な水分を排泄する．また，電解質，酸やアルカリの排泄も行い，pHや浸透圧，電解質のイオン濃度の調節を行う．

4・6・2 尿管，膀胱，尿道の構造と機能

1) 尿管，膀胱，尿道の構造
①尿 管

尿管は30cmほどの平滑筋性の管で，その直径は数mmと細く，最後は膀胱底に開口する．尿管は移行上皮で覆われ，伸展性があり，1分間に1〜4回の蠕動運動を行い尿の排出を助けている．

②膀 胱

膀胱の許容量には個人差があるが，約500mLほどである．膀胱壁を構成する平滑筋は内縦，中輪，外縦の3層からなる．上皮組織は移行上皮〈尿路上皮〉であり伸縮性があるため尿の容量変化に対応ができる（3・2・3項7）参照）．

③尿 道

男性では長く16〜18cmにも及ぶが，女性では短く3〜4cmである．

・男性尿道

射精管を受けて，精路としても働く．尿道は起始部から開口部までの全体がS字状に走行している．

・女性尿道

女性の尿道は短いため，外尿道口からの尿路感染により膀胱疾患を起こしやすい．

2) 尿管，膀胱，尿道の機能

腎臓から尿管，膀胱，尿道を経由して尿を排泄する機能を担っている．

4・6・3 生殖器の構造と機能

生殖器は精子や卵子などの生殖細胞を作り，生殖活動を行う器官である．特に女性の場合は妊娠，分娩を担っている．

1) 生殖器の構造
①男性生殖器（図4・101）

精巣が主要器官で，精路（精巣上体 → 精管 → 精嚢 → 射精管 → 尿道）が付属する．さらに付属生殖腺として，前立腺，尿道球腺〈カウパー腺〉が加わり，

179

第4章 人体の構造と機能

尿道を通し交接器を担う**陰茎**も男性生殖器に含まれる．
- **精子**は精巣〈睾丸〉で減数分裂により作られ，精巣上体で成熟して，その後精管を移動する．精管の粘膜は線毛上皮である．**精嚢**からアルカリ性粘液が射精管に分泌され，精子と混じって精液となる．精嚢では精子の貯蔵や精子の侵入を受けない．
- **前立腺**は1個で恥骨結合の背側，直腸の腹側に位置する．前立腺の中で射精管が尿道に開口し，精液は尿道を通過して射出される．
- **陰茎**は二つの陰茎海綿体と一つの尿道海綿体からなる．
- 精巣の栄養血管である**精巣動脈**は，左右とも腹部大動脈から直接分岐する．また，右精巣静脈は下大静脈に流入し，左精巣静脈は左腎静脈に流入する（図4·68参照）．

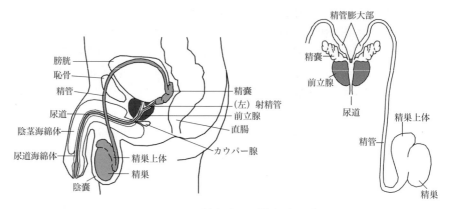

図4·101　男性生殖器と精路（正面）

②女性生殖器

卵巣，卵管，子宮が主要器官で，交接器と産道を兼ねる膣が付属する．
- **卵巣，卵管**は腹膜に覆われる腹腔内臓器〈腹膜腔臓器〉である．卵巣で卵母細胞が減数分裂して卵子が作られる．2次精母細胞（俗に卵子）は排卵期に腹膜腔に放出（排卵）されるが，卵管采から取り込まれ，卵管膨大部から卵管狭部を経て子宮内に達する．卵管は蠕動運動と線毛上皮細胞の線毛運動により卵細胞を子宮へと送る．
- 通常，受精は卵管内（卵管膨大部）で起きる．その後，受精卵は子宮体に着床し，**胎盤**が形成される．
- 卵巣の栄養血管である**卵巣動脈**は，左右とも腹部大動脈から直接分岐する．また，右卵巣静脈は下大静脈に流入し，左卵巣静脈は左腎静脈に流入する（図4·68参照）．子宮の栄養血管である子宮動脈は内腸骨動脈から分岐したものである．

2）生殖器の機能
（1）生殖細胞の形成
①精子の形成

胎児の体内に**始原生殖細胞**がある．これが精巣となる場所へ移動し男性ホル

モンを受けて**精原細胞**となる．精原細胞は体細胞分裂により増殖する．このような状態で出生する．思春期になり第2次性徴により男性ホルモンの分泌が活発となり，精原細胞は成長して**1次精母細胞**となる．1次精母細胞は減数分裂を行い，1回目の分裂で2個の**2次精母細胞**ができ，2回目の第2分裂により4個の**精細胞**が作られる．精細胞はその後，形態変化により鞭毛を備えた精子となる（図4・102）．

②卵子の形成

胎児の体内に始原生殖細胞がある．これが卵巣となる場所へ移動し女性ホルモンを受けて**卵原細胞**となる．卵原細胞は体細胞分裂により増殖する．さらに卵原細胞は成長して肥大し，**1次卵母細胞**〈卵母細胞〉となる．1次卵母細胞は減数分裂を行うが，1回目の分裂の前期で分裂を停止して卵巣に留まる．このような状態で出生する．やがて，男性よりやや早い思春期を迎え第2次性徴により女性ホルモンの分泌が活発となる．そして，**月経**を迎える．月経周期の中で，一時的に黄体化ホルモン〈LH〉が急激に増加する"**LHサージ**"が起きると，減数分裂の第1分裂前期で停止していた減数分裂が再開し第1分裂を終え，1次卵母細胞から**2次卵母細胞**〈卵娘細胞〉と**第1極体**ができる．さらに，減数分裂の第2分裂を起こすが，第2分裂中期で再び停止し卵巣内に留まる．下垂体から**卵胞刺激ホルモン**〈FSH〉の分泌を受けて，卵巣内の2次卵母細胞の中の1個（主席卵胞）が選ばれ発育する．LHサージからおよそ24～36時間で**排卵**が起きる．排卵するのは主席卵胞に選ばれた2次卵母細胞である．この2次卵母細胞は約24時間の間受精可能な状態となっている．排卵により卵管へ向かい，卵管膨大部で受精が成立すると第2分裂を再開し（左記の解説㊺参照），2次卵母細胞は卵細胞（卵子）と第2極体，第1極体は2個の第2極体となる．排卵後の2次卵母細胞が受精しなければ，2次卵母細胞は第2分裂を再開せず，退化し消滅す

解説㊺
受精しなければ卵子はできない：日本産婦人科医会の「3.妊娠まで_卵胞発育，卵の成熟，排卵，受精，着床」では，受精しなければ減数分裂が完了せず，卵子はできないといっている．このことはいくつかの文献や論文の中にも明記されている．違和感を覚えるが，そもそも卵子という一般にも定着している名称に問題があるのかもしれない．減数分裂の完了により作られるのは成熟卵〈成熟卵細胞〉と第2極体と呼ぶのが適切なのかもしれない．

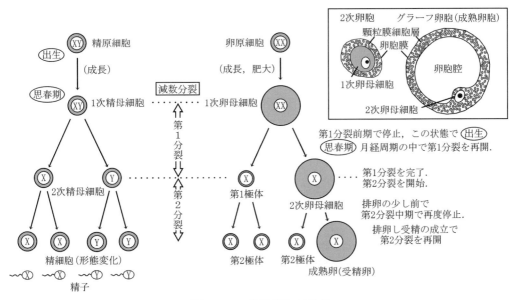

図4・102　生殖細胞の形成

第4章 人体の構造と機能

る．第1極体も同様である．出生時100〜200万個の1次卵母細胞が卵巣内にあるが，この数は生涯変わらず増えることはない．また，一生で排卵する卵子（厳密には2次卵母細胞）の数は400〜500個といわれている．

(2) 性周期と妊娠
①性周期（図4・103）

出生時，卵巣内には100〜200万個の1次卵母細胞が卵胞の形で存在している．卵胞は1個の卵細胞とそれを包む上皮組織からできている．脳下垂体前葉から卵胞刺激ホルモン〈FSH〉が分泌され卵巣に届くと卵胞の一つが主席卵胞に選ばれ，刺激を受けて成長を始める．成熟した卵胞（グラーフ卵胞〈グラーフ細胞，胞状卵胞〉）は卵胞刺激ホルモン〈エストロゲン〉を分泌し子宮内膜を厚くし，黄体化ホルモン〈LH〉の分泌を促す．卵胞刺激ホルモン〈エストロゲン〉の分泌量がピークに達すると黄体化ホルモン〈LH〉が急激に分泌され排卵の引き金を引く．黄体化ホルモン〈LH〉がピークに達するとグラーフ卵胞〈グラーフ細胞，胞状卵胞〉の表面が破れて2次卵母細胞（俗に卵子）が腹膜腔に放出される．これが排卵である．このとき，卵胞刺激ホルモン〈FSH〉の分泌量もピークとなる．2次卵母細胞を放出した後，卵巣内に残された卵胞は黄体に変化し黄体ホルモン〈プロゲステロン〉を多量に分泌して新たな排卵を抑制すると共に，子宮内膜の成熟を進め受精卵の着床に備える．しかし，受精が成立しないと黄体は退行し黄体ホルモン〈プロゲステロン〉の分泌は急速に減って排卵の抑制が解かれる．肥厚した子宮粘膜層は維持できず剥離し経血となって膣から排泄される．これが月経で約5日間続く．月経はほぼ28日を1周期として繰り返される．月経開始日より14日目が排卵日であり，排卵から14日目後に月経が始まる．

表4・28に性周期に関与するホルモンを示す．

表4・28　性周期に関与するホルモン

分泌場所	ホルモン	働き
下垂体前葉	卵胞刺激ホルモン〈FSH〉	卵胞の成熟
	黄体化ホルモン〈LH〉	排卵を促進，プロゲステロン分泌促進
卵　巣	卵胞ホルモン〈エストロゲン〉	卵胞の成熟，子宮内膜の増殖と肥厚，黄体化ホルモン分泌促進
	黄体ホルモン〈プロゲステロン〉	排卵を抑制，子宮内膜の肥厚，子宮腺分泌促進

②妊　娠

グラーフ卵胞から放出された2次卵母細胞（俗に卵子）は卵管采から取り込まれ卵管内を蠕動運動と線毛上皮に乗って子宮へと移動する．このとき，卵管内に自力で移動してきた精子と結ぶと受精が成立する．なお，精子の受精能力は射精後，約48〜72時間である．通常，受精は卵管（卵管膨大部）で起こる．卵子と精子の細胞は融合し23対46個の染色体をもつ接合子となる．接合子はまず2個に分裂し2細胞期となり，さらに16個に細胞を増やす．8〜16細胞期

の細胞塊を桑実胚と呼ぶ．桑実胚はさらに細胞分裂を続け受精後4～5日で胞胚となり，やがて子宮内に達し子宮内膜に着床する．着床は受精後6～7日後である．着床した胞胚が胎盤を作り母体内で発育を続ける状態が妊娠である（図4・104）．受精後第6週までを胚子，それ以後を胎児と呼ぶ．

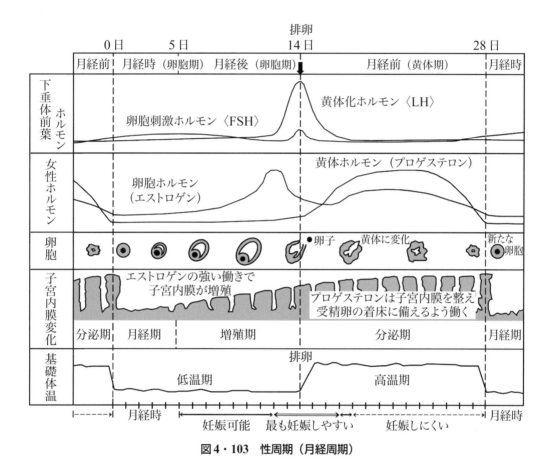

図4・103　性周期（月経周期）

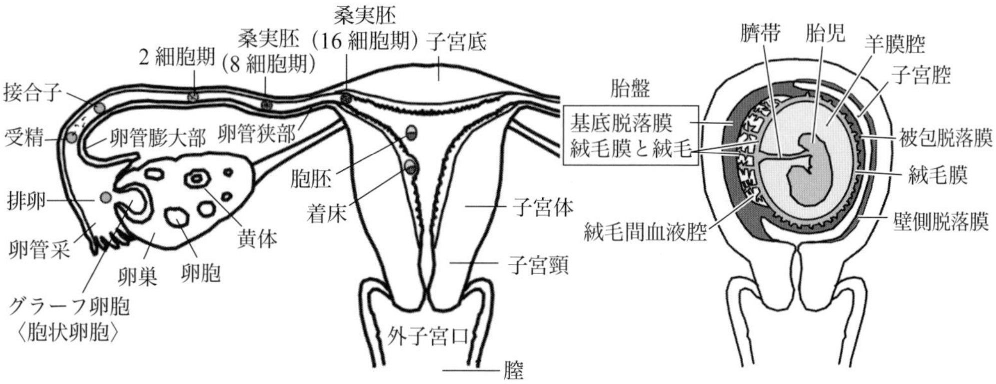

図4・104　受精，着床，胎盤形成

第4章　人体の構造と機能

③胎　盤

　着床により子宮粘膜は脱落膜となる．胚子と子宮筋層の間は基底脱落膜，胚子がもっていた栄養膜は内部に絨毛を蓄えた絨毛膜となる．基底脱落膜は母体由来で，絨毛と絨毛膜は胎児由来である．絨毛膜からは絨毛性ゴナドトロピン〈hCG〉が分泌され，妊娠を維持する．尿中hCG測定が妊娠検査として用いられている．母体からの血液は絨毛間血液腔を満たし，ガス（O_2，CO_2）や物質の交換は胎児の絨毛を介して行われる．したがって，母体の血液と胎児の血液は交じり合うことがない．胎盤はこのように母体と胎児間の物質交換を行う場となる．物質の移動や透過に対して選択性があり，これを**血液–胎盤関門**〈BPB：blood placenta barrier〉という．なお，胎盤と胎児は臍帯でつながり，内部を臍動脈，臍静脈が通っている（図4·77参照）．

④分　娩

　受精から約280日（40週）後に**分娩**する場合が多い．分娩は開口期，娩出期，後産期を経て完了する．

・開口期 → 定期的な陣痛が起き子宮下部は膨張し，子宮口は開大して胎胞が破れ羊水が子宮外へ流出する（破水）．
・娩出期 → 子宮口は最大に開大し胎児が娩出する．
・後産期 → 胎盤などが娩出し子宮自身が収縮する．

　なお，妊娠に伴う変化は分娩後，約6週間して消失するが，その間の影響を**産褥**という．

◎ 演習問題

問題1　腎臓の解剖について正しいのはどれか．
　　1. 腹腔内臓器である．
　　2. 皮質は主に集合管からなる．
　　3. 髄質は主に糸球体からなる．
　　4. 髄質は皮質の外側に位置する．
　　5. 右側は左側よりも低位であることが多い．

問題2　ネフロン〈腎単位〉の構造でないのはどれか．
　　1. 腎　杯
　　2. 糸球体
　　3. 遠位尿細管
　　4. 近位尿細管
　　5. ボーマン嚢

問題3　尿細管での再吸収率が最も高いのはどれか．
　　1. 尿　素
　　2. ケトン体
　　3. ブドウ糖
　　4. アンモニア
　　5. ビリルビン

演 習 問 題

問題4　腎臓で血液のろ過を行うのはどれか.
　　　1．糸球体
　　　2．腎　盂
　　　3．腎静脈
　　　4．尿　管
　　　5．尿細管

問題5　腎臓から分泌されるのはどれか.
　　　1．レニン
　　　2．アドレナリン
　　　3．バソプレシン
　　　4．ソマトスタチン
　　　5．アルドステロン

問題6　尿量調節と関連が最も低いのはどれか.
　　　1．レニン
　　　2．バソプレシン
　　　3．アルドステロン
　　　4．ソマトスタチン
　　　5．アンジオテンシン

問題7　男性生殖器について正しいのはどれか. **2つ選べ**.
　　　1．精管は膀胱に開口する.
　　　2．精嚢は前立腺の尾側に位置する.
　　　3．前立腺は直腸の腹側に位置する.
　　　4．右精巣静脈は右腎静脈に流入する.
　　　5．陰茎は陰茎海綿体と尿道海綿体からなる.

問題8　減数分裂を生じる細胞が存在するのはどれか.
　　　1．大　脳
　　　2．甲状腺
　　　3．胸　腺
　　　4．副　腎
　　　5．精　巣

問題9　減数分裂を生じる細胞が存在するのはどれか.
　　　1．胸　腺
　　　2．小　脳
　　　3．精　巣
　　　4．脾　臓
　　　5．副甲状腺

第4章◇人体の構造と機能

第 4 章　人体の構造と機能

問題 10　精子が通過するのはどれか. **2つ選べ**.
1. 精　管
2. 精　嚢
3. 尿　管
4. 精巣上体
5. 陰茎海綿体

問題 11　ヒトにおいて受精は通常どこで起こるか.
1. 膣
2. 腹　腔
3. 卵　管
4. 子宮頸部
5. 子宮体部

問題 12　受精が起こるのはどこか.
1. 膣
2. 卵　管
3. 卵　巣
4. 子宮頸部
5. 子宮内膜

問題 13　卵巣から分泌され，子宮内膜の増殖に最も関係するホルモンはどれか.
1. インスリン
2. エストロゲン
3. サイロキシン
4. テストステロン
5. プロゲステロン

問題 14　女性の性周期で正しいのはどれか.
1. 基礎体温は排卵を境に低温期となる.
2. 卵胞ホルモンの分泌は排卵後に増加する.
3. 卵胞期では子宮内膜の厚さは一定である.
4. 月経は黄体ホルモン値の上昇に伴い終了する.
5. 卵胞刺激ホルモンの分泌は排卵時にピークとなる.

問題 15　血液関門を有するのはどれか. **2つ選べ**.
1. 腎　臓
2. 大　脳
3. 胎　盤
4. 下垂体
5. 松果体

4・7　脳・神経の構造と機能

　脳・神経は中枢神経と末梢神経からなる．**中枢神経**は脳と脊髄から構成される．中枢神経は体の各部位から送られてくる情報を受けて処理し，体の各部位へ指令を発信する場所である．**末梢神経**は中枢神経と体の各部位をつなぐ働きをしている．末梢神経は体の各部位にある受容器からの興奮や刺激を中枢神経へと伝える．また，逆に末梢神経は，中枢神経からの指令を体の各部位にある効果器へと伝達する働きを担っている．なお，脳室や髄膜は中枢神経としての働きをもたないが，脳と脊髄を保護し中枢神経の付属器官とされている．

```
中枢神経と末梢神経の分類

中枢神経 ┬ 脳 ┬ 大脳
        │    ├ 間脳（視床［松果体含む］，視床下部［脳下垂体含む］）
        │    ├ 脳幹（中脳，橋，延髄［間脳を含む場合もある］）
        │    └ 小脳
        ├ 脊髄－頸髄，胸髄，腰髄，仙髄
        └・脳室，髄膜

末梢神経 ┬ 末梢神経の起点による分類
        │  ┬ 12 対の脳神経
        │  └ 31 対の脊髄神経
        └ 末梢神経の機能による分類
           ┬ 体性神経 ┬ 感覚神経（求心性神経）
           │          └ 運動神経（遠心性神経）
           └ 自律神経 ┬ 交感神経（遠心性神経）と副交感神経（遠心性神経）
                      └ 内臓求心性神経（求心性神経）
```

4・7・1　中枢神経の構造と機能

　中枢神経は大きく脳と脊髄に分けられる（図4・105）．脳はさらに大脳，間脳，脳幹，小脳の四つに分けられる．脊髄は頸髄，胸髄，腰髄，仙髄からなる．

1）脳の構造と機能
(1) 大脳の構造と機能

　大脳は脳の約80%を占め，左右の**大脳半球**からなる．両者は**脳梁**(のうりょう)（神経線維の束）でつながる．大脳は**大脳皮質**（灰白質）と内層の**大脳髄質**（白質）からなる．また，大脳皮質には**新皮質**と**古皮質**があり，一般に大脳皮質といえば新皮質の方を指す．古皮質は大脳辺縁系にかかわる部分である．

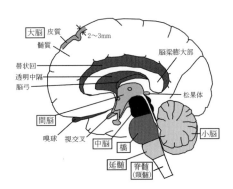

図4・105　中枢神経の区分

解説㊻
発生学による名称：発生学の立場から終脳，後脳，菱脳などの名称がある．終脳は左右の大脳半球に間脳を加えたものや大脳皮質に大脳基底核を加えたものなどとされる．一般には大脳と同じものと考えても問題はない．後脳は橋に小脳を加えたもの，菱脳は橋，小脳，延髄を合わせたものとされる．

第4章 人体の構造と機能

　また，大脳皮質下の白質内には部分的に灰白質の集合体があり，**大脳基底核**を形成している．灰白質は**神経細胞**〈ニューロン〉の細胞体が集合した領域であり，白質は神経細胞の軸索が集合した領域である．軸索は脂肪を多く含む髄鞘により覆われるため白く見える．このことから軸索の集合領域が白質と呼ばれる．

①大脳皮質〈外套〉の新皮質

　大脳皮質の大半は**新皮質**が占めている．厚さ2～3mmで6層の構造をもつ新皮質は脳の上面や側面の表面を外套〈マント〉のように覆っている．一般に大脳皮質といえば新皮質を指す．大脳皮質の表面には多数の溝（**脳溝**〈大脳溝〉）とその間の小隆起（**回**〈脳回〉）があり，脳溝や回によりシワが形成される．シワの形状には個人差があるが中心溝，外側溝，頭頂後頭溝は個人差が少なく共通して明確に見られる．

　明確な脳溝→"中心溝〈ローランド溝〉，外側溝〈シルビウス溝〉，頭頂後頭溝"

　三つの脳溝により前頭葉，側頭葉，頭頂葉，後頭葉の4領域（脳葉）が区分される（**図4・106**）．なお，四つの脳葉に外側溝の奥で溝を拡げて確認できる島葉〈島〉や辺縁葉を加えて5～6脳葉とする場合もある．

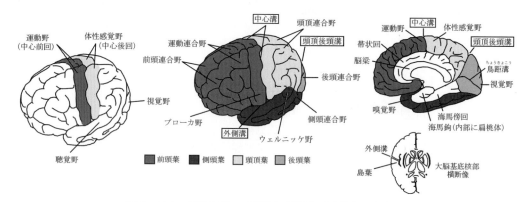

図4・106　大脳皮質の4脳葉と感覚野，運動野，連合野

　大脳皮質には場所により異なる機能（機能局在）があり，その領域を"〜野"と呼ぶ．機能には1次脳機能と高次脳機能がある．

ⓐ1次脳機能と感覚野，運動野

　1次脳機能には感覚と運動についての2種類の機能がある．感覚の1次脳機能は，眼や耳，皮膚などの感覚受容器で感じた情報を大脳皮質が受ける感覚や知覚の受容機能である．感覚の1次脳機能をもつ大脳皮質の領域が**感覚野**〈1次感覚野〉である．感覚野には体性感覚野，視覚野，聴覚野などがある．特に，感覚野〈1次感覚野〉の中心溝の後方にある**中心後回**が**体性感覚野**（触覚，痛覚，圧覚，温感を感じる）であり，ペンフィールドの脳地図により体のどの部分の体性感覚野と対応しているかが示されている（**図4・107左**）．他方，運動の1次脳機能は，大脳皮質からの指令で手足の筋などの運動効果器を随意的に動作させる運動機能である．運動の1次脳機能をもつ大脳皮質の領域は**運動野**〈1次運動野〉である．運動野〈1次運動野〉は中心溝の前方にある**中心前回**であり，ペ

ンフィールドの脳地図により体のどの部分の随意運動に対応しているかが示されている（図4・107右）．なお，1次脳機能を担う感覚野や運動野の働きは生まれながらに決められている．

ⓑ 高次脳機能と連合野

1次脳機能が感覚や運動の機械的な機能なのに対し，**高次脳機能**はより高度で人間的な機能である．高次脳機能では多くの1次脳機能を連合させ，過去の経験や知識，記憶，言語を関連付けて情報を理解，整理して大脳皮質から高度な指示に変換して指令を出す機能である．高次脳機能をもつ大脳皮質の領域が**連合野**である．連合野は大脳皮質の中で感覚野と運動野を除いた部分にあり，大きく五つの連合野に分けられる．五つの連合野は，前頭葉の前の**前頭連合野**〈前頭前野〉，前頭葉で前頭連合野と運動野の間の**運動連合野**，頭頂葉の**頭頂連合野**，後頭葉の**後頭連合野**，側頭葉の**側頭連合野**である．なお，高次脳機能の働きは出生後の生活環境などで決まる．

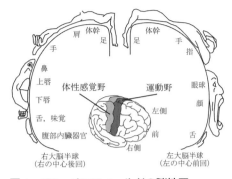

図4・107 ペンフィールドの脳地図
[注：左右それぞれに体性感覚野と運動野がある]

◎ **高次脳機能の機能例**

目の前の花を摘む随意運動を例に挙げる．はじめに眼から花という視覚情報が後頭葉にある1次脳機能の視覚野に入り，これが側頭連合野へ送られ，それまでの経験や学習から花と認識される．さらに頭頂連合野へ情報が送られ，花と自分の位置関係が認識される．そして，認知，情動，動機付け，社会性など多様な働きに関係する脳の最高中枢である前頭連合野に情報が送られて，花を摘みたいという動機付けが発生したとする．この指令は，運動連合野へ送られて，ここで花を摘むための動作のプログラムが組まれる．その指令が1次脳機能の運動野へ送られて花を摘む動作が実行される．実際には花を摘む動作も大脳基底核や小脳の働きにより，ロボットのようなぎこちない動作ではなく，滑らかな動作となるよう調整が行われるが，その際にも高次脳機能が働く．

表4・29に脳葉と1次脳機能，高次脳機能についてまとめた．

◎ **ブローカ野とウェルニッケ野**

主となる五つの連合野に対し言語に関係する二つの連合野もある．機能については表4・29を参照．**ブローカ野**は"言語表出"に重要な運動性言語中枢で，**ウェルニッケ野**は"言語理解"に重要な感覚性言語中枢である．ブローカ野に傷害（**ブローカ失語**〈運動性失語〉）があると傷害の程度によるが，話を聞いて内容は理解できるが，返答ではカタコトで流暢に話せなくなり抑揚がなくなる．また，長文の理解が難しくなり，文字は写せても書けなくなる．特に漢字は理解できても平仮名は難しくなる．言語の表出が困難になる．ウェルニッケ野に傷害（**ウェルニッケ失語**〈感覚性失語〉）があると傷害の程度によるが，流暢に話すことはできるが，意味のない内容を話す．話を聞いても文を読んでも内容

第4章 人体の構造と機能

表4・29 脳葉と1次脳機能，高次脳機能

ⓐ1次脳機能

脳　葉	1次脳機能	主な機能	備　考
前頭葉 （中心前回）	運動野 〈1次運動野〉	全身の骨格筋に対し随意運動を行わせる．	脳幹や脊髄の運動神経細胞に信号を送る．
頭頂葉 （中心後回）	体性感覚野	体性感覚の触覚，痛覚，圧覚，温感，特殊感覚の平衡感覚を感じる．	体性感覚は視覚や聴覚，平衡感覚，内臓感覚を除く感覚．
側頭葉	聴覚野	音を感じる．	
側頭葉	嗅覚野	匂いを感じる．	側頭葉の内部にある．
後頭葉	視覚野	網膜の映像を感じる．	

［注：平衡感覚は体性感覚ではなく特殊感覚である．頭頂葉の中心後回下部に中枢があると考えられている］
［注：他に味覚を感じる味覚野もあり，頭頂葉の中心後回最下部と側頭葉の一部にあり，島葉が関与すると考えられているが，味覚の種類によって中枢部位が異なる］

ⓑ高次脳機能

脳　葉	連合野	主な機能
前頭葉	前頭連合野 〈前頭前野〉	大脳皮質の約3割を占め，人格や人間らしさを生み出す脳の最高中枢に位置付けられる．思考，学習，推論，意欲，情操，感情の中枢である．
前頭葉	左前頭連合野の中のブローカ野 〈運動性言語中枢〉	言語を話したり書いたりなど言語を表出する中枢．言葉を発するときに動かす筋肉の運動を司る． 左大脳半球の前頭葉で頭頂葉の近くに位置する．
前頭葉	運動連合野	随意運動の司令塔である．運動を行うための手順などを組み立てるプログラミングを行う．
頭頂葉	頭頂連合野	視覚野からの情報に対して空間的な位置や方向の関係を識別する．体性感覚野からの皮膚感覚の情報を受けて，対象の大きさや材質を識別すると共に，自分の体を認識する．また，視覚情報と関係付けて空間における体の運動を制御する．
側頭葉	側頭連合野	視覚野からの情報に対して，対象の形状や色，人の顔を意味のあるものと捉えて認知する．
側頭葉	左側頭連合野の中のウェルニッケ野 〈感覚性言語中枢〉	聴覚野からの音の情報と言葉を統合する．言語の言葉を理解して聞き，話す働きを担う中枢． 左大脳半球の左側頭葉上部で頭頂葉との境界に位置する．
後頭葉	後頭連合野	視覚情報を分析，統合して対象物を認識する．後頭連合野に傷害があると，触ったり嗅いだりして対象物が花だとわかっても，視覚だけでは花と理解できなくなる．

［注：ブローカ野やウェルニッケ野が右大脳半球にある人も少ないがいる］

の理解が困難になる．言語の理解が困難になる．

◎ブロードマンの脳地図

1908年にドイツの神経精神科医ブロードマンにより大脳皮質と脳機能を表す脳地図の原型が作成された．ブロードマンの死後20世紀になり，この**ブロードマンの脳地図**は52区域に拡張され現在に至っている．ペンフィールドの脳地図が大脳皮質の一部（中心前回と中心後回）を表したものに対し，ブロードマンの脳地図は大脳皮質の広域に渡るため，現在でもブロードマンの52区域として脳機能の同定に利用されている．

◎ペンフィールドの脳地図(図4・107)

ペンフィールドの脳地図〈ペンフィールドのマップ〉は，カナダの脳神経外科医ペンフィールドが1950年に発表した脳地図である．随意運動を司る運動中枢(中心溝前方の中心前回)について体の各部位と対応する1次運動野の位置関係，および触覚や痛覚，圧覚，温度感覚などの体性感覚を感じ取る知覚中枢(中心溝後方の中心後回)について体の各部位と対応する1次体性感覚野の位置関係を表現した地図である．図4・107からわかるように，足指に比べて手指では運動野も体性感覚野も広範囲になっており，これをもとに人の姿を構築すると手と顔，口が極端に大きないびつな容姿のコビト〈ホムンクルス〉になる．なお，現在ではfMRIを使用した研究からペンフィールドの脳地図に修正を加えた脳地図も発表されている．

②大脳皮質の古皮質〈旧皮質〉

大脳皮質の中で大脳の内側部，側脳室の周辺にある大脳皮質を**古皮質**〈旧皮質〉という．古皮質は本能に由来する欲望(飲食行動，性行動など)や情動(恐怖，快不快，攻撃性，逃避など)を司る領域で原始的な脳とされる．

表4・30に新皮質と古皮質の比較を示した．

表4・30　新皮質と古皮質の比較

皮 質	主な場所	主な働き
新皮質	皮質の内側部以外	精神活動，運動中枢，感覚中枢，長期記憶
古皮質	皮質の内側部	本能行動，情動行動，動機付け，短期記憶(海馬)

③大脳辺縁系

海馬や帯状回，脳弓などの古皮質に扁桃体〈扁桃核〉や中隔核，乳頭体などの大脳基底核の一部，その他を加えたものを**大脳辺縁系**(図4・108)と呼ぶ．大脳基底核は大脳髄質(白質)の中の灰白質の部分である．大脳辺縁系の主な構造物は，海馬，扁桃体，帯状回，中隔核，扁桃核，脳弓，梨状回，乳頭体などだが，それぞれの構造物の境界は明確に区分できないものが多い．大脳辺縁系で特に重要で知っておくべきものは海馬，扁桃体，帯状回である．

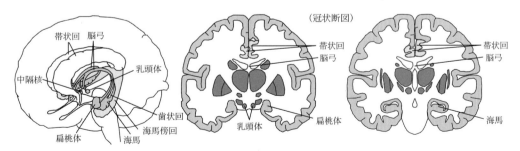

図4・108　大脳辺縁系

ⓐ海　馬

海馬，**歯状回**などを合わせて**海馬体**という．新しい記憶*は，まず海馬に一時

第 4 章　人体の構造と機能

解説㊼

記憶：記憶には体で覚える"手続き記憶"と，頭で覚える"陳述的記憶〈宣言的記憶〉"の 2 種類がある．陳述的記憶はさらに"エピソード記憶"と"意味記憶"に分かれる．手続き記憶は，自転車の乗り方など体で覚え意識せず思い出すことができる記憶である．これに対し，エピソード記憶は過去の出来事で「〜を覚えているか」の問いに回答できるような記憶である．また，意味記憶は繰り返しの学習により獲得した知識で，年号や英単語など「〜を知っているか」の問いに回答できるような記憶である．なお，"手続き記憶"，"陳述的記憶"それぞれに言葉で記憶した"言語的記憶"と映像で記憶した"非言語的記憶"がある．また，記憶には記憶の保持時間から"短期記憶"と"長期記憶"の区別もある．

保管されるが，海馬の記憶容量は小さいため**短期記憶**にとどまる．普段からよく使用する情報は海馬から記憶内容が，大脳新皮質へと移行し記憶が定着し**長期記憶**となる（記憶固定化の標準モデル）．また，海馬は陳述的記憶の中の特にエピソード記憶を担っている．海馬の働きとして短期記憶，学習，空間認知がある．

大脳皮質からの外界の情報は歯状回から入り，海馬傍回を一巡し海馬へと入力される．他方，海馬からは脳弓に情報を出すルートがあり，パペッツ回路を形成している．また，扁桃体と海馬を中心とした重要な記憶回路としてヤコブレフ回路もある．海馬の機能低下は**アルツハイマー病**〈アルツハイマー型認知症〉の原因となる．

◎パペッツ回路とヤコブレフ回路

海馬には記憶を司る重要な閉鎖回路（海馬 → 脳弓 → 乳頭体 → 視床前核 → 帯状回 → 海馬傍回 → 海馬）がある．この閉鎖回路を**パペッツ回路**と呼ぶ．パペッツ回路のほとんどの構成要素が健忘の原因となり得るものである．**健忘**とは何らかの原因により記憶できなくなるか，過去の経験を想起できなくなることをいう．パペッツ回路に対し，扁桃体を中心とした**ヤコブレフ回路**がある．情動や匂いに関する記憶は残りやすく，これらに大きく関係する扁桃体は嗅索とつながり嗅覚情報を受けている．海馬は情動や匂いと関連付けられた記憶を強く残す．ヤコブレフ回路は情動や感情に関連した記憶回路である．

ⓑ扁桃体〈扁桃核〉

扁桃体は情動の中枢であり，恐怖，不安，緊張，怒り，攻撃性などのネガティブな感情や直観，ストレス反応に大きく関係している．扁桃体は入ってくる情報（匂いは除く）に対して，その内容というより快か不快か（好き嫌い），危険か安全かを瞬時に判断する．快か不快かの判断には海馬からの記憶情報も関与する．情報に対し扁桃体が不快と判断すると，視床下部から下垂体と副腎からのストレスホルモンの分泌が促され，心拍数の増加，血圧の上昇，筋緊張，交感神経の緊張，食欲の低下などが生じる．

ⓒ帯状回

帯状回は大脳辺縁系の各部位を結び付け連絡する働きを担っている．感情の形成と処理，学習による記憶，感情による記憶に関与している．帯状回はパペッツ回路の中で，帯状回が興奮することで回路に持続的な興奮を生み出して記憶を後押しする．

④大脳基底核〈大脳核〉

大脳基底核は大脳皮質と視床や脳幹を結び付けている．そして，その機能は随意運動や情動の調整，認知，学習，手続き記憶に関与している．手続き記憶については中心的な役割は海馬ではなく，大脳基底核と小脳の連携が担っている．特に大脳基底核の主となる機能は手足などをスムーズに動かす随意運動の調整である．ⓒ「大脳基底核の運動調整」，(2)「脊髄の機能」①ⓑ「錐体外路」を参照．

Ⓐ大脳基底核の構成（図 4・109）

大脳基底核は大脳皮質下の深部で白質の中にある灰白質（神経細胞体）を特に多く含む集合体である．大脳基底核とあるが，必ずしも大脳の中にあるとは限ら

192

ない．機能的観点と関連から大脳基底核には間脳の視床下核〈ルイ体〉や中脳の黒質も含まれる［注：赤核や前障を含む場合もある］．大脳基底核を主として構成するのは，**被殻**，**尾状核**，**淡蒼球**，**視床下核**，**黒質**である（表4・31）．

被殻と尾状核を合わせて**線条体**，被殻と淡蒼球を合わせて**レンズ核**と呼ぶ．被殻と尾状核は発生学的には同一の核が二つに分かれたものである．また，淡蒼球は働きが異なる内節と外節に分かれている．なお，視床は大脳基底核からの信号を受けて大脳皮質に信号を送るなど重要な役割を果たすが，視床は大脳基底核ではない．

大脳基底核を一つの回路と捉え（図4・110），各構成要素を入力部，介在部，出力部に分けることで大脳基底核の様々な機能が説明される（表4・31）．

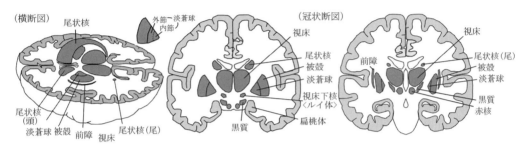

図4・109　大脳基底核〈大脳核〉

表4・31　大脳基底核の構成

大脳基底核	構成要素	備考
全体	被殻，尾状核，淡蒼球，視床下核，黒質	視床は含まない．
大脳皮質からの入力部	線条体（被殻と尾状核）	ハイパー直接路では視床下核が入力部となる．
介在部	淡蒼球の外側や視床下核	入力と出力部を結ぶ．
視床や脳幹への出力部	淡蒼球の内側，黒質の網様部	

［注：入力部の働きを調整するのは黒質の緻密部でドパミンの分泌による］

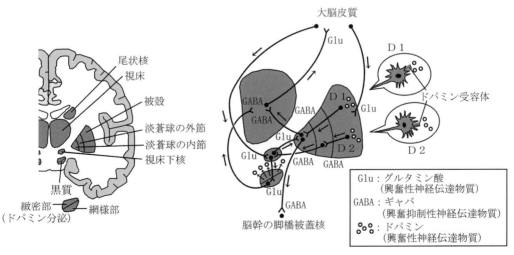

図4・110　大脳基底核の構成要素の投射

第4章 人体の構造と機能

Ⓑ大脳基底核の各構成要素の働き

大脳基底核と大脳皮質間の随意運動における大脳皮質-大脳基底核の運動ループを取り上げ，大脳基底核の各構成要素の働きを概説する．

ⅰ．被殻

被殻は大脳皮質の運動野と体性感覚野からの投射により軸索終末から興奮性神経伝達物質のグルタミン酸の分泌を受け，興奮性信号を受け取る．そして，被殻は最終的には淡蒼球の内節に信号を送るが，それにはD1受容体をもつ被殻細胞を介す直接路（D1→淡蒼球内節）とD2受容体をもつ被殻細胞を介す間接路（D2→淡蒼球外節→視床下核→淡蒼球内節）を経由する2経路がある．直接路と間接路のどちらが優位になるかは黒質の緻密部から分泌される興奮性神経伝達物質のドパミン量により決まる．被殻細胞のD1受容体，D2受容体はドパミンの受容体である．ドパミンは黒質の緻密部から線条体（被殻と尾状核）や淡蒼球，黒質の網様部，視床下核へ放出される．被殻から投射により軸索終末で放出されるのは興奮抑制性神経伝達物質のGABAである．したがって被殻からGABAが，直接路では淡蒼球内節に，間接路では淡蒼球外節に分泌される．なお，被殻には他に試行錯誤を繰り返す強化学習の役割も担うとされている．

ⅱ．尾状核

被殻と**尾状核**は線条体であり，尾状核も被殻と同様に大脳皮質からの投射を受ける．しかし，被殻は運動野や体性感覚野（大脳皮質-大脳基底核の運動ループ）などからの投射であるのに対し，尾状核は大脳皮質の前頭前野（大脳皮質-大脳基底核の前頭前野ループ）からの投射を受ける．前頭前野ループでの大脳皮質からの入力核は線条体の尾状核（頭）となる．動作は被殻と同様である．

ⅲ．淡蒼球

淡蒼球は内節と外節からなる．淡蒼球の内節と外節から発した神経の軸索終末からは，どちらも興奮抑制性神経伝達物質のGABAが分泌されるので，投射先の機能を低下させる働きをもつ．なお，淡蒼球は他に意思決定などの過程にもかかわると考えられている．

―淡蒼球の外節の働き

淡蒼球の外節は，視床下核に投射し，その活動をGABAの分泌により抑制する．間接路の（D2→）淡蒼球外節→視床下核の部分の働きに対応する．

―淡蒼球の内節の働き

淡蒼球の内節は，視床に投射しGABAの分泌により視床の機能に抑制をかける．また，脳幹の脚橋被蓋核〈被蓋〉への投射もあり，同様に脚橋被蓋核の機能を抑制する．他方，視床下核からの投射を受け，興奮性神経伝達物質のグルタミン酸の分泌を受けて，淡蒼球の内節の機能を亢進させる．

ⅳ．黒質

黒質は中脳にあり緻密部と網様部からなる．

―黒質の緻密部の働き

黒質の緻密部は線条体（被殻と尾状核）へ，ドパミンを送り直接路には興奮性，間接路には抑制性に作用するよう働く．なお，黒質の緻密部の神経細胞変性や脱落により線条体へ送られるドパミン量の減少がパーキンソン病の原因と

4・7　脳・神経の構造と機能

なる．

─黒質の網様部の働き

　　黒質の網様部は淡蒼球の内節と同じく，投射先に対し軸索終末から興奮抑制性神経伝達物質のGABAを分泌する．網様部は視床に投射して視床の機能に抑制をかける．他方，視床下核からの投射を受けて，興奮性神経伝達物質のグルタミン酸の分泌を受けて，黒質網様部の機能を亢進させる．

v．視床下核〈ルイ体〉

　　視床下核は淡蒼球の外節からの投射を受け，興奮抑制性神経伝達物質のGABAの分泌を受けて機能を低下させる．また，大脳皮質から直接投射を受け興奮性神経伝達物質のグルタミン酸の分泌を受けて機能を亢進させる．他方，視床下核は淡蒼球の内節と黒質の網様部に投射し，軸索終末から興奮性神経伝達物質のグルタミン酸を分泌し，それらの機能を亢進させる．間接路の（D2→淡蒼球外節→）視床下核→淡蒼球内節の部分の働きに対応する．

◎ 視床の働き

　　視床は間脳に属し大脳基底核の構成要素ではないが，大脳基底核の出力部からの最終出力を受ける重要な要素である．視床の働きは大脳皮質へ投射して，軸索終末から興奮性神経伝達物質のグルタミン酸を分泌し大脳皮質の機能を亢進させる．他方，大脳基底核からの出力として，淡蒼球内節から投射を受ける．投射により興奮抑制性神経伝達物質のGABAの分泌を受けて視床の機能を低下させる．

ⓒ 大脳基底核の回路としての働き

　　図4·110を見ると大脳皮質と大脳基底核の間でループが形成されていることがわかる．このループは大脳皮質の運動野によるもので，**運動ループ**と呼ばれる．大脳皮質の運動野・体性感覚野による運動ループのほかに，大脳皮質の連合野の前頭前野による**前頭前野ループ**や海馬・辺縁連合野などによる**辺縁系ループ**，前頭前野・頭頂連合野後部による**眼球運動ループ**など，合計四つのループがある．それぞれでループを構成する大脳基底核の要素や経路が変わる．また，ほかに大脳基底核の出力が脚橋被蓋核などの脳幹（**図4·111**）へ送られる大脳皮質-脳幹系もある（詳細は専門書を参照されたい）．

　　Ⓑでは大脳基底核の各構成要素の機能を概説したが，各構成要素は互いに作用を受けて大脳基底核の回路の中で機能する．ここでは，大脳皮質の運動野による運動ループについて，手足などをスムーズに動かすための随意運動の調整（ⓐハイパー直接路，ⓑ直接路，ⓒ間接路）について概説する．具体例として，眼の前の花を手で摘む動作を考える．◎高次脳機能の機能例に記載したように，連合野で花が認識され，花を摘む動機付けがなされ，その指令が運動野（1次脳機能）へ送られて花を摘む動作が実行される．この動作には細かな調整が必要である．大脳基底核による随意運動の調整（動作の加減）は，大脳皮質の働きに対してブレーキを掛けるか，ブレーキを緩めるかの2通りで行う．大脳基底核が大脳皮質の働きに対して直接的なアクセル機能はもたない．具体的には三つの経路，ⓐハイパー直接路，ⓑ直接路，ⓒ間接路を，時系列的にⓐⓑⓒの順で進行させ随意運動の調整を行っている．この働きにより，動作の過不足に対し

195

第4章 人体の構造と機能

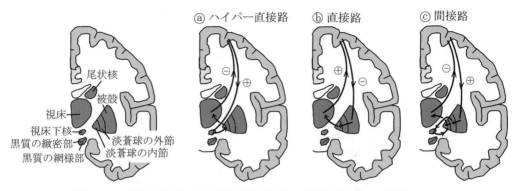

図 4・111 大脳基底核による随意運動調整の 3 経路（脳幹への投射は省く）

解説㊽
DAT スキャン：DAT Scan 検査は黒質で作られたドパミンが線条体へ輸送される状況を画像化する核医学検査である．パーキンソン病はドパミンの減少により発症する．パーキンソン病ではドパミンを作る黒質にレビー小体が蓄積することで，黒質の神経細胞が減少（ドパミン神経脱落）し，作られるドパミンが減少する．DAT スキャンではドパミン神経の変性や脱落の程度を評価できパーキンソン症候群やレビー小体型認知症の診断の早期診断や鑑別診断が可能となる．正常像では^{123}I-イオフルパンの尾状核，被殻へのほぼ均等な高集積を認め，その集積は左右対称の三日月型を呈する．

調整が行われスムーズな動作が実行できるようになる．

ⓐ**ハイパー直接路**

～働き過ぎる大脳皮質にブレーキをかける作用～

右手を動かす運動野（1 次脳機能）は，左大脳半球の前頭葉の中心前回の斜め上にある（図 4・107）．この大脳皮質から視床下核へ投射により，軸索終末から興奮性神経伝達物質（グルタミン酸）が放出され，視床下核の機能が亢進される．視床下核の働きは淡蒼球内節に投射して，興奮性神経伝達物質（グルタミン酸）の放出により淡蒼球内節の機能を亢進させることである．これを受けて淡蒼球内節は視床に投射して興奮抑制性神経伝達物質（GABA）を放出して，視床の機能を低下させる．視床の働きは大脳皮質に投射して機能を亢進させることであるが，その機能が抑制されるので大脳皮質の機能は低下する．大脳皮質の働きにブレーキがかけられる．また，視床下核は黒質網様部にも投射しグルタミン酸を放出して，網様部の機能を亢進させる．網様部の働きは視床に投射し GABA を放出し，視床の機能を低下させることである．その結果，同様に大脳皮質の機能は低下する．この経路では，大脳皮質からの投射が，被殻（線状体）を飛び越え（ハイパー）て視床下核へ投射されることから**ハイパー直接路**と呼ばれている．ハイパー直接路により大脳皮質の働きにブレーキがかけられたことになる．ハイパー直接路は他の経路に比べ，ごく短時間で効果を発揮するため，ⓐⓑⓒの中で初めに実行される［注：淡蒼球内節から脳幹の脚橋被蓋核への GABA 投射による活動低下による部分的な筋緊張亢進作用も随意運動の抑制となるが詳細は省く］．

ⓑ**直接路**

～働きの低下した大脳皮質にかかっているブレーキを緩める作用～

ハイパー直接路により大脳皮質は運動抑制性の伝達となり，大脳基底核の入力核である被殻（線条体）に対し大脳皮質から信号の低下（抑制）が伝達される．このとき黒質の緻密部から分泌されている興奮性神経伝達物質のドパミンが被殻（線状体）の D1 受容体に対し優位に作用する．これにより，被殻から出力核の淡蒼球の内節への投射により，興奮抑制性神経伝達物質の GABA が放出される．淡蒼球の内節は機能の抑制を受ける．その結果，淡蒼球の内節が投射する視床へ

の働きが弱くなる．淡蒼球の内節の働きは視床に投射してGABAを分泌して，視床の働きを抑制することである．しかし，淡蒼球内節はGABAを受けて働きが弱まる．その結果，淡蒼球内節が視床の機能を抑制する働きが弱められ，大脳皮質にかけられていたブレーキが緩められる［注：図4·110では⊕となっているが⊖が弱められたということで正確には⊕（アクセル）ではない］．［注：脚橋被蓋核の相対的な活動低下による部分的な筋緊張亢進作用は省く］

ⓒ 間接路
〜働きが亢進した大脳皮質の働きにブレーキをかける作用〜

　直接路により大脳皮質は運動亢進性の伝達となり，大脳基底核の入力核である被殻（線条体）に対し大脳皮質から信号の亢進が伝達される．このとき黒質の緻密部から分泌されている興奮性神経伝達物質のドパミンが被殻（線条体）のD2受容体に対し優位に作用する．これにより，被殻から淡蒼球の外節への投射により，興奮抑制性神経伝達物質のGABAが放出される．淡蒼球の外節はこれを受けて機能が低下し，視床下核へのGABA分泌が低下する．相対的に視床下核に対する機能抑制が弱まり，視床下核から淡蒼球内節と黒質の網様部に対して興奮性神経伝達物質（グルタミン酸）の分泌が増加する．淡蒼球内節と黒質の網様部は機能の亢進した淡蒼球の内節と黒質の網様部は出力核として視床に投射して，GABAを分泌して視床の機能を抑制する．その結果，再び視床から大脳皮質の運動野に対して興奮性神経伝達物質（グルタミン酸）の分泌が減少して，大脳皮質の運動野の働きを低下させる［注：淡蒼球内節から脳幹の脚橋被蓋核へのGABA投射による活動低下による部分的な筋緊張亢進作用も随意運動の抑制となるが詳細は省く］．

・大脳皮質の運動野に対し，最終的に被殻（線条体）の直接路神経細胞に対してはドパミンD1受容体を介して興奮性に，間接路神経細胞に対してはD2受容体を介して抑制性に働く．ドパミンの増加は直接路を優位に，ドパミンの減少は間接路を優位にさせる．

⑤ 嗅　脳
　嗅覚に関する大脳の部分を**嗅脳**（図 4·112）という．広義では大脳辺縁系と嗅葉を嗅脳としている．狭義では前頭葉の下面底部にある嗅覚に関与する古皮質に属す領域が嗅脳である．狭義の嗅脳は嗅球，嗅索，嗅三角，嗅条，扁桃体の一部などからなる．

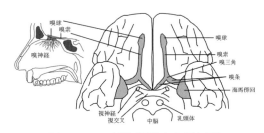

図 4·112　嗅脳（脳底から見た図）

⑥ 大脳白質
　脳の神経線維（軸索）が大脳白質内に分布している（**図 4·113**）．神経線維は大きく**投射線維，交連線維，連合線維**の三つに分類される．投射線維は大脳皮質から出て間脳，脳幹，脊髄と連絡する．交連線維は左右の反対側の大脳半球を互いに連絡しており，連合線維は同側の大脳半球内を連絡する神経線維である．**表 4·32** に大脳白質の神経線維の分布を示す．

第4章 人体の構造と機能

表4・32 大脳白質の神経線維の分布

分類	種類	神経線維の分布
投射線維	内包	視床・尾状核とレンズ核の間を通る．大脳皮質に出入りする神経線維の大部分が内包を通っている．
	放射冠	前頭葉や頭頂葉から内包に至る脳内部に放射状に広がる神経線維．
	視放線	外側膝状体を起点に，1次視覚野から側頭葉と頭頂葉へ扇状に分散して広がる神経線維．
	聴放線	内側膝状体を起点に，1次聴覚野の側頭葉へ至る神経線維．
交連線維	脳梁	大脳縦裂の底部で左右の大脳半球を結ぶ横走する神経線維．
	前交連〈AC〉	第3脳室前壁付近を横走して通る脳梁以外の交連線維．
	後交連〈PC〉	第3脳室後方と上丘の間を横走して通る脳梁以外の交連線維．頭部MRI横断撮影で前交連と後交連を結ぶ線（AC-PC line〈前後交連合線〉）は基準線の一つである（図4・114）．
連合線維	弓状線維	同じ脳回や隣の脳回を結ぶ神経線維の束．
	上縦束	前頭葉の前部と後頭葉，側頭葉を結ぶ神経線維の束．
	下縦束	後頭葉と側頭葉を結ぶ神経線維の束．
	梁下束	前頭葉を後頭葉と側頭葉に結びつけている神経線維の束．
	下前頭後頭束	前頭葉と後頭葉を結ぶ神経線維の束．
	鉤状束	前頭葉の下部と側頭葉の前部を結ぶ神経線維の束．
	帯状束	帯状回を構成する神経線維の束．

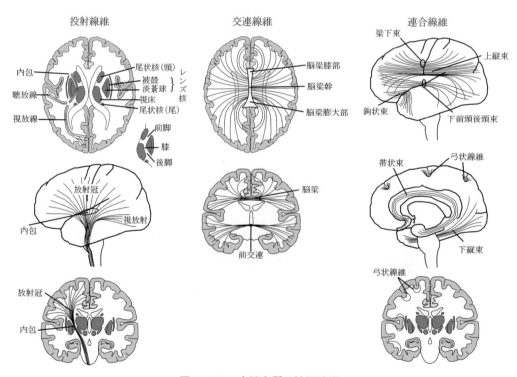

図4・113 大脳白質の神経線維

・脳 梁

　脳梁は左右の大脳半球をつなぐ交連線維で，左右の大脳皮質の信号を連絡し交換する経路である．脳梁の前方は膝を折り曲げたような形状で膝部，後方から末端は厚く膨大部と呼ばれる．脳梁の前部は前頭前野，中部は運動野，後部は左右の視覚野と連絡している．大脳半球は，脳梁のほかに前方で前交連，後方で後交連の神経線維とも結合している．

(2) 間脳の構造と機能

　間脳（図4・114）の名称は左右の大脳半球の間にあることに由来する．間脳は視床とその背側の**松果体**，**視床下部**とそれにぶら下がる**脳下垂体**から構成される．下垂体の頭側直上に**視交叉**（視交叉上核）が位置している．大脳皮質と脳幹をつなぎ，体性感覚（触覚，痛覚などの皮膚感覚）や視覚，聴覚などを大脳に伝えている．

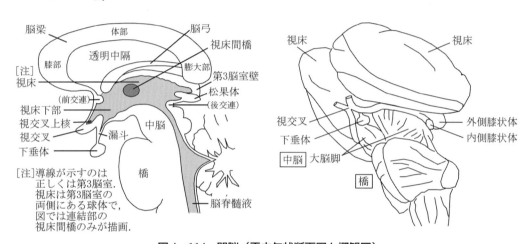

図4・114　間脳（正中矢状断面図と概観図）

①視　床

　左右の**視床**は正中付近では周囲を第3脳室に囲まれている．正中矢状面では左右の視床が癒合した円形の癒着部は**視床間橋**を形成している．視床は灰白質からなるが大脳基底核ではなく，大脳基底核からの出力を受けて大脳皮質へ伝達している．視床は全身の感覚，視覚，聴覚など嗅覚以外の情報を認識して大脳皮質（頭頂葉）と大脳基底核へと伝達する．視放射，聴放射など，ほとんどの知覚伝導路の大脳皮質への中継所となっている．

②視床下部

　視床下部は自律神経の最高位の中枢である．体温，血圧，血糖，睡眠，消化，水分調節，性機能，情緒，自律神経や内分泌系の中枢を担っている．また，尿量の調整，乳汁の分泌や子宮の収縮などのホルモンの分泌を調整している．俗にいう体内時計が視床下部の**視交叉上核**にある．なお，視床の背側と第3脳室の後壁の間を**視床上部**という．視床上部には**松果体**がある．

(3) 脳幹の構造と機能

　脳幹は**中脳**，**橋**，**延髄**からなる（図4・115）．広義には間脳を含める場合もある．

第4章 人体の構造と機能

> "脳幹の構成：農閑（脳幹）期，中（中脳）国の端（橋）は伸（延髄）びる"

　脳幹は生命維持に不可欠な血液循環，血圧，呼吸，嚥下などの基本機能を担っている．また，脳幹には脳神経12対の中の嗅神経（Ⅰ）と視神経（Ⅱ）を除く10対の神経核（図4・127参照）があり，脳神経の起始部となっている．大脳や小脳からの運動に関する信号を受け脊髄へ伝える．また，四肢や体幹からの感覚に関する信号を視床に伝えている．

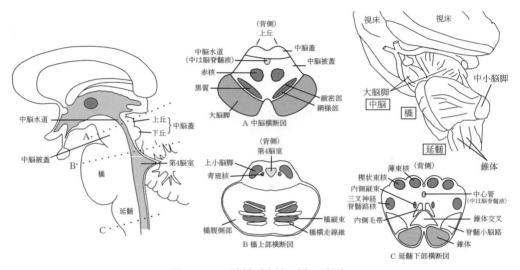

図4・115　脳幹（中脳・橋・延髄）

①中　脳

　中脳は間脳，第3脳室に続く部分で，腹側から**大脳脚**，**中脳被蓋**，**中脳蓋**の順に並ぶ．中脳被蓋と中脳蓋の間の中央を**中脳水道**が通る．中脳水道の背側にある**中脳蓋**には4個の突起があり，**上丘**と**下丘**がそれぞれ左右にある．中脳から尾側には橋，延髄が続く．中脳は錐体外路の中継所で姿勢保持と関係が深い．また，動眼神経（Ⅲ）と滑車神経（Ⅳ）の神経核があるため，眼球運動，瞳孔収縮の中枢となる．中脳にはメラニンを豊富に含む黒質があり，黒質の緻密部からはドパミンが産生される．ドパミンは線条体（被殻と尾状核）などへ運ばれ放出される．黒質は運動中枢と関係が深く，黒質の変性はパーキンソン病の原因となる．

②橋

　橋はトルコ鞍の背側で，後頭骨の斜台に乗った状態にある．橋は大脳からの運動に関する信号を小脳へ伝える．小脳は運動調節や平衡の中枢である．橋は左右の小脳半球からの神経を連結させる場所で，全身の筋運動の制御に関与し，体運動の連動や調整を行っている．橋には三叉神経核（Ⅴ），外転神経核（Ⅵ），顔面神経核（Ⅶ），内耳神経（Ⅷ）がある．ただし，顔面神経核（Ⅶ）は橋から延髄にまたがり，内耳神経（Ⅷ）の前庭神経核も橋から延髄にかけてあり，蝸牛神経核も橋と延髄の境界付近にある．そのため，これらの神経核は橋だけにあるとはいえない．

③延髄

延髄は大脳，小脳と脊髄をつなぐ中継点に位置している．生命維持（呼吸中枢，心臓・循環器の中枢など）や嚥下，嘔吐，発声，咳，くしゃみの中枢がある．延髄には舌咽神経核(Ⅸ)，迷走神経核(Ⅹ)，副神経核(Ⅺ)，舌下神経核(Ⅻ)がある［注：副神経核は延髄から脊髄にも分布している］．延髄下部には**錐体交叉**があり，左右の大脳皮質から送られた随意運動の指令は錐体交叉で交叉し，左大脳は右半身，右大脳は左半身の随意運動を行わせることになる．

(4) 小脳の構造と機能

小脳（図4・116）は脳全体の約1/10であるが，脳神経のおよそ半数が集まっている．小脳にも左右の小脳半球と白質と灰白質の構造がある．小脳は，正中矢状面上の**虫部**と左右の**小脳半球**からなり，**上小脳脚・中小脳脚・下小脳脚**の三つの部分で脳幹とつながっている．大脳と密に情報交換を行い，大脳から出た運動行動の命令を調整して筋肉に指令を送っている．この小脳の働きにより体の細かな動きやスムーズな運動が可能となっている．また，眼球運動の調整，平衡感覚の保持や体運動の学習にも関与している．

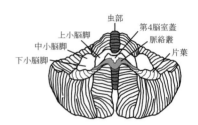

図4・116　脳幹を除いて正面から見た小脳

(5) 脳室の構造と機能

脳室は中枢神経ではないが，中枢神経を保護，維持する重要な関連構造物である．脳と脊髄は内部に脳脊髄液を満たし，外表も脳室系により脳脊髄液を満たした状態となっている．脳室系により外部からの衝撃から保護されている．

①脳脊髄液〈CSF〉

脳脊髄液〈CSF：cerebrospinal fluid〉は側脳室壁の上衣細胞や第3，第4脳室内の脈絡叢で作られ，俗に**リコール**や単に**髄液**と呼ばれている．脳脊髄液は脳室内を循環した後，脳と脊髄の外表に出て，最後は上矢状洞近傍のくも膜下腔にある，くも膜顆粒から吸収されて静脈系に入る．なお，脳内の間質液も一部が脳室内へ合流している．脳脊髄液はグルコース，蛋白質，電解質，血球を含む無色透明な液体で全身に成人では約140 mLあり，1日に約500 mL作られている．脳と脊髄の保護以外，これらに栄養を供給し二酸化炭素や代謝産物の運搬も小規模ながら行っている．

②脳脊髄液の循環経路（図4・117）

・脳内部の循環（脳室循環）（図4・118）

産生された脳脊髄液は，左右の側脳室からモンロー孔を通り第3脳室に入り，さらに中脳水道を通り第4脳室に至る．第4脳室からやや尾側にある左右のルシュカ孔〈外側口〉とマジャンディ孔〈正中口〉から脳の内部を出る．ルシュカ孔は第4脳室付近で左右の小脳橋角部に開口する2か所の出口である．マジャンディ孔は第4脳室の尾側で橋の背側正中部に開口する一つの出口である．マジャンディ孔とルシュカ孔から脳脊髄液はくも膜下腔へと移動する．

"側脳室→モンロー孔〈室間孔〉→第3脳室→中脳水道→第4脳室"

・脳外部の循環（くも膜下腔循環）

脳内部を出た脳脊髄液はくも膜下腔を満たして，脳表面に出る．なお，大槽を満たす脳脊髄液は脊髄くも膜下腔を下がり，腹側の脊髄くも膜下腔を上る．一部の脳脊髄液は大槽から脊髄の内部（中心管）を満たす．脳表に出た脳脊髄液は最終的に，くも膜顆粒に吸収され静脈に合流する．

◎脳　槽

脳を脳溝にも入り込んで密着して覆う軟膜と脳表面を覆うくも膜との間（くも膜下腔）に比較的大きな広がりをもつ領域が生じる．内部は脳脊髄液で満たされている．このような場所を**脳槽**と呼び，中には大槽や鞍上槽などと名称が付けられているものがある．

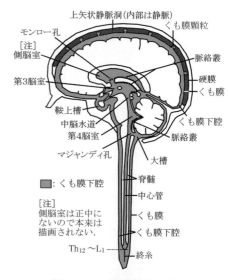

図4・117　脳脊髄液の循環

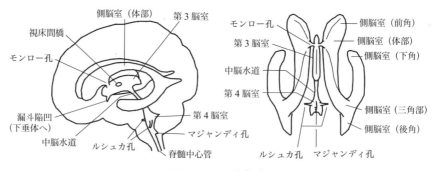

図4・118　脳室系

(6) 髄膜の構造と機能

髄膜は中枢神経ではないが，中枢神経を保護，支持する重要な関連構造物である．脳や脊髄は内側から軟膜，くも膜，硬膜に覆われ保護されている．軟膜，くも膜，硬膜を合わせて**髄膜**という．硬膜は外葉と内葉をもつ二重構造をしている．硬膜には大脳半球や小脳半球を分け，大脳と小脳の仕切りをしている特殊な脳硬膜もある（**図4・119**）．**表4・33**に髄膜と髄膜腔を示す．また，**図4・120**に髄膜と髄膜腔の血腫・出血を示した．

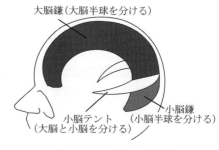

図4・119　特殊な脳硬膜

表 4・33 髄膜と髄膜腔

髄膜腔	場　所	血腫・出血
硬膜外腔	頭蓋骨や脊椎内壁と硬膜（外葉）の間．両者は強く密着．	硬膜外血腫
硬膜上腔（硬膜静脈洞）	硬膜（外葉）と硬膜（内葉）の間だが，頭蓋内では頭蓋骨に密着し間隙はない．脊柱管内では間隙がある．	脊柱管内の硬膜上血腫
硬膜下腔	硬膜（内葉）とくも膜の間．両者は対向している．	硬膜下血腫
くも膜下腔	くも膜と軟膜の間．くも膜下腔は脳脊髄液で満たされている．	くも膜下出血

[注：軟膜と脳や脊髄は強く密着し一体化しており間隙はない]

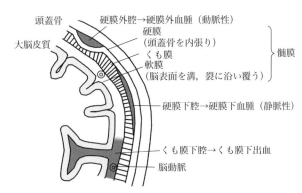

図 4・120　髄膜と髄膜腔の血腫・出血

2）脊髄の構造と機能
(1) 脊髄の構造

　脊髄は，脳幹下端の延髄から続く頸髄，胸髄，腰髄，仙髄，尾髄からなり中枢神経に属している．脊髄は主に脳から続く神経軸索の束で構成されており，脳との間で信号の伝達経路になっている（**図 4・121**）．脊髄も脳と同様に内側から軟膜，くも膜，硬膜の髄膜に覆われ保護されている．また，頭蓋骨の代わりに椎骨による保護も受けている．

①脊髄への信号入力と信号出力

　脊髄は脳との間で信号の伝達経路になっている．脊髄への信号の入力は**ベル・マジャンディの法則**として知られている．

　　"ベル・マジャンディの法則：前根は運動，後根は知覚を司る"

②脊髄の白質・灰白質

　脊髄にも皮質，髄質の構造があるが大脳や小脳とは逆に脊髄皮質は白質（神経細胞の軸索）で髄質は灰白質（神経細胞体）となっている（**表 4・34**）．中央にある灰白質はH字形をしており，左右にⓐ前角，ⓑ後角，ⓒ側角の三つの領域をもっている．これらが縦につながり前柱，後柱，側柱を形成している．

ⓐ前　角

　前角に運動神経細胞の分布領域がある．

　　→前角から前根を経て骨格筋などの効果器へ出力する．

第4章　人体の構造と機能

表4・34　中枢神経の白質と灰白質

中枢神経	外側（皮質）	内側（髄質）
大脳・小脳	灰白質	白　質
脳　幹	複雑に交錯（脳幹網様体）	
脊　髄	白　質	灰白質

ⓑ 後　角

後角に感覚神経細胞の分布領域がある．
　→皮膚などの受容器からの知覚を後根から後角へと入力を受ける．

ⓒ 側　角

胸髄，腰髄，仙髄には側角があり，自律神経細胞の分布領域がある．
　→胸髄・腰髄の側角は交感神経性で前根を通り，交感神経の一部として胸部や腹部の器官へ分布する．
　→仙髄の側角は副交感神経性で副交感神経の一部として骨盤内臓器へ分布する．

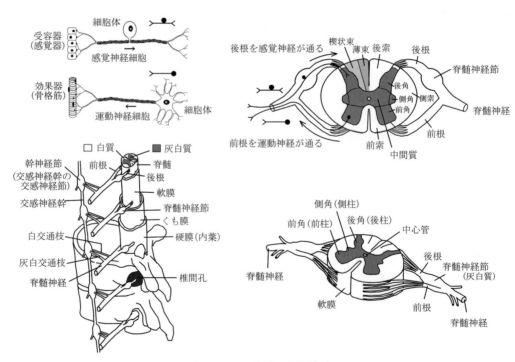

図4・121　脊髄と脊髄横断

◎ 脊髄の末端（図4・122）

脊髄の上端は大後頭孔から延髄に続く．下端は脊髄円錐で，第1～2腰椎の高さにある．脊髄円錐には終糸があり，尾骨の背面まで伸びて終わる．終糸には脊髄のような中枢神経の働きはない．終糸の周囲に馬尾神経がある．

(2) 脊髄の機能

脊髄の主要な機能には大きく①〜③がある．①大脳皮質の運動野からの信号を骨格筋へ伝える**下行性伝導路**，②末梢からの感覚の刺激を信号として脳の体性感覚野へ伝える**上行性伝導路**，③末梢からの刺激を信号として脊髄が受け，脳を介さず骨格筋などに伝える**脊髄反射**の3種類の機能である．

①下行性伝導路〈遠心性伝導路〉〈運動性伝導路〉

大脳皮質の体を動かす運動野などからの指令が末梢（効果器）へ下行して伝えられる

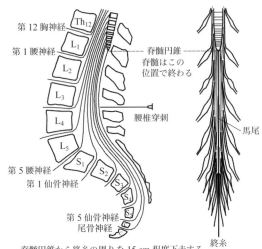

脊髄円錐から終糸の周りを15 cm程度下走する腰仙骨神経を馬尾と呼ぶ

図4・122　脊髄末端（馬尾周辺）

神経伝導経路なので**下行性伝導路**と呼ぶ．信号の伝達方向が中枢から末梢へ向かう場合を遠心性ということから**遠心性伝導路**とも呼ばれる．指令を伝える神経細胞〈ニューロン〉は特に**運動神経**と呼ばれる．運動神経により伝導なので**運動性伝導路**とも呼ばれている．

下行性伝導路には大きく分けて⒜錐体路と⒝錐体外路の2種類がある．⒜錐体路は自らの意思で手を動かすなど随意的に運動するための神経伝達経路である．体のどの部分を動かすかで三つの経路がある．四肢に対してⅰ）外側皮質脊髄路，体幹部に対してはⅱ）前皮質脊髄路，頭頸部に対してⅲ）皮質核路〈皮質延髄路〉の3経路である．⒝錐体外路は錐体路以外の経路で，筋運動の微調整を行うための神経伝達経路である．

---

①下行性伝導路の全体

⒜錐体路
- 体幹・四肢の骨格筋
  - ⅰ）外側皮質脊髄路（四肢）
  - ⅱ）前皮質脊髄路（体幹）
- 顔面・喉・舌の筋肉 — ⅲ）皮質核路〈皮質延髄路〉

〜錐体路は随意運動を司る神経のルート〜

⒝錐体外路
- 赤核脊髄路，視蓋脊髄路，網様体脊髄路，前庭脊髄路
- 大脳基底核の運動調整（図4・111はこの一部）
- 小脳系の運動調整

〜錐体外路は錐体路以外の経路で筋運動の微調整を行う運動神経の主経路〜

⒜錐体路

下行性伝導路の中で随意運動を司る錐体路（**図4・123**）について，ⅰ）〜ⅲ）の神経伝達経路を見る．

第4章 人体の構造と機能

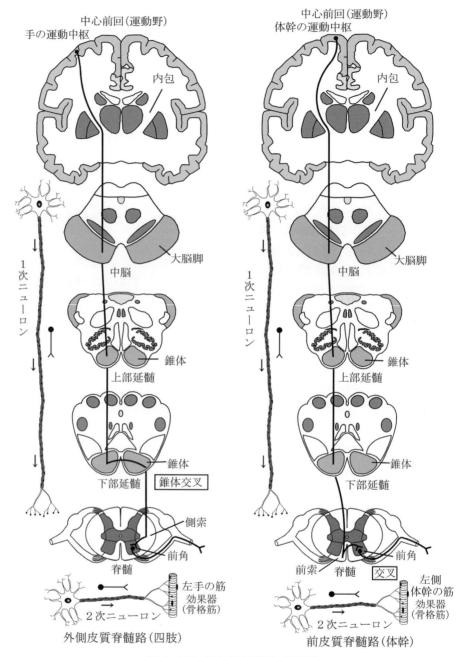

図4・123　下行性伝導路　錐体路

解説㊾
2本のニューロン：錐体路の神経伝達では2本のニューロン〈神経細胞〉が縦に連絡している．大脳皮質から手までをつなぐ神経細胞が少ないのに驚く．上行性伝導路の外側脊髄視床路でも3本と少ない［注：長いのは神経細胞の軸索（有髄）である］．

ⅰ）**外側皮質脊髄路**

　左手の骨格筋を動かそうと意図したときに，大脳皮質の右側の前頭葉にある1次運動野（手の運動中枢：中心前回の中央からやや正中よりの領域，図4・107では逆の右手の中枢が示されている）から指令が出る．この信号は大脳皮質の灰白質にある神経細胞体から発し軸索を通り下行して左手へ向かう．この1番目の神経細胞〈ニューロン〉*が1次ニューロンであり，**上位運動ニューロン**とも呼

206

ばれる．この経路では運動神経とも呼ばれる．1次ニューロンは白質内の神経線維を通り内包を抜けて，中脳の右側の大脳脚，延髄の右側の錐体を通り，延髄下部の錐体交叉で左側へシフト（交叉）する．さらに下行して脊髄の左側の側索（白質）に達する．側索は脊髄の外側にあるので，この神経伝達路の名称"外側皮質脊髄路"に外側の名前が付いている．脊髄内で側索から左側の前角に入る．前角は灰白質で神経細胞体が集合している場所である．1次ニューロンの軸索（有髄神経線維）終末は，前角で次の神経細胞〈ニューロン〉にシナプス伝達により連絡する．信号伝達を引き継いだ2本目の神経細胞は，2次ニューロンで**下位運動ニューロン**とも呼ばれる運動神経である．2次ニューロンの軸索（有髄神経線維）は左側の前根を通り，運動神経として左手の効果器（平滑筋）に信号を送り，左手の運動を起こさせる．

ii）前皮質脊髄路

左側の体幹の骨格筋を動かそうと意図したときに，大脳皮質の右側の前頭葉にある1次運動野（中心前回の正中近くの領域，図4·107では逆の右体幹の中枢が示されている）から指令が出る．この信号は大脳皮質の灰白質にある神経細胞体から発し軸索を通り下行して左側体幹へ向かう．この1番目の神経細胞〈ニューロン〉が1次ニューロンであり，**上位運動ニューロン**とも呼ばれる．この経路では運動神経とも呼ばれる．1次ニューロンは白質内の神経線維を通り内包を抜けて，中脳の右側の大脳脚，延髄の右側の錐体を通り，延髄下部で交叉せずにさらに下行する．そして，脊髄の右側の前索（白質）に達する．前索は脊髄の前側にあるので，この神経伝達路の名称"前皮質脊髄路"に前側の名前が付いている．ここで，右側の前索から，灰白質で神経細胞体が集合している左側の前角に入り，左側へとシフト（交叉）する．1次ニューロンの軸索（有髄神経線維）終末は，前角で次の神経細胞〈ニューロン〉にシナプス伝達により連絡する．信号伝達を引き継いだ2本目の神経細胞は，2次ニューロンで**下位運動ニューロン**とも呼ばれる運動神経である．2次ニューロンの軸索（有髄神経線維）は左側の前根を通り，運動神経として左側の体幹の効果器（平滑筋）に信号を送り，左側の体幹の随意運動を起こさせる．前皮質脊髄路の神経伝達では外側皮質脊髄路と異なり延髄下部の錐体交叉で交叉が起こらない．

◎体の筋肉を随意で動かすための下行性伝導路では外側皮質脊髄路のように錐体交叉を起こすものが約80％，前皮質脊髄路のように錐体交叉を起こさない伝導路が約20％となっている．

iii）皮質核路〈皮質延髄路〉

顔面などの頭頸部の骨格筋を動かそうと意図したときに，大脳皮質の前頭葉にある1次運動野（中心前回の側面の領域，図4·107参照）から指令が出る．この信号は大脳皮質の灰白質にある神経細胞体から発し軸索を通り下行して頭頸部へ向かう．この1番目の神経細胞〈ニューロン〉が1次ニューロンであり，**上位運動ニューロン**とも呼ばれる．この経路では運動神経とも呼ばれる．1次ニューロンは白質内の神経線維を通り内包を抜ける．ここまでは i）外側皮質脊髄路，ii）前皮質脊髄路と同じである．1次ニューロンは脳幹（中脳，橋，延髄）にある脳神経核で下位運動ニューロンの2次ニューロンに接続する．2本目

第4章　人体の構造と機能

の神経細胞〈ニューロン〉は脳神経である．脳に出入りする神経が脳神経であり，脳神経の中で動眼神経や顔面神経，舌下神経など眼球や顔面の筋を動かす随意運動に関するものが，ここでいう2次ニューロンになる．顔面の効果器（平滑筋）に信号を送り，顔面の随意筋運動を起こさせる．皮質核路は大脳皮質（皮質）の指令が脳神経核（核）から脳神経により伝導される経路で，（皮質）（核）経路という名称になっている．

ⓑ錐体外路

錐体外路はさまざまな中枢と連絡を取りながら，筋の緊張や筋群の協調運動を反射的，無意識的に行っている．ⓐハイパー直接路など大脳基底核の三つの経路に運動の調整の概要を概説したが，詳細は基礎医学の範疇を超えるので専門書に譲る．

②上行性伝導路〈求心性伝導路〉〈感覚性伝導路〉

末梢（感覚器）などの感覚や知覚の信号が中枢へ上行して伝えられる神経伝導経路なので**上行性伝導路**と呼ぶ．信号の伝達方向が末梢から中枢へ向かう場合を求心性ということから**求心性伝導路**とも呼ばれる．感覚を伝える神経細胞〈ニューロン〉を特に**感覚神経**と呼ぶ．感覚神経により伝えられるので**感覚性伝導路**とも呼ばれている．上行性伝導路には大きく，ⓐ体性感覚の伝導とⓑ特殊感覚の伝導の2種類がある．体性感覚の伝導はさらに，表在感覚〈皮膚感覚〉の伝導，深部感覚の伝導，顔面や口腔内の温度覚，痛覚，触圧覚の伝導の3種類に分かれる．特に重要で知っておくべき表在感覚〈皮膚感覚〉の伝導はⅰ）外側脊髄視床路，ⅱ）前脊髄視床路に分かれる．特殊感覚は視覚，聴覚，平衡覚，味覚，嗅覚を指し，それぞれに神経伝導路がある．

---

②上行性伝導路の全体

ⓐ体性感覚
- 表在感覚〈皮膚感覚〉
  - ⅰ）外側脊髄視床路（温度覚，痛覚）
  - ⅱ）前脊髄視床路（粗大触圧覚）
  - ⅲ）後索路（識別性触圧覚）
- 深部感覚・・・後索路（意識型触圧覚，振動覚），脊髄小脳路（非意識型）
- 顔面や口腔内の温度覚，痛覚，触圧覚・・・三叉神経視床路

〜体性感覚は表在感覚（皮膚）や深部感覚（筋，関節）で，内臓感覚は含まない〜

ⓑ特殊感覚−視覚・聴覚・平衡覚・味覚・嗅覚の各伝導路
〜特殊感覚は上記の5種類の感覚〜

ⓐ体性感覚の伝導路（図4・124）

表在感覚〈皮膚感覚〉で最も代表的な感覚は**温度覚**，**痛覚**である．これらをまとめて**温痛覚**と呼ぶことが多い．表在感覚〈皮膚感覚〉にはほかに触圧覚という感覚もある．**触圧覚**とは皮膚への接触や圧を皮膚表面の歪として受ける感覚である．日常生活で経験している触圧覚は手指による接触物の形状や性状をある程度認識できる精密な識別性触圧覚である．これに対し，普段は意識に上らない粗大

触圧覚もある．温痛覚を伝えるのがⅰ）外側脊髄視床路で，粗大触圧覚を伝えるのがⅱ）前脊髄視床路，識別性触圧覚を伝えるのがⅲ）後索路である．

ⅰ）外側脊髄視床路

皮膚をつねられたときの痛みのような体性感覚の上行性伝導路を考える．左手の皮膚をつねられたとき，この体性感覚は皮膚表皮の痛みを感じる受容器から電気的な興奮として発し，感覚神経としての1次ニューロンに伝えられ，信号は脊髄の左側の脊髄後根から後角（灰白質）に入る．この1次ニューロンは一般的な神経細胞〈ニューロン〉とは形状の異なる髄鞘をもった偽単極性神経細胞で，細胞体部分を脊髄神経節内（灰白質）に収めている．脊髄左側の後角（灰白質）で次の神経細胞にシナプス接続し，信号伝導は2次ニューロンに引き継がれる．2次ニューロンは一般的な形状の多極性神経細胞の神経細胞〈ニューロン〉である．2次ニューロンはすぐに反対側へ中心管の前を通り交叉し，右側の側索（白質）に入り，頭側へ上行し，視床（灰白質）に至る．視床で3次ニューロンとシナプスを形成し，3次ニューロンの軸索は視床から内包を通り大脳皮質に入る．大脳皮質の中心後回にある体性感覚野の頭頂寄りにある手の感覚野（図4・107参照）に信号が伝えられ痛みが認識される．以上が外側脊髄視床路で，脊髄の側索は脊髄の外側にありここから上行するので，この神経伝達路の

解説㊿
ニューロンの連絡：神経細胞〈ニューロン〉の軸索終末と次の神経細胞の細胞体側への伝達はシナプス伝達により行われる．連絡場所は灰白質である．図4・124では脊髄の後角，視床がその場となっている．

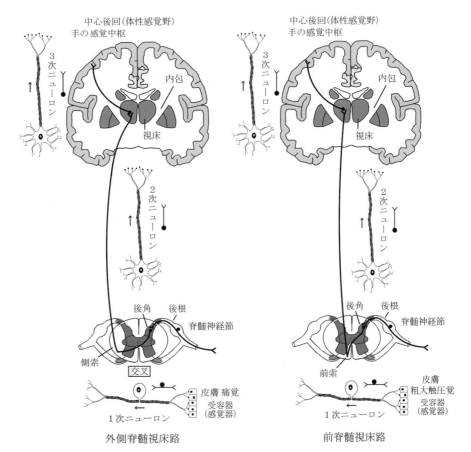

図4・124　上行性伝導路　表在感覚〈皮膚感覚〉の伝導路

名称"外側脊髄視床路"に外側の名前が付けられている.

ii) 前脊髄視床路

皮膚に漠然とした圧迫のような体性感覚の上行性伝導路を考える（このような粗大触圧覚は実際には日常生活の中で意識に上がらない）. この体性感覚は皮膚の歪を識別する受容器から電気的な興奮として発せられ，感覚神経としての1次ニューロンに伝えられ，信号は脊髄の左側の脊髄後根から後角（灰白質）に入る. この1次ニューロンは一般的な神経細胞〈ニューロン〉とは形状の異なる髄鞘をもった偽単極性神経細胞で細胞体部分を脊髄神経節内に収めている. 脊髄左側の後角（灰白質）で次の神経細胞にシナプス接続し，信号伝導は2次ニューロンに引き継がれる. 2次ニューロンは一般的な形状の多極性神経細胞の神経細胞〈ニューロン〉である. 2次ニューロンはすぐに反対側へ中心管の前を通り交叉し，右側の前索（白質）に入り，頭側へ上行し，視床（灰白質）に至る. 視床で3次ニューロンとシナプスを形成し，3次ニューロンの軸索は視床から内包を通り大脳皮質に入る. 大脳皮質の中心後回にある体性感覚野の頭頂寄りにある手の感覚野（図4·107参照）に伝えられ粗大触圧覚が認識される. 以上が外側脊髄視床路で，脊髄の前索を通ることから，この神経伝達路の名称"前脊髄視床路"に前（前索）の名前が付けられている.

iii) 後索路〈後索-内側毛帯路〉〈長後索路〉（図4·125）

後索路は体性感覚の中で表在感覚〈皮膚感覚〉の識別性触圧覚と意識型の深部感覚の伝導系路を担っている. 識別性触圧覚は手指による接触物の形状や性状をある程度認識できる精密な触圧覚である. 後索路の対象となる意識型の深部感覚は皮膚に比べれば体表から深い場所にある筋や腱，靭帯，骨膜，関節などの感覚である. これらの感覚受容器としての働きは，空間における体の位置や運動，抵抗の感知である. このような位置覚や運動覚，振動覚により姿勢の位置把握や運動調整が行われる. 後索路は**後索-内側毛帯路**や**長後索路**とも呼ばれている.

後索路の表在感覚〈皮膚感覚〉の識別性触圧覚については上肢，上半身と下肢，下半身では伝達経路が異なっている.

・上肢，上半身の後索路

左側の上肢や上半身の受容器（感覚器）に伝わった識別性触圧覚は，皮膚の歪を識別する受容器から電気的な興奮として発せられ，感覚神経としての1次ニューロンに伝えられ，信号は脊髄の左側の脊髄後根から脊髄に入り，後索（白質）の楔状束（白質）を経て上行して延髄の楔状束核（灰白質）に入る. 楔状束核は神経核で灰白質からなる. この1次ニューロンは一般的な神経細胞〈ニューロン〉とは形状の異なる髄鞘をもった偽単極性神経細胞で，細胞体部分を脊髄神経節（灰白質）内に収めている. 1次ニューロンは楔状束核（灰白質）で2次ニューロンにシナプス接続する. 2次ニューロンは一般的な形状の多極性神経細胞の神経細胞〈ニューロン〉である. 2次ニューロンは反対側の右側の内側毛帯に入り，内側毛帯を通り頭側へ上行して右側の視床（灰白質）に至る. 視床で3次ニューロンとシナプスを形成し，3次ニューロンの軸索は視床から内包を通り大脳皮質に入る. 大脳皮質の中心後回にある体性感覚野の上面正中よ

りにある上肢，上半身の感覚野（図4・106参照）に伝えられ識別性触圧覚が認識される．以上が上肢，上半身の後索路で，脊髄の後索を通ることから，この神経伝達路の名称"後索路"に後（後索）の名前が付けられている．

・下肢，下半身の後索路

　左側の下肢や下半身の受容器（感覚器）に伝わった識別性触圧覚は，皮膚の歪を識別する受容器から電気的な興奮として発せられ，感覚神経としての1次ニューロンに伝えられ，信号は脊髄の左側の脊髄後根から脊髄に入り，後索（白質）の薄束（白質）を経て上行して延髄の薄束核（灰白質）に入る．この1次ニューロンは一般的な神経細胞〈ニューロン〉とは形状の異なる髄鞘をもった偽単極性神経細胞で，細胞体部分を脊髄神経節（灰白質）内に収めている．1次ニューロンは楔状束核（灰白質）で2次ニューロンにシナプス接続する．2次ニューロンは一般的な形状の多極性神経細胞の神経細胞〈ニューロン〉である．2次ニューロンは反対側の右側の内側毛帯に入り，内側毛帯を通り頭側へ上行して右側の視床（灰白質）に至る．視床で3次ニューロンとシナプスを形成し，3次ニューロンの軸索は視床から内包を通り大脳皮質に入る．大脳皮質の中心後回にある体性感覚野の正中付近にある下肢，下半身の感覚野に伝えられ識別性触圧覚が認識される．以上が下肢，下半身の後索路で，脊髄の後索を通ることから，この神経伝達路の名称"後索路"に後（後索）の名前が付けられている．

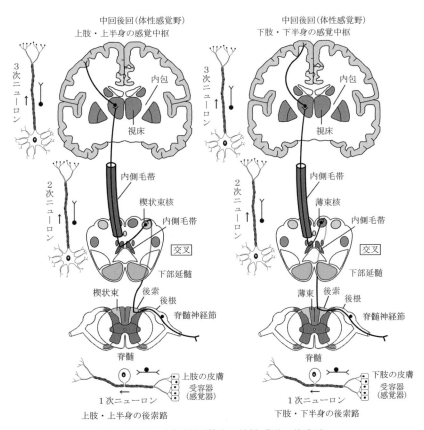

図4・125　上行性伝導路　体性感覚の後索路

ⓑ 特殊感覚の伝導路

特殊感覚は視覚，聴覚，平衡覚，味覚，嗅覚であり，それらの感覚の各伝導路である．詳細は専門書に譲る．

③ 反射路〈反射弓〉

反射路（図4・126）は刺激に対して大脳皮質を介さない無意識的な反応で，知らずに高熱な物に触れたときに無意識に手を引っ込める反応である．このような反射路を**反射弓**とも呼ぶ．反射路の中で神経経路が脊髄内で完結するものを**脊髄**

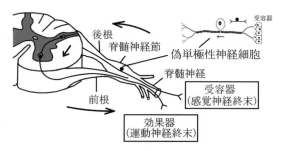

図4・126　反射路（脊髄反射）

反射と呼ぶ．末梢の皮膚や粘膜などの受容器からの刺激が，求心路（感覚神経）によって脊髄神経節（灰白質）にある感覚神経細胞の細胞体へ伝達され後根を通り後角から，そのまま前角を経て前根へ遠心路（運動神経）を介し伝達され，効果器である筋の収縮や腺の分泌を増減させる処理が実行される．この反応は中枢神経である脊髄単独か，大脳皮質以外の脳で処理される．大脳皮質と関係なく処理されるので無意識に即時的に実行される．多くの反射路による反射運動がある．膝蓋腱反射は最も代表的な例である．反射には体性神経系の反射と自律神経系の反射がある．

4・7・2　末梢神経の構造と機能

・末梢神経の分類

中枢（脳や脊髄）と末梢（受容器や効果器）があり両者を結ぶのが**末梢神経**である．末梢神経は，末梢神経の起点と末梢神経の機能から見て大きく二つに分類される．末梢神経の起点による分類では，起点を脳（嗅脳，網膜，脳幹）とする**脳神経**，起点を脊髄（前角，側角，後角）とする**脊髄神経**に分けられる．脳神経は脳に出入りする12対の末梢神経で，脊髄神経は脊髄に出入りする31対の末梢神経である．他方，末梢神経の機能による分類は**体性神経**と**自律神経**に大別される．体性神経には末梢（受容器や感覚器）からの感覚や知覚の情報が中枢（脳・脊髄）へと伝えられる感覚の伝達機能がある．このときの末梢神経は**体性感覚神経**（感覚神経）や**求心性神経**と呼ばれる．体性神経にはほかに，逆に中枢（脳・脊髄）から"体を動かせ"などの指令が末梢（効果器）へと伝えられる運動の伝達機能もある．このときの末梢神経は**体性運動神経**（運動神経）や**遠心性神経**と呼ばれる．もう一つの別の機能をもつ自律神経は**交感神経**，**副交感神経**と**内臓求心性神経**に分けられる．自律神経は無意識下で自動的〈自律的〉に機能する末梢神経である．これに対し，体性神経は意識下で機能する随意神経である．以下に末梢神経の一覧をまとめたので，参照されたい．

4・7 脳・神経の構造と機能

末梢神経の一覧

起点による末梢神経の分類

分類1
末梢神経 {
12 対の脳神経
31 対の脊髄神経
}

機能による末梢神経の分類

分類2
末梢神経 {
体性神経
（随意） {
感覚神経（求心性神経）
運動神経（遠心性神経）
}
自律神経
（不随意） {
交感神経（遠心性神経）と副交感神経（遠心性神経）
内臓求心性神経（求心性神経）
}
}

・脳神経の中に体性感覚神経や体性運動神経，副交感神経，それらの混合の機能をもつものがある（後出の表 4・35 参照）．脊髄神経の中に体性感覚神経や体性運動神経，交感神経，副交感神経（第 2 ～ 4 仙骨神経のみ）の機能を含むものがある．

◎ 一覧の用語説明

・体性神経（随意神経）

体性神経には，感覚に関する体性感覚神経（感覚神経）と運動に関する体性運動神経（運動神経）がある．

感覚は一般に**体性感覚**（皮膚感覚や深部感覚），**特殊感覚**（視覚，聴覚，味覚，嗅覚，平衡感覚），**内臓感覚**の三つに区分されている．体性神経の感覚神経はこの中の体性感覚にかかわる神経である．**体性感覚神経**は**皮膚感覚**（表在感覚の触覚，温度感覚，痛覚など）と**深部感覚**（筋や腱，関節などの感覚）に対する感覚神経である．

体性神経の中で自分の意思により行われる随意運動にかかわる神経が**体性運動神経**（運動神経）である．体性神経は体性感覚神経（感覚神経）も体性運動神経（運動神経）も自分の意思が反映される意識的に調節できる**随意神経**である．なお，これに対し自律神経は自分の意識に上がらず自動的に機能する**不随意神経**である．

・自律神経（不随意神経）

自律神経は**交感神経**，**副交感神経**，**内臓求心性神経**の3種類に分類される．

自律神経は自分の意思が及ばず，意識することなく自動的〈自律的〉に機能する不随意神経である．緊張時に働く**交感神経**と安静時のリラックスしたときに働く**副交感神経**があり，両者は互いに拮抗して働く．**内臓求心性神経**は，内臓の情報を常に中枢へ伝えている神経である．内臓求心性神経の働きにより，様々な反射が誘発されて生体の恒常性の維持が保たれている．内臓求心性神経は通常，自分の意思や意識の及ばない無意識下で行われている不随意神経である．なお，自律神経の最高中枢は視床下部にある．

・求心性神経

求心性神経は，末梢（受容器や感覚器）からの感覚や知覚が中枢（脳・脊髄）

へと，下から上へ伝えられる感覚の神経伝達で，このような伝達に上行性，求心性，感覚性という用語が使われる．伝達を担う神経は**感覚神経**（求心性神経）と呼ばれる．**知覚神経**と呼ぶこともある．自律神経の中では内臓求心性神経だけが求心性神経である．

・遠心性神経

　遠心性神経は，中枢（脳・脊髄）からの"体を動かせ"などの指令が末梢（平滑筋などの効果器）へと，上から下へ伝えられる運動をさせる神経伝達で，このような伝達に下行性，遠心性，運動性という用語が使われる．伝達を担う神経は**運動神経**（遠心性神経）と呼ばれる．体性運動神経は随意に，自律神経は不随意に機能する．自律神経の中では交感神経と副交感神経が遠心性神経である．

1) 脳神経

脳神経は脳に出入りする神経で12対あり，古くから伝承される覚え方がある．

(1) 脳神経の構造（図4・127）

> 覚え方：脳神経12対"嗅（嗅）いでみ（視）る動（動眼）く車（滑車）の三（三叉）つの外（外転），顔（顔面）ない（内耳）舌（舌咽）の迷（迷走）う副（副）ぜつ（舌下）"

脳神経は一般的な神経細胞〈ニューロン〉の多極性神経細胞であり，有髄神経線維をもつ神経細胞である．ただし，特殊な例として嗅神経（Ⅰ）には嗅粘膜の嗅細胞に単極性神経細胞がかかわっている．視神経（Ⅱ）にも網膜内に双極性神経細胞があり視細胞（錐体細胞，杆体細胞）からの信号を受けて単極性神経細胞と共に神経伝達路に関与している（図3・12参照）．脳神経は脳から直接出ている神経であるが，嗅神経は嗅脳の嗅球・嗅索，視神経は網膜の視神経乳頭を起点とする．それ以外の第3～第12脳

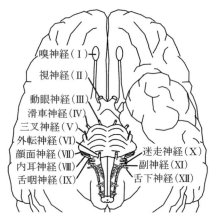

図4・127　脳神経の起始部周辺

神経は，それぞれに対応する脳幹（中脳，橋，延髄）の神経核（灰白質）を起点とする（図4・127）．

(2) 脳神経の機能

脳神経には，機能から分類される感覚や知覚を伝える体性感覚神経，運動を伝える体性運動神経，さらに自律神経の副交感神経がある（後出の表4・40，図4・132参照）．

①体性感覚神経だけの働きをする脳神経

　体性感覚神経（受け取った外界の情報を脳へ伝達する求心性神経）だけの働きをする脳神経は嗅神経（Ⅰ），視神経（Ⅱ），内耳神経（Ⅷ）である．

解説㊾

嗅球と網膜：嗅球が脳（嗅脳）の一部であることは4・7・1項1)(1) ⑤「嗅脳」で説明した．網膜も発生学的に脳の一部と考えられている．

②体性運動神経だけの働きをする脳神経

体性運動神経（脳からの指令を効果器に実行させる遠心性神経）だけの働きをする脳神経は動眼神経(Ⅲ)，滑車神経(Ⅳ)，外転神経(Ⅵ)，舌下神経(Ⅻ) である．

③体性感覚神経と体性運動神経が混在する脳神経

残り5種類の脳神経，三叉神経(Ⅴ)，顔面神経(Ⅶ)，舌咽神経(Ⅸ)，迷走神経(Ⅹ)，副神経(Ⅺ) は体性感覚神経（求心性神経）と体性運動神経（遠心性神経）が混在している．

④副交感神経の機能をもつ脳神経

副交感神経の機能をもつ脳神経（副交感神経線維を含む脳神経）は動眼神経(Ⅲ)，顔面神経(Ⅶ)，舌咽神経(Ⅸ)，迷走神経(Ⅹ) の4種類の神経である．

表4·35に脳神経とその機能を示した．

表4·35 脳神経と機能

脳神経No.	脳神経の名称	頭蓋底の通過場所	起始部	機能（体性感覚神経・運動神経，副交感神経）	
第Ⅰ脳神経	嗅神経	篩骨の篩板	鼻腔の嗅粘膜→嗅球	感覚：嗅覚	
第Ⅱ脳神経	視神経	視神経管	眼球の網膜	感覚：視覚	
第Ⅲ脳神経	動眼神経	上眼窩裂	脳幹（中脳）	混合	感覚：外眼筋の張力受容器の興奮 運動：上直筋，下直筋，内側直筋，下斜筋の収縮眼球（外下方へ回す）運動 副交感：縮瞳，遠近調節
第Ⅳ脳神経	滑車神経	上眼窩裂	脳幹（中脳）	運動：上斜筋の収縮眼球（外下方へ回す）運動	
第Ⅴ脳神経	三叉神経 第1枝眼神経 第2枝上顎神経 第3枝下顎神経	上眼窩裂 正円孔 卵円孔	脳幹（中脳～延髄）	混合	感覚：眼窩内容の感覚，顔面の感覚（眼神経） 感覚：顔面や上顎歯の感覚（上顎神経） 感覚：顔面や下顎歯の感覚 運動：咀嚼運動，嚥下運動（下顎神経）
第Ⅵ脳神経	外転神経	上眼窩裂	脳幹（中脳，橋）	運動：外側直筋の眼球運動	
第Ⅶ脳神経	顔面神経	内耳道と顔面神経管→茎乳突孔	脳幹（橋，延髄）	混合	感覚：舌前2/3味覚 運動：表情筋の収縮，鼓膜の弛緩 副交感：顎下腺と耳下腺分泌，涙液分泌
第Ⅷ脳神経	内耳神経（聴神経） 前庭神経 蝸牛神経	内耳道→内耳孔	脳幹（橋，延髄）	感覚：平衡感覚（前庭神経） 感覚：聴覚（蝸牛神経）	
第Ⅸ脳神経	舌咽神経	頸静脈孔	脳幹（橋～延髄）	混合	感覚：舌後1/3味覚 運動：茎突咽頭筋の収縮 副交感：耳下腺の唾液分泌
第Ⅹ脳神経	迷走神経	頸静脈孔	脳幹（延髄）	混合	感覚：軟口蓋の味覚，内臓の感覚 運動：咽頭，喉頭，声帯の運動（反回神経） 副交感：胸部，腹部臓器の運動と分泌
第Ⅺ脳神経	副神経	頸静脈孔	脳幹（延髄，頸髄）	運動：胸鎖乳突筋，僧帽筋の収縮	
第Ⅻ脳神経	舌下神経	舌下神経管	脳幹（延髄）	運動：舌の運動	

[注：略語 → 感覚（知覚）：体性感覚神経，運動：体性運動神経，副交感：副交感神経]

第4章　人体の構造と機能

2）脊髄神経
（1）脊髄神経の構造
　脊髄は頭側から**頸髄**，**胸髄**，**腰髄**，**仙髄**，**尾髄**に区分され，対応する脊髄神経が**頸神経**（8対），**胸神経**（12対），**腰神経**（5対），**仙骨神経**（5対），**尾骨神経**（1対）をそれぞれ出している．脊髄神経は脊髄に出入りする31対の神経である．頸椎7個に対し頸神経8対と数が異なるのは，第1頸神経が後頭骨と第1頸椎の間の椎間孔から出ているためである．各脊髄から**前根**と**後根**が出る．ベル・マジャンディの法則のとおり，前根を通るのはすべて運動にかかわる遠心性神経で，後根を通るのはすべて感覚（知覚）にかかわる求心性神経である．後根は椎間孔を出てすぐに**脊髄神経節**と呼ばれる膨らみを作り，内部に感覚神経細胞の細胞体（灰白質）を収めている．その後，前根と後根は合体して**白交通枝**，**灰白交通枝**を出した後，**脊髄神経**となり，**前枝**と**後枝**に分かれる．前枝と後枝に分岐する前の脊髄神経は**表4・36**に示す4種類の神経線維に節後神経線維を加えた，図3・13に示したような有髄神経線や無髄神経線維を含む太い混合神経である．

表4・36　前根や後根を通る4種類の神経線維

経　由	神経線維	経　路
前　根	体性運動神経線維（遠心性）	起始核の前角から出て，骨格筋などの効果器へ分布．
後　根	体性感覚神経線維（求心性）	感覚や知覚情報が脊髄神経節を経由して後角へ入る．
前　根	内臓運動神経線維（遠心性）〜交感神経，副交感神経の節前線維〜	起始核の側角から出て，内臓や血管の平滑筋へ分布．図4・129 中央図参照．
後　根	内臓感覚神経線維（求心性）〜内臓求心性神経の神経線維〜	内臓感覚が各神経節を経由して後角へ入る．図4・129 右図参照．

　脊髄神経は前枝と後枝に分かれるが，前枝は腹側へと向かい，後枝は背側に向かう．前枝は太く，上位下位の前枝と共に互いに網状に吻合して神経の網の**神経叢**を作る．さらに，前枝は体幹の側面と前面，体肢の皮膚や筋に分布する（**表4・37**）．これに対し，後枝は前枝に比べ細く頸部と体幹の背側の筋や皮膚に分布する．

◎脊髄神経の前枝による神経叢
　脊髄神経の前枝は体幹の側面と前面，体肢の皮膚や筋に分布するほか，神経叢を形成する．脊髄神経の前枝は太く，上下の隣り合う脊髄神経どうしが互いに網状に吻合して神経叢を作る．神経叢は上下にある別の脊髄神経の神経線維を再編成して，体の特定の領域に1本の神経としてまとめて送り出す神経ネットワークの再編成を行っている．例えば　腕神経叢では，第5頸神経〜第1胸神経の5本の脊髄神経の前枝が吻合して，C_5とC_6が上神経幹，C_7が中神経幹，C_8とTh_1が下神経幹の3本の神経幹を作り，さらにこれらが組換えをして，最後に筋皮神経（起源は$C_5 \sim C_7$），腋窩神経（起源は$C_5 \sim C_7$），橈骨神経（起源は$C_5 \sim Th_1$），正中神経（起源は$C_5 \sim Th_1$），尺骨神経（起源はC_8または$C_7 \sim Th_1$）の5本の神経に再編成されて上肢へと延びていく．神経叢は頭側から，第1〜第4頸神経の前枝による頸神経叢，第4頸神経〜第1胸神経の前枝による腕

神経叢がある．さらに，腰神経と仙骨神経の前枝は第12胸神経〜第4腰神経，第4腰神経〜第3仙骨神経がそれぞれ互いに網状に吻合して，腰神経叢，仙骨神経叢を作っている．ほかに，陰部神経叢（第2〜第4仙骨神経の前枝）や尾骨神経叢（第4，5仙骨神経，尾骨神経の前枝）もある（表4·37）．

表4·37　脊髄神経の前枝と後枝の分布

脊髄神経		前枝と後枝の分布，神経叢*からの主な枝
頸神経8対	前枝	上方でC_1〜C_4**の前枝が頸神経叢を作る．頸神経叢から横隔神経***が出る． 下方でC_5〜Th_1の前枝が腕神経叢を作る．腕神経叢から正中神経，橈骨·尺骨神経．
	後枝	後頭部の筋とその周囲の皮膚に分布．
胸神経12対	前枝	神経叢を作らず12対の肋間神経として肋骨の下縁に沿って走り胸部や腹部に分布．
	後枝	胸部後壁の背筋とその周囲の皮膚に分布．
腰神経5対	前枝	Th_{12}〜L_4の前枝が腰神経叢を作る．腰神経叢から大腿神経，閉鎖神経が出る．
	後枝	腰部後壁の背筋とその周囲の皮膚に分布．
仙骨神経5対	前枝	L_4〜S_3の前枝が仙骨神経叢を作る．仙骨神経叢から坐骨神経，腓骨神経，脛骨神経が出る．S_2〜S_4の前枝が陰部神経叢を作る．
	後枝	仙骨部の背筋とその周囲や殿部の皮膚に分布．
尾骨神経1対	前枝	第4，5仙骨神経と共に小さな尾骨神経叢（S_4〜C_0の前枝）を作る．その枝は尾骨付近の筋と皮膚に分布．

* 神経叢は前枝で作られ，ここで異なる脊髄神経に含まれる線維の交換が行われる．
** C_1〜C_4は頸神経を表す．脊髄神経と脊椎の略記は同じで，C_1は第1頸神経や第1頸椎の略語．
*** 横隔神経はC_3〜C_5から出て横隔膜に至る運動性線維を主とする混合神経である．

①脊髄での体性神経（運動神経，感覚神経）の走行

ⅰ）体性運動神経の走行（図4·128）

　　脊髄前角の運動神経細胞の分布領域から体性運動神経（遠心性神経）が前根を通り，体性運動神経の脊髄神経として骨格筋などの効果器へ出力する．運動神経細胞は一般的な有髄神経線維をもつ多極性の神経細胞〈ニューロン〉である．

ⅱ）体性感覚神経の走行（図4·128）

　　皮膚などの受容器や感覚器から感覚や知覚の情報が体性感覚神経の脊髄神経として脊髄神経節を通り，後根に入る．脊髄後角の感覚神経細胞の分布領域に感覚や知覚の情報が伝えられる．伝えられる体性感覚が図4·128のように皮膚感覚で表在感覚の触覚である場合は，その感覚神経細胞は有髄神経線維をもつ偽単極性の神経細胞〈ニューロン〉である．しかし，伝えられる体性感覚が皮膚感覚で温度感覚，鈍痛覚などである場合は，その感覚神経細胞は，無髄神経線維をもつ偽単極性の神経細胞〈ニューロン〉である．どちらの場合もその細胞体は脊髄神経節に収められている．

②脊髄での自律神経（交感神経，副交感神経，内臓求心性神経）の走行

ⅰ）交感神経，副交感神経の走行（図4·129中央）

　　脊髄側角の自律神経細胞の分布領域から遠心性神経の内臓運動神経が前根を通り，白交通枝を経て幹神経節に入る．幹神経節は自律神経節である．ここで

第4章 人体の構造と機能

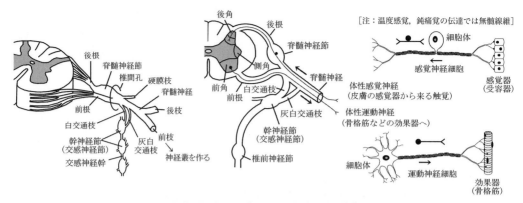

図4・128　脊髄の構造と体性神経（感覚・運動神経）の走行

別の神経細胞〈ニューロン〉に連絡する．幹神経節を出て灰白交通枝を通り，脊髄神経は交感神経や副交感神経* として皮膚などの効果器へ向かう．ほかに，幹神経節で別の神経細胞に連絡し灰白交通枝に向かわず幹神経節から出て，交感神経* として頭頸部や胸部へと分布する節後神経もある．なお，幹神経節を通りながら別の神経細胞に連絡しないまま節前神経として椎前神経節（自律神経節）〈自律神経叢神経節〉に入るものもある．ここで節後神経（交感神経や副交感神経*）となって腹部臓器へ分布するものもある［注：幹神経節（自律神経節）で別の神経細胞に連絡する前の神経を**節前神経**（中枢から出る神経である），連絡後の神経を**節後神経**（効果器に直接つながる神経である）と呼ぶ］．

*：交感神経や副交感神経：胸髄，腰髄，仙髄には側角がある．胸髄，腰髄の側角は交感神経性で前根を通り，交感神経の一部として胸部や腹部の器官へ分布する．仙髄の側角は副交感神経性で副交感神経の一部として骨盤内臓器へ分布する．脊髄神経で副交感神経の機能をもつのは第2〜第4仙骨神経のみである（後出の図4・132参照）．

◎ **白交通枝，灰白交通枝を通る神経**

　節前神経細胞は有髄線維で，節後神経細胞は無髄線維である．白交通枝を通るのは節前神経で，節前神経細胞は多極性神経細胞で有髄神経線維をもつので軸索は有髄性である．髄鞘が脂肪を豊富に含むため白く見えることから白交通枝と呼ばれる．他方，灰白交通枝を通るのは節後神経細胞で，節後神経細胞は多極性神経細胞で無髄神経線維をもつので軸索は無髄性である（図3・12参照，表3・7参照）．

ii）**内臓求心性神経の走行（図4・129右）**

　交感神経や副交感神経が遠心性なのに対し，同じ自律神経の中でも内臓求心性神経は求心性神経である．内臓からの情報は，常に内臓求心性神経により中枢へと伝えられている．内臓求心性神経は求心性神経なので後根を通り，後根から脊髄の後角に伝えられ中枢へと情報が送られる．腹部内臓などの情報が椎前神経節，幹神経節，脊髄神経節などの自律神経節を通り後根から後角に入るが，各神経節で別の神経細胞への連絡はない．内臓求心性神経細胞は有髄神経線維をもつ偽単極性の神経細胞〈ニューロン〉である．その細胞体は脊髄神経

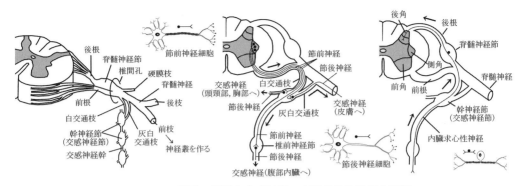

図4・129 脊髄の構造と交感神経，内臓求心性神経の走行

節に収められている．

③交感神経幹と幹神経節

交感神経幹（図4・130）は脊椎の両側にあり，頭蓋底部から尾骨まで並走している2本の神経線維の束である．交感神経幹はひも状に縦走し，これに貫かれる形で多数の卵型の幹神経節が数珠つながりになっている．幹神経節は頸部3対（頸神経節），胸部10～12対（胸神経節），腰部4～5対（腰神経節），仙骨部3～4対（仙骨神経節）があり，頸神経節は3対と極端に少ないが他の幹神経節は各脊髄神経の数とほぼ同数になっている（図4・132参照）．

(2) 脊髄神経の機能

①体性神経（運動神経，感覚神経）の機能

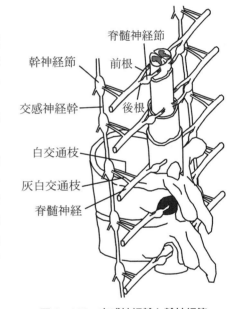

図4・130 交感神経幹と幹神経節

　脊髄神経も脳神経と同様に体性運動神経として遠心性に随意運動を担い，中枢からの指令を受けて骨格筋などの効果器を機能させる．また，体性感覚神経としても皮膚などの受容器や感覚器からの情報を受けて求心性に中枢へと伝達する．伝達される体性感覚は皮膚感覚や深部感覚である．

②自律神経（交感神経，副交感神経）の機能

　脊髄神経も脳神経と同様に自律神経の機能をもつが，自律神経の中の交感神経の機能は脊髄神経が担っている．副交感神経の機能は脊髄神経の第2～第4仙骨神経だけが副交感神経として直腸，膀胱，生殖器へ分布して機能している．自律神経の交感神経を担う主役は脊髄神経で，副交感神経の主役を担うのは脳神経である（表4・35参照）．脊髄の胸髄から胸神経，腰髄から腰神経として出た脊髄神経の線維で交感神経の線維を含むものは交感神経幹に入り，ここから交感神経として各臓器へ分布している［注：第2～第4仙骨神経の線維だけは副交感

神経として直腸，膀胱，生殖器へ分布].

③内臓求心性神経の構造と機能

交感神経や副交感神経が遠心性なのに対し，自律神経の中で内臓求心性神経は求心性である．内臓からは**表4・38**に示す情報が常に内臓求心性神経により中枢の脊髄へと直接伝達されている．その結果，様々な反射が誘発されて生体の恒常性の維持が保たれている．臓器の感覚や内臓痛覚は意識されるが，自分の意思や意識の及ばない無意識下で，知らないうちに処理され自動的に調節される．なお，内臓求心性神経は脊髄神経内では中枢につながる節前神経で有髄の偽単極性神経細胞で細胞体を脊髄神経節に収めている（図4・129左）

表4・38　内臓求心性神経の伝達情報

伝達情報	具体例
物理的情報	血管内圧，胃腸の充満度，膀胱の充満度など
化学的情報	血液や血中の酸性度，電解質濃度など
臓器の感覚	空腹感，喉の渇き〈口渇〉，悪心，便意や尿意など
内臓痛覚	消化管では波のある疼くような鈍痛，腹部膨満感，広域の鈍痛など

3）自律神経（交感神経，副交感神経）の機能

末梢神経は起点による分類で脳から出る脳神経と脊髄から出る脊髄神経に分けられる．これに対し機能による分類では，体性神経と自律神経に分けられる．末梢神経の機能として，脳神経と脊髄神経により形成される自律神経（交感神経，副交感神経）の機能をまとめて以下に示す．

交感神経と副交感神経の機能のまとめ

・交感神経の機能

　脊髄神経が担い，脳神経の中に交感神経の機能をもつものはない．

・副交感神経の機能

　脳神経の動眼神経(Ⅲ)，顔面神経(Ⅶ)，舌咽神経(Ⅸ)，迷走神経(Ⅹ)の4種類が脳幹（中脳・橋・延髄）から出て副交感神経線維を含み，顔面や迷走神経として腹部内臓などに分布し副交感神経の働きの中心を担っている．脊髄神経は，わずかに仙髄から出る仙神経に含まれる第2～第4仙骨神経のみが直腸，膀胱，生殖器などの骨盤内臓器へ分布して副交感神経の機能を担っている．

(1) 交感神経，副交感神経の神経伝達物質と受容体

交感神経，副交感神経は共に遠心性神経である．これは中枢神経（脳・脊髄）からの指令が末梢の効果器（平滑筋，心筋，腺など）へと，上から下へ（下行性）に伝えられる神経伝達である．この神経伝達では中枢神経（脳・脊髄）から末梢の効果器に至るまでに原則的に神経細胞の交換が行われる．交換場所は脊髄神経節や幹神経節，椎前神経節などの自律神経節で交換はシナプス伝達による（図3・18参照）．神経細胞の交換前は節前神経，交換後は節後神経と呼ばれる．節前神経は中枢神経から出る神経細胞に，節後神経は効果器に直接つながる神経細胞になっている．節前神経細胞は有髄神経線維，節後神経細胞は無髄神経線維をもつ．

節前神経細胞と節後神経細胞，節後神経細胞と効果器との間のシナプス伝達では，それぞれに神経伝達物質と受容体がある．節前神経細胞と節後神経細胞との間のシナプス伝達では交感神経も副交感神経も同じアセチルコリンとアセチルコリンの受容体〈コリン作動性受容体〉であるニコチン受容体の組合せになっている．しかし，節後神経細胞と効果器との間のシナプス伝達では，交感神経と副交感神経とでは異なる（図4·131上中段）．なお，体性運動神経と効果器との間のシナプス伝達では，神経伝達物質はアセチルコリン，受容体はニコチン受容体の組合せになっている（図4·131下段）．

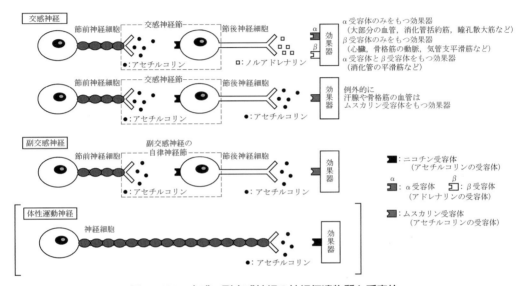

図4·131　交感・副交感神経の神経伝達物質と受容体

①交感神経の節後神経細胞と効果器との間のシナプス伝達

交感神経の節後神経細胞の軸索終末から興奮性神経伝達物質の**ノルアドレナリン**や**アセチルコリン**が分泌される．他方，効果器の多くは**アドレナリン**と結合するアドレナリン受容体をもっている．興奮性神経伝達物質が受容体と結合することを**親和性がある**と呼ぶ．ノルアドレナリンはアドレナリンと同じカテコールアミンである．ノルアドレナリンはアドレナリン受容体に親和性があり結合する．なお，アセチルコリンの受容体は**アセチルコリン受容体**〈コリン作動性受容体〉で，これには**ムスカリン受容体**（代謝調節型）と**ニコチン受容体**（イオンチャネル型）の2種類がある．

交感神経で最も多い受容体は**アドレナリン受容体**である．アドレナリン受容体には**α受容体**と**β受容体**がある．多くの効果器はα受容体かβ受容体の一方だけをもっているが，わずかにα受容体とβ受容体の両者をもつ効果器もある．また，例外的であるが汗腺や骨格筋の血管はアセチルコリン受容体（ムスカリン受容体）をもっている（図4·131中段）．

第4章　人体の構造と機能

・α受容体だけをもつ効果器
　　大部分の血管，消化管の括約筋，瞳孔散大筋，内尿道括約筋，立毛筋
・β受容体だけをもつ効果器
　　心臓，骨格筋の動脈，気管支平滑筋，膀胱排尿筋
・α受容体とβ受容体の両者をもつ効果器
　　消化管の平滑筋

　アドレナリン受容体のα受容体，β受容体はアドレナリンやノルアドレナリンと結合する．ただし，α受容体はノルアドレナリンと結合しやすく，β受容体はアドレナリンと結合しやすい性質がある．α受容体やβ受容体にアドレナリンやノルアドレナリンなどの興奮性神経伝達物質が結合して効果器が機能を発揮することを，それぞれ**α作用**，**β作用**と呼ぶ．アドレナリンは副腎髄質から分泌されるホルモンである．α受容体はノルアドレナリンに対して親和性が高く，β受容体はアドレナリンに対して親和性が高い性質がある．ノルアドレナリンはα作用を優位に発揮する［注：アドレナリン受容体のα受容体にはα_1，α_2の2種類のサブタイプ，β受容体にはβ_1～β_3の3種類のサブタイプがある］．**表4·39**に交感神経における効果器の受容体の作用を示した．

表4·39　交感神経における効果器の受容体の作用

効果器	受容体	作　用
大部分の血管	α受容体のみ	血管収縮 → 血圧上昇
消化管の括約筋		収　縮
瞳孔散大筋		収縮 → 散瞳で瞳孔拡大
内尿道括約筋		収縮 → 蓄尿
立毛筋		収縮 → 鳥肌
心　臓	β受容体のみ	心拍数増加，収縮力増大
骨格筋の血管		血管拡張
気管支平滑筋		弛　緩
膀胱排尿筋		弛緩 → 蓄尿
消化管の平滑筋	α受容体とβ受容体	弛　緩
汗　腺	ムスカリン受容体	発　汗
骨格筋の血管		血管拡張

②副交感神経の節後神経細胞と効果器との間のシナプス伝達

　副交感神経の節後神経細胞の軸索終末から興奮性神経伝達物質のアセチルコリンが分泌される．アセチルコリンと結合するアセチルコリン受容体〈コリン作動性受容体〉には，ムスカリン受容体（代謝調節型）とニコチン受容体（イオンチャネル型）の2種類があり，副交感神経の作用を受ける効果器の細胞はムスカリン受容体をもっている（図4·130中段）［注：アセチルコリン受容体のムスカリン受容体にはM_1～M_5の5種類のサブタイプがあるが，ニコチン受容体は1種類のみである］．

4・7　脳・神経の構造と機能

（2）交感神経，副交感神経の特徴
①交感神経と副交感神経は不随意の遠心性神経
　　交感神経と副交感神経は意識下に上らない状態で働く不随意の遠心性神経である．末梢の効果器（平滑筋，心筋，分泌腺など）への働きは自律的〈自動的〉に行われる．自律神経の遠心性神経は，常時自律的〈自動的〉に活動している．これを**トーヌス**〈tonus〉と呼ぶ．この働きは恒常性の維持（ホメオスタシス）に大きくかかわっている．

②交感神経と副交感神経の拮抗作用
　　同一効果器に対して原則的に交感神経は＋（または－），副交感神経－（または＋）と相反して作用する．ただし，唾液腺のように交感神経と副交感神経から共に＋の作用を受ける効果器もある．

③交感神経が働くのは "キャノンの闘争と逃走反応"
　　自らに脅威が迫ったときに脅威に対して闘争や逃走するため呼吸数や心拍数が上昇し汗をかくなどの生理的反応が起きる．これは交感神経の働きによるものである．交感神経の働きは "闘争と逃走反応" で，副交感神経の働きはその真逆の "リラックス時の反応" である（**表4・40**）．

④交感神経と副交感神経による効果器に対する二重支配の原則
　　効果器は原則的に交感神経と副交感神経による**二重支配**を受ける．効果器には平滑筋（肺，胃腸，膀胱など），心筋（心臓），分泌腺（涙腺，唾液腺，膵臓など）など多数があり，交感神経と副交感神経による二重支配が及んでいる．ただし，例外的に一方だけの支配を受ける効果器もある（表4・40）．

・交感神経のみの支配を受ける効果器
　　瞳孔散大筋，副腎髄質，脾臓，腎臓，立毛筋，汗腺，大部分の血管など
・副交感神経のみの支配を受ける効果器
　　瞳孔括約筋，一部の血管など

　　表4・40に交感神経と副交感神経の機能を一覧した．
　　末梢の効果器（標的）として眼を見てみる．"闘争と逃走" 下の緊張状態では交感神経の働きにより毛様体筋が弛緩して水晶体が厚くなり，敵を見つけやすいように遠方に対する視力が良好となる．これに対し，安静時では副交感神経の働きが優位になり毛様体筋が収縮して水晶体が薄くなり，近くのものに対する視力が良好となる．毛様体筋は交感神経の二重支配が及び，交感神経と副交感神経で真逆の作用が働く．これに対し，瞳孔の散大筋と括約筋はそれぞれ一方だけの支配を受ける効果器である．われわれは光量の大きさに対して瞳孔の散大（散瞳）や収縮（縮瞳）を自分の意思により調節できない．しかし，光量が少なければ，これが刺激となって交感神経の働きにより瞳孔散大筋が収縮し瞳孔の散大（散瞳）が自動的に行われる．逆に光量が多ければ，副交感神経の働きにより瞳孔括約筋が収縮し瞳孔の収縮（縮瞳）が自動的に行われる．瞳孔散大筋と瞳孔括約筋は交感神経と副交感神経のどちらか一方だけの支配を受ける例外的な効果器である．ただし，両神経により効果器は拮抗する真逆の作用を受けている．

第4章◇人体の構造と機能

223

第4章　人体の構造と機能

(3) 交感神経，副交感神経の構成と分布
①神経節や神経叢の形成
ⓐ交感神経の神経節や神経叢

　　脊髄神経の前枝は他の脊髄神経と互いに神経叢を作り神経線維を再編成して，体の特定の領域に神経を出す．これに類似した神経線維の再編成が交感神経や副交感神経でも行われる．脊髄神経で**幹神経節**に入り節後神経線維（交感神経）の中で神経節（神経叢）*を形成するものがある．脊髄神経に対応する幹神経節がそれぞれ，頸部3対（頸神経節），胸部10〜12対（胸神経節），腰部4〜5対（腰神経節），仙骨部3〜4対（仙骨神経節）ある．頸部の幹神経節は3対と極端に少ないが，他はほぼ同数である．また，幹神経節は交感神経幹の位置によって**頭頸部，胸腰部，骨盤部**の三つに区分される（図4·132）．

i ）頭頸部の幹神経節

　　3個の頭頸部の幹神経節には特に頭側から**上頸神経節，中頸神経節，下頸神経節**と名前が付けられている．上頸神経節は最も大きく，下頸神経節は第1胸神経節と癒合していることが多く，**星状神経節**とも呼ばれる．各神経節の臓器への分布は図4·132を参照のこと．

ii ）胸腰部の幹神経節

　　胸髄のTh$_1$〜Th$_4$は胸部の幹神経節で神経細胞の交換を行い，節後神経（交感神経）として気管，肺，心臓，食道などの胸部内臓に分布する．胸髄のTh$_5$〜Th$_9$は胸部の幹神経節で神経細胞の交換をせずに通り抜けて大内臓神経となる．大内臓神経は横隔膜の大動脈裂孔を通り，腹腔動脈の近くで**腹腔神経節**〈腹腔神経叢〉を作る．腹腔神経節で神経細胞を交換して節後神経（交感神経）は胃，小腸，血管，肝臓，胆嚢，膵臓などの主要な腹部臓器に分布する．また，胸髄のTh$_{10}$〜Th$_{12}$も胸部の幹神経節で神経細胞の交換をせずに通り抜けて小内臓神経となり，横隔膜の大動脈裂孔を通って腹腔神経節に入る．しかし，小内臓神経はここを通るだけで神経細胞を交換せずに腹腔神経節を出て少し進み，上腸間膜動脈の付近で**上腸間膜動脈神経節**を作り，神経細胞の交換を行い節後神経（交感神経）として大腸などに分布する．

　　腰髄のL$_1$〜L$_3$は腰部の幹神経節に入り神経細胞の交換を行わずに通り抜けて腰神経叢を経て腰内臓神経として上腸間膜動脈神経節，**下腸間膜動脈神経節，下下腹神経節**を作り，それぞれの神経節で神経細胞の交換を行い節後神経（交感神経）となって各腹部臓器に分布する［注：上腸間膜動脈神経節は小内臓神経と腰内臓神経により作られ，下下腹神経節は腰内臓神経と仙骨内臓神経により作られる］（図4·132）．

iii ）骨盤部の幹神経節

　　仙骨部の3〜4対ある仙骨神経節で3本の神経が起こり神経細胞の交換を行い，節後神経（交感神経）としてすぐに仙骨神経叢を経由して1本の仙骨内臓神経となる．仙骨内臓神経は腰内臓神経と共に下下腹神経節を作り，ここでも神経細胞の交換を行い，節後神経（交感神経）として大腸，腎臓，膀胱，生殖器へと分布する．

解説 ㊿

神経叢と神経節：神経叢は複数の神経が吻合し再編させる場である．脊髄神経の前枝が作る神経叢が代表的である．

神経節は内部に神経細胞を蓄え，交感神経節や副交感神経節では神経細胞の交換が行われる．ただし，脊髄神経後根にある脊髄神経節と感覚性脳神経節では神経細胞の交換はない．

4・7　脳・神経の構造と機能

ⓑ副交感神経の神経節や神経叢

　　副交感神経の中心は動眼神経 (III)，顔面神経 (VII)，舌咽神経 (IX)，迷走神経 (X) の4種類の神経である．これらは体性感覚神経，体性運動神経，副交感神経の混合神経で脳神経中脳〜延髄の起始核から始まり，副交感神経線維を多くの効果器に分布させている．特に**迷走神経**は骨盤以外の胸部から腹部の臓器に分布し広範囲に渡る．また，脊髄神経の仙骨神経（$S_2 \sim S_4$）も脊髄側角の起始核から始まり，**骨盤内臓神経**〈勃起神経〉となって副交感神経の機能を担っている．骨盤内臓神経は下下腹神経節に入り，神経細胞〈ニューロン〉の交換をすることなく通り抜けて副交感神経として大腸，腎臓，膀胱，生殖器へと分布する．

　　副交感神経は交感神経のように神経幹を作らない．起始核から出る節前神経線維は効果器の近くにある神経節に入り，神経細胞を交換して節後線維を出して頭頸部や胸部や腹部の内臓に分布している．

　　副交感神経に以下の重要な神経節がある．

・重要な副交感神経の神経節
　　毛様体神経節：動眼神経の節後神経で瞳孔収縮筋，毛様体筋に分布
　　翼口蓋神経節：顔面神経の節後神経で涙腺に分布
　　顎下神経節：顔面神経の節後神経で顎下腺，舌下腺に分布
　　耳神経節：舌咽神経の節後神経で耳下腺に分布

表4・40　交感神経と副交感神経の機能

効果器（標的）	交感神経の刺激による効果	副交感神経の刺激による効果
	$\boxed{\alpha}$ α受容体，$\boxed{\beta}$ β受容体，$\boxed{N}$ ニコチン受容体，$\boxed{M}$ ムスカリン受容体	ムスカリン受容体
瞳　孔	$\boxed{\alpha}$ 瞳孔散大筋収縮で瞳孔は大きくなる → 散大（散瞳）	瞳孔括約筋収縮で瞳孔は小さくなる → 収縮（縮瞳）
水晶体	$\boxed{\beta}$ 毛様体筋弛緩で厚くなる（遠方が良好）	毛様体筋収縮で薄くなる（近くが良好）
涙　腺	$\boxed{\alpha, \beta}$ 常時の軽度の分泌	分泌を強く促進（号泣などの感情時）
皮　膚	$\boxed{\alpha}$ 末梢血管収縮（手足は冷たく）	末梢血管拡張
	$\boxed{ムスカリン様受容体}$ 汗腺分泌	・・・
心　臓	$\boxed{\beta}$ 心拍数や心収縮の増加，伝導速度↑	心拍数や心収縮の減少，伝導速度↓
気管支平滑筋	$\boxed{\beta}$ 弛緩で気管支は拡張	収縮で気管支は狭く
唾液腺	$\boxed{\beta}$ 分泌を弱く促進（口が乾く）（消化酵素の少ない粘液性の唾液↑）	分泌を強く促進（消化酵素の多い漿液性の唾液↑↑）
消化管	$\boxed{\alpha, \beta}$ 平滑筋弛緩，$\boxed{\alpha}$ 括約筋収縮 → 蠕動抑制，消化腺の消化液分泌抑制	平滑筋収縮，括約筋弛緩 → 消化腺分泌↑ → 蠕動亢進，消化腺の消化液分泌促進
直　腸 図4・86	$\boxed{\alpha, \beta}$ 平滑筋弛緩 → 排便の抑制 $\boxed{\alpha}$ 内肛門括約筋収縮 → 排便の抑制（外肛門括約筋は随意筋で排便努力は可）	平滑筋収縮 → 排便の促進 内肛門括約筋弛緩 → 排便の促進（外肛門括約筋は随意筋で我慢はできる）
膵　臓（膵液，内分泌腺）	$\boxed{\alpha}$ 膵液やインスリンの分泌抑制 $\boxed{\beta}$ インスリンを分泌 → 全体でインスリン分泌減，血糖値増加	膵液やインスリンの分泌促進 → インスリン分泌増加で血糖値低下
肝　臓	$\boxed{\alpha, \beta}$ グリコーゲン分解 → 血糖値増加	グリコーゲン合成 → 血糖値低下
胆　囊	$\boxed{\alpha}$ オッディ括約筋収縮，胆囊弛緩 → 胆汁放出の抑制	オッディ括約筋弛緩，胆囊収縮 → 胆汁の放出

第4章◇人体の構造と機能

225

第4章　人体の構造と機能

表4・40　交感神経と副交感神経の機能（つづき）

効果器（標的）	交感神経の刺激による効果 $\boxed{\alpha}$ α受容体，$\boxed{\beta}$ β受容体，$\boxed{N}$ ニコチン受容体，$\boxed{M}$ ムスカリン受容体	副交感神経の刺激による効果 ムスカリン受容体
腎　臓	$\boxed{\beta}$ レニンが分泌されアルドステロン分泌の促進により血圧が上昇，尿分泌抑制	・・・
膀　胱	$\boxed{\beta}$ 排尿筋_平滑筋弛緩 → 排尿の抑制 $\boxed{\alpha}$ 内尿道括約筋収縮 → 排尿の抑制 → 蓄尿（外尿道括約筋は随意筋で排尿努力は可）	排尿筋_平滑筋収縮 → 排尿の促進 内尿道括約筋弛緩 → 排尿の促進 → 排尿（外尿道括約筋は随意筋で我慢はできる）
血　圧	諸臓器全体の作用として上昇	諸臓器全体の作用として低下
副腎髄質	$\boxed{N}$ アドレナリン，ノルアドレナリンの分泌促進 → 心拍出量や血圧が上昇	・・・
大部分の血管	$\boxed{\alpha}$ 収縮	・・・
一部の血管	・・・	唾液腺，汗腺，膵臓外分泌腺などの限られた組織の血管は拡張する
冠状動脈の血管	$\boxed{\alpha}$ 収縮，$\boxed{\beta}$ 拡張	迷走神経による拡張
血　管	$\boxed{\alpha}$ 収縮，$\boxed{\beta}$ 拡張，$\boxed{M}$ 骨格筋の血管拡張	・・・
立毛筋	$\boxed{\alpha}$ 収縮 → 鳥肌	・・・
汗　腺	$\boxed{ムスカリン様受容体}$ 促進 → 発汗	・・・

［注：交感神経，副交感神経は中枢神経を出て効果器に至るまでに必ず途中で1回は神経細胞〈ニューロン〉を交代する．交代場所は神経節である．中枢（脳・脊髄）から神経節までを節前神経，神経節から効果器までを節後神経という．節前神経の末端での伝達物質は交感神経も副交感神経もアセチルコリンであるが節後神経の末端の効果器での伝達物質は様々である］

図4・132に交感神経と副交感神経系の分布を示した．

226

4・7 脳・神経の構造と機能

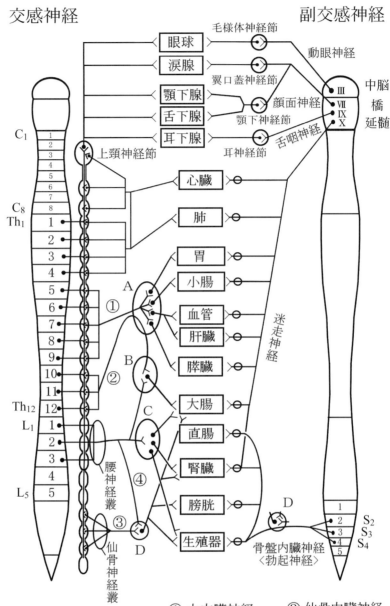

図4・132 交感神経と副交感神経の分布

第 4 章　人体の構造と機能

◎ 演習問題

問題1　中枢神経系に含まれるのはどれか．**2つ選べ**．
　　1．橋
　　2．脊　髄
　　3．脳神経
　　4．交感神経
　　5．副交感神経

問題2　線条体を構成するのはどれか．**2つ選べ**．
　　1．視　床
　　2．被　殻
　　3．尾状核
　　4．扁桃体
　　5．視床下部

問題3　中脳に位置するのはどれか．
　　1．海　馬
　　2．黒　質
　　3．被　殻
　　4．淡蒼球
　　5．乳頭体

問題4　脳幹を構成するのはどれか．**2つ選べ**．
　　1．橋
　　2．小　脳
　　3．脊　髄
　　4．大　脳
　　5．中　脳

問題5　平衡感覚を司るのはどれか．
　　1．延　髄
　　2．小　脳
　　3．後頭葉
　　4．側頭葉
　　5．頭頂葉

問題6　視覚に最も関与する部位はどれか．
　　1．前頭葉
　　2．側頭葉
　　3．頭頂葉
　　4．後頭葉
　　5．小　脳

228

演 習 問 題

問題7 視覚野が存在するのはどれか.
1. 小　脳
2. 後頭葉
3. 前頭葉
4. 側頭葉
5. 頭頂葉

問題8 左右一対存在する構造はどれか.
1. 下垂体
2. 視　床
3. 松果体
4. 大脳鎌
5. 脳　梁

問題9 視交叉に解剖学的に近い部位はどれか.
1. 眼　球
2. 小　脳
3. 下垂体
4. 松果体
5. 脳梁膨大部

問題10 脳脊髄液が存在するのはどれか.
1. 板間層
2. 硬膜外腔
3. 硬膜下腔
4. 軟膜下腔
5. くも膜下腔

問題11 脳神経でないのはどれか.
1. 嗅神経
2. 視神経
3. 三叉神経
4. 尺骨神経
5. 舌下神経

問題12 卵円孔を走行するのはどれか.
1. 眼神経
2. 下顎神経
3. 滑車神経
4. 上顎神経
5. 動眼神経

第4章◇人体の構造と機能

第4章 人体の構造と機能

問題 13　脳神経が通過するのはどれか. **2つ選べ**.
1. 棘　孔
2. 耳　管
3. 卵円孔
4. 頸動脈管
5. 頸静脈孔

問題 14　顔面の知覚を伝達するのはどれか.
1. 滑車神経
2. 三叉神経
3. 外転神経
4. 顔面神経
5. 迷走神経

問題 15　平衡感覚と関連するのはどれか.
1. 蝸牛神経
2. 顔面神経
3. 三叉神経
4. 前庭神経
5. 迷走神経

問題 16　舌の運動にかかわる神経はどれか.
1. 顔面神経
2. 三叉神経
3. 舌咽神経
4. 舌下神経
5. 迷走神経

問題 17　内耳孔を通過する神経はどれか.
1. 嗅神経
2. 滑車神経
3. 三叉神経
4. 顔面神経
5. 舌咽神経

問題 18　眼球運動にかかわるのはどれか.
1. 視神経
2. 滑車神経
3. 顔面神経
4. 三叉神経
5. 迷走神経

演 習 問 題

問題19　胸部を走行する神経はどれか．**2つ選べ**．
　　　　1．顔面神経
　　　　2．三叉神経
　　　　3．舌下神経
　　　　4．反回神経
　　　　5．迷走神経

問題20　声帯の動きを支配する神経はどれか．
　　　　1．顔面神経
　　　　2．三叉神経
　　　　3．舌咽神経
　　　　4．舌下神経
　　　　5．迷走神経

問題21　副交感神経が興奮したときの作用はどれか．
　　　　1．散　瞳
　　　　2．発　汗
　　　　3．気管支拡張
　　　　4．心拍数減少
　　　　5．消化管運動低下

第4章◇人体の構造と機能

4・8 内分泌器の構造と機能

一般的な内分泌器とホルモンの定義は次のように要約される．"**内分泌器**（内分泌腺）は導管をもたない無導管腺で，分泌物を腺に分布する血管内から全身へと送り出す．内分泌腺からの分泌物は**ホルモン**である．ホルモンは微量で強い生理的活性を発揮する化学物質である．内分泌器に属する主要なものは下垂体，松果体，甲状腺，副甲状腺〈上皮小体〉，胸腺，副腎，膵臓，精巣，卵巣である．"

現在，100 種類以上のホルモンが見つかっている．耳慣れない肝臓のヘパトカインや筋肉のマイオカイン，脂肪細胞のレプチンなどもホルモンとして認知されている．また，腎臓から分泌されているエリスロポエチンのように，血球の分化にかかわるサイトカインと明確に区別ができないものもある．ホルモンの定義や分類が複雑になっている．日本内分泌学会の URL を見ると，ホルモンは全身至るところで作られ，作用対象の標的細胞は必ずしも遠隔にあるとは限らず，すぐ隣にある細胞，または作られた細胞そのものにも働く，とある．また，ホルモンの種類を，ペプチドホルモン（成長ホルモン，インスリン，一部のサイトカインなど），ステロイドホルモン（性腺ホルモン，ビタミン D_3 など），アミノ酸誘導体（アドレナリン，ノルアドレナリン，甲状腺ホルモンなど），プロスタグランジンとホルモンの構成成分によって四つのカテゴリーに分類した記述も見られる．

本書では，よく知られる従来からの内分泌器を"典型的な内分泌器"，消化管ホルモンを分泌する内分泌器を"消化管ホルモン内分泌器"の二つに区分けした．2 種類の内分泌器について，それぞれが分泌するホルモンと作用について表 4・41，表 4・42 にまとめた．

4・8・1 内分泌器の構造

1) 主な内分泌器の構造

（脳）**下垂体，甲状腺，副甲状腺**〈上皮小体〉，**副腎**の概観を**図 4・133** に示す．なお，下垂体中葉を下垂体前葉に含めて中間部とする場合がある．同図以外の内分泌器の構造については別頁を参照のこと．

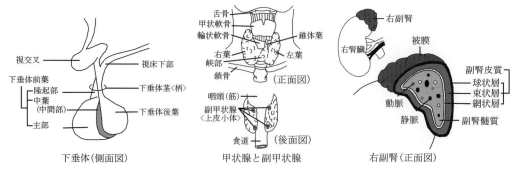

図 4・133　下垂体，甲状腺，副甲状腺，副腎

4·8　内分泌器の構造と機能

4·8·2　内分泌器の機能

　各内分泌器の分泌ホルモンとその作用について，前記の二つの区別ごとにそれぞれ**表4·41**，**表4·42**に一覧したので参照されたい.

表4·41　典型的な内分泌器と分泌ホルモンの作用

内分泌器		ホルモン	作用
下垂体	前葉	成長ホルモン〈GH〉	成長を促進．長骨を伸ばす．
		甲状腺刺激ホルモン〈TSH〉	甲状腺のヨウ素吸収を促進．サイロキシンの分泌を促進．
		副腎皮質刺激ホルモン〈ACTH〉	副腎皮質に働き，副腎皮質ホルモン，特に糖質コルチコイドと性ステロイドの生成と分泌を促す．
		卵胞刺激ホルモン〈FSH〉	卵巣内の卵胞を成熟．エストロゲン産生，排卵，精子形成の促進．
		黄体化ホルモン〈LH〉	排卵の促進．プロゲステロン産生，精巣アンドロゲン産生．
		プロラクチン〈PRL〉	乳汁産生と分泌促進．免疫・生長・促進効果も弱いが認められる．動物の種類により卵胞の生長や黄体機能の維持に関与．
	中葉	メラニン細胞刺激ホルモン〈MSH〉	メラニンを形成．
	後葉	オキシトシン	成熟子宮を収縮，乳汁分泌を促進．
		バソプレシン〈抗利尿ホルモン，ADH〉	腎臓で水の再吸収促進（尿細管の水分再吸収を促進）．血圧を上昇．
松果体		メラトニン	抗性腺刺激作用で小児では性腺の発育を抑制．生体リズムにも関係．
甲状腺		サイロキシン〈T4〉トリヨードサイロニン〈T3〉	全身の細胞代謝，発育成長の促進，骨，生殖腺の促進．物質代謝の亢進，交感神経系の活動促進，知能発育を促進．尿量増加．
		カルシトニン	血中カルシウム値を低下させる．
副甲状腺〈上皮小体〉		パラトルモン〈PTH〉	カルシウムや無機リンの代謝促進作用．血中カルシウム値を増加させる．
副腎皮質	球状層	電解質コルチコイド（アルドステロン，デオキシコルチコステロン）	水，電解質の代謝，Na^+再吸収，K^+排泄により血液中のNa，K濃度を一定にする．Na^+を再吸収し血圧を上昇．
	束状層	糖質コルチコイド（コルチゾール，コルチゾン，コルチコステロン）	糖代謝．蛋白質と糖質の代謝（脂肪や蛋白質を糖に変える）．抗炎症作用，抗アレルギー作用．
	網状層	性ステロイド（主にアンドロゲン）	男性ホルモン（アンドロゲンやテストステロン）は男性化を，女性ホルモン（エストロゲン）は女性化を促す．
副腎髄質		［注］アドレナリン〈エピネフリン〉約80%を占める．	血圧上昇→全身に作用．心拍促進．血糖を上昇させる．気道を拡張させる．
		［注］ノルアドレナリン〈ノルエピネフリン〉とドパミン	末梢血管収縮→末梢に作用．血糖を軽度上昇させる．

［注：アドレナリンやノルアドレナリンおよびドパミンはカテコール基とアミノ基をもつことからカテコールアミン〈カテコラミン〉とも総称される］

233

第4章 人体の構造と機能

表4・41 典型的な内分泌器と分泌ホルモンの作用（つづき）

内分泌器分泌場所		ホルモン	作 用
視床下部		成長ホルモン放出ホルモン〈GRH〉	視床下部ホルモンは下垂体ホルモンを調節する。各ホルモンの作用は名称どおり。抑制ホルモンのないものは内部分泌器官からのホルモンによりネガティブフィードバックを受ける。
		成長ホルモン抑制ホルモン〈ソマトスタチン〉	
		副腎皮質刺激ホルモン放出ホルモン〈CRH〉	
		甲状腺刺激ホルモン放出ホルモン〈TRH〉	
		性腺刺激ホルモン放出ホルモン〈GnRH：ゴナドトロピン放出ホルモン〉	
		プロラクチン放出ホルモン	
		プロラクチン抑制ホルモン（ドパミン）	
		メラニン細胞刺激ホルモン放出ホルモン	
		メラニン細胞刺激ホルモン抑制ホルモン	
腎 臓		エリスロポエチン	腎臓の尿細管間質細胞で作られるホルモン。赤血球の産生を促す。エリスロポエチンの欠乏は貧血の原因となる。
		[注] レニン「腎臓の傍糸球体装置と呼ばれる部分ではレニンという血圧調節ホルモンが分泌されます。」（一般社団法人 日本腎臓学会 URL_2024.より）	腎臓の傍糸球体細胞で作られる蛋白分解酵素。肝で合成されたアンジオテンシノーゲンを、腎でアンジオテンシン I とする。アンジオテンシン I は肺の血管内皮細胞に多いアンジオテンシン変換酵素〈ACE〉でアンジオテンシン II となる。これは最も強力な天然の血管平滑筋と心に対する血管収縮物質。血圧上昇。
膵臓	α〈A〉細胞	グルカゴン	肝のグリコーゲンを分解しグルコース〈ブドウ糖〉を生成。血糖値を上げる。
	β〈B〉細胞	インスリン	組織へのグルコース〈ブドウ糖〉の取り込みを亢進させ、肝臓ではグリコーゲンの合成貯蔵を促進し、血糖値を下げる。
	δ〈D〉細胞	ソマトスタチン	α・β細胞に作用しグルカゴン・インスリンの分泌を抑制。視床下部からも分泌。
精巣（睾丸）		アンドロゲン（テストステロン）	アンドロゲンは男性ホルモンの総称（代表はテストステロン）。精巣から分泌され思春期の身体的変化（筋肉や骨の発達）を促進。

4·8　内分泌器の構造と機能

表4・41　典型的な内分泌器と分泌ホルモンの作用（つづき）

内分泌器分泌場所	ホルモン	作　用
卵　巣	[注] 卵胞ホルモン〈エストロゲン〉	卵胞ホルモン〈エストロゲン〉はエストロン，エストラジオール，エストリオールの総称．思春期の身体的変化，強い子宮内膜肥厚作用．子宮を収縮．卵胞成熟．
	[注] 黄体ホルモン〈プロゲステロン〉	月経前変化，緩やかな子宮内膜の肥厚作用，子宮腺分泌促進．子宮の収縮低下，排卵を抑制する．
胸　腺	チモポエチン，チムリン	胸腺リンパ球の分化と増殖に関与．
胎　盤	絨毛性ゴナドトロピン〈hCG〉	黄体機能の促進，卵胞発育抑制．

[注：女性ホルモンは卵胞ホルモンと黄体ホルモンの2種類]
[注：ビタミンDはステロイド骨格をもつステロイドホルモンである．骨とカルシウム代謝を行い，カルシウムの小腸からの吸収を増加させて骨へ吸着させる．ビタミンDのもととなる不活性型ビタミンD₂，D₃は食品から摂取され，ビタミンD₃は紫外線を受けて皮膚でも合成される．これらは肝臓で水酸化され，ビタミンD結合蛋白質と結合して腎臓に送られ活性型のビタミンDとなる．ビタミンDは脂溶性ビタミンともされている]

表4・42　消化管ホルモン内分泌器のホルモンと作用
（消化管ホルモンについては表4·25を参照）

内分泌器（消化管）		消化管ホルモン	作　用
胃（幽門前庭部）十二指腸	G細胞	ガストリン	胃腺に作用し胃酸の分泌を促進する．ガストリンは胃粘膜のG細胞により作られ，いったん血液中に入り全身を回って再び胃に戻り作用する．
主に胃		グレリン	食欲を促進
十二指腸，空腸（上部小腸）	S細胞	セクレチン	脂肪性の糜汁が十二指腸に来ると十二指腸，空腸粘膜から分泌．膵液，胆汁（肝）の生成分泌を促す．胃酸分泌を抑制．
	I細胞	コレシストキニン〈パンクレオザイミン〉	胆嚢を収縮．オッディ括約筋の弛緩を促し胆汁放出を促進．膵液の分泌を促進させる．胃酸分泌抑制．
		モチリン	胃の空腹時に収縮運動を促進
主に小腸	GLP-1：回腸大腸L細胞 GIP：十二指腸空腸K細胞	インクレチン（GLP-1，GIP）	インスリン分泌促進，胃酸分泌抑制
膵臓，視床下部	膵D細胞	ソマトスタチン	ガストリン，セクレチン，インスリン，グルカゴンの分泌と産生を抑制
主に消化管，膵臓，視床下部など		VIP〈血管作動性腸管ペプチド〉	小腸からの水と電解質の分泌促進，胃酸分泌抑制

第 4 章　人体の構造と機能

4·8·3　内部環境の恒常性

1) ホメオスタシス〈恒常性〉

　人体の外部・内部環境の変化に対し，人体の内部環境を一定の定常状態に保つ性質やその状態を**ホメオスタシス**〈恒常性〉という．恒常性の維持のためには外部環境の変化に応じて人体の内部環境を動的に変化させ一定の状態に保つ働きが必要である．この働きは，内分泌器によるホルモンの分泌と自律神経による調節によって，無意識下で自動的に実行される．内分泌器の作り出すホルモンは比較的穏やかで細やかな調整を行うのに対し，自律神経による調節は即時的で急激な変化に対応して調節を行う．どちらも視床下部が中枢として機能している．

　なお，ホメオスタシスとは変化しないことであるが，実際は狭い範囲の中で常に変動して一定の状態を保っている．一定の状態に保つために，フィードバック機構（ネガティブフィードバック機構やポジティブフィードバック機構）が働いている．

◎ ホルモンによるフィードバック機構の例

　AがBの分泌を刺激するホルモンである場合，

　ネガティブフィードバック機構では，Bの増加によってAの分泌が減少する．

　ポジティブフィードバック機構では，Bの増加によってAの分泌が増加する．

代表的なホメオスタシスの例
- 体温の調節
- 水と電解質の濃度の調節…血清カルシウム濃度など
- pH（水素イオン濃度）の調節
- 血糖値の調節
- 酸素と二酸化炭素濃度の調節
- 血圧の調節

---

2) フィードバック機構
(1) ネガティブフィードバック機構

　ネガティブフィードバック機構は，ある系の状態が基準値からずれると，この変化を検知器が検出して自動的にずれを戻して基準値とする働きである．負のフィードバック機構や抑制性フィードバック機構とも呼ばれる．ホメオスタシスの中心となる機構である．

①ホルモン分泌の調節（内分泌）

　ホルモンの分泌は，視床下部，下垂体および内分泌器の間での相互フィードバックにより調節される．下位のホルモンが上昇すると，ネガティブフィードバックにより上位のホルモン分泌が抑制される．下位のホルモンが低下すると，ネガティブフィードバックにより上位のホルモン分泌が促進される．バセドウ病では，甲状腺ホルモンが上昇するので，下垂体前葉からの甲状腺刺激ホルモン〈TSH〉の分泌が低下する．逆に，橋本病では，甲状腺ホルモンが低下するので，TSHが上昇する．

②血圧の調節（自律神経）

　　動脈血圧は心臓の拍動数や動脈血管の収縮弛緩により変化するが，これらは自律神経系からの信号により調節されている．今，血圧が上昇し血管が拡張したとする．これが刺激となって大動脈や頸動脈にある検知器の圧受容器（図4·50参照）で検知され，情報が延髄中の血管運動神経中枢に送られる．その結果，血管運動神経中枢から心臓と血管への交感神経の信号が低下し，血液の拍動が遅くなり，血管は弛緩し血圧が低下して正常な動脈血圧に戻る．逆に血圧が低下した場合は，同様の逆の機構により血圧は上昇し正常値に戻る．

(2) ポジティブフィードバック機構

　　ポジティブフィードバック機構は，ある系の状態が基準値からずれると，この変化を検知器が検出し，さらに変化を大きく増幅させるように働く機構であり，正のフィードバック機構，促進性フィードバック機構である．実例は少なく血液凝固や分娩時の子宮の収縮，排卵誘発に見られる．

・排卵の誘発ホルモン分泌の調節（内分泌）

　　視床下部からゴナドトロピン放出ホルモン〈GnRH〉が分泌される．GnRHは脳下垂体前葉に働き卵胞刺激ホルモン〈FSH〉と黄体化ホルモン〈LH〉を分泌させる．FSHは卵巣内の卵胞から卵胞ホルモン〈エストロゲン〉の分泌を促すが，高濃度となったエストロゲンは視床下部に働いてGnRHの分泌をさらに促す．これがポジティブフィードバックである．GnRHの分泌亢進は結果的に脳下垂体前葉からLHの急激な大量放出（LHサージ）を招き，その16〜24時間後に排卵が誘発される（図4·103参照）．

◎ 演習問題

問題1　内分泌器官はどれか．
　　　　1. 汗　腺
　　　　2. 乳　腺
　　　　3. 涙　腺
　　　　4. 甲状腺
　　　　5. 唾液腺

問題2　下垂体後葉から分泌されるのはどれか．
　　　　1. 成長ホルモン
　　　　2. バソプレシン
　　　　3. ソマトスタチン
　　　　4. 甲状腺刺激ホルモン
　　　　5. 副腎皮質刺激ホルモン

問題3　成長ホルモンを産生するのはどれか．
　　　　1. 膵　臓
　　　　2. 副　腎
　　　　3. 下垂体
　　　　4. 甲状腺
　　　　5. 松果体

第4章 人体の構造と機能

問題4 甲状腺刺激ホルモンを産生するのはどれか.

1. 視床下部
2. 下垂体
3. 甲状腺
4. 膵 臓
5. 腎 臓

問題5 カルシウム代謝にかかわるホルモンを分泌するのはどれか. **2つ選べ**.

1. 腎 臓
2. 膵 臓
3. 副 腎
4. 甲状腺
5. 副甲状腺

問題6 副腎が産生するホルモンはどれか.

1. アンジオテンシン
2. インスリン
3. グルカゴン
4. ノルアドレナリン
5. レニン

問題7 副腎から分泌されるのはどれか.

1. グルカゴン
2. カルシトニン
3. コルチゾール
4. バゾプレシン
5. トリヨードサイロニン

4・9　皮膚・感覚器の構造と機能

　皮膚および感覚器として視覚器，聴覚器，平衡感覚器，味覚器，嗅覚器について，それぞれの構造と機能を概説する．

4・9・1　皮膚の構造と機能

1）皮膚の構造

　皮膚は約 $1.6 \sim 1.7\,m^2$ の面積があり，重量は体重の約 16% を占める．皮膚は表層から**表皮**，**真皮**（密性結合組織），下層の**皮下組織**（疎性結合組織）からなる．

（1）表　皮

　表皮は角化重層扁平上皮であり，表層から**角質層**，**顆粒層**，**有棘層**，**基底層**の4層構造をなしている．一番下層にある基底層の基底細胞が分裂，分化して順次上方へ移動することで有棘層，顆粒層，角質層が形成され，最終的に角質層は新陳代謝により剥離し脱落するサイクルを繰り返す．基底層には**メラノサイト**〈色素細胞〉があり，皮膚の褐色色素である**メラニン**を産生する．

（2）真皮（密性結合組織）

　真皮は表皮よりも数十倍厚く，表層から**乳頭層**と**網状層**に分けられ，血管，神経，リンパ管を通している．皮膚表在感覚の神経終末であるメルケル小体やマイスネル小体が分布する．また，皮膚のかゆみ（皮膚掻痒）やアレルギー，免疫に関連する肥満細胞やマクロファージ，真皮樹状細胞も存在している．真皮樹状細胞は樹状細胞の一種のランゲルハンス細胞で，抗原提示細胞として免疫活動を行っている．真皮には皮膚の付属器として，**汗腺**，**皮脂腺**，**立毛筋**，**毛包**，**毛根**，**毛**などが分布する．汗腺には全身に分布するエックリン腺と腋窩や外耳道に分布するアポクリン腺がある．

（3）皮下組織（疎性結合組織）

　皮下組織は真皮の下層深部にあり，脂肪を多く含むため**皮下脂肪組織**とも呼ばれる．脂肪組織はエネルギーの貯留や外力に対する衝撃吸収にかかわり，脂肪細胞が内分泌，免疫に関係している．ほかに皮下組織には，深部感覚の神経終末であるファーター・パチニ小体が分布する．

2）皮膚の機能

（1）保　護

　皮膚は，外界の化学物質，紫外線，病原微生物などに対するバリア機能や物理的外力に対する衝撃軽減を担っている．また，水分の喪失や乾燥を抑制し皮膚を保護している．

（2）貯　蔵

　皮下脂肪組織では脂肪細胞を蓄えエネルギー源とし，水分保持や保湿も担う．

（3）感覚や知覚（体性感覚）

　皮膚の感覚受容体は温覚や冷覚，痛覚，触圧覚（触覚と圧覚）を担っている．触圧覚に関しては，表皮に触圧覚の受容体である**メルケル板**，真皮には触圧覚の受容体である**マイスナー小体**と**ルフィニ小体**，**パチニ小体**がある．また，掻痒

(かゆみ) などの表在感覚や位置覚, 振動覚, 運動覚, 抵抗覚, 重量覚などの深部感覚の受容体も備えている.

(4) 体温調節

発汗による体温上昇の抑制, 立毛筋収縮による体温維持を行う.

(5) 外分泌

汗や皮脂を分泌し, 排出する外分泌の機能をもつ.

(6) 内分泌

脂肪細胞から**アディポカイン**〈アディポサイトカイン〉が分泌される. アディポカインは, アディポ〈脂肪〉とサイトカイン〈細胞間生理活性物質〉の複合語である. アディポカインは脂肪細胞から産生, 分泌される様々な生理活性物質の総称で, アディポネクチン, レプチン, その他多数がある. **アディポネクチン**は小型脂肪細胞から分泌され, インスリンの感受性を高めて糖代謝を促進する. ほかに, 血管拡張作用により血圧の上昇を抑制する. **レプチン**は白色脂肪細胞から分泌され, 視床下部の満腹中枢に作用して食欲を抑制する.

(7) 免　疫

免疫に関与するランゲルハンス細胞, 真皮樹状細胞, マクロファージ, 肥満細胞, 脂肪細胞を備えている.

(8) その他

皮膚で不活性型のビタミンD_3が紫外線を受けて合成される.

4・9・2　視覚器の構造と機能

1) 視覚器の構造

視覚器＝眼球＋副眼器（眼瞼, 眉毛, 涙器, 眼筋）

```
眼球の構成（図4・134）
      ┌ 眼球内容：眼房水（前眼房, 後眼房）, 水晶体, 硝子体
      │         ┌ 内膜（網　膜）：透明な9層の神経網膜と1層の網膜色素上皮
眼球 ─┤ 眼球壁 ┤ 中膜（血管膜）：前方は毛様体と虹彩, 後方は脈絡膜
      │         └ 外膜（線維膜）：前方1/5は角膜, 後方4/5は強膜（俗に白目）
      └ 血管と神経：眼動脈→内頸動脈の枝, 眼神経→三叉神経第1枝
```

[注：毛様体, 虹彩, 脈絡膜の三つをまとめて**ブドウ膜**と呼ぶ]

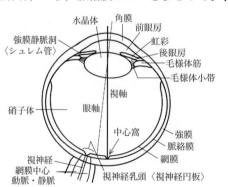

図4・134　眼球の構造

(1) 網　膜

網膜は眼球壁の最内層に位置している，厚さが0.1〜0.4mm程の膜である．網膜は10層からなり，内層から9層が透明な神経網膜〈感覚網膜〉で，最外層の1層が**網膜色素上皮**である．網膜の色調は色素上皮とその外側に隣接する脈絡膜の影響を受ける．網膜には光を受容する2種類の**視細胞**が混在している．明所で働き色を感じる**錐体細胞**と暗所で働き色を感じない**杆体細胞**〈桿体細胞〉がある．

> 錐体部：錐体細胞が分布
> 　→ 網膜中央部に分布し，中心窩の付近に集中している．
> 杆体部：杆体細胞が分布
> 　→ 錐体部の周辺や網膜の周囲部に分布し，中心窩や黄斑部には全くない．

視神経乳頭〈視神経円板〉は視神経が束になって眼球壁（強膜）を通過する部分で視細胞がなく，盲点（視野の暗点）となる．眼底写真で視神経乳頭は薄い黄色の丸い部分として周囲の網膜と区別され，眼底の中央より鼻側に位置する．視神経乳頭から約4mm耳側に黄色の色素をもち，眼底検査では黄褐色に見える直径約2mmの**黄斑部**〈黄斑〉がある．

(2) 脈絡膜

脈絡膜（図4・135）は中膜（血管膜）の後方にあり，網膜の最外層の色素上皮に隣接している．脈絡膜は瞳孔以外からの光を防ぐ暗幕として働くため，色素が多く黒っぽい色をしている．また，眼球内に栄養を与えるため血管を多く分布させている．このようなことから，脈絡膜は黒っぽい豹柄模様をしている．眼底撮影像では網膜の厚みに隠れて見えにくいが，強い近視の被験者では，強度の近視により眼軸が延びて網膜が薄くなり脈絡膜の模様が写り込むことがある．これを**豹紋状眼底**と呼ぶ．

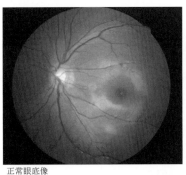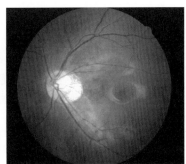

正常眼底像　　　　　　　　　　　　　　　　豹紋状眼底像

図4・135　左眼の眼底像（右側は脈絡膜の写り込み）

(3) 角　膜

角膜は無色透明の約1mmの膜である．角膜は重層扁平上皮であり，感覚神経（三叉神経第1枝眼神経由来）に富み，皮膚の数百倍の知覚がある．角膜には血管がないため，酸素は涙を介して空気中から取り込んでいる．角膜は移植に際し拒絶反応を生じる可能性が低い組織である．

（4）水晶体と毛様体筋〈毛様体〉

水晶体は水晶体細胞と蛋白質（クリスタリン）からなる．透明性と柔軟性をもち，カメラのレンズの役割を果たす．レンズのピント合わせを行うのが**毛様体（筋）**である．毛様体筋は**毛様体小体**〈チン小体〉を介して水晶体に付着する．**毛様体筋**（平滑筋の内眼筋）が水晶体の厚みを調節し，遠近の焦点，ピント合わせを行う．遠方を見るときは毛様体筋を弛緩させ，水晶体を薄くして屈折率を小さくし，遠方にピントを合わせる．逆に手元を見るときは毛様体を収縮させ，水晶体を厚くして屈折率を大きくし，手元にピントを合わせている．

（5）眼房水〈房水〉

眼房水は虹彩や毛様体から分泌され，強膜静脈洞〈シュレム管〉から吸収される．眼房水は前眼房と後眼房を満たし栄養を供給する．

> 緑内障 → 眼房水が過剰で眼球の内圧が亢進した状態
> 白内障 → 水晶体が白濁した状態

（6）硝子体

硝子体は眼球内部を満たす無色透明なゼリー状の組織で，90％以上は水分である．水分以外にヒアルロン酸やコラーゲンを含んでいる．

2）視覚器の機能

（1）瞳孔の収縮と散大

眼を正面から見たときに眼の中心部の暗黒部分が**瞳孔**である．瞳孔の周囲が**虹彩**〈虹彩筋〉で，日本人では黒や茶色をしている．虹彩が伸縮することで瞳孔が収縮，散大し，眼球内へ入る光量の調節が行われる．**虹彩筋**（平滑筋の内眼筋）には**瞳孔散大筋**（外周）と**瞳孔括約筋**（内周）がある．交感神経の刺激で瞳孔散大筋が収縮すると虹彩が縮小して瞳孔が散大し，副交感神経の刺激で瞳孔括約筋が収縮すると虹彩が拡大して瞳孔は縮小する．

（2）眼球運動

眼球を自由に動かすための筋群がある（表4・44，図4・136）．ほかに，眼瞼（まぶた）を動かす**上眼瞼挙筋**と**眼輪筋**の2種類の筋もある．眼球内にある筋を**内眼筋**といい，毛様体（筋）と虹彩〈虹彩筋〉の2種類がある．眼球の外側にある筋で眼

表4・44　眼球と眼瞼を動かす筋群

筋群	眼球・眼瞼の動き	神経
上直筋	上方，やや内方へ回す	動眼神経
下直筋	下方，やや内方へ回す	動眼神経
内側直筋	内転	動眼神経
外側直筋	外転	外転神経
上斜筋	外下方へ回す	滑車神経
下斜筋	外上方へ回す	動眼神経
上眼瞼挙筋	上眼瞼を挙げる	動眼神経
眼輪筋	上下眼瞼を閉じる	顔面神経

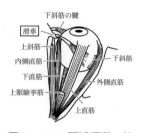

図4・136　眼球運動の筋

4・9 皮膚・感覚器の構造と機能

球運動を担う筋が**外眼筋**である．

(3) 視神経と視覚中枢

視神経は網膜を起始とし，視神経管を通って頭蓋内に入り，視交叉，視索，外側膝状体，視放線を経て，大脳皮質後頭葉の一次視覚野に投射する．**視覚中枢**は後頭葉にある．

(4) 視交叉と視覚伝導路（図4・137）

① 視交叉

視交叉は頭蓋内で下垂体の頭側直上に位置する．被写体の左側半分の像は右眼では右眼の左半分に入る（灰色L）が水晶体のレンズで上下左右反転し右眼の網膜の右側（耳側）半分に投影される（灰色）．この映像信号は視交叉を経て同側の右外側膝状体へ送られる．逆に，被写体の右側半分の像の投影を受けるのは右眼の左側（鼻側）半分側の網膜である（黒色）．この映像信号は視交叉を直進して反対側の左外側膝状体へ送られる．

② 視覚伝導路

右眼を例に**視覚伝導路**を辿る（図4・137）．右眼に入る映像は水晶体を通り上下左右が逆になって網膜に投影される．網膜ではこれを左右に分割して受光し，それぞれ電気信号に変え視神経へと別系統で送られる．被写体の右側半分は鼻側の左網膜半分に，被写体の左側半分は耳側の右網膜半分へと逆に投影される．

解説㊵

青空の妖精：晴れた空を見上げるとミジンコのようなものが見えることがある．正体は網膜の内側から2層目の神経線維層内の毛細血管の中を走る白血球である．この現象をブルーフィールド内視現象〈シェーラー現象〉という．赤血球は青い光を吸収する．赤血球の方が認識されやすく，黒い点になるはずだが，邪魔になるので脳はこれを意識から除去している．生まれたときから視界にある鼻を意識しないのと同じだろう．ヒトは脳で物を見てることがよくわかる．

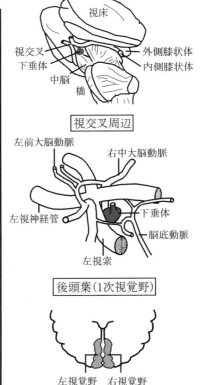

図4・137　視交叉と視覚伝導路

これは水晶体が凸レンズのため像の左右が逆転したことによる．鼻側の左網膜半分の信号は右視神経から左側の視索へと直進し，左外側膝状体から左側の視放線を経て後頭葉の左視覚野へと送られる．これに対し，耳側の右網膜半分の映像信号は右視神経を通り視交叉で耳側方向へ約90°向きを変えて右側の視索へと進み，右外側膝状体から右側の視放線を経て後頭葉の右視覚野へと送られる．視覚伝導路の視神経，視交叉，視索，視放線のどこに脳出血，脳梗塞，脳腫瘍，外傷，脳圧亢進などの障害を受けるかで様々な視野欠損を生じる．特に視交叉障害では視交叉が下垂体の直上でウィリス動脈輪と接することから，下垂体腫瘍（下垂体腺腫）の圧迫やウィリス動脈輪にできた動脈瘤の圧迫による両耳側半盲（両目の耳側の視野が欠損）の発症がよく知られている（図6・3参照）．

4・9・3　聴覚・平衡感覚器の構造と機能

1) 聴覚・平衡感覚器の構造

聴覚器は音を空気の振動としてとらえ，増幅し電気信号に変えて聴覚中枢（側頭葉）へ送る器官である（図4・138）．**外耳**（耳介と外耳道），**中耳**（鼓膜，鼓室，耳管），**内耳**（聴覚の受容器）からなる．他方，平衡感覚器は自らの姿勢や直進運動，回転運動を識別して電気信号として平衡感覚中枢（頭頂葉）へ送る器官である．姿勢や直線運動を感知する**前庭**，回転運動を感知する**半規管**，およびこれらの情報を信号として平衡感覚の中枢へ送る**蝸牛**からなる．前庭，半規管，蝸牛は内耳にある．

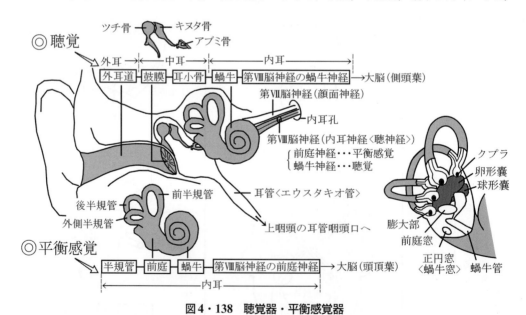

図4・138　聴覚器・平衡感覚器

(1) 外耳，中耳，内耳

耳介から内方へ向かって外耳，中耳，内耳に分けられる．

①外　耳

外耳は軟骨を含む**耳介**（集音機能）と**外耳道**（音の通路，音の増幅）からなる．外耳と中耳の境界に鼓膜がある．

② 中　耳

中耳は鼓膜に続く鼓室と呼ばれる空間である．鼓膜と内耳の前庭窓は三つの耳小骨により接続されている．鼓膜にツチ骨が付き，キヌタ骨，アブミ骨へと続く耳小骨は互いに靭帯で緩く結合されている．鼓膜と卵円窓の面積差と耳小骨により音の振動が増幅される．鼓室は耳管〈エウスタキオ管〉で上咽頭と交通している．耳管は上咽頭の内側壁にある耳管咽頭口に開口する．耳管は中耳内の気圧と外気の気圧を等しくする気圧の調節を担っている．

③ 内　耳

内耳は前庭，蝸牛，半規管からなり，いずれも内部をリンパ液で満たしている．蝸牛では入り口側で高い周波数の音，奥に行くに従い低い周波数の音を識別する．蝸牛内のリンパ液は音の入力を受けて振動し，その振動は蝸牛のコルチ器により活動電位に変換される．この電気信号が第Ⅷ脳神経の内耳神経〈聴神経〉の蝸牛神経により大脳皮質（側頭葉）へ送られ，音が認識される．

2）聴覚器の機能

蝸牛は内耳の内側前方にある巻貝状の骨性構造物で，音の受容器がコルチ器である．聴覚中枢は側頭葉にある．内耳神経は前庭神経と蝸牛神経が合流して内耳道を通る部分である．聴覚は内耳の蝸牛から内耳神経の蝸牛神経を通じて聴覚中枢の側頭葉へ伝えられる．

3）平衡感覚器の機能

内耳には輪状の半規管があり，輪の根元に膨大部がある．このような半規管が3個膨大部でつながり，互いに90°の角度を保ち集合して三半規管を形成している．膨大部の感覚細胞の有毛細胞とクプラ〈小帽〉が回転を感知する．3個の半規管は前半規管（見上げる，うつむく），後半規管（首をかしげる），外側半規管（振り向く）としてそれぞれ異なる回転運動を感知する．3個の半規管の膨大部は卵形嚢，球形嚢と結合し，内部に平衡感覚の傾きを感知する受容器が平衡斑として収められている．平衡斑には水平方向の動きを感知する平衡斑と垂直方向の動きを感知する平衡斑がある．これらは前庭にある．平衡斑には感覚細胞の有毛細胞が分布し，その上にカルシウム塩の耳石〈平衡砂〉を載せている．耳石は石というよりは砂で，約0.005 mmの微小な耳石が約10万個，有毛細胞の上にゼラチンに覆われ載っている．三半規管により感知された回転の情報，耳石により感知された傾きの情報といった平衡感覚は内耳の蝸牛から内耳神経の前庭神経を通じて平衡感覚中枢の頭頂葉へ伝えられる．

4·9·4　味覚器の構造と機能

1）味覚器の構造

味覚器は味覚の刺激を受ける器官である．そして，味覚器の受容器は主に口腔の舌に分布する味蕾である．味蕾は舌粘膜の窪みに多く分布するが，軟口蓋や咽頭部にも分布している．

2）味覚器の機能
(1) 味の感受性
味蕾で味を認識するが味覚の感じ方は，舌先で塩味，その後方では甘味というように場所で異なる．味の感受性は舌の場所により異なる（図4・139）．なお，亜鉛が欠乏すると味蕾の代謝が障害され味覚障害の原因となる．

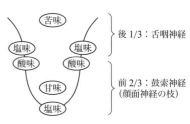

図4・139　味の感受性

(2) 舌の味覚を伝える神経
特殊感覚である味覚は，前2/3は顔面神経の枝である鼓索（こさく）神経，後1/3は舌咽神経により伝えられる．

(3) 舌部の体性感覚を伝える神経
触覚，圧覚，温度覚，痛覚などの表在感覚は，感覚や知覚を受ける体性感覚である．このような舌の体性感覚は，前2/3は三叉神経第3枝下顎神経の枝である**舌神経**，後1/3は**舌咽神経**により伝えられる．なお，舌下神経は舌の運動のみに関与し，味覚，舌の体性感覚には関係しない．

(4) 軟口蓋と咽頭部の味覚を伝える神経
軟口蓋の味覚は大錐体神経（顔面神経の枝），**咽頭部**の味覚は迷走神経〈第Ⅹ脳神経〉により味覚中枢へ伝達される．

(5) 味覚中枢
味覚中枢は頭頂葉の中心後回最下部と側頭葉の一部にあるが，味覚の種類によって中枢部位が異なる．

4・9・5　嗅覚器の構造と機能

1）嗅覚器の構造
鼻腔の最上部に切手1枚ほどの領域があり，ここに**嗅覚器**（図4・140）がある．嗅覚器は約1,000万個の**嗅細胞**をもっている．匂いを検知した嗅細胞は電気的な興奮の形で信号を発する．信号は**嗅神経**〈第Ⅰ脳神経〉により篩骨の篩板を通って**嗅球**へ伝達される．嗅球は嗅覚の1次中枢である．信号は**嗅索**を通り**嗅三角**に達した後，**内側嗅条**と**外側嗅条**に分岐する．嗅球，嗅索，嗅三角を**嗅葉**と総称する．

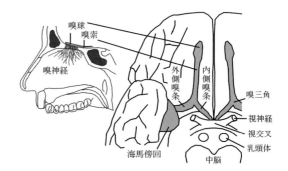

図4・140　嗅覚器の構造

2）嗅覚器の機能
嗅覚器の機能は匂いの感知と嗅覚中枢への伝達である．嗅覚は記憶や情動と深く関連していることが嗅覚信号の伝達路からよくわかる．

> ・嗅覚信号の伝達路
>
> ↗内側嗅条 → 前頭葉下面(古皮質)の嗅覚中枢
>
> 嗅神経 → 嗅球 → 嗅索 → 嗅三角
>
> ↘外側嗅条 → 梨状葉皮質(古皮質)→ 海馬傍回, 扁桃体

　嗅脳は大脳半球の底部から側頭葉の領域で嗅覚に深く関係する古皮質である．嗅脳の中の主要な部分が嗅葉である．嗅葉の中で嗅球は灰白質性で多数の嗅神経を受けている原始的な脳である．

◎ ウェブサイト紹介

脳科学辞典
　https://bsd.neuroinf.jp/wiki/

筋肉動画図鑑
　https://www.kinken.org/

生理学研究所　総合生理研究系　生体システム研究部門
　https://www.nips.ac.jp/sysnp/ganglia.html

総合データプロジェクト BodyParts3D/Anatomography
　https://lifesciencedb.jp/bp3d/

◎ 参考図書

K. J. W. Wilson, A. Waugh：健康と病気のしくみがわかる解剖生理学，西村書店 (2006)
A. Schäffler, S. Schmidt：からだの構造と機能，西村書店 (1998)
杉晴夫　編：人体機能生理学（改訂第4版），南江堂 (2004)
加藤尚志，南沢享　監修：いちばんやさしい生理学，成美堂出版 (2015)
清木勘治：MINOR TEXTBOOK 解剖学（第10版），金芳堂 (2010)
白鳥康史　監修：日常診る消化器疾患自然史からみた治療戦略，日本メディカルセンター (2004)
太田樹，藤原政雄：2025年版　診療放射線技師国家試験　合格!My テキスト，基礎医学大要，オーム社 (2024)
Herbert Lippert Reinhart Pabst：Arterial Variations in Man, J. F. Bergmann-Verlag (1985)
越智淳三　訳：解剖学アトラス，文光堂 (1986)
坂井建雄：解剖生理学，ミクス (2000)
日野原重明：解剖学・生理学，医学書院 (1982)
河合良訓　監修：脳単，エヌ・ティー・エス (2006)
馬場元毅：JJN ブックスコックス絵でみる脳と神経，医学書院 (1993)
岩田誠　監修：脳のしくみ，ナツメ出版 (1998)
日本ゼラチン・コラーゲンペプチド工業組合　監修：コラーゲンからコラーゲンペプチドへ (2014)
野村義宏：コラーゲンの本，日刊工業新聞社 (2023)
齋藤紀先：休み時間の免疫学（第2版），講談社 (2016)

第4章 人体の構造と機能

◎ 演習問題

問題1 皮膚について正しいのはどれか.
1. 構成成分に漿膜がある.
2. 体温を調節する働きがある.
3. 加齢とともに厚さが増加する.
4. 真皮は角化扁平上皮からなる.
5. 癌化する場合は腺癌の頻度が高い.

問題2 音波の振動を伝える構造はどれか. **2つ選べ**.
1. 外側半規管
2. 蝸　牛
3. キヌタ骨
4. 耳　管
5. 耳　石

問題3 鼓膜に接するのはどれか.
1. 鋤　骨
2. ツチ骨
3. 有鉤骨
4. アブミ骨
5. キヌタ骨

問題4 内耳を構成するのはどれか.
1. 蝸　牛
2. 鼓　室
3. 耳　管
4. アブミ骨
5. 乳突蜂巣

問題5 音が伝わる順序で正しいのはどれか.
1. 鼓膜 → 耳管 → 蝸牛 → 聴神経
2. 鼓膜 → 耳管 → 三半規管 → 聴神経
3. 鼓膜 → 耳管 → 耳小骨 → 聴神経
4. 鼓膜 → 耳小骨 → 蝸牛 → 聴神経
5. 鼓膜 → 耳小骨 → 三半規管 → 聴神経

問題6 耳管と直接交通するのはどれか.
1. 咽　頭
2. 眼　窩
3. 喉　頭
4. 鼻　腔
5. 乳突蜂巣

演 習 問 題

問題7 視覚器で光を受容する細胞があるのはどれか.
1. 角 膜
2. 虹 彩
3. 網 膜
4. 硝子体
5. 毛様体

第4章◇人体の構造と機能

Chapter

第5章

病態・疾患の基礎

5・1 炎　症

5・2 感染症

5・3 アレルギー

5・4 免疫不全・膠原病

5・5 腫　瘍

5・6 循環障害・循環不全

5・7 中　毒

第5章
病態・疾患の基礎

本章で何を学ぶか

　代表的な病態・疾患について基本的な内容を学ぶ.

　代表的な病態・疾患として炎症, 感染症, アレルギー（免疫亢進状態）, 免疫不全（免疫低下状態）・膠原病, 腫瘍, 循環障害・循環不全, 中毒を取り上げる.

　運動器や呼吸器など人体を構成する構造ごとの病態・疾患については第6章「人体構造の病態・疾患」にて概説する.

　以上, この章では人体構造の病態・疾患への導入部として基礎について学ぶ.

5・1　炎　症

5・1・1　炎症の徴候

1) 炎症の徴候

　古代ローマ時代の医師ケルススは, 初めて炎症について次の四つの徴候を記録に残した.

　　ケルススの炎症の4徴候：発赤, 発熱, 疼痛, 腫脹

2) 炎症の5徴候

　18世紀に活躍した病理学者のウィルヒョウは4徴候に機能障害を加え5徴候とした. これを**ガレノス*の5徴候**という. これは急性炎症の5徴候である.

　　ガレノスの5徴候：発赤, 発熱, 疼痛, 腫脹, 機能障害

5・1・2　炎症の成り立ち

1) 炎症の原因

　炎症の原因は生物学的因子, 物理的因子, 化学的因子の三つに分けられる. これらの因子により組織は障害を受け炎症を発症する.
- **生物学的因子**：病原体の侵入による感染など
- **物理的因子**　：外力や放射線など
- **化学的因子**　：化学物質など

2) 急性期の炎症

　生物学的因子, 物理的因子, 化学的因子などにより障害を受けた組織は血管拡張, 血管透過性の亢進を起こして血管内から組織へ蛋白質を含む血漿成分を漏出させる. この液状成分が**滲出液**で, 急性期の炎症で生じ, 炎症部位周辺に浮腫を起こす. 次いで**好中球**が血管から外へ出て組織内の炎症部位に集まる. 炎症に関与する細胞を**炎症細胞**と呼び, 集まる状態を**浸潤**という. 集合した好中球は炎症部位の細菌を**貪食**する. また, 炎症部位には**新生小血管**も認められるようになる.

解説①

ガレノス：ケルスス〈セルサス〉の4徴候に機能障害を加え炎症の5徴候を提唱したのはウィルヒョウだが, 機能障害を初めに加えたのはケルススの死後100年後に活躍したギリシャの外科医ガレノスだった.

この時期，炎症部位の外観は腫れがひどく炎症が増強したように見える．急性炎症の4徴候が顕著である．炎症部位では好中球，新生小血管，滲出液の3要素が複雑に影響し合い，炎症を進行させる．

3）慢性期の炎症

　急性期の炎症反応が落ち着くと炎症部位の有害物質や壊死組織の除去と浄化が行われる．組織の損傷が大きい場合は組織の修復も始まる．主な炎症細胞は好中球からキラーT細胞，マクロファージへと移行し，さらに線維芽細胞が加わる．リンパ球とマクロファージは強い貪食作用で病原体や病原体を貪食し壊死した好中球を除去する．除去された老廃物の運搬や修復に必要な材料の輸送のために線維芽細胞が，増加した新生毛細血管と共に肉芽〈にくが〉組織を形成する．さらに線維芽細胞は多量の膠原線維を作り欠損部位の埋め合わせも行う．これが**瘢痕形成**である．このように修復され炎症は終了し治癒に至る．なお，瘢痕が広域に及ぶ場合を**線維化**といい，重篤な機能障害を残すことになる．また，欠損部位が最終的に膠原線維ではなく肉芽組織に置換する場合は**器質化**と呼ばれる．慢性炎症で肉芽組織が小結節状の病変（肉芽腫）を形成する特殊な場合がある．**肉芽腫**の形成である．肉芽腫は腫瘍ではなく，慢性炎症の病巣である．慢性炎症を**肉芽腫性炎**〈特異性炎〉とも呼ぶ．**表5・1**に急性期の炎症と慢性期の炎症の所見を示した．

表5・1　急性期と慢性期の炎症の所見

時　期	主な炎症細胞	組織所見
急性期	好中球	浮腫：血管透過性の亢進，滲出液の出現
慢性期	キラーT細胞，マクロファージ	修復：線維芽細胞と増殖した新生血管による肉芽組織の形成 瘢痕形成：線維芽細胞による膠原線維の生成と補修

5・1・3　炎症の分類

　炎症は，時間の経過や形態によって分類することができる．

1）炎症の時間経過による分類

　経過から急性炎症と慢性炎症に分類される（**表5・2**）．慢性炎症の多くは急性炎症から長期にわたり持続し慢性化する．中には穏やかな立ち上がりで炎症を開始して長期に及ぶ慢性炎症もある．また，急性炎症がいったん治癒し反復して再燃するものもある．炎症が辿る経過は損傷の程度や組織の種類により修復過程や治癒過程を大きく変える．

①急性炎症：数日から数週間で早期に炎症が終息し治癒する経過をとる．

　　〜亜急性炎症：①②の中間に位置する〜

②慢性炎症：1か月程度経っても終息せず長引き，緩やかに持続する経過をとる．

2）炎症の形態分類
（1）変質性炎

　強い外力を受けると組織の変性や壊死が顕著に生じるが，滲出や増殖がまだ生

第5章　病態・疾患の基礎

表5・2　急性炎症・慢性炎症

分　類	損傷の程度	転　帰
①急性炎症	弱い損傷の受傷の場合，実質細胞は傷害されるが間質は傷害されれない．	再生：機能障害を残さず元の形に復帰． 　例）浅い切創，軽症の肺炎や膵炎など
	比較的強い損傷の受傷の場合，実質細胞と間質が共に障害を受ける．	修復：局所的な瘢痕を形成し機能障害を残す． 　例）深い切創，急性心筋梗塞など
②慢性炎症	組織が持続的に損傷を受ける．	線維化：広汎な瘢痕を形成し高度な機能障害を起こす． 　例）肝硬変，肺線維症，慢性膵炎など

じない状態が起きる．これが**変質性炎**である．

　例：火傷〈やけど〉や劇症肝炎などに見られる．

(2) 滲出性炎

　滲出性炎は，局所の循環障害と血液成分の滲出を特徴とする炎症である．滲出液の成分の違いにより細分化される．**表5・3**のとおり，代表的な五つの形態がある．

表5・3　滲出性炎

滲出性炎	形態と例
漿液性炎	血清とほぼ同じ成分の滲出液をもつ．
	例：火傷の際の水泡
線維素性炎	線維素*〈フィブリン〉を含む滲出液をもつ．
	例：大葉性肺炎，線維素性心外膜炎（絨毛心），線維素性胸膜炎，ジフテリア
化膿性炎	多量の好中球を含む滲出液の炎症巣をもつ．
	例：蜂巣炎や蓄膿，膿瘍*
出血性炎	著しい出血（赤血球）を伴う．
	例：小児のインフルエンザ肺炎
壊疽性炎	著しい組織の壊疽を伴う炎症で，壊死した組織に腐敗菌が感染する．
	例：壊疽性虫垂炎（虫垂の壁が壊死に至るもの）

＊膿瘍では炎症巣に多量の好中球と壊死細胞を含む膿が貯留する．

解説②
線維素：線維素〈フィブリン〉は血漿中に含まれる血液凝固に関連するタンパク質のフィブリノゲンが分解され凝固，析出した物質．

(3) 増殖性炎

　増殖性炎は線維芽細胞の増殖を特徴とする炎症である．

　例：肝硬変や肺線維症

(4) 肉芽腫性炎〈特異性炎〉

　肉芽腫性炎は，増殖性炎の中で肉芽腫の増殖を特徴とする炎症である．

　例：結核，梅毒，サルコイドーシス，ハンセン病，真菌症，黄色肉芽腫性胆嚢炎

254

5・2　感染症

5・2・1　感染症の成立と感染源

1）感染症の成立

　人を宿主〈やどぬし〉として病原体が体内に侵入し増殖する．これを**感染**といい，病害を受ける状態を**感染症**という．感染症は**病原体**，**感染経路**，**宿主**の三者が揃い成立する．
（顕性感染と不顕性感染）

（1）顕性感染

　顕性感染は発病して感染症状〈症候〉を伴う麻疹，水痘，狂犬病などの感染症で潜伏期がある．これに対し，潜伏感染はヘルペスウイルス感染症などのように病原体は潜伏し続けるが無症候な感染である．なお，一時的に症候が現れる場合を**回帰発病**という．

（2）不顕性感染

　不顕性感染は病原体が宿主に感染しても知らないうちに免疫ができ，発病しない感染経路をとる．日本脳炎，ポリオなどの感染症に見られることがある．

2）感染源

（1）病原微生物（表5・4）

　感染源となる病原体は**病原微生物**である．病原微生物はウイルス，リケッチア，細菌，真菌〈カビ〉，原虫，寄生虫，スピロヘータなどの生物とされている．

（2）生物以外の病原体

　プリオン蛋白は，動物やヒトのプリオン遺伝子が産生させ，細胞膜に結合して存在する糖蛋白質で生物ではない．プリオン遺伝子が何らかの原因で変異し異常プリオン蛋白を作る．異常プリオン蛋白が牛海綿状脳症〈BSE，狂牛病〉を牛に発病させる．BSEに感染した牛の脳や脊髄などをヒトが摂取することで変異型クロイツフェルト・ヤコブ病に感染し発病するとの報告がある．（変異型）クロイツフェルト・ヤコブ病はBSEに類似した疾患である．現在は異常プリオン蛋白質も病原体として扱われている．

◎外毒素や内毒素による病害

　宿主に病害を与えるものに細菌の**毒素**がある．ジフテリア菌や破傷風菌などは自らが毒素を産生し宿主に有害な作用を及ぼす．病原性大腸菌O-157のベロ毒素はよく知られている．このような毒素を**外毒素**という．一方，グラム陰性菌の細胞壁成分など菌体成分が毒性をもつものがあり，これを**内毒素**や**エンドトキシン**と呼ぶ．

5・2・2　感染症の法令による分類（類型別感染症）

　感染症法による感染症の分類がある．
　平成11年4月「感染症の予防及び感染症の患者に対する医療に関する法律」〈**感染症法**〉が施行された．この法律は従来の「伝染病予防法」，「性病予防法」，「後天

第5章　病態・疾患の基礎

表5・4　感染源となる病原微生物

ウイルス*	リケッチアより小さく，DNAかRNAの一方の核酸と蛋白質からなる簡単な構造をもつ．ウイルスは自然界で最小の微生物［注：ウイルスは生物と非生物の中間的な存在や非生物ともされる．ウイルスは一般的な生物とは異なる］.
	インフルエンザ，水痘，帯状疱疹，風疹，麻疹〈はしか〉，流行性耳下腺炎〈おたふく風邪〉，AIDS（HIV：ヒト免疫不全ウイルス），日本脳炎，狂犬病，成人T細胞白血病（HTLV-1の感染），ポリオ，ヘルペス脳炎，A型・B型・C型ウイルス肝炎，肺炎の一部など.
リケッチア	ウイルスと細菌の中間に位置付けられる微生物．リケッチアはリケッチア目とクラミジア目に分かれる．リケッチアはノミ，シラミ，ダニなどの節足動物に寄生しており，皮膚の咬傷から人に感染する.
	・リケッチア目：発疹チフス，ツツガ虫病（ダニが媒介），紅斑熱など. ・クラミジア目：オウム病，トラコーマ，鼠径リンパ肉芽腫，性器クラミジア感染症など.
細　菌	硬い細胞壁をもつ単細胞生物．形態から球菌，桿菌，らせん菌に分類．グラム染色性でグラム陽性菌とグラム陰性菌に分類．生育環境で好気性菌（生育に酸素が必要な細菌）と嫌気性菌（生育に酸素が不要な細菌）にも分類される.
	結核，百日咳，破傷風，肺炎，淋病，細菌性赤痢，コレラ，ペスト，猩紅熱，ジフテリア，レジオネラ肺炎〈在郷軍人病〉など.
真　菌	真菌は俗にいうカビである．カビ，キノコ，酵母を総括して真菌類という.
	アスペルギルス症（肺炎や肺膿瘍など呼吸器の疾患を起こすが，真菌自体の毒性は弱く，日和見感染が多い），カンジダ症，クリプトコッカス症，ニューモシスチス肺炎など.
原虫，寄生虫	原虫は単細胞の生物．アメーバのような人体に寄生する原生動物がある．寄生虫は多細胞の寄生蠕虫.
	・原虫：赤痢アメーバ，マラリア（マラリア原虫をハマダラカが媒介），トリコモナス症など. ・寄生虫：回虫症，アニサキス症，エキノコッカス症，肝吸虫症など.
スピロヘータ	細長いラセン状の単細胞性生物．原虫とするか細菌とするか意見が分かれる．細菌に比べ細胞壁が薄く活発に運動する．スピロヘータの一種にトレポネーマがある.
	梅毒（梅毒トレポネーマによる感染症），回帰熱，ワイル病.

［注：蚊が主に媒介する6感染症：ジカ熱，デング熱，日本脳炎，マラリア，ウエストナイル熱，チクングニア熱］

解説③
ウイルス：RNA
ウイルスと
DNAウイルス
がある．DNA
ウイルスは分解
されにくいた
め，RNAウイ
ルスより感染力
が強い．主な
DNAウイルス
として，B型肝
炎ウイルス，ヒ
トパピローマウ
イルス，水痘・
帯状疱疹ウイル
ス，アデノウイ
ルス（流行性角
結膜炎），エプ
スタイン・バー
ウイルス〈EBV〉
などがある.

性免疫不全症候群の予防に関する法律」を統合したもので，改正が加えられつつ今日に至っている．感染症法は**感染症予防法**や**感染症新法**などとも呼ばれる．感染症法では類型別感染症（**表5・5**）が示され，医師法は医師に以下の届出義務を課している.

・医師は，「一類感染症の患者，二類感染症，三類感染症又は四類感染症の患者又は無症状病原体保有者，厚生労働省令で定める五類感染症又は新型インフルエンザ等感染症の患者及び新感染症にかかっていると疑われる者」を診断したときは，厚生労働省令で定める場合を除き，直ちにその者の氏名，年齢，性別その他厚生労働省令で定める事項を，最寄りの保健所長を経由して都道府県知事に届け出なければならない.

・医師は，「厚生労働省令で定める五類感染症の患者（厚生労働省令で定める五類感染症の無症状病原体保有者を含む．）」を診断したときは，厚生労働省令で定める場合を除き，七日以内にその者の年齢，性別その他厚生労働省令で定める事項を最寄りの保健所長を経由して都道府県知事に届け出なければならない.

5・2 感染症

表5・5 類型別感染症の一覧（2024年時点）

類　型	感染症の名称
一類感染症 (7)	エボラ出血熱，クリミア・コンゴ出血熱，痘そう〈天然痘〉，南米出血熱，ペスト，マールブルグ病，ラッサ熱　　以上計7感染症
二類感染症 (6)	急性灰白髄炎〈ポリオ〉，結核，ジフテリア，重症急性呼吸器症候群〈SARS〉，中東呼吸器症候群〈MERS〉，鳥インフルエンザ（H5N1型，H7N9型）　　以上6感染症
三類感染症 (5)	コレラ，細菌性赤痢，腸管出血性大腸菌感染症（O-157等），腸チフス，パラチフス　　以上計5感染症
四類感染症 (44)	E型肝炎，A型肝炎，黄熱，Q熱，狂犬病，炭疽，鳥インフルエンザ（H5N1型，H7N9型を除く），ボツリヌス症，マラリア，野兎病，ウエストナイル熱，エキノコックス症，オウム病，オムスク出血熱，回帰熱，キャサヌル森林病，コクシジオイデス症，エムポックス（サル痘から名称変更），ジカウイルス感染症，重症熱性血小板減少症候群〈SFTS〉，腎症候性出血熱，西部ウマ脳炎，ダニ媒介脳炎，チクングニア熱，つつが虫病，デング熱，東部ウマ脳炎，ニパウイルス感染症，日本紅斑熱，日本脳炎，ハンタウイルス肺炎候群，Bウイルス病，鼻疽，ブルセラ症，ベネズエラウマ脳炎，ヘンドラウイルス感染症，発しんチフス，ライム病，リッサウイルス感染症，リフトバレー熱，類鼻疽，レジオネラ症，レプトスピラ症，ロッキー山紅斑熱　　以上計44感染症
五類感染症 (24：全数報告)	・全数報告：ウイルス性肝炎（E型及びA型肝炎を除く），クリプトスポリジウム症，後天性免疫不全症候群〈AIDS〉，梅毒，麻疹，アメーバ赤痢，カルバペネム耐性腸内細菌科細菌感染症，急性弛緩性麻痺（急性灰白髄炎を除く），急性脳炎（ウエストナイル脳炎及び日本脳炎などを除く），クロイツフェルト・ヤコブ病，劇症型溶血性レンサ球菌感染症，ジアルジア症，侵襲性インフルエンザ菌感染症，侵襲性肺炎球菌感染症，侵襲性髄膜炎菌感染症，水痘（入院例に限る），先天性風疹症候群，播種性クリプトコックス症，破傷風，バンコマイシン耐性黄色ブドウ球菌感染症，バンコマイシン耐性腸球菌感染症，百日咳，風疹，薬剤耐性アシネトバクター感染症の24感染症 ・小児科定点把握：RSウイルス感染症，咽頭結膜熱，A群溶血性レンサ球菌咽頭炎，感染性胃腸炎，水痘，手足口病，伝染性紅斑，突発性発疹，ヘルパンギーナ，流行性耳下腺炎の10感染症 ・インフルエンザ/COVID-19定点基幹把握（小児科・内科）：インフルエンザ（鳥インフルエンザ及び新型インフルエンザ等を除く），新型コロナウイルス感染症（COVID-19）の2感染症 ・眼科定点把握：急性出血性結膜炎〈アポロ病〉，流行性角結膜炎の2感染症 ・STD定点把握（産婦人科・皮膚科・泌尿器科・性病科）：性器クラミジア感染症，性器ヘルペスウイルス感染症，尖圭コンジローマ，淋菌感染症の4感染症 ・基幹定点把握（内科・外科をもつ300床以上の病院）：メチシリン耐性黄色ブドウ球菌感染症，クラミジア肺炎（オウム病を除く），細菌性髄膜炎，ペニシリン耐性肺炎球菌感染症，マイコプラズマ肺炎，無菌性髄膜炎，薬剤耐性緑膿菌感染症，の7感染症　　以上計47感染症.
新型インフルエンザ等感染症	新型インフルエンザ，再興型インフルエンザ，新型コロナウイルス感染症，再興型コロナウイルス感染症　　以上計4感染症
指定感染症	指定なし

5・2・3　性感染症

1）性感染症の定義

　性感染症は性交渉により伝播する感染症である．接触感染以外に（母子）垂直感染もある．性交とそれに関連する性行為が原因の感染症を性感染症や**性行為感染症**〈STD：sexually transmitted disease〉という．性感染症による（母子）垂直

257

第5章 病態・疾患の基礎

感染のリスクは非常に高い.

昭和20年制定の性病予防法では,以下の"梅毒,淋病,軟性下疳〈第3性病〉,性病性リンパ肉芽腫瘍〈第4性病〉"の4感染症を性病と呼んだ.平成11年の感染症法では"性器クラミジア感染症,性器ヘルペスウイルス感染症,尖圭コンジローマ,淋菌感染症"の4感染症をSTD定点把握の五類感染症としている.

2) 性感染症と病原微生物

性感染症の原因で最も多いのはクラミジア,次いで淋菌である(**表5·6**).

表5·6 性感染症〈STD〉と病原微生物

病原微生物	STD
ウイルス感染によるSTD	
単純ヘルペスウイルス〈HSV〉	性器ヘルペス
ヒトパピローマウイルス〈HPV〉	尖圭コンジローマ,子宮頸癌
B型肝炎ウイルス〈HBV〉	B型肝炎
C型肝炎ウイルス〈HCV〉	C型肝炎(感染力が低いため含めないこともある)
ヒト免疫不全ウイルス〈HIV〉	エイズ〈AIDS:後天性免疫不全症候群〉
ヒトT細胞白血病ウイルスI型〈HTLV-1〉	成人T細胞白血病
サイトメガロウイルス〈CMV〉	サイトメガロウイルス感染症
伝染性軟属腫ウイルス	伝染性軟属腫
リケッチア,クラミジア感染によるSTD	
クラミジア	非淋菌性尿道炎,性器クラミジア感染症(鼠径リンパ肉芽腫症)
細菌感染によるSTD	
淋菌	淋病
軟性下疳菌	軟性下疳
真菌感染によるSTD	
カンジダ	性器カンジダ症,口腔カンジダ症
白癬菌	白癬(水虫など)
寄生虫や原虫感染によるSTD	
トリコモナス原虫	トリコモナス腟炎
赤痢アメーバ	アメーバ赤痢
吸血昆虫の毛じらみ	毛じらみ症
ヒゼンダニ	疥癬
スピロヘータ感染によるSTD	
梅毒トレポネーマ	梅毒

5·2·4 感染症に関する重要事項

1) 常在細菌叢と菌交代現象

皮膚,鼻腔,口腔,消化管などに様々な細菌が定住し,宿主(人)と共生している.

5・2 感染症

　例　・皮膚　：ブドウ球菌，コリネバクテリウムなど
　　　・鼻腔　：黄色ブドウ球菌，緑膿菌など
　　　・口腔　：連鎖球菌，放線菌，カンジタなど
　　　・消化管：大腸菌，緑膿菌，セラチア菌など

　これらを**常在細菌叢**〈ノーマルフローラ〉と呼ぶ．常在細菌叢は病原性がなく，むしろ病原微生物と拮抗しその増殖を防ぐ役割を果たしている．中には善玉菌と呼ばれるものもある．しかし，常在細菌叢が，抗生剤の投与などにより減少し，その結果，本来はわずかしか存在しないような菌が抗生剤に対する耐性を備えていたため増殖して感染症を起こす場合がある．これを**菌交代現象**と呼ぶ．また，常在細菌叢が本来の生息場所以外に移動した場合や常在場所にあっても宿主の抵抗力が低下すると異常繁殖し感染症に至る場合もある．ニューモシスチス肺炎はヒトの肺に定在する真菌が病因となる肺炎であるが，AIDSや白血病など免疫低下により発症する．

2）菌血症と敗血症

（1）菌血症

　細菌が血液中に侵入した状態を**菌血症**という．病原微生物がリンパ管や血管を介して全身に拡散する場合がある．麻疹〈はしか〉や風疹は原因ウイルスが血液に乗り全身に拡散（ウイルス血症）し，全身に発疹〈はっしん〉を生じる．

（2）敗血症

　感染巣で増殖した菌体から分泌された多量の毒素が血液中に流入し，全身に回った状態を**敗血症**と呼ぶ．敗血症性ショック（後出の表5・24参照），多臓器不全，播種性血管内凝固症候群〈DIC*：disseminated intravascular coagulation〉などを起こす．

3）垂直感染と水平感染

（1）垂直感染

　垂直感染は胎盤，産道，母乳を介する母子感染である．

　母体からB型肝炎ウイルス，ヒト免疫不全ウイルス〈HIV〉，ヒトT細胞白血病ウイルス〈HTLV-1〉が子へ垂直感染する．HTLV-1による垂直感染は西日本，九州・沖縄地方に多く，母乳を介して感染する．

・TOACH症候群

　垂直感染を起こす**TOACH**〈トーチ〉**症候群**はToxoplasma〈トキソプラズマ〉，Rubella〈風疹〉，Cytomegalovirus〈サイトメガロウイルス〉，Herpes〈単純ヘルペス〉の頭文字をとったものである．TOACHのOをOthersに替えてB型肝炎ウイルス，梅毒トレポネーマ，水痘・帯状疱疹ウイルス，エプスタイン・バー〈EB〉ウイルス，コクサッキーウイルス，パルボウイルスB19（リンゴ病）などを含める場合もある．

　TOACH症候群は妊娠中に胎児に感染すると，流産，死産，胎児奇形，低体重出生，肝脾腫，血小板減少などの原因となる．

解説④
DIC：感染症や悪性腫瘍などの基礎疾患のもと，全身性で持続性の著しい凝固活性化が生じて全身の微小な血管が詰まり臓器に障害が現れる病態．主な症状は出血しやすくなることだが重症になるとショックや溶血性貧血を起こすことがある．

第5章　病態・疾患の基礎

(2) 水平感染

　水平感染は垂直感染以外の感染で，人や物を感染源として周囲に拡大する感染である．感染経路を**表5・7**に示す．

表5・7　水平感染の感染経路

感染経路	主な感染症
経口感染	コレラ，赤痢，病原性大腸菌（O-157など），サルモネラ菌，腸チフス，A型肝炎，ノロウイルス
飛沫感染	風疹，インフルエンザ，流行性耳下腺炎〈おたふくかぜ〉，百日咳，ジフテリア，RSウイルス，COVID-19*
空気感染	結核，麻疹，水痘（，COVID-19）
接触感染	性感染症（梅毒，淋病など），流行性角結膜炎，手足口病，狂犬病，破傷風
血液感染	輸血・注射・針を介すB型・C型肝炎，AIDS〈後天性免疫不全症候群〉など
媒介体	蚊：日本脳炎，マラリア，ジカ熱，デング熱など，ノミ：ペストなど，シラミ：腸チフスなど，ダニ：疥癬，ツツガムシ病

［注：・流行性耳下腺炎の病原体はムンプスウイルスである．
　　　・帯状疱疹は水痘ウイルスの再活性化・再増殖である．
　　　・破傷風は傷口から破傷風菌が侵入し細菌感染する．北里が純培養に成功した細菌である．破傷風の
　　　　激しい症状は破傷風菌の産生する神経毒による］

解説⑤
COVID-19 の空気感染：空気感染を起こす病原体は飛沫感染の原因となる．COVID-19の飛沫感染（エアロゾル感染，マイクロ飛沫感染）は広義の空気感染に含まれる．

4) 院内感染と市中感染

(1) 院内感染

　入院患者に新たな感染症が発生することを**院内感染**という．薬剤耐性菌による感染，免疫機能の低下した患者への感染，不適切な医療行為による感染がある．MRSA肺炎と緑膿菌肺炎は院内感染症で頻度が高い．**表5・8**に院内感染と関係深い感染源を示した．

表5・8　院内感染に関与する主な感染源

主な感染源	感染源の特徴
メチシリン耐性黄色ブドウ球菌〈MRSA〉	抗生物質メチシリンに耐性を示す細菌．実際は他の多くの抗生剤に耐性を示す．MRSA肺炎を発症させる頻度が高い．
バンコマイシン耐性腸球菌〈VRE〉	抗生物質バンコマイシンに耐性を示す細菌である．
多剤耐性アシネトバクター〈MRAB〉	ほとんどの抗生剤が効かない細菌である．
緑膿菌	緑膿菌肺炎を発症させる頻度が高い．
結核菌	院内感染防止では空調対策を必要とする．
多剤耐性結核菌〈MDR-TB〉	肺結核の抗生剤に抵抗性をもった結核菌である．
肝炎ウイルス	B型肝炎ウイルスやC型肝炎ウイルスのキャリアから感染．
レジオネラ菌	レジオネラ肺炎に代表される多くのレジオネラ症を発症．管理不良な空調設備や入浴施設にて微小水滴を吸引して感染する．ヒトからヒトへの感染はない．

［注：キャリア〈保菌者〉：病原性ウイルスや細菌に感染し体内に病原微生物をもつ者］

(2) 市中感染

　医療機関内で感染する院内感染に対し，一般的な感染場所である医療機関外で

260

5・3 アレルギー

の市街地で感染することを**市中感染**と呼ぶ．肺炎球菌性肺炎，マイコプラズマ肺炎，インフルエンザ肺炎*などが市中感染の代表である．

5) 日和見感染

通常はほとんど無害なウイルスや細菌が宿主の病状の悪化や免疫低下などにより感染症が成立してしまう場合がある．これを**日和見感染**〈opportunistic infection〉という．

・日和見感染を起こしやすい感染症

MRSA感染症，緑膿菌感染症，カンジダ症，アスペルギルス症，ニューモシスチス肺炎，帯状疱疹，サイトメガロウイルス感染症などが代表的である．また，AIDSや白血病でもしばしばみられる．

5・2・5　感染防御機構

病原微生物の宿主体内への侵入を阻む，**物理的防御**，**分泌防御**，**化学的防御**の三つの防御機構がある．なお，この感染防御機構を突破して体内に侵入した病原微生物も免疫系の働きにより，好中球やマクロファージの貪食作用を受けて無症状のまま無力化されることが多い．

1) 物理的防御

病原微生物は皮膚に付着しても角質層の脱落とともに排除され，鼻毛によるろ過や気道粘膜の線毛運動によっても体内への侵入が阻まれる．

2) 分泌防御

病原微生物は汗や涙の分泌，尿の排泄とともに洗い流される．粘膜組織の上皮細胞の所々にある杯細胞は粘液を分泌して洗浄作用を行う．

3) 化学的防御

胃液や膵液などの消化酵素は病原微生物を殺傷する能力がある．

5・3　アレルギー

5・3・1　アレルギーの成り立ち

生体に有害な免疫現象を**アレルギー**（過敏症）といい，アレルギーを引き起こす抗原を**アレルゲン**と呼ぶ．アレルギーには免疫反応が自己に向けられてしまい自己（自己抗原）を攻撃するものと，非自己の抗原に対して過剰に向けられるため自己に対しても傷害が及ぶものの二つのタイプがある．

1) 自己免疫現象

免疫寛容の破綻により，攻撃してはならない自身の抗原（自己抗原）を標的とするものを**自己免疫現象**という．攻撃が特定の臓器に及ぶものと，全身に及ぶも

解説⑥
インフルエンザ肺炎：インフルエンザはウイルスによる感染症である．しかし，インフルエンザ肺炎は細菌による感染症である．インフルエンザの合併症による細菌による2次性細菌性肺炎．

第5章◇病態・疾患の基礎

261

第5章 病態・疾患の基礎

のがある.

特定の臓器へ	→ 臓器特異的自己免疫疾患. 表5·11参照.
全身や複数の臓器へ	→ 全身性自己免疫疾患（膠原病と膠原病類縁疾患）. 表5·10参照.

2）他者への過剰な免疫現象

外来の抗原に対してだが，過剰な免疫反応を引き起こし，それにより自身に傷害を与えてしまうもの．日常生活でいわゆる"過敏症"と呼ばれるものである．

・アレルギー（性）疾患という用語は，広い意味でアレルギーが原因となって起こる疾患のことだが，気管支喘息，アトピー性皮膚炎，アレルギー性鼻炎（第6章6·9·2項2）参照），アレルギー性結膜炎，花粉症，食物アレルギー，薬物アレルギー，蕁麻疹などを指すことが多い.

・形質細胞が産生する免疫グロブリンにはIgG，IgA，IgM，IgD，IgEの5種類がある．アレルギー性疾患に最も関係するのはIgEである（表4·26参照）.

5·3·2 アレルギーの分類（クームスの分類）

アレルギーの発症時間に着目したアレルギーの分類にクームスの分類がある（**表5·9**）.

表5·9 アレルギーのクームス分類

アレルギーの型	発生機序
Ⅰ型アレルギー〈即時型アレルギー〉〈アナフィラキシー型〉	対象となる抗原に2回目以降に接触して即座に発症する．肥満細胞〈マスト細胞〉が内部の顆粒に蓄えたヒスタミンなどを放出するのが直接の原因．IgE抗体が関与する．なお，遅発型の反応は好酸球による（抗体関与の体液性免疫反応）.
例）気管支喘息，アナフィラキシーショック，アレルギー性鼻炎，アトピー性皮膚炎	
Ⅱ型アレルギー〈細胞障害型アレルギー〉	自己の細胞や組織と抗体が反応し，特異的に結合してしまい，その細胞や組織を細胞傷害性T細胞が攻撃して傷害を与える．補体も細胞融解を起こし傷害を与える（抗体関与の体液性免疫反応）.
例）血液型不適合輸血，重症筋無力症，特発性血小板減少性紫斑病	
Ⅲ型アレルギー〈免疫複合体型アレルギー〉	抗原と抗体が複合体（免疫複合体）を作り，補体*が結合し，臓器や組織に沈着する．これを好中球などが攻撃する（抗体関与の体液性免疫反応）.
例）膠原病，糸球体腎炎，自己免疫疾患の多くが含まれる.	
Ⅳ型アレルギー〈遅延型アレルギー〉	抗原との接触から1〜2日後に反応が起きる．すでに感作されたT細胞が再び同じ抗原に接触することで炎症反応を引き起こす．抗体は関与しない（T細胞関与の細胞性免疫反応）.
例）ツベルクリン反応，接触性皮膚炎，移植片の拒絶反応，過敏性肺炎	
Ⅴ型アレルギー〈刺激型アレルギー〉	Ⅱ型と発生機序は同じだが細胞傷害ではなく細胞機能を亢進あるいは低下させる．Ⅱ型に分類されることもある（抗体関与の体液性免疫反応）.
例）バセドウ病	

［注：造影剤の経静脈投与でアナフィラキシーショックの危険が高い基礎疾患は気管支喘息である．気管支喘息者へのヨード系造影剤の血管内投与は原則禁忌とされる］

解説⑦
補体：抗原と抗体の複合体に作用し，抗体の作用を助ける血清中の蛋白質群である．抗体の作用を補う働きがある.

5・4 免疫不全・膠原病

5・4・1 免疫不全

アレルギーが免疫現象の亢進異常を示すのに対し，**免疫不全**は免疫現象が機能しないか，低下した状態を指す．免疫力の低下から日和見感染を発症するなど感染症にかかりやすい状態（易感染状態）となる．免疫不全には先天性免疫不全と後天性免疫不全がある．

1）先天性免疫不全〈原発性免疫不全〉

免疫に関与する特定の遺伝子の異常や欠損による遺伝性の免疫機能障害である．

2）後天性免疫不全〈続発性免疫不全〉

出生後に様々な原因で生じる免疫不全の総称である．白血病，悪性腫瘍，慢性腎不全，加齢，放射線治療や大量のステロイド剤投与下などで生じる．特に後天性免疫不全症候群〈AIDS〉がよく知られている．

◎エイズ〈AIDS：後天性免疫不全症候群〉

HIV〈ヒト免疫不全ウイルス〉は，精液や膣分泌液，血液，母乳に含まれ，性感染症〈STD〉や血液感染により垂直感染を起こす．HIVはヘルパーT細胞に感染して，これを死滅させるため，体液性免疫及び細胞性免疫の両者が障害され，エイズ〈AIDS：後天性免疫不全症候群〉を発症させる．エイズでは，ニューモシスチス肺炎などの日和見感染を発症，悪性リンパ腫，カポジ肉腫［注：これらの悪性腫瘍は感染症とは呼ばない］などの悪性腫瘍も高頻度で発生する．HIV感染からエイズ発症まで約10年かかるといわれたが，現在では抗ウイルス薬の進歩により発症の抑制が得られるようになっている．

5・4・2 膠原病

アレルギーの中で自己（自己抗原）を標的とする自己免疫疾患であり，全身や複数の臓器に病態が及ぶ全身性自己免疫疾患が膠原病である．自己免疫疾患では自己抗原に対する自己抗体が出現する．なお，全身の結合組織，特に膠原線維組織はフィブリノイド変性（血管壁などの結合組織に抗体や補体成分，フィブリンなどが沈着した病変）を生じやすいことから**膠原病**と名付けられたが，結合組織の変性がこの病態の本質ではないことがわかり**結合組織病**と呼ぶべきとされる．しかし，膠原病という病名は定着しており，現在も引き続き使用されている．全身性自己免疫疾患は膠原病と膠原病類縁疾患とに区別される（**表5・10**）．

表5・11に広義の自己免疫疾患を示す．

第5章 病態・疾患の基礎

表5・10 膠原病と膠原病類縁疾患

	膠原病〈結合組織病〉	
全身性自己免疫疾患	全身性エリテマトーデス〈SLE：systemic lupus erythematosus〉	
	全身性強皮症〈SSc：systemic sclerosis, scleroderma〉	
	皮膚筋炎〈DM：dermatomyositis〉または多発性筋炎〈PM：polymyositis〉	
	結節性多発動脈炎〈PAN：polyarteritis nodosa〉	
	関節リウマチ〈RA：rheumatoid arthritis〉	
	膠原病類縁疾患	
	ANCA*〈anti-neutrophil cytoplasmic antibody〉関連血管炎（ウェゲナー肉芽腫症〈多発血管炎性肉芽腫症〉や顕微鏡的多発血管炎〈MPA〉）	
	大動脈炎症候群〈高安動脈炎〉	IgA血管炎
	シェーグレン症候群	ベーチェット病
	リウマチ性多発筋痛症	サルコイドーシス
	リウマチ熱〈RF：rheumatic fever〉	川崎病

[注：全身性進行性硬化症〈PSS〉という名称は全身性強皮症〈SSc〉に改められている]
[注：結節性動脈周囲炎〈PN〉は結節性多発動脈炎〈PAN〉と顕微鏡的多発血管炎〈MPA：microscopic polyangiitis〉の2疾患に分けられている]

表5・11 広義の自己免疫疾患（臓器特異的自己免疫疾患）

臓器特異的自己免疫疾患	
慢性甲状腺炎〈橋本病〉	特発性血小板減少性紫斑病
自己免疫性溶血性貧血	悪性貧血
バセドウ病	重症筋無力症

[注：表5・11は膠原病ではないが，広い意味で自己免疫疾患に含まれる]

> **解説⑧**
> ANCA〈アンカ：抗好中球細胞質抗体〉は，抗体の一種で体外から侵入した異物ではないが，自己の好中球を標的としてしまう異常な自己抗体である．

5・5 腫 瘍

5・5・1 腫瘍の定義

　細胞が宿主や周囲の環境とは無関係に，自律的で無目的に過剰に増殖をするものが**腫瘍**である．**新生物**と呼ばれることもある．腫瘍には悪性度により良性腫瘍と悪性腫瘍がある．**悪性腫瘍**（がん）は固形がん（癌腫，肉腫）と血液がん（白血病，悪性リンパ腫，骨髄腫など）に分けられる．ひらがなやカタカナの"がん"，"ガン"は悪性腫瘍全体を指し，漢字の"癌"は上皮細胞から発生する癌腫を意味する．ただし，特に区別されないことも多く，本書でも煩雑さを避けるため悪性腫瘍を単に漢字の癌とも表記する．

5・5・2 良性腫瘍と悪性腫瘍

1）良性腫瘍と悪性腫瘍

　腫瘍の発生母細胞や組織が上皮性か非上皮性かで，**上皮性腫瘍**と**非上皮性腫瘍**に分けられる．悪性腫瘍〈がん〉は**固形がん**と**血液がん**（白血病，悪性リンパ腫，骨髄腫など）に分けられる．固形がんは**上皮性の癌**〈癌腫〉と**非上皮性の肉腫**に分けられる．

264

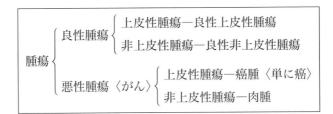

2) 良性腫瘍と悪性腫瘍の特徴
(1) 良性腫瘍と悪性腫瘍の特徴の比較

良性腫瘍と悪性腫瘍には，それぞれ表5・12に示す特徴がある．

表5・12 良性腫瘍と悪性腫瘍の比較

特　徴	良性腫瘍	悪性腫瘍
発育形式	膨張性（圧排性増殖）	浸潤性（破壊性増殖）
発育速度	緩やか	速い
転　移	なし	あり
再　発	少ない	多い
全身的影響	軽　度	高　度
細胞の異型性	軽　度	高　度
組織の構造異型性	成熟型	未熟型

(2) 発生母体による良性腫瘍と悪性腫瘍の種類

腫瘍の発生母体による種類を表5・13に示す．

表5・13 発生母体による良性腫瘍と悪性腫瘍

組　織		良性腫瘍	悪性腫瘍
上皮組織	上皮性	良性上皮性腫瘍	癌腫〈癌〉
	重層扁平上皮	乳頭腫など	扁平上皮癌
	腺上皮	腺　腫	腺　癌
	移行上皮	乳頭腫	移行上皮癌
非上皮組織	非上皮性	良性非上皮性腫瘍	肉　腫
	線維組織	線維腫	線維肉腫
	軟骨組織，骨組織	軟骨腫，骨腫	軟骨肉腫，骨肉腫
	脂肪組織	脂肪腫	脂肪肉腫
	血　管	血管腫	血管肉腫
	平滑筋，横紋筋	平滑筋腫，横紋筋腫	平滑筋肉腫，横紋筋肉腫
	神経組織	星（状）細胞腫，神経鞘腫	（多形）膠芽腫，悪性神経鞘腫

［注：名称の最後に〜◯◯腫が付くものは，多くが良性腫瘍である］
　例：〜血管腫，〜腺腫，〜線維腫，〜筋腫，〜嚢腫
［注：名称の最後に〜◯◯腫が付くもので，腫瘍ではない病変がある］
　例：肉芽腫，結核腫，ゴム腫，神経腫，粥腫，黄色腫，麦粒腫
［注：悪性と良性の区別が紛らわしいものがある］
　例：精上皮腫〈セミノーマ〉（主として精巣の癌）や形質細胞腫瘍，多発性骨髄腫*は悪性腫瘍である．
　　　また，悪性貧血〈巨赤芽球貧血〉は悪性とあるが悪性腫瘍ではなく，副腎皮質機能低下症で腫瘍でもない．

解説⑨
多発性骨髄腫：骨髄で作られる形質細胞（β細胞〈βリンパ球〉から分化）が癌化した骨髄腫細胞による腫瘍が形質細胞腫瘍である．形質細胞腫瘍の代表が多発性骨髄腫である．

第5章 病態・疾患の基礎

5·5·3 悪性腫瘍〈がん〉

1) 発癌の機序（発癌の多段階説）

(1) イニシエーション

細胞のDNAが損傷を受けても，多くは癌抑制遺伝子により修復される．しかし，修復が失敗しDNAの突然変異が生じ，元からある癌遺伝子が活性化する．ここまでの段階を**イニシエーション**という．

(2) プロモーション

突然変異を生じた細胞は増殖（プロモーション）する．イニシエーションが起きた異常細胞の増殖，促進の過程を**プロモーション**と呼ぶ．

(3) プログレッション

異常細胞が癌細胞としての性質を得る過程が**プログレッション**である．人体に37兆個とも60兆個ともいわれる細胞の中で，1日に数千個の癌細胞が発生するといわれる．しかし，免疫機構などにより癌細胞の発生から癌発症に至るのは稀である．

2) 発癌因子

発癌の誘因には，宿主の内因と宿主を取り巻く外因がある．

(1) 宿主の内因

ストレスなども発癌の原因になる．**表5·14**は主な内因である．

表5·14 宿主の内因による発癌

発癌誘因の内因	例
家系的な因子	生まれながらの遺伝子変異（がん抑制遺伝子の異常）が原因で起こるものを遺伝性腫瘍〈家族性腫瘍〉という．常染色体優性遺伝のものがほとんどで，家系の中で遺伝性にがんが発生する．主な遺伝性腫瘍の例として，家族性大腸ポリポーシス（大腸癌），リンチ症候群（大腸癌），遺伝性乳がん・卵巣がん症候群，リー・フラウメニ症候群（骨軟部肉腫），網膜芽細胞腫，多発性内分泌腫瘍などがある．
染色体異常	染色体の異常による発癌がある．慢性骨髄性白血病に22番目の常染色体異常（フィラデルフィア染色体）が多く認められる．また，ダウン症，クラインフェルター症候群に高頻度で白血病が発生する．
性的因子	乳癌は女性に多く男性に少ないなど，男女間で好発する癌がそれぞれある．
人種的因子	胃癌は日本人に多く風土病といわれたこともある．
年齢的因子	年齢と共に癌の発生頻度は高くなる．特定の年齢層で好発する癌もある（**表5·15**）．

表5·15 年齢期と好発する癌

年齢期	好発する癌
小児期（15歳以下）[癌全体の1%程度で少ない]	白血病（5歳未満に多い），神経芽腫，ウィルムス腫瘍，脳腫瘍（星細胞腫，髄芽腫），軟部組織腫瘍
中年期	乳癌（45～50歳に多い），子宮頸癌，甲状腺癌，膠芽腫（45～79歳に多い）
老年期	食道癌，肺癌，前立腺癌（大多数が老年期に発生），白血病（60歳前後に多い）をはじめ大多数の癌は老年期に好発する．

5・5 腫 瘍

(2) 宿主を取り巻く外因（表5・16）

表5・16　宿主を取り巻く外因による発癌

外　因	例
物理的因子	機械的刺激，放射線被ばく，熱刺激，紫外線暴露など．
化学的因子	発癌物質（タール，アスベスト，ダイオキシン，砒素など）との濃厚接触．
生物学的因子	発癌と関係の深いウイルスがいくつか発見されている（**表5・17**）．
その他の因子	食品，タバコ，飲酒，環境，風習，職業など．

表5・17　発癌と関係の深いウイルス

ウイルス	癌	関連する非癌疾患
エプスタイン・バーウイルス〈EBV*〉	上咽頭癌，バーキットリンパ腫	伝染症単核症
ヒトT細胞白血病ウイルス〈HTLV-1〉	成人T細胞白血病	脊髄症，ブドウ膜炎
B型肝炎ウイルス〈HBV〉 C型肝炎ウイルス〈HCV〉	肝細胞癌	肝炎，肝硬変
ヒトパピローマウイルス〈HPV〉	子宮頸癌，陰茎癌，中咽頭癌	皮膚・粘膜乳頭腫（イボ），尖圭コンジローマ

3）癌の進行度
(1) 一般的な進行度の分類
①早期癌

　早期癌は腫瘍が小さく，リンパ節転移も遠隔転移もない状態にある．また，浸潤がないか，あっても軽度である．臓器により定義が異なり，消化管では癌が粘膜下層〈粘膜下組織〉に留まれば，リンパ節転移や遠隔転移の有無は問わず早期癌となる．そのため，早期癌でも遠隔転移を起こす癌もある．粘膜上皮内にとどまり基底膜（上皮細胞と間質細胞を隔てる膜）を越えないものを**上皮内腫瘍**〈上皮内新生物〉と呼ぶ［注：上皮内がんと呼ばれる場合もあるが，がんに含めない場合もある］．基底膜を越えて深層に広がることを**浸潤**という．

②進行癌

　進行癌は腫瘍が大きく，周囲への浸潤が見られ，リンパ節や遠隔転移がある状態の癌である．消化管では癌が筋層に達すれば進行癌となる．臨床病期分類のⅢ期，Ⅳ期に該当する．

③末期癌

　末期癌は癌が多くの臓器に認められ死期が迫った状態である．著しい痩せ，貧血，皮膚乾燥，低蛋白血症，浮腫，脱水など悪液質*を呈す．

(2) TNM分類による進行度の分類
・TNM分類

　TNM分類は国際対がん連合〈UICC〉による分類法である（**表5・18**）．治療開始前に臨床所見をもとにTNM分類を決め，治療成績や治療法の選択に役立てる．治療前臨床分類はTNMまたはcTNM（c：clinical）と記載する．手術，剖

解説⑩

EBV：このウイルスの名称は発見者の英国の大学のアンソニー・エプスタインとイヴォンヌ・バール（アイルランド生まれ）に由来する．Epstein-Barr virus のBarr はバーやバールと表記される．英語圏ではバーと発音されるが，わが国では両者が混在している．

解説⑪

悪液質：悪液質〈cachexia〉は極度の低栄養状態であり，癌の末期に多く見られるが，血液疾患，重症結核，糖尿病などの消耗性疾患でも生じる．ヒポクラテス顔貌は悪液質の特有な顔つきの表現である．

第5章◇病態・疾患の基礎

第5章　病態・疾患の基礎

検で得た病理組織学的所見によって補足修正したら，pTNM（p：pathological）
と記載する．T, N, Mの後に付く数字は大きいほど深刻で予後が悪い．なお，
日本には疾患ごとに"癌取扱い規約"が出版され，国内独自のTNM記号を使っ
た病期分類が示されている．TNM分類とは異なった基準をもつが，広く用いら
れている．

表5・18　TNM分類

コード	段　階
T：tumor 　原発腫瘍	原発腫瘍の大きさ，浸潤の程度をT0〜T4の5段階で示す． T0は原発腫瘍を認めないもの．
N：lymph node 　所属リンパ節転移	リンパ節への転移状態をN0〜N3の4段階で示す．
M：metastasis 　遠隔転移	遠隔転移の有無をM0（転移なし），M1（転移あり）で示す．

（3）臨床病期分類

　TNM分類の組合せにより0期〜Ⅳ期〈ステージ〉に分類するが，組合せは臓器
ごとに異なる．**表5・19**に肺癌の臨床病期分類の概要を示す．なお，M1（遠隔転
移あり）はすべてⅣ期に該当する．例えば悪性腫瘍のTNM分類でT1N0M1とあ
れば，M1（遠隔転移あり）なので病期はⅣ期となる．

表5・19　臨床病期分類（肺癌）

病　期	TNM分類
病期0	浸潤，転移なし．TNM分類：Tis（上皮内癌，浸潤前癌），N0，M0．
病期Ⅰ	腫瘍は原発部位に限局し転移なし．TNM分類：T1〜T2，N0，M0．
病期Ⅱ	TNM分類：T1〜T3，N0〜N1，M0．
病期Ⅲ	TNM分類：T1〜T4，N0〜N3，M0．
病期Ⅳ	TNM分類：T・Nに関係なく，M1ならすべて該当する．

4）癌の転移

　悪性腫瘍の転移にはリンパ行性転移，血行性転移，播種性転移がある．

（1）リンパ行性転移

　癌細胞がリンパ管に入り，リンパ節に転移し増殖して，離れたリンパ節へ転移
し広がる．肉腫より癌腫に多く認められる転移様式である．

（関連事項）

・ウィルヒョウ転移

　　胃癌などの消化器癌が左鎖骨上窩の静脈角のリンパ節に転移を起こしたもの．

・クルーケンベルグ腫瘍〈転移性卵巣腺癌〉

　　消化器癌（胃の印環細胞癌*が多い）などが，リンパ行性転移で両側の卵巣に
転移して腫瘤を形成したもの．

解説⑫

印環細胞：細胞内に大量の粘液が貯留し，細胞核や細胞内小器官が辺縁に押しやられ西洋の印環（スタンプ，判）を兼ねた指輪のような形態から印環細胞と呼ばれる．癌細胞に特有な病的細胞で印環細胞癌に見られる．胃癌に多く発生するが食道癌，大腸癌，乳腺癌，膵臓癌などの消化器癌，その他にも確認される．特にスキルス胃癌で発見されることが多い．

268

5・5 腫瘍

(2) 血行性転移

腫瘍細胞が血管内に入り，血流（主に静脈）に運ばれ遠隔転移し広がる．癌腫にも多いが，特に肉腫に多く見られる（**表5・20**）．骨肉腫は主に血行性転移を起こし，肺に転移することが多い．

表5・20 血行性転移での原発巣と転移先

原発巣	転移先
胃癌，結腸癌，膵癌，胆道癌，乳癌，肺癌，腎癌，卵巣癌，消化管間質腫瘍〈GIST：gastrointestinal stromal tumor〉など	肝臓へ転移
・門脈経由で癌細胞が肝へ入る．大腸癌の肝転移が最も多い．	
直腸癌，結腸癌，乳癌，腎癌，子宮癌，頭頸部癌，骨軟部の癌，膀胱癌，胃癌，食道癌，肝癌，膵癌，卵巣癌，軟部肉腫，骨肉腫など様々．	肺へ転移
・癌細胞は上下大静脈，右心を経て肺へ入る．肺の微細な網構造の毛細血管に癌細胞が引っかかりやすい．肝静脈から入り込む消化器系の癌細胞もある．	
・肝臓や肺を介して脳，骨，腎臓への転移が多く見られる．（肺癌は転移性脳腫瘍の原発巣として最も多い）・前立腺癌と乳癌，肺癌，腎癌などは骨へ転移しやすい．	

(3) 播種性転移

癌細胞が腹腔や胸腔内にばらまかれる転移様式である．脳脊髄液の中に癌細胞がばらまかれる髄液播種による転移も含まれる．

（関連事項）

・腹水や胸水の貯溜

癌性腹膜炎や癌性胸膜炎を起こし，リンパ液の漏出により腹水や胸水が貯溜する．

・シュニッツラー転移

胃癌などの腹腔臓器の癌がダグラス窩，直腸膀胱窩へ播種性転移したもの．直腸指診で発見される．

表5・21に癌の各転移様式を示す．

表5・21 癌の転移

転移様式		関連事項
リンパ行性転移	乳癌で最も頻度が高く，他に胃癌，食道癌，前立腺癌などで多い．肉腫より癌腫に多い．	・ウィルヒョウ転移・クルーケンベルグ腫瘍
血行性転移	肺癌は最も多く，肝，骨，脳，腎なども血行性転移を受けやすい．前立腺癌，乳癌，骨肉腫，絨毛癌も多い．肉腫は血行性転移が多い．	
播種性転移	スキルス胃癌，卵巣癌，大腸癌に見られる．髄芽腫や胚芽腫，脳室上衣腫は脊髄液を介する播種性転移を起こす．	・シュニッツラー転移・腹水・胸水の貯溜

5) 腫瘍マーカー

腫瘍マーカーとは腫瘍が産生する特有の抗原や蛋白質，ホルモンで癌関連物質と呼ばれる（**表5・22**）．例えば，肝細胞癌の発生では血液中に，それまでほとんど

第5章　病態・疾患の基礎

なかった AFP〈胎児性蛋白〉が検出されるようになる．腫瘍マーカーは血中，胸水や腹水，尿中などから検出される．

表5・22　主な腫瘍マーカー

腫瘍マーカー	高値を示す特に有用な癌	癌以外で高値
PSA〈前立腺特異抗原〉	前立腺癌	前立腺肥大，前立腺炎
AFP〈胎児性蛋白〉	肝細胞癌，胃癌の肝転移	肝硬変，肝炎
CEA〈癌胎児性蛋白抗原〉	肺腺癌，大腸癌，胃癌	喫煙者，肝炎，肺炎
SCC（蛋白質）	子宮頸癌，食道癌，皮膚癌，肺扁平上皮癌	皮膚炎，気管支炎
CA19-9（抗原）	膵癌，大腸癌，胆管癌	閉鎖性黄疸，膵炎
CA125（抗原）	卵巣癌，子宮頸癌，子宮体癌	胸腹膜炎，内膜症
CA15-3（抗原）	乳癌，卵巣癌	乳腺炎，卵巣嚢腫
PIVKA-II	肝細胞癌	ビタミンK欠乏症，抗生剤
HCG〈hCG〉〈ヒト絨毛性ゴナドトロピン〉	絨毛上皮癌，卵巣癌，前立腺癌，肺癌，胃癌	奇胎，ダウン症
CYFRA〈シフラ〉	肺非小細胞癌，膀胱癌，胃癌，大腸癌	気管支炎，胃潰瘍
NSE〈神経特異エノラーゼ〉	肺小細胞癌，神経芽細胞腫，褐色細胞腫，カルチノイド	神経内分泌や神経細胞の腫瘍

［注：一般的にCEAは腺癌，SCCは扁平上皮癌の検出に有用な腫瘍マーカーである］

6）悪性腫瘍の重要事項

（1）不顕性癌（オカルト癌とラテント癌）

転移性癌が発見されたのに原発巣が確定できない癌を**オカルト癌**といい，生前は気付かれなかったが病理解剖で発見される癌を**ラテント癌**という．これらは**不顕性癌**〈潜伏癌〉と呼ばれる．甲状腺癌や前立腺癌は病理解剖時に初めて発見される頻度の高いラテント癌である．

（2）癌腫（上皮組織由来癌）の組織型と好発臓器

・消化管癌の代表的な病理組織型は腺癌である．ただし，消化管癌の中で食道癌は扁平上皮癌であり，バレット食道から発生するものは腺癌である．

・肺癌は腺癌が最も多く，次いで扁平上皮癌が多い．肺扁平上皮癌は喫煙に関連が深い（表6・3参照）．

・子宮頸癌は扁平上皮癌が最も多く，腺癌はまれである．

・膀胱癌，尿管癌，腎盂癌の尿路上皮癌は大半が移行上皮癌であるが，腺癌や扁平上皮癌もある．

表5・23に癌腫の組織型と好発臓器を示す．

5・5 腫 瘍

表5・23　上皮組織と好発臓器

組織型	発生母組織	主な好発臓器
扁平上皮癌	扁平上皮	舌，皮膚，口腔，咽頭，喉頭，肺，食道，子宮頸部
腺　癌	腺上皮	胃，腸，胆嚢，胆管，膵臓，甲状腺，肺，子宮体部，卵巣，前立腺，乳腺
移行上皮癌	移行上皮	膀胱，尿管，腎盂

(3) 悪性腫瘍や良性腫瘍の様々な所見

①ホルモンを分泌する腫瘍

・脳腫瘍の中で下垂体腺腫は機能性腺腫でホルモンを分泌する．
・甲状腺髄様癌，副甲状腺腫瘍
・副腎皮質腫瘍で原発性アルドステロン症やクッシング症候群を起こすものがある．
・副腎髄質の腫瘍（褐色細胞腫，神経芽細胞腫）

②石灰化を伴う腫瘍

・甲状腺癌や乳癌は石灰化を伴うことが多い．
・脳腫瘍で頭蓋咽頭腫に石灰化が比較的よく認められる．

③脂肪を含む腫瘍

・脂肪腫，脂肪肉腫，血管脂肪腫，血管筋脂肪腫，脂肪成分を含む奇形腫や副腎皮質腺腫，腎血管筋脂肪腫などは脂肪を含む腫瘍である．

④黄疸を来す腫瘍

・黄疸は胆汁の鬱滞により，胆汁中に含まれる色素であるビリルビンの血中濃度が上昇することで，皮膚粘膜の黄染を来す状態である．胆管癌，十二指腸乳頭部癌，膵頭部癌などでは，胆道の閉塞により早期から重度の閉塞性黄疸を生じる．
・肝硬変，肝細胞癌，転移性肝癌，胃癌などは早期には無症状である場合が多く，進行して肝機能の低下によりビリルビンの代謝が低下して黄疸を出現させる．

(4) 腫瘍と合併症

・自己免疫疾患として胸腺腫に重症筋無力症，肺癌にイートン・ランバート症候群を併発することがあり，筋力の低下を起こす．
・リンパ腫，胸腺腫，右上葉の肺癌，胸部大動脈瘤，ベーチェット病は上大静脈症候群*の原因となることが多い．

(5) 人名の付いた悪性腫瘍と特徴

①腎臓の悪性腫瘍

・ウィルムス腫瘍〈腎芽腫〉は小児に好発する（放射線治療の効果が高い）．
・グラヴィッツ腫瘍〈腎細胞癌〉は成人に好発する（放射線治療の効果が低い）．

②悪性リンパ腫

・ホジキン病〈ホジキンリンパ腫〉，非ホジキン病〈非ホジキンリンパ腫〉
・バーキットリンパ腫（EB〈エプスタイン・バー〉ウイルスの感染）

③卵巣の転移性腫瘍

・クルーケンベルグ腫瘍（胃の印環細胞癌がリンパ行性で両側の卵巣に転移したものが多い）

解説⑬
上大静脈症候群：多くは腫瘍，時に炎症などが原因で上大静脈の閉塞や強度の狭窄を生じ，上半身の静脈圧が上昇し，頭頸部，顔面，上肢，上半身のうっ血を来す症候群である．放射線治療で緊急照射の適応となる．

第5章◇病態・疾患の基礎

第5章　病態・疾患の基礎

④骨軟部組織の悪性腫瘍

・ユーイング腫瘍〈ユーイング肉腫〉

(6) 悪性腫瘍の統計

①成人の悪性腫瘍で総患者数（癌罹患者数）が最も多いもの.

　　2020年→男：前立腺癌，女：乳癌

②小児の悪性腫瘍で発生率が高いもの.

・全体：白血病33％＞脳腫瘍22％＞悪性リンパ腫9％＞神経芽腫7％

・脳腫瘍：星細胞腫＞髄芽腫＞胚細胞腫＞頭蓋咽頭腫

・三大固形癌：ウィルムス腫瘍〈腎芽腫〉＞肝芽腫＞胚細胞腫

・肉腫（悪性腫瘍の約10％）：骨肉腫＞横紋筋肉腫＞ユーイング肉腫＞軟部肉腫

③5年生存率の高い癌と低い癌［注：病期により異なるので注意］.

　　高い癌：胃癌，乳癌，子宮頸癌

　　低い癌：膵癌（最も低い），スキルス胃癌，食道癌，小細胞肺癌（進行が速く，転移しやすい）

5・6　循環障害・循環不全

5・6・1　血行障害，リンパ流障害

　体内を循環する血液やリンパ液，組織液は，程度の違いはあるが常に循環している．これら細胞外液の循環が滞る状態が血行障害やリンパ流障害である．循環障害により様々な病態が発症する.

1) 血行障害

(1) 充　血

　細動脈や毛細管が炎症などで拡張し，局所に流入する動脈血が増加し溜まった状態.

(2) うっ血

　静脈からの流出が静脈閉塞や心不全で減り，局所の静脈血が増加し溜まった状態.

(3) 乏血〈虚血〉

　局所の動脈血の流入量が動脈の狭窄や閉塞，攣縮により，減少した状態.

(4) 梗　塞

　乏血〈虚血〉が長時間に及ぶ場合や終動脈の閉塞や破綻によって梗塞が生じる．**梗塞**は動脈血の供給が途絶え，その組織が限局的に壊死に陥ることをいう．なお，このような虚血性の梗塞に対し出血性の梗塞もあり，出血性脳梗塞がよく知られている．出血性脳梗塞では脳梗塞が生じた後，その部位に再度血液が流れるようになり，脆くなった血管が破れて出血を起こすものである．結局，動脈血の供給が失われ梗塞を起こす．脳梗塞には最初の発症から24～48時間後に再出血する可能性が高い特徴がある.

(5) 出　血

　血液が血管外に出ることを**出血**といい，**内出血**と**外出血**に大きく分けられる.

5・6 循環障害・循環不全

また，出血部位と経路により，喀血（肺や気道→口），吐血（消化管→口），下血（消化管→肛門），血尿（尿路→尿）などの名称をもつ出血がある．なお，同じ出血でも，喀血は鮮やかな赤色で，吐血は消化液により暗赤色を呈する．下血は胆汁を含む場合は黒色でタール便と呼ばれるが，直腸からの出血では鮮血で鮮やかな赤い色調を呈している．

(6) 浮腫〈水腫〉

全身の細胞は間質液〈組織液〉に浸った状態にある（第4章4・3・2項4）「リンパの構造と機能」参照）．**浮腫**は間質液が増加した状態をいう（第4章解説㊷参照）．いわゆる"むくみ"である．浮腫は間質液が過剰に増加する場合やリンパ液の還流障害により間質液が出ていかず溜まってしまう場合に起きる．なお，部分的な浮腫を**水腫**と呼ぶ場合があり，部位により腹水（腹腔に），胸水（胸腔に），陰嚢水腫（陰嚢内に），関節水腫（関節内に），肺水腫（肺胞内に），脳水腫（脳室系内に）などの名称がある．

2) リンパ流障害

リンパ液の流れが滞ると，リンパ液はリンパ管の周辺組織に溜まり浮腫（むくみ）を生じる．

(1) 原発性〈一次性〉リンパ浮腫

リンパ管の先天的な形成障害や機能不全により，還流が悪い場合に生じる浮腫を**原発性〈一次性〉リンパ浮腫**と呼ぶ．四肢や特に下肢を中心にリンパ浮腫が発症する．

(2) 続発性〈二次性〉リンパ浮腫

手術などで意図せずリンパ管の圧迫や狭窄，断裂などを生じ，発症原因が明らかなものを**続発性〈二次性〉リンパ浮腫**と呼ぶ．続発リンパ浮腫は乳癌，子宮癌，卵巣癌，前立腺癌の外科手術（リンパ節の郭清）や放射線治療による後遺症に見られる．

5・6・2　ショック

1) ショック5主徴

ショックとは生命維持を脅かす急性の全身性循環障害である．

> "蒼白，虚脱，冷汗，脈拍触知不能，呼吸不全"

の**ショック5主徴**を呈する．

2) ショックの分類

循環血液量（有効循環血液量）の確保ができなくなった状態がショックである．循環血液量を急激に減少させる原因には出血性ショックなどの外的な作用と精神的な作用がある．血液を失う出血性ショックによるものが多く，出血性ショックに対してはこれに対処すべく恒常性の維持〈ホメオスタシス〉が機能して心拍数の増大，末梢の血管収縮を起こす．ただし，血圧や心拍出量の方を増大させようとしても元になる血液がないので叶わない．尿量も出血性ショック下では減少する．

表5・24にショックの原因による分類を示す．

第 5 章　病態・疾患の基礎

表5・24　ショックの原因による分類

ショックの分類	原　因
出血性ショック〈乏血性ショック〉	外傷などによる大量の出血が原因．熱傷や下痢，嘔吐などによる大量の体液の喪失も細胞外液が細胞内へ移動して循環血液量を減少させる．
心原性ショック	心不全などの心臓のポンプ作用の喪失が原因となる．
敗血症性ショック	細菌感染による敗血症．細菌がエンドトキシン〈内毒素〉を放出し，血管拡張と透過性亢進により循環血液量が減少するのが原因となる．
神経原性ショック	激痛や恐怖など強い精神的刺激により迷走神経の緊張が亢進し，急速に血管が拡張して血液内容量が相対的に減少するのが原因となる．
アナフィラキシーショック	薬剤や造影剤，その他によるⅠ型アレルギー反応が原因となる．

5・7　中　毒

・　外中毒の発生要因と病態

　疾病の原因を**病因**といい，これには**内因**と**外因**がある．中毒においても自家中毒などの内因性の病因があるが，ここでは外因性の病因となる外中毒について概説する．外中毒の病因として化学的障害因子があり，自然界に存在するものと人工的なものがある．特に人工的な化学物質が原因となる外中毒による，公害病があり過去には甚大な被害をもたらしたことがある．化学物質が体内に入る経路には経口，経気道，経皮，経静脈，経眼などがある．化学物質や自然界に存在する物質の毒性によって生体への様々な有害反応が起きる．
　表5・25に主な外中毒とその原因・症状を示した．

表5・25　主な外中毒と原因・症状

外中毒の化学物質	原因・症状
ダイオキシン類	工業的に製造される物質ではなく，主にごみの焼却過程などで自然に生成される強い毒性をもつ有機塩素系化合物の一種．発癌性，催奇性，甲状腺や免疫機能低下の報告がある．ベトナム戦争では除草剤として使用された．
ホルムアルデヒド	室内建材や家具の合板，自動車の排気ガスなどから発生する．眼，喉，鼻の粘膜を刺激する．シックハウス症候群の原因物質の一つである．
有機水銀	有機水銀（メチル水銀）で汚染された魚介の摂取が原因で発症した水俣病（公害病）の原因物質として知られる．有機水銀中毒では中枢神経が侵され痺れ，運動失調，言語や知覚障害などの様々な神経症状が現れる．
カドミウム	鉱山からカドミウムを含む鉱石が川へ流出し，農業用水や生活用水として使用された．経口的に摂取されたカドミウムによる慢性カドミウム中毒はイタイイタイ病（公害病）としてよく知られている．腎障害から骨が非常に脆くなり痛みを伴う骨の変形を起こす．
アルコール	急性アルコール中毒は意識障害，昏睡から死を招く場合もある．慢性中毒ではアルコール性肝炎，脂肪肝，肝硬変などの肝障害，神経や精神にも影響を与える．慢性アルコール中毒の母親からは奇形児の出産報告がある．妊娠中の過剰なアルコール摂取では流産，死産，先天異常が生じ，催奇形性が認められている．

［注：水俣病（熊本県），新潟水俣病〈第二水俣病〉（新潟県），イタイイタイ病（富山県），亜硫酸ガスによる四日市喘息（三重県）を4大公害病と呼ぶ．いずれも1950〜1960年代の高度経済成長期に発生した］

274

演 習 問 題

◎ ウェブサイト紹介

一般社団法人日本呼吸器学会
　https://www.jrs.or.jp/

がんプラス
　https://cancer.qlife.jp/
　　　　がんの基礎知識や診断，治療選択，治験情報などの医学的根拠に基づいた情報を
　　　　伝えるがん医療メディア．

◎ 参考図書

K. J. W. Wilson，A. Waugh：健康と病気のしくみがわかる解剖生理学，西村書店（2006）
A. Schäffler，S. Schmidt：からだの構造と機能，西村書店（1998）
杉晴夫　編：人体機能生理学（改訂第 4 版），南江堂（2004）
早川欽哉：好きになる病理学，講談社（2006）
深山正久　編：はじめの一歩のイラスト病理学，羊土社（2017）
渡辺照男　編：カラーで学べる病理学，ヌーヴェルヒロカワ（2005）
白鳥康史　監修：日常診る消化器疾患自然史からみた治療戦略，日本メディカルセンター（2004）
太田樹，藤原政雄：2025 年版　診療放射線技師国家試験　合格!My テキスト，基礎医学大要，オーム社（2024）

◎ 演習問題

問題 1　急性期の膿瘍内部に主に観察されるのはどれか．
　　　 1.　好酸球
　　　 2.　好中球
　　　 3.　形質細胞
　　　 4.　好塩基球
　　　 5.　リンパ球

問題 2　急性期の炎症で認められるのはどれか．
　　　 1.　器質化
　　　 2.　滲出液
　　　 3.　線維化
　　　 4.　瘻孔形成
　　　 5.　肉芽腫形成

問題 3　細菌感染症はどれか．
　　　 1.　ヘルペス脳炎
　　　 2.　流行性角結膜炎
　　　 3.　流行性耳下腺炎
　　　 4.　レジオネラ肺炎
　　　 5.　クロイツフェルト・ヤコブ〈Creutzfeldt-Jakob〉病

第 5 章　病態・疾患の基礎

問題4　原因がウイルスでないのはどれか．
  1. 梅　毒
  2. 風　疹
  3. 麻　疹
  4. C型肝炎
  5. 帯状庖疹

問題5　ウイルス感染症はどれか．
  1. 赤　痢
  2. 梅　毒
  3. 淋　病
  4. コレラ
  5. 日本脳炎

問題6　病原体の中で小さいものを順に**2つ選べ**．
  1. 細　菌
  2. ウイルス
  3. プリオン
  4. リケッチア
  5. スピロヘータ

問題7　ウイルスによる感染症はどれか．
  1. 結　核
  2. 梅　毒
  3. 淋　病
  4. 帯状疱疹
  5. 性器クラミジア

問題8　蚊による媒介が主要な感染経路でないのはどれか．
  1. 風　疹
  2. ジカ熱
  3. デング熱
  4. 日本脳炎
  5. マラリア

問題9　経口感染するのはどれか．
  1. 結核菌
  2. サルモネラ菌
  3. 風疹ウイルス
  4. 梅毒トレポネーマ
  5. インフルエンザウイルス

演 習 問 題

問題 10　空気感染するのはどれか.
　　　　1. 結核菌
　　　　2. コレラ菌
　　　　3. 黄色ブドウ球菌
　　　　4. C 型肝炎ウイルス
　　　　5. ヒト免疫不全ウイルス

問題 11　空気感染するのはどれか.
　　　　1. AIDS
　　　　2. 麻　疹
　　　　3. 破傷風
　　　　4. B 型肝炎
　　　　5. 流行性角結膜炎

問題 12　ヒト免疫不全ウイルス〈HIV〉感染者の排出物でウイルスを含む量が多いのはどれか.
　　　　1. 汗
　　　　2. 尿
　　　　3. 精　液
　　　　4. 唾　液
　　　　5. 糞　便

問題 13　ウイルス感染と発症の関連が深いのはどれか.
　　　　1. 子宮外妊娠
　　　　2. 子宮筋腫
　　　　3. 子宮頸癌
　　　　4. 子宮体癌
　　　　5. 子宮内膜症

問題 14　菌交代現象の要因となるのはどれか. **2つ選べ.**
　　　　1. 輸　血
　　　　2. 免疫力低下
　　　　3. 動物飼育歴
　　　　4. 予防接種歴
　　　　5. 抗菌薬長期投与

問題 15　垂直感染するのはどれか. **2つ選べ.**
　　　　1. 結核菌
　　　　2. 麻疹ウイルス
　　　　3. A 型肝炎ウイルス
　　　　4. B 型肝炎ウイルス
　　　　5. ヒト免疫不全ウイルス

第5章◇病態・疾患の基礎

第 5 章　病態・疾患の基礎

問題 16　日和見感染症はどれか.
1. 梅　毒
2. アニサキス症
3. 潰瘍性大腸炎
4. マイコプラズマ肺炎
5. ニューモシスチス肺炎

問題 17　IgE 抗体が関与するのはどれか.
1. Ⅰ型アレルギー
2. Ⅱ型アレルギー
3. Ⅲ型アレルギー
4. Ⅳ型アレルギー
5. Ⅴ型アレルギー

問題 18　アレルギー性疾患で増加する血清指標はどれか.
1. IgA
2. IgD
3. IgE
4. IgG
5. IgM

問題 19　季節性アレルギー性鼻炎について正しいのはどれか.
1. 嗅覚障害はない.
2. 食生活は関係ない.
3. Ⅱ型アレルギーである.
4. 吸入抗原としてはハウスダストが最も多い.
5. 吸入抗原の除去は症状の抑制に有効である.

問題 20　春に出現するアレルギー性鼻炎について正しいのはどれか.
1. 嗅覚障害はない.
2. 薬物治療は効果がない.
3. 急性増悪することはない.
4. 吸入抗原としてはハウスダストが最も多い.
5. 吸入抗原の除去は鼻炎を抑制するのに有効である.

問題 21　膠原病でないのはどれか.
1. 痛　風
2. 皮膚筋炎
3. 関節リウマチ
4. 全身性強皮症
5. 全身性エリテマトーデス

演 習 問 題

問題22　自己免疫疾患はどれか．
1．痛　風
2．急性リンパ性白血病
3．後天性免疫不全症候群
4．ダウン〈Down〉症候群
5．全身性エリテマトーデス

問題23　腫瘍について正しいのはどれか．
1．上皮性悪性腫瘍を肉腫という．
2．早期がんは遠隔転移を起こさない．
3．遺伝子異常のある腫瘍を遺伝性腫瘍という．
4．浸潤のない悪性腫瘍を非上皮性腫瘍という．
5．進行がんの定義は臓器やがんの種類によって異なる．

問題24　癌の発生部位と最も頻度の高い組織型の組合せで正しいのはどれか．
1．上咽頭―――腺　癌
2．中咽頭―――粘表皮癌
3．下咽頭―――扁平上皮癌
4．耳下腺―――小細胞癌
5．甲状腺―――腺様嚢胞癌

問題25　癌の部位と最も頻度の高い組織型の組合せで正しいのはどれか．
1．舌　癌―――腺　癌
2．肺　癌―――小細胞癌
3．食道癌―――腺　癌
4．皮膚癌―――扁平上皮癌
5．膀胱癌―――扁平上皮癌

問題26　臓器と腫瘍との組合せで関係ないのはどれか．
1．大　脳―――びまん性星細胞腫
2．食　道―――扁平上皮癌
3．肺―――――小細胞癌
4．乳　腺―――腺　癌
5．腎　臓―――褐色細胞腫

問題27　癌とそれに関連する腫瘍マーカーの組合せで正しいのはどれか．
1．大腸癌―――AFP
2．卵巣癌―――PSA
3．子宮体癌―――SCC
4．前立腺癌―――CEA
5．肝細胞癌―――PIVKA-II

第5章◇病態・疾患の基礎

279

第 5 章　病態・疾患の基礎

問題28　昇圧物質を分泌する腫瘍が発生する臓器はどれか.
1. 下垂体後葉
2. 膵　臓
3. 精　巣
4. 副甲状腺
5. 副　腎

問題29　好発年齢が最も高いのはどれか.
1. 膠芽腫
2. 骨肉腫
3. 神経芽腫
4. ウィルムス〈Wilms〉腫瘍
5. ユーイング〈Ewing〉肉腫

問題30　ショック時に見られる徴候として正しいのはどれか. **2つ選べ**.
1. 過呼吸
2. 意識消失
3. 顔面紅潮
4. 四肢熱感
5. 脈拍触知不能

問題31　大量出血によるショックで認められる所見はどれか.
1. 血圧の上昇
2. 尿量の増加
3. 心拍数の増加
4. 心拍出量の増加
5. 末梢血管の拡張

問題32　イタイイタイ病の原因物質はどれか.
1. 鉛
2. ヒ　素
3. 有機水銀
4. アスベスト
5. カドミウム

Chapter 6

第6章
人体構造の病態・疾患

6・1 運動器の疾患

6・2 呼吸器の疾患

6・3 循環器の疾患

6・4 消化器の疾患

6・5 血液，造血器の疾患

6・6 泌尿器・生殖器の疾患

6・7 脳・神経の疾患

6・8 内分泌器の疾患（代謝疾患を含む）

6・9 皮膚・感覚器の疾患

第6章
人体構造の病態・疾患

本章で何を学ぶか

　　第1章「人体の基礎構成」で表1・9に系統解剖学の9系統を示した．これを各人体構造として第4章では1番目の系統の"運動器"から9番目の系統の"皮膚・感覚器"について構造と機能を概説した．この章では，各系統に沿って病態・疾患について順に概説する．

　　以上，各人体構造の代表的な病態・疾患について基本的な内容を学ぶ．

6・1　運動器の疾患

6・1・1　骨の疾患

1) 骨　折

(1) 亀裂骨折

　　亀裂骨折は長管骨を曲げる力が加わり，亀裂が入り折れるものである．小児では骨に弾力があるため骨折せずに曲がるだけの不完全骨折となり，特に**若木骨折**と呼ばれる．

(2) 病的骨折

　　骨腫瘍，骨髄腫，骨粗鬆症，骨軟化症などの病的な変化で骨が脆くなり，比較的弱い外力で骨折に至る．病的骨折の背景に骨の脆弱性がある．

(3) 開放性骨折〈複雑骨折〉と閉鎖性骨折〈単純骨折〉

　　～両者は折れた骨が皮膚を突き破り外に出るかどうかで区別される～

①開放性骨折〈複雑骨折〉

　　骨折部と外傷部（外界）が交通した状態．雑菌による感染症のリスクが高く，速やかな洗浄や汚染組織の除去，抗生物質の投与が重要となる．

②閉鎖性骨折〈単純骨折〉

　　骨折部と外傷部（外界）が交通しない状態の骨折である．

(4) 疲労骨折

　　疲労骨折は繰り返される弱い外力による骨折である．中足骨や脛骨に多く見られる．

(5) 剥離骨折

　　腱や靭帯が骨に附着している部分で，骨の一部が引き剥がされる．

(6) 圧迫骨折

　　圧迫骨折は脊椎の椎体や距骨に好発する．上下方向の圧力で骨が潰れる．胸腰椎移行部 Th_{11}〜L_2 が最も多く，中位胸椎や腰椎も多い．頸椎の圧迫骨折は少ない．

(7) 骨髄炎

　　細菌を起炎菌とする化膿性骨髄炎や特に結核菌を起炎菌とする結核性骨髄炎とがある．どちらも血行性感染による骨髄の炎症である．

6・1 運動器の疾患

◎ その他
・眼窩吹き抜け骨折
　眼窩へのパンチなど強い衝撃が原因となる．最も多いのは眼窩下壁（上顎洞上壁），次いで内側壁（篩骨）である．眼窩吹き抜け骨折の症状に物が二重に見える複視，鼻出血，眼窩（眼瞼）気腫がある．
・高齢者の骨折
　上高齢者では腕骨近位部，橈骨遠位部，大腿骨近位部の骨折が多い．また，椎体圧迫骨折も多くなっている．

2）代謝性骨疾患
（1）骨軟化症
　骨軟化症は骨基質の前段階である類骨*ができても石灰化が妨げられる状態である．全骨容積は保たれるが骨密度が減少した状態．成長期のビタミンD欠乏による，くる病も骨軟化症の一つである．血液生化学検査でアルカリフォスファターゼ〈ALP〉の上昇が見られる．

解説①
類骨：骨芽細胞により作られるが石灰化していない骨基質である．

（2）骨粗鬆症
　骨粗鬆症は骨強度の低下を特徴とし，骨折のリスクが増大しやすくなる骨格疾患である．**骨強度**は骨密度と骨質の二つの要因からなり，**骨質**は微細構造，骨代謝回転，微小骨折，石灰化度などで規定される．骨粗鬆症の原因として加齢，閉経，栄養障害，内分泌傷害，副腎皮質ステロイド薬投与，甲状腺機能亢進症，クッシング症候群，性腺機能低下症などがある．

3）骨・軟部腫瘍と類似疾患
（1）良性骨腫瘍
　類骨骨腫，内軟骨腫，骨軟骨腫などが代表的な良性骨腫瘍である．
（2）悪性骨腫瘍
　骨肉腫，軟骨肉腫，巨細胞腫，ユーイング肉腫などが代表的な悪性骨腫瘍である．
（骨転移：頻度が低い→食道癌，頻度が高い→前立腺癌，乳癌，肺癌，腎癌）
（3）良性軟部腫瘍
　脂肪腫，神経鞘腫，海綿状血管腫，線維腫などが良性軟部腫瘍である．
（4）悪性軟部腫瘍
　脂肪肉腫，悪性神経鞘腫，血管肉腫，悪性線維性組織球腫などが悪性軟部腫瘍である．
（5）腫瘍様病変
　線維腫症，ケロイド，類腱腫〈デスモイド腫瘍〉，ガングリオンなどがある．

6・1・2　関節の疾患

1）脱　臼
　脱臼は関節を構成する関節端が正常な状態から逸脱する状態である．可動域の広い球関節である肩関節，股関節，顎関節に生じやすい．

283

第6章　人体構造の病態・疾患

2）変形性骨関節症

　関節軟骨の変性による関節疾患である．変形性膝関節症の発症過程では関節軟骨変性が最初に生じる．変形性膝関節症は半月板損傷，前・後十字靭帯損傷，内側側副靭帯損傷と同様に強い膝関節痛を伴う．

3）椎間板ヘルニア

　椎間板ヘルニアは椎間板中心部にある線維輪（せんいりん）の断裂で髄核（ずいかく）が脱出した病態である．

4）後縦靭帯骨化症

　後縦靭帯が石灰化する．下位の頸椎に好発する．

5）関節リウマチ

　関節リウマチ〈RA〉は滑膜の炎症によるもので全身性自己免疫疾患である．代表的な膠原病の一つ．

6・1・3　筋の疾患

　クレアチンキナーゼ〈CK〉は筋肉中に含まれる酵素であり，筋肉が障害を受けると血中に流出する．血液生化学検査において筋ジストロフィー，多発性筋炎などの筋疾患や横紋筋融解症，心筋梗塞などで高値となる．筋の疾患は筋肉自体が障害される**筋原性疾患**と運動単位［注：運動単位は脊髄前角から運動神経までを指す］のうち運動神経細胞から神経筋接合部までのどこかが障害される**神経原性疾患**の二つに区分される．

1）筋ジストロフィー

　筋ジストロフィーは骨格筋の壊死（えし）を主病変とする遺伝性筋疾患の総称である．筋自体が障害を受ける筋原性筋障害の一つである．筋力低下，筋委縮，筋強直を生じる．

2）筋萎縮性側索硬化症〈ALS* : amyotrophic lateral sclerosis〉

　ALSは，随意運動を司る運動神経細胞が選択的にかつ進行性に変性・消失していく原因不明の疾患で神経原性筋障害の一つである．ALSの名称は病理所見で脊髄の側索に硬化が認められることに由来する．筋委縮，筋力低下を来し，人工呼吸器を用いなければ通常2〜5年で死亡することが多い．なお，ALSが進行しても通常は視力や聴力，体性感覚，内臓機能などの機能は保たれる．人工呼吸器が必要となるのは随意筋による呼吸筋が使えなくなるためである．

3）皮膚筋炎〈DM〉または多発性筋炎〈PM〉

　自己免疫性の炎症性筋疾患で，膠原病に含まれる．体幹，四肢近位筋，嚥下筋の筋力低下が多い，特徴的な皮疹（ひしん）は**ヘリオトロープ疹**と呼ばれる．罹患により悪性腫瘍の合併が2〜3倍高くなる．

解説②

ALS：筋委縮など病状が筋に現れるが，この病態の本質は中枢神経疾患である．6・7・1項8）(4)「脊髄の変性疾患」を参照．

6・2　呼吸器の疾患

4）肩腱板断裂

　上腕骨を回旋させる四つの筋とその板状の腱を**回旋腱板**または単に**腱板**という（図4・38参照）．この腱板の変性がいわゆる四十肩，五十肩である．**腱板断裂**（腱板損傷）は外傷や加齢により棘上筋，棘下筋，小円筋，肩甲下筋の腱板が完全または不完全に断裂する病態である．肩の運動障害，運動痛，夜間痛を生じる．60代に最も多く発症し，男性で右肩に多い．X線からは肩甲骨肩峰と上腕骨骨頭の間隔が狭小化した所見が認められる．保存療法や手術療法の適応となる．

6・2　呼吸器の疾患

6・2・1　呼吸器の疾患

1）気道の感染症や炎症
（1）感冒〈かぜ症候群〉，上気道炎

　急性上気道炎（俗に風邪）やインフルエンザなど．ウイルス感染によるものが多い．

（2）気管支疾患
①急性気管支炎

　急性気管支炎はウイルスや細菌などによる気管支への感染症で炎症を起こした状態である．急性上気道炎の症状が出てから3〜5日後に気管支炎が発症する．咳と痰が主な症状で，発熱や倦怠感などの全身症状が見られることもある．

②慢性気管支炎

　慢性気管支炎は気管支の粘膜に炎症が生じ原因不明の咳や痰が1年のうちに3か月以上持続して，2年以上続いている状態を指す．アレルギーや空気中の有害物質，喫煙が原因に上げられる．慢性気管支炎は急性気管支炎や気管支喘息とは全く異なる病態である．

③気管支喘息

　気道の炎症とアレルギーが関与する発作性の気道狭窄により，咳や喘鳴，呼吸困難を主症状とする．多くは治療により，あるいは自然に症状は消失する．約半数は小児期に発症するが，近年成人の発症例も増加傾向にある．

④気管支拡張症

　気管支内腔が円筒状，紡錘状，嚢状に拡張し，病変部に炎症が反復する．主症状は咳や痰，血痰である．

2）肺の感染症や炎症
（1）肺炎（肺胞性肺炎）（肺実質の炎症）

　肺炎には肺実質（肺胞上皮と肺胞腔）の炎症と肺胞間の間質性肺炎がある．一般的に肺炎といえば肺実質の肺胞性肺炎を指す．間質性肺炎については次の（2）を参照．

　通常の生活環境下で感染する肺炎（市中肺炎）の起炎菌は，肺炎球菌，インフルエンザ菌［注：ウイルスではなく細菌］，モラクセラ・カタラーリス（鼻咽腔細

菌叢の常在菌）が多い．若年者間にマイコプラズマニューモニエ（細胞膜をもたない最も小さい細菌）による肺炎の小流行をみることもある．また，病院や介護施設の高齢者の嚥下性肺炎は医療・介護関連肺炎と呼ばれ，わが国の死因として増加している．好酸球性肺炎は好酸球の増加と肺浸潤が特徴で，原因不明の場合も多いが真菌〈カビ〉や寄生虫によるアレルギー性の肺炎である．PIE〈肺好酸球浸潤：pulmonary infiltration with eosinophilia〉症候群に属する．

(2) 間質性肺炎と肺線維症

間質性肺炎は肺胞と肺胞の間の間質に炎症や線維化が起こる病態の総称で，びまん性肺疾患に含まれる．間質性肺炎を特に**肺臓炎**と呼ぶ場合がある．また，膠原病，自己免疫疾患，血管炎などに間質性肺炎が合併する場合もある．間質性肺炎の修復過程で線維化が進むと**肺線維症**と呼ばれる．肺線維症に移行するものとして特発性間質性肺炎（約3割），膠原病肺，過敏性肺炎，薬剤性が順に多く，放射線肺炎，サルコイドーシス，じん肺や環境因子によるものなどもある．臨床症状は，肺の伸展性が制限され，肺活量が減少する．拘束性換気障害により％肺活量80％以下となる．

①間質性肺炎と関係の深い疾患

ⓐ過敏性肺炎

過敏性肺炎は，急性の間質性肺炎，慢性の肉芽腫や肺線維化を特徴とし，環境や職業に関連した抗原曝露によるⅣ型アレルギーが原因と考えられている（外因性アレルギー性肺胞炎）．日本で発症する過敏性肺炎は，真菌のトリコスポロンが原因となって7月をピークに発症する夏型過敏性肺炎が最も多く約7割を占める．他に鳥，農業，水，動物，穀物，建築業，工業などを通じての抗原曝露がある（**表6·1**）．

表6·1　過敏性肺炎の疾患名と原因

場	過敏性肺炎と原因
家　屋	夏型過敏性肺炎（高温多湿な家屋の真菌トリコスポロン）
農　業	農夫肺（干し草中の好熱性放線菌や真菌アスペルギルス），堆肥肺，サトウキビ肺，コーヒー労働者肺，ワイン生産者肺，キノコ栽培者肺，タバコ栽培者肺，ジャガイモ仕分人肺，チーズ洗い人肺など
水	加湿器肺・温水浴槽肺，サウナ入浴者肺（カンジダ，アルテナリア，アスペルギルスなどの真菌），下水道作業者肺など
鳥	鳥飼病〈愛鳥家肺〉（インコ・ハト・ニワトリなどの糞や羽）
動　物	毛皮職人肺，実験室勤務者肺（ラットの尿や毛），魚粉生産者肺，魚肉肺，ソーセージ生産者肺，ミイラ取扱業者肺，下垂体粉末肺など
穀　物	麦芽労働者肺（カビの生えた大麦中の真菌アスペルギルス），製粉工肺（小麦粉中のグラナリアコクゾウムシ）など
建築業	製材工場労働者病（加工木材），セコイア症（おがくず），木材パルプ作業者肺，木工作業者肺，草屋根作業者病（枯草）など
工　業	化学薬品生産者肺（ポリウレタン原料のイソシアネート），洗剤生産者肺（枯草菌），ブドウ園噴霧者肺（硫酸銅）など
その他	綿肺症（綿・亜麻・麻の工場塵埃），ホコリタケ症（代替医療や娯楽使用での胞子への曝露）

ⓑ薬剤性間質性肺炎

薬剤性間質性肺炎は，あらゆる薬剤，健康食品，サプリメントなどが原因となりうる．薬剤では，抗悪性腫瘍薬のブレオマイシン（約10％に合併），抗不整脈薬のアミオダロン（約2％に合併），抗リウマチ薬のメトトレキサート（0.1～5％未満に合併）などで頻度が高い．そのほか，インターフェロン，免疫抑制薬のシクロフォスファミド，分子標的薬，免疫チェックポイント阻害薬なども原因となる．

ⓒ放射線肺炎

放射線肺炎は，間質性肺炎であり胸部の悪性腫瘍に対する放射線治療が原因で発症する．一定以上の放射線量（閾値線量）を超えると起こり，放射線治療中から終了後6か月以内に起こりやすいとされる．病変は照射野に限局し軽症例が多く，経過観察や対症療法で自然経過する場合が多い．しかし，肺の広範囲が肺線維症へと移行する重症例では死に至る場合もある．

②肺線維症と関係の深い疾患

ⓐサルコイドーシス

サルコイドーシスは，乾酪壊死を伴わない類上皮細胞肉芽腫を特徴とする多臓器疾患である．肺，眼，皮膚などに罹患頻度が高いが，全身のほとんどの臓器が障害される．両側肺門縦隔リンパ節の腫脹，肺間質の多発粒状影や肥厚像，肺線維化が見られる．^{67}Gaクエン酸ガリウムシンチグラフィや^{18}F-FDGによるPET画像では顕著な集積を示す．約2/3は自然に治癒するが，全体の10～15％は肺線維症に進展するとされる．

ⓑじん肺

じん肺は粉じんの吸入により肺に線維化を起こす疾患である．じん肺を発症するほどの日常的な大量の粉塵吸入は職業性曝露による．そのため，じん肺は職業病と関係が深い．じん肺法では「粉塵を吸入することによって肺に生じた線維増殖性変化を主体とする疾病」とじん肺を定義している．ケイ酸〈珪酸〉（石英，シリカなど）に関連する珪肺，石綿〈アスベスト〉による石綿肺〈アスベスト症〉が代表的なじん肺である（**表6・2**）．

表6・2　じん肺の原因物質と疾患名

原因物質	疾患名	職種・職場
石　炭	炭鉱夫じん肺	炭　鉱
炭　素	炭素肺	炭素製造工場
	黒鉛肺	黒鉛，電極工場
珪酸（遊離ケイ酸，ケイ酸化合物，石英，シリカ）	珪　肺	鉱山，トンネル工事，窯業
	石綿肺〈アスベスト症〉	建設業，石綿鉱山，自動車工場
	滑石肺	採石，ゴム工場
	珪藻土肺	珪藻土工場
	セメント肺	建設業
酸化鉄	溶接工肺	建設業，造船業
アルミニウム	アルミニウム肺	金箔製造工場
ベリリウム	ベリリウム肺	ベリリウム精錬

第 6 章　人体構造の病態・疾患

(3) 肺結核症

　肺結核症は抗酸菌〈マイコバクテリア〉による抗酸菌感染症である．ヒト型結核菌の飛沫感染，空気感染により，肺に初感染巣を作り，初期変化群として肺門リンパ節が腫大する．多くはそのまま治癒し，ツベルクリン反応が陽性となる．免疫機能が低下している場合などは結核菌が血行性に散布され，粟粒大の病巣を全身に形成する粟粒結核となる場合もある．一般に感染者の10% 程度は数年後に初期変化群の菌が活動を開始し，肺などに結核病巣を形成した時点で発病したと考え，肺結核症と診断する．肺結核症のような抗酸菌感染症として他に，非結核性抗酸菌症〈非定型抗酸菌症〉やハンセン病がある．

(4) 肺真菌症

　肺真菌症は真菌〈カビ〉による肺の感染症である．カンジダ（真菌）は口腔内の常在菌だが，重症基礎疾患や治療などで免疫力の低下により**肺カンジダ症**を発症（内因性の肺真菌症）する．これに対し，通常は人体に存在しない真菌（アスペルギルス属の真菌）による**肺アスペルギルス症**は，アレルギーや肺炎も起こす外因性の肺真菌症である．ほかに内因性の肺真菌症としてニューモシスチス・イロベチイがあり，多くが幼児期までに不顕性感染をしている．しかし，AIDS のような免疫不全状態になると日和見感染としてよく知られる**ニューモシスチス肺炎**〈カリニ肺炎〉を発症する．

(5) 寄生虫感染症

　沢蟹を通して寄生虫感染する**肺吸虫症**〈肺ジストマ症〉や犬，猫，キツネなどの糞を介して経口的に寄生虫感染する**肺包虫症**〈エキノコックス症〉がある．

3) 慢性閉塞性肺疾患〈COPD〉

　慢性閉塞性肺疾患〈COPD：chronic obstructive pulmonary disease〉は，臨床症状として常に呼出障害（閉塞性換気障害が1秒率70% 以下）のある疾患の総称である．臨床症状から慢性気管支炎（連続2冬以上，毎日咳と痰が3か月以上続く），および病理所見からの肺気腫（進行性に肺胞が壊れ，肺の過膨張により肺容積は増大する）がCOPD の主体となる．これらの病態は同時に見られることが多い．原因として大気汚染，感染などもあるが，多くは喫煙がかかわり治療は禁煙が基本となる．COPD は俗にタバコ病とも呼ばれている．厚生労働省の「健康日本21」（第2次）の主な目標としてがん，循環器疾患，糖尿病とともに禁煙を目指してCOPD が取り上げられている．

4) 無気肺

　無気肺は主気管支～肺葉気管支が閉塞し，その領域の含気が失われ，肺が収縮した状態である．成人では肺癌，小児や老人では異物による閉塞性無気肺が多い．気胸，胸水などによる圧迫性無気肺，サーファクタント〈肺胞表面活性剤〉の消失や間質の線維化による収縮性無気肺などもある．しばしば感染を伴う．中葉の気管支は細く長く，周りにリンパ節が多いため，その腫大により中葉に限局した無気肺，慢性炎症，気管支拡張が見られることがあり，**中葉症候群**と呼ばれる．

288

6・2　呼吸器の疾患

5）肺循環障害

（1）肺うっ血

肺うっ血は肺胞毛細血管領域で血液量が増加した状態である．心臓弁膜症など左心不全による肺うっ血がある．慢性化すると肺高血圧症に移行する．

（2）肺水腫

左心不全などにより左心室のポンプ機能が低下し，血液が肺に過剰に貯留する心臓に原因がある心原性肺水腫と心臓以外の原因で生じる非心原性肺水腫がある．肺の毛細血管から漏れ出た漿液は間質に浸透し間質性肺水腫を起こす．さらに進行して肺胞内を漿液が満たす肺胞性肺水腫に至る．胸部X線写真で肺水腫は肺野にびまん性陰影を呈し，肺胞性肺水腫ではバタフライシャドーを示す．

（3）肺塞栓症と肺梗塞

肺塞栓症の原因となる塞栓子には血栓，脂肪，空気，羊水，腫瘍などがある．下肢や骨盤の静脈系に生じた血栓が肺動脈を塞栓し肺梗塞を発症するものが大半である（深部静脈血栓症）．**肺梗塞**により右心不全を来し，エコノミークラス症候群などでは突然死を招く．緊急胸部造影CTでは塞栓部位の造影剤欠損を認める．半数以上は下葉に起きる．肺血栓塞栓症の危険因子に大腿骨頭置換術の術後が挙げられる．

（4）肺高血圧症

肺動脈平均圧が25 mmHgを越えた状況を**肺高血圧症**と定義する．

以下のような肺高血圧症がある．

①肺動脈性肺高血圧症〈PAH：pulmonary arterial hypertension〉

細い肺動脈に狭窄や閉塞などが生じ発症する．

②左心性心疾患に伴う肺高血圧症

左心不全など左心性心疾患により肺動脈圧が高くなり発症する．

③肺疾患や低酸素血症による肺高血圧症

間質性肺炎や慢性呼吸不全，慢性閉塞性肺疾患〈COPD〉，肺気腫などにより血中酸素の低下で肺血管が収縮し肺動脈圧が高くなり発症する．

④慢性血栓塞栓性肺高血圧症〈CTEPH：chronic thromboembolic pulmonary hypertension〉

下肢静脈などで発生した血栓が肺動脈を長期間（3か月以上）に渡り塞栓し，肺動脈の血流を低下させ発症する．

⑤原因不明の複合的要因による肺高血圧症

血液疾患や全身性疾患，代謝性疾患などに伴い発症する．

◎肺性心

肺高血圧を起こす肺疾患により生じる心臓の疾患を**肺性心**という．肺の血圧が高くなると右心室に負荷がかかり，肺高血圧が進行すると右心不全となる．

6）胸膜・胸壁疾患

（1）胸膜炎

胸膜炎の多くは肺の炎症が胸膜に波及したものである．また，胸膜腔内に浸出液が貯留すれば湿性〈滲出性〉胸膜炎となる．胸膜腔内の貯溜物が線維素〈フィ

第6章 人体構造の病態・疾患

解説③
子宮内膜症と気胸：肺に子宮内膜症があるか，あるいは子宮内膜症が横隔膜に広がるかして，生理のときに横隔膜に穴が開いて空気が胸腔に入り込んで気胸を起こす．生理の前後に発症する気胸である．

ブリン〉と細胞成分を主体とすれば乾性〈線維素性〉胸膜炎である．膿が胸膜腔内の貯留物であれば化膿性胸膜炎で**膿胸**と呼ばれる．これらの病態は病期の違いによる．

(2) 気 胸

気胸*は胸膜腔内に空気が入り，肺が収縮した状態である．特発性気胸，自然気胸と呼ばれる病態の大部分は，気腫性囊胞〈ブラ，ブレブ〉の破裂が原因である．20歳前後の痩せた男性に好発する．肺気腫，結核，子宮内膜症，悪性腫瘍，先天性疾患など原因が明らかなものは**続発性気胸**〈2次性気胸〉と呼ぶ．そのほか，外傷性気胸や医療行為による医原性気胸などがある．

(3) 胸膜中皮腫

中皮腫は胸膜腔，腹膜腔，心膜腔の内面を被う中皮細胞が腫瘍化したものであり，大部分がびまん性胸膜中皮腫である．肺癌と同様に，職業的な石綿〈アスベスト〉の吸引による石綿肺に続発しやすいが，石綿肺を発症する吸引量以下の石綿粉塵に汚染された環境下でも中皮腫が発生することが知られている．従来の良性限局性胸膜中皮腫は，**胸膜下線維腫**とも呼ばれている．

7) 肺腫瘍

肺の良性腫瘍には過誤腫，硬化性血管腫などがある．肺の悪性腫瘍を**表6·3**に示す．表の項目以外に，多くはないがカルチノイド腫瘍や腺様囊胞癌，粘（液）類表皮癌などもある．カルチノイド腫瘍や小細胞癌は多種類の異所性ホルモンを分泌する．

表6・3　発症数の多い肺の悪性腫瘍

主な肺悪性腫瘍	好発部位	特　徴
腺　癌 （最も多い）	肺末梢	女性に多い．肺癌で最も高頻度．喫煙と関係が少ない．症状が出にくい． 男性約40％，女性約70％
扁平上皮癌 （2番目に多い）	肺門部の太い気管支	男性に多い．腺癌の次に多い．喫煙と関係が深い．咳や血痰が出やすい． 男性約40％，女性約15％
小細胞癌 （5年生存率は最低）	肺門部，肺末梢ともに発生	男性に多く，喫煙が関係．早期に転移する．約5％〜15％を占める．予後が悪い．
大細胞癌	肺末梢	数％と少ない．
転移性肺癌	甲状腺・乳腺・大腸・腎・肝の各癌からの肺転移が多い．	

［注：原発性肺癌は男性に多く，腺癌患者の絶対数は男性が多い］

6·2·2　縦隔・乳腺の疾患

1) 縦隔の疾患

(1) 縦隔腫瘍

縦隔に好発する腫瘍や疾患を**表6·4**に一覧する．

6・2　呼吸器の疾患

表6・4　縦隔の区分と好発腫瘍・疾患

縦隔区分	主な構造物	好発する腫瘍・疾患
上縦隔	胸腺，大動脈弓，上大静脈，気管，食道，迷走神経（反回神経），横隔神経	胸腺腫，リンパ腫，甲状腺腫，異所性甲状腺
前縦隔	胸腺，内胸動脈	胸腺腫，奇形腫
中縦隔	心膜，心臓，肺動・静脈，横隔神経，肺門リンパ節	リンパ腫，心膜嚢胞，サルコイドーシス，気管支嚢胞
後縦隔	胸大動脈（下行大動脈），食道，胸管，奇静脈，半奇静脈，迷走神経，交感神経幹	神経鞘腫，神経線維腫，神経節細胞腫，神経芽細胞腫

2）乳腺疾患

（1）乳腺炎

　乳腺炎は乳腺にうっ滞や炎症，細菌感染が起こった状態で，乳房に腫脹，発赤，熱感，疼痛を伴う．授乳期に乳汁が乳腺内に貯留して起こるのがうっ滞性乳腺炎である．ブドウ球菌などの細菌感染が加わると急性乳腺炎，化膿性乳腺炎となり，強い発赤と腫脹，疼痛，全身性の発熱を来す．治療は抗菌薬，消炎鎮痛薬の投与だが，切開排膿が必要な場合もある．慢性乳腺炎は乳管周囲の乳腺炎で乳管拡張を伴う．肉芽腫性乳腺炎は，自己免疫の関与が疑われる難治性再発性の乳腺炎である．

（2）乳腺症

　乳腺症では，乳腺の線維化や導管拡張が起こり，大小の硬い結節（しこり）ができる，乳腺疾患の中で，乳房に疼痛を伴う頻度が高い．女性ホルモンのバランスの崩れが主な原因とされ，疼痛は月経周期の影響を受ける．基本的に治療の必要はなく，乳腺症での乳癌の発生率は正常の乳腺とほぼ同じとされているが，腫瘤の性状や石灰化によっては乳癌との鑑別が必要となる．

（3）乳腺嚢胞

　乳腺組織の一部が袋状になり，中に液体が貯留する．超音波検査で内部が均質な無エコー領域として描出され診断される．ホルモンの分泌状態の変化により自然に消退するため，特に治療の必要はない．

（4）線維腺腫

　線維腺腫は乳腺の良性腫瘍として最も多く，20〜40歳代の女性に多く見られる．大きさは2〜3cmが多く，疼痛を伴わない．乳腺組織が増殖する管内型，乳腺周囲の間質成分が増殖する管周囲型，両者の混在型がある．ホルモンバランスの変化により自然に消退する場合も多く，基本的に治療の必要はないが，葉状腫瘍や乳癌との鑑別が必要な場合は定期的な観察を行う．

（5）葉状腫瘍

　葉状腫瘍は線維腺腫よりも大きく，悪性化する可能性がある．マンモグラフィ，細胞診，針生検でも線維腺腫と鑑別が難しい場合がある．葉状腫瘍が疑われた場合は切除が必要で，切除後も再発の可能性について定期的検査が必要となる．

（6）乳管内乳頭腫

　乳管内乳頭腫は乳管内にできる良性腫瘍で，血性の乳頭分泌物を生じる．乳頭腫の診断がつけば一般的には切除は必要ないとされる．ただし，まれに癌化する

ことがあり定期的な検査は必要である．

(7) 乳　癌

乳腺の悪性腫瘍は上皮性の**乳癌**が主で，ほとんどが腺癌であり，乳管上皮由来の乳管癌が大部分である．小葉由来の小葉癌もあるが頻度は少ない．好発年齢は40〜60歳で，通常は片側性でC領域（外側上部1/4）に最も多く発生する（**図6・1**）．乳癌の発生と腫瘍の増殖にはエストロゲンが深く関係する．乳腺小葉とその元の小葉外終末乳管を合わせて**終末乳管小葉単位**〈TDLU：terminal duct-lobular units〉と呼ぶ．乳癌のほとんどはTDLUからできると考えられている．

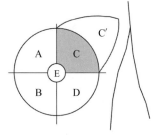

A：内上部（10%）　D：外下部（10%）
B：内下部（10%）　E：乳輪下部（20%）
C：外上部（50%）
C′：腋窩部

[注] %は乳癌の領域別発生頻度．

図6・1　乳癌の好発領域
（小西登編：イラストとエッセンス わかる病理学，p.218, 恒心社出版，2007）

①非浸潤性乳癌と浸潤性乳癌

乳癌が乳管内にできて，その中に留まっているものを**非浸潤性乳管癌**〈DCIS：ductal carcinoma in situ〉という．癌が乳管小葉にできて，その中に留まっているものは**非浸潤性小葉癌**〈LCIS：lobular carcinoma in situ〉である．両者は非浸潤性乳癌で，乳癌全体の中で10%弱と発生頻度は少ない．これに対し，癌が乳管の基底膜を破り乳管や小葉の外へ出たものを**浸潤性乳癌**といい，これには**浸潤性乳管癌**と**浸潤性小葉癌**〈ILC：invasive lobular carcinoma〉がある．乳癌のほとんどは浸潤性乳管癌である．非浸潤性乳癌であれば適切な治療でほぼ100%治癒するといわれるが，この段階では"しこり"として触知できず，これをいかに早期発見できるかが重要となる．

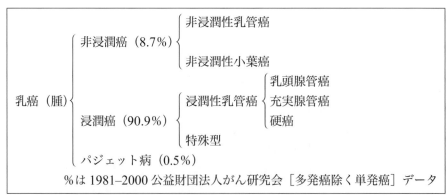

%は1981–2000 公益財団法人がん研究会［多発癌除く単発癌］データ

②乳房パジェット病

パジェット病には乳頭や乳輪に発生する**乳癌**と陰部や腋窩に生じる**乳房外パジェット病**の二つがある．乳房パジェット病は乳頭や乳輪の表皮内進展を特徴とする癌で乳管内進展が見られる．また，間質への浸潤も見られることがあるが軽度である．

6・3　循環器の疾患

6・3・1　心臓の疾患

1）先天性心疾患（奇形）

（1）心房中隔欠損症〈ASD：atrial septal defect〉

心房中隔に穴があり，両心房が交通．左→右シャントで肺血流は増加する．

（2）心室中隔欠損症〈VSD：ventricular septal defect〉

心室中隔に穴があり，両心室が交通．左→右シャントで肺血流は増加する．

［注：VSD は先天性心疾患で最も発生頻度が高い．右心圧より左心圧が高いので ASD，VSD では穴を通して血液が右心系に流れる左→右シャントが起きる］

（3）ファロー四徴症

心室中隔欠損症，右心室肥大，大動脈騎乗（大動脈弁口が心室中隔にまたがる），肺動脈狭窄の四つの心奇形が合併したものである．右→左シャントによりチアノーゼを呈する代表的疾患．胸部 X 線正面写真で（昔オランダ人が履いていた）木靴型の心陰影を示す．

（4）動脈管開存症

動脈管〈ボタロー管〉が生後も開通した状態で左→右シャントを起こす．

◎心臓の病的シャント

左→右シャント，右→左シャントがある．どちらのシャント〈短絡〉となるかは圧力の高い側から低い側へと血液が短絡して流れるかで決まる．

・左→右シャント

動脈系から静脈系への短絡による流出を左→右シャントという．

・右→左シャント

静脈系から動脈系への短絡による流出を右→左シャントという．

（5）肺動脈弁狭窄症

肺動脈弁の狭窄により右室から肺への血流が障害され，肺血流量が減少する．先天性心疾患の約 10% を占め，心室中隔欠損症の次に多い．バルーンカテーテルによる IVR の肺動脈弁形成術の適応となる．

2）心臓弁膜症

心臓弁膜症には弁尖が癒着し血液の通過が障害される狭窄症と弁が完全に閉鎖しない閉鎖不全症がある．大動脈弁や僧帽弁に多く，閉鎖不全では血液の逆流が生じる．外科手術（弁形成術，弁置換術）や IVR によるカテーテル治療が実施される．IVR では大動脈弁狭窄症に対する経カテーテル大動脈弁置換術〈タビ，TAVI：transcatheter aortic valve implantation〉，僧帽弁狭窄症に対する経皮的経静脈的僧帽弁交連裂開術〈PTMC：percutaneous transseptal mitral commissurotomy〉，僧帽弁閉鎖不全症に対する経皮的僧帽弁クリップ術〈マイトラクリップ〉などが行われる．

◎リウマチ熱

A 群 β 溶連菌による扁桃腺炎などの上気道感染後に免疫反応が加わり全身性の急

性熱疾患として発症．後遺症で心臓弁膜症（僧帽弁狭窄症）を起こすことが多い．

3）虚血性心疾患

(1) 狭心症

狭心症は一過性の心筋虚血で心筋の壊死はないか，あっても軽度である．胸の痛みに加え，左腕，左肩，顎などの圧迫感が生じる．発作の種類により労作時狭心症と安静時狭心症がある．また，器質的には正常な冠状動脈であるが，冠状動脈攣縮による狭心症を発症する異型狭心症もある．

(2) 心筋梗塞

心筋梗塞は冠状動脈が動脈硬化症などの原因で閉塞し冠動脈が詰まることで心臓への血液の流入が極端に少なくなるか，完全に途絶えるかして心臓の筋肉が壊死する病態である．胸痛，冷や汗，吐き気，嘔吐，呼吸困難などが生じる．心電図でST波の上昇を認め，心筋に虚血性壊死が生じる．血液生化学検査でクレアチンキナーゼ（筋中の酵素）の上昇が見られる．ステント留置術，バルーン形成術，アテレクトミーなどのIVR（PCI）が行われる．川崎病は乳幼児の全身の動脈壁に炎症を生じる後天性の心疾患で，冠状動脈瘤ができて心筋梗塞を発症する場合がある．

4）不整脈

(1) 心房細動〈AF：atrial fibrillation〉

左房の異常な電気的興奮により心房が痙攣するように細かく動き，心拍が不規則になる．加齢で発症頻度が増加し，甲状腺機能亢進症も誘因となる．頻脈*が長く続くと心不全を来す．心房内に血栓ができやすく，脳梗塞などの塞栓症の原因となる．治療は，抗不整脈薬，電気的除細動，IVRによるカテーテルアブレーションのほか，塞栓症予防のための抗凝固薬が用いられる．

(2) 心室細動〈VF：ventricular fibrillation〉

心室細動は心室が1分間に300回以上不規則に痙攣する状態である．直ちに電気的除細動で正常のリズムに戻さないと死につながる．心筋梗塞や心筋症などで起こりやすいが，突然死の原因となる．1次救命処置の自動体外式除細動器〈AED：automated external defibrillator〉は心室細動や心室頻拍からの回復を目的としている．

5）心不全

心不全は心臓のポンプ機能が障害され心拍出量が低下した状態である．浮腫，胸水，肺水腫，低酸素血症を来す．右心不全は静脈系のうっ血やうっ滞，左心不全は動脈系の虚血や末梢循環不全を起こすが，両者は相互に影響し併存する．心拍出量の低下が重度になると，心原性ショック（表5・24参照）を起こす．

肺高血圧症は右心不全と関連が深い．これに対し，心タンポナーデ，心筋梗塞は左心不全と関連が深い．

解説④

徐脈と頻脈：心拍数がおよそ50回/分以下と極端に少ない状態を徐脈〈ブラディ：bradycardia〉，およそ100回/分以上と極端に多い状態を頻脈〈タキル：tachycardia〉と呼ぶ．

6・3　循環器の疾患

6）心筋症

心筋症は心機能障害を伴う心筋疾患と定義され，心肥大，心拡大，収縮能や拡張能の低下など心臓の形態的変化，機能的変化を呈する．家族性・遺伝性のものと非家族性・非遺伝性のものに分けられる．特発性〈原発性〉心筋症は，明らかな原因がわからず心筋に病変の主原因のある一連の疾患と定義され，肥大型心筋症，拡張型心筋症，拘束型心筋症，不整脈原性右室心筋症，分類不能の心筋症の病型に分類される．原因や全身疾患との関連が明らかな心筋疾患は，**特定心筋疾患**〈2次性心筋疾患〉と呼ばれる．2次性心筋疾患には虚血性心筋症，高血圧性，弁膜症性，薬剤性，心筋炎，心サルコイドーシス，心アミロイドーシス，アルコール性，ファブリー病，ミトコンドリア心筋症，放射線性，産褥性などの心筋症がある．

（1）肥大型心筋症

心室が肥厚し内腔が狭くなり，心臓はポンプ機能を失う．閉塞型では外科手術やカテーテル治療（経皮的中隔心筋焼灼術*）も行われる．

（2）拡張型心筋症

心筋が延びて左心室が拡張し，うっ血性心不全を起こす．わが国の心臓移植待機患者の約8割を占める．ウイルス感染との関連が考えられている．

（3）拘束型心筋症

拘束型心筋症は左室拡大や肥大がなく，左室の収縮機能も正常かそれに近い状態にある．しかし，基本病態として原因（基礎心疾患）が不明で，左心室拡張障害があり，硬い左心室を有している．組織上，心筋細胞の肥大や線維化などが認められる．

7）心膜疾患

心膜は心臓の外表面（臓側葉）と心嚢の内表面（壁側葉）を覆っている．臓側葉と壁側葉の間の腔が心膜腔であり，漿液を含み潤滑させている．臓側葉は漿膜性心膜で**心外膜**と呼ばれ，壁側葉は漿膜性心膜と線維性心膜からなる（図1・4参照）．心内膜は，心臓の内腔を覆う心臓壁の内層（内皮と内皮下層）を指す．

（1）心膜炎

心膜の炎症により心膜腔に滲出液が貯留する（心嚢液貯留）．急性心膜炎はウイルス感染によるものが多い．心膜腔に血液や滲出液が大量に貯留し心臓を圧迫する状態を**心タンポナーデ**と呼び，拡張障害による左心不全や心原性ショックの原因となる．

（2）感染性心内膜炎

心臓の内腔を覆う心内膜に細菌が感染して疣贅を形成し，心臓弁の炎症性破壊による弁膜症や心不全が引き金となり菌血症（血中に細菌がいる状態）による塞栓症を起こす．抜歯，歯周病，カテーテル血流感染（中心静脈や透析のカテーテルを介した感染）などによる菌血症が原因となる．抗菌薬による治療，外科手術（疣贅摘除，弁形成術，弁置換術など）が行われる．

◎疣贅摘除

心臓内の弁，腱索，心臓の壁に細菌が付着したものを**疣贅**という．一般に疣贅

解説⑤
経皮的中隔心筋焼灼術：肥厚心筋の栄養血管にカテールからエタノールを注入し肥大した心筋を壊死させるもの．肥大心筋の壊死により心臓内腔の血流が良くなりポンプ機能が改善される．

第6章◇人体構造の病態・疾患

第6章　人体構造の病態・疾患

はイボを指すが，ここでは細菌の塊である.

8）心臓の腫瘍

心臓腫瘍には原発性と転移性腫瘍がある．いずれもごくまれである.

（1）原発性心臓腫瘍

大半は良性腫瘍の粘液腫で，左心房に比較的多く見られる．悪性の原発性心臓腫瘍として肉腫，心膜中皮腫，リンパ腫などがある．心臓腫瘍は増殖により房室弁の圧迫による心不全や血栓形成による動脈閉塞のリスクとなる.

（2）転移性心臓腫瘍

肺からの転移がまれにある.

6・3・2　脈管の疾患

1）動脈疾患

（1）動脈硬化症

動脈壁にコレステロールが沈着して肥厚，硬化，変性を生じて粥状動脈硬化により動脈の狭窄や閉塞を起こす．血管内腔の狭窄や閉塞（閉塞性動脈硬化症〈ASO〉）により血行障害が起き，手足の冷えやしびれ，筋肉痛などが出現し，進行すると間欠性（断続的）に跛行（びっこ）を引くなど間欠性跛行といった歩行障害などの運動障害に至る．高血圧や脂質異常症，喫煙のほか，肥満，糖尿病，加齢などが原因となる．動脈硬化は脳梗塞，頸動脈狭窄，労作性狭心症，心筋梗塞，腎動脈狭窄・腎血管性高血圧，大動脈瘤，大動脈解離にも関連する.

◎閉塞性動脈硬化症〈ASO：arteriosclerosis obliterans〉

ASO は動脈硬化により四肢，特に下肢の主幹動脈が狭窄，閉塞して慢性の血流障害を呈する疾患である．悪化に伴い，冷感や痺れ感，間欠性跛行，安静時痛，潰瘍や壊死へと病状が進行する.

（2）動脈炎

①バージャー病〈閉塞性血栓性血管炎〉は四肢の末梢動脈に閉塞性の血管（内膜・中膜・外膜）全層炎を来す疾患で，50 歳未満の喫煙男性に多い．下肢動脈に好発し，間欠性跛行を来す．動脈硬化性の閉塞性動脈硬化症との鑑別が必要となる.

②大動脈炎症候群〈高安動脈炎，脈なし病〉は大動脈やその主要分枝の大型血管炎で狭窄や閉塞または動脈瘤などの拡張病変を来す．膠原病に含まれ，若い女性に多い．大動脈弓とその分枝に好発するが，腹部大動脈，腎動脈，総腸骨動脈にも見られる.

◎血行障害性疼痛

血行障害性疼痛は主に四肢に生じる末端の血行障害が原因の痛みである．四肢の血管，特に細血管が病的な収縮や炎症，動脈硬化などにより血行障害を起こし末梢の組織が虚血状態となる．症状は軽度のしびれや痛みから皮膚潰瘍や壊死を生じて切断手術が必要な症例まで様々である．虚血状態の組織から疼痛を誘発する物質が分泌され，それが炎症や血管収縮を引き起こして重症化をもたらす.

6・4 消化器の疾患

(3) 動脈瘤, 動脈解離

大動脈が瘤状に拡張するのが（嚢状）大動脈瘤で動脈の内膜が裂けて血液が中膜に入り込み外膜と内膜が剥がれる（解離する）のが解離性大動脈瘤である. 外科手術, IVRによるステントグラフト内挿術が行われる.

2) 静脈, リンパの疾患

(1) 静脈瘤

慢性的な静脈血のうっ血で静脈瘤が生じる. 中年女性の下肢に好発する.

(2) 上大静脈症候群

肺癌や縦隔腫瘍, 悪性リンパ腫などにより上大静脈, 腕頭静脈が狭窄, 閉塞すると頭頸部や上肢の静脈還流障害を起こす. 縦隔リンパ節転移, 大動脈瘤, 外傷なども原因となる. IVRによる上大静脈ステント留置術や腫瘍が原因となる場合は放射線治療（緊急照射）の適応となる.

(3) 癌性リンパ管症

腫瘍細胞がリンパ管を詰まらせ, リンパ管の排液機能を失わせる. 肺では肺胞を取り巻く血液からの水分をリンパ管が排水管として排出している. そのリンパ管が詰まることで肺胞に水があふれた状態が癌性リンパ管症である. 肺胞でガス交換ができなくなる.

(4) 深部静脈血栓症 〈DVT：deep vein thrombosis〉

深部静脈血栓症は下肢や骨盤内の深部静脈に血栓が生じた状態をいう. 深部静脈血栓が遊離して静脈血流によって肺に運ばれ肺動脈を閉塞する病態が肺血栓塞栓症である. 臥床, 無動, 入院, 手術, 出産, 外傷, 悪性腫瘍, 先天性凝固異常などが原因となりうる. 航空機の移動で長期間の無動によるエコノミー症候群がよく知られている. 肺血栓塞栓症は緊急造影CTでは血栓部位が造影の欠損を呈する. 抗凝固療法, 血栓溶解療法や肺血栓塞栓症の予防にIVRの下大静脈フィルタ留置術が行われる.

3) 脈管の腫瘍

血管に血管腫やリンパ管腫, 皮膚動静脈吻合部の血流調節を行うグロムス器官から発生するグロムス腫瘍などがある.

6・4 消化器の疾患

6・4・1 消化管の疾患

1) 食道疾患

(1) 食道炎

①逆流性食道炎

胃から胃液が逆流する**逆流性食道炎**が多い. 逆流性食道炎は**胃食道逆流症**〈GERD：gastroesophageal reflux disease〉に含まれる.

第6章 人体構造の病態・疾患

②バレット食道

GERD により重層扁平上皮組織が腺上皮に変化して**バレット食道**となり食道腺癌を生じることがある.

③ツエンカー憩室の憩室炎

頸部食道には仮性憩室である**ツエンカー憩室**ができ,**憩室炎**を起こすことがある.

(2) 食道静脈瘤

肝硬変による門脈圧亢進で側副循環により**食道静脈瘤**ができる.

(3) 食道アカラシア

食道と胃の接合部〈食道胃接合部,EGJ：esophagogastric junction〉が弛緩しないため通過障害を起こし,食道内に食物が滞留して食道が拡張する.食道造影では狭窄部が鳥のくちばし〈bird beak〉サインを示す.内視鏡的バルーン拡張術や低侵襲内視鏡治療が行われる.

2) 胃疾患

(1) 胃 炎

胃炎には急性胃炎と慢性胃炎がある.慢性胃炎,萎縮性胃炎の原因にヘリコバクター・ピロリが関係する.

(2) 胃潰瘍

胃潰瘍や胃癌の発症にヘリコバクター・ピロリが関係する.ヘリコバクター・ピロリ（俗にピロリ菌）は胃の常在細菌である.胃潰瘍は胃角部小弯に好発する.胃潰瘍は胃液で自らの胃を消化してしまう病態で,十二指腸潰瘍とあわせて**上部消化管潰瘍**や**消化性潰瘍**と呼ばれる.薬剤性胃潰瘍があり,原因として非ステロイド性抗炎症薬〈NSAID,NSAIDs〉が挙げられる.消化性潰瘍の治療は,胃酸分泌を抑制するヒスタミン H2 受容体拮抗薬やプロトンポンプ阻害薬,胃粘膜保護薬などが用いられる.

◎非ステロイド性抗炎症薬〈NSAID：non-steroidal anti-inflammatory drugs〉

NSAID は複数形（drugs）で NSAIDs と表記されることもある.解熱作用,鎮痛作用,抗炎症作用を有する薬剤で,副腎皮質ステロイドではないものの総称である.副作用として,消化性潰瘍,腎障害,気管支喘息増悪などがある.

3) 腸疾患

(1) 腸 炎

①細菌性腸炎

細菌性腸炎の起炎菌にはブドウ球菌,結核菌,チフス菌などがある.腸管出血性大腸菌〈O-157〉は腸管出血性大腸菌感染症の原因菌で,ベロ毒素を産生する病原性大腸菌である.

②潰瘍性大腸炎

原因不明で直腸から結腸（特に S 状結腸）にかけて好発する.直腸病変を必発し,癌発生のリスクがある.

③クローン病

原因不明の慢性炎症性疾患である．回腸末端部や大腸に好発する．日本よりも欧米に多い．一般にクローン病と潰瘍性大腸炎の2疾患は炎症性腸疾患と総称される．

④十二指腸潰瘍

胃潰瘍に比べ穿孔や出血，狭窄を生じやすい．潰瘍は十二指腸球部に好発する．

(2) メッケル憩室

胎児期の卵黄腸管が遺残した真性憩室で，回盲弁から30 cm～1 m口側の回腸に位置し，剖検例の約2%に見られる．

(3) 腸閉塞〈イレウス〉

日本腹部救急医学会などが出す急性腹症診療ガイドライン2015では腸閉塞とイレウスを，"イレウスは腸が何らかの原因により閉塞した状態，腸閉塞は物理的な原因により閉塞した状態"と区別している．ただし，実際には腸閉塞とイレウスは同じものとして区別しない場合が多い．本書でも特に区別しないで概説する．

腸が閉塞する原因には物理的な原因と腸管の運動障害が原因となる二つの場合がある．異物や腫瘍，炎症，手術後の癒着など物理的な原因により閉塞が生じる**機械的イレウス**と腸管の麻痺や運動障害などにより閉塞が生じる**機能的イレウス**である．機械的イレウスは，さらに腸管の栄養障害を伴う**絞扼性イレウス**〈複雑性イレウス〉と栄養障害を伴わない**閉塞性イレウス**〈単純性イレウス〉とに区別される．機能的イレウスもさらに，腸管の運動麻痺による**麻痺性イレウス**と腸管の非協調性運動亢進による**痙攣性イレウス**とに分けられる．最も重篤な腸閉塞〈イレウス〉は絞扼性イレウス〈複雑性イレウス〉である．イレウスは，腹部単純X線画像で特徴的なニボー（腸管内に貯留したガスと液体の境界がなす水平な鏡面像）を呈する．

腸閉塞〈イレウス〉
- 機械的イレウス
  - 絞扼性イレウス〈複雑性イレウス〉
  - 閉塞性イレウス〈単純性イレウス〉
- 機能的イレウス
  - 麻痺性イレウス
  - 痙攣性イレウス

①機械的イレウス

腸内容物の通過が腫瘍など物理的な原因で障害された状態が機械的イレウスである．機械的イレウスには閉塞性〈単純性〉イレウスと絞扼性〈複雑性〉イレウスがある．絞扼性イレウスは腸管癒着，索状物による腸係蹄の絞扼，軸捻転，腸重積症，ヘルニア嵌頓などが原因となり，酸素不足による腸管壊死を生じるため，緊急手術が必要な場合が多い．

◎索状物，腸係蹄，嵌頓

索状物は腸の癒着により生じるヒモ（バンド）である．**腸係蹄**は腸がループを作りヒモを結んだような状態である．**嵌頓**は，はまり込んだ状態を指す．

②機能的イレウス

腸管の運動に関与する神経や平滑筋の機能異常による機能的イレウスは麻痺性イレウスが多く開腹手術後に特に多い．腸管の一部が持続的に痙攣して起こ

第6章　人体構造の病態・疾患

る痙攣性イレウスの発生頻度は低い．

③腸重積症

腸重積症は成人では腸管ポリープが蠕動運動により肛門側に引き込まれて起こる場合もあるが，乳幼児では回盲部腸重積症が多く，発症早期であれば透視下での希釈した造影剤（ガストログラフィン）や生理食塩水の注腸により重積を解除できる場合が多い．腸重積症は機械的イレウスの一種である．

4) 消化管腫瘍

消化管では粘膜に癌が留まれば早期癌，筋層に達すると進行癌とされる．

①食道癌

ほとんどが扁平上皮癌で，中部食道，下部，上部の順に好発する．漿膜がないので癌が筋層に達すると気管や大動脈に容易に進展する．50～60歳代の男性に多い．バレット食道による食道腺癌もわずかにある．

②胃　癌

胃癌の好発部位は胃体中部の小弯側である．進行胃癌の肉眼分類に**ボールマン分類**がある．スキルス胃癌〈びまんせい胃癌，硬癌〉は最も予後の悪い胃癌で，ボールマンのⅣ型に含まれる．

③小腸癌

十二指腸乳頭癌があるが，空腸や回腸の小腸癌の発生は大腸に比べると著しく少ない．これは小腸（空腸や回腸）には強力な免疫機構があり腸内細菌が比較的少ないことと，小腸粘膜細胞の入換え周期が短いためである．小腸癌に限らず，小腸疾患が少ないのも異常な細胞が長期間存在しないためといえる．

④大腸癌

大腸癌は直腸，S状結腸に好発する．大腸癌の進行度を示す**デュークス分類**がある．家族性大腸ポリポーシスは癌の発生率が非常に高い（**図6・2**）．

⑤ポリープ

粘膜面の限局的な隆起が**ポリープ**である．胃のポリープは腺腫が多いが，大腸の腺腫とは異なり癌化は少ない．大腸の方がポリープはできやすく癌化率が高い．

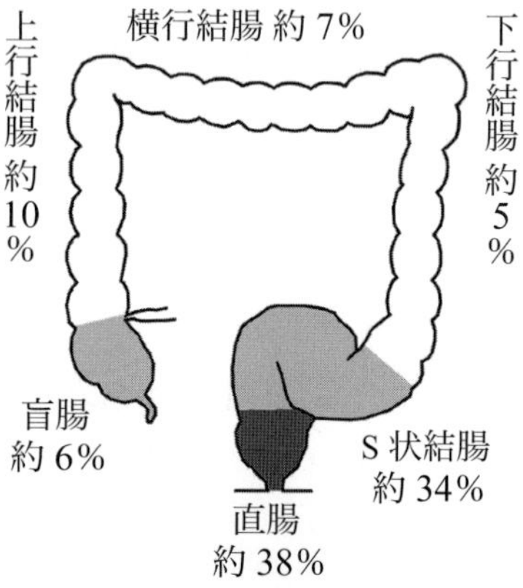

6・4・2　腹膜・腹壁の疾患

1) 腹膜炎

感染症や消化管穿孔により細菌性腹膜炎が生じる．腫瘍による腹膜播種や癌性腹膜炎もある．感染，炎症，腫瘍，虚血による腸管壊死，外傷などが消化管穿孔の原因となる．消化管穿孔では，立位胸部単純X線（立位腹部像の方が検出能は劣る）で右横隔膜と肝臓の間に特徴的な腹腔内遊離ガス〈フリーエアー〉像が認められる．

図6・2　大腸癌の好発部位

6・4 消化器の疾患

2）ヘルニア

　ヘルニアとは臓器や組織が本来の位置から逸脱した状態をいう．腹部ヘルニアでは腹壁や腹膜の欠損部から腸管が脱出する．鼠径ヘルニアが最も多いが，ほかに食道裂孔ヘルニア，大腿ヘルニア，術後の腹壁瘢痕ヘルニアなどがある．ヘルニアが脱出して戻らない状態を**ヘルニア嵌頓**といい，腸管壊死を起こす危険がある．

◎急性腹症

　急性腹症は，突然の腹痛を訴え急性の経過をとるため，確定診断に至らなくとも緊急開腹手術の適応を検討せざるを得ない疾患群の総称である．急性腹膜炎，消化管穿孔，絞扼性イレウス，腸重積，腸管軸捻転，ヘルニア嵌頓，腸間膜動脈閉塞症などが含まれる．画像診断技術の進歩により，非観血的治療，待期的手術（緊急ではなく予定する手術），内視鏡下手術，IVRなど処置が多様化している．

6・4・3　消化腺（肝・胆・膵・唾液腺）の疾患

1）肝臓の疾患

（1）肝　炎

　アルコールや薬物による肝炎，アメーバ赤痢菌によって発症する場合もあるが，肝炎はウイルスが原因となる場合が多い．起因ウイルスにはA〜E型があるが，A，B，C型が重要である．

①A型肝炎は海産物などから経口感染を起こす．予防にワクチンが用いられている．

②B型肝炎の感染源は血液，汗，涙，尿，精液，体液，便，唾液，羊水などだが，特に血液が重要である．B型肝炎は垂直感染を起こす．予防にワクチンが用いられている．

③C型肝炎の主な感染経路は血液である．ワクチンはない．

④D型肝炎はD型肝炎ウイルスによるが，ウイルスの複製にはB型肝炎ウイルスを必要とするため，B型肝炎のワクチンが予防手段となる．感染経路はB型と同じ．

⑤E型肝炎はE型肝炎ウイルスによる．ウイルスは感染者の便中に排出される．汚染水や野菜，肉類の生食により経口感染する．豚，鹿，牛などの多くの動物がE型肝炎ウイルスに感染する．人獣共通感染症である．

　表6・5にA，B，C型ウイルス性肝炎を示した．

表6・5　A，B，C型ウイルス性肝炎

	感染経路	垂直感染	慢性化，肝硬変	潜伏期	ワクチン
A型	経口経路	ない	慢性化はまずない	約25日	あり
B型	非経口経路	あり（胎盤）	あり	60〜160日	あり
C型	非経口経路（特に血液）	まれ	半数は慢性化．肝硬変，肝細胞癌へ移行	約60日	なし

［注：慢性肝炎は急性肝炎罹患後，6か月以上にわたり症状が継続するものである．
　　C型肝炎は血液による感染が主で，性行為や母子間の垂直感染はまれである］

⑥ウイルス以外による肝炎

　肝炎はウイルス以外にも薬剤，アルコール，自己免疫疾患によっても発症する．

第6章　人体構造の病態・疾患

◎ 脂肪肝と肝炎

脂肪肝は肝組織に中性脂肪が蓄積して肝障害を起こす疾患である．超音波検査で肝腎コントラストの増強（肝は高輝度を呈し，腎との輝度差が大）により評価ができる．脂肪肝の原因には**アルコール性脂肪肝**とアルコールが原因しない**非アルコール性脂肪性肝疾患**〈**NAFLD**：nonalcoholic fatty liver disease〉の2種類がある．NAFLD は，ほとんどアルコールを飲まない人に起こる肝疾患である．NAFLD は良性の経過をたどる**単純性脂肪肝**と肝硬変や肝癌へと進行する可能性をもつ**非アルコール性脂肪肝炎**〈**NASH**（ナッシュ）：nonalcoholic steatohepatitis〉とに分かれる．

(2) 肝硬変

肝小葉が破壊され線維化を起こす．門脈圧亢進症を来し，腹水や低蛋白血症で浮腫，側副血行路により食道静脈瘤ができる．肝不全や肝細胞癌への移行もある．わが国の肝硬変の原因で最も頻度が高いのはC型肝炎である．

(3) アルコール性肝障害

アルコールの過剰摂取により脂肪肝，肝炎，肝硬変へと移行する．

2) 胆嚢，胆道の疾患

(1) 先天性胆道閉塞症

胆道が欠損した状態で出生．胆汁が排泄されず便が白い．

(2) 胆石症

コレステロール結石やビリルビンカルシウム結石が主で胆嚢炎や胆管炎，膵炎の原因となる．胆嚢結石が大半で，それに次ぐ総胆管結石は両葉（肝右葉と左葉）の肝内胆管拡張を起こす．有症状胆石患者では胆嚢癌の合併が多い．

3) 膵臓の疾患

(1) 膵　炎

膵臓自身が膵液により消化される病態である．

①急性膵炎

飲酒が最も多く，胆石，膵管内結石なども原因となる．発症後24時間以内に，急速に血中アミラーゼが増加し，やがて尿中に移行する．膵臓は腫大する．悪化により膵周囲の滲出液，周囲への炎症の波及，脂肪組織の壊死などが見られるようになる．

②慢性膵炎

炎症が6か月以上続くもの．膵臓は萎縮し線維化して，石灰化を伴うことも多い．血中のアミラーゼは高値を示す．

4) 唾液腺の疾患

(1) 唾液腺炎

唾液腺炎には，口内常在菌による化膿性唾液腺炎やムンプスウイルス感染で流行性耳下腺炎によるウイルス性唾液腺炎などの感染症による炎症疾患がある．ほかに，シェーグレン症候群により耳下腺や顎下腺に炎症が生じ腺萎縮を起こして，

6・4 消化器の疾患

強い口腔乾燥で咀嚼，嚥下，会話，味覚障害を起こす唾液腺炎もある．

(2) 唾石症

　唾石症は唾液腺の中や導管に唾石を生じるものである．唾石のほとんどは顎下腺に生じる．

5) 肝・胆・膵・唾液腺の腫瘍

(1) 肝腫瘍

①肝細胞癌

　肝細胞癌は肝細胞から発生する．C型肝炎やB型肝炎，肝硬変からも好発する．分化度の高い肝細胞癌では胆汁を生産するので胆汁産生性肝細胞癌（green hepatoma）と呼ばれる．

②胆管細胞癌

　胆管細胞癌は肝内胆管上皮に発生する腺癌である．発生が肝内の胆管に限定されることから肝臓癌とされる．

(2) 胆囊，胆道の腫瘍

①胆道癌

　胆囊癌や胆管癌，十二指腸壁内の胆管から生じる乳頭部癌がある．

②胆囊ポリープ

　2cm以下の限局性の隆起で，良性のコレステロールポリープが最も多い．ただし，腺腫性ポリープから腺癌となるものもある．

③胆囊腺筋腫症〈アデノミオマトーシス〉

　胆囊に憩室が増殖し胆囊壁が厚くなる疾患である．ほとんどが良性で無症状である．RAS〈ラス：ロキタンスキー・アショフ洞〉と呼ばれる独特な胆囊壁の窪みを有する特徴がある．超音波画像でコメット様エコーを呈する．

(3) 膵臓の腫瘍

①膵　癌

　膵癌のほとんどは膵管癌で腺癌である．男性に多く膵頭部に好発する．大部分は予後不良な浸潤癌で見つかる．膵癌は男女とも5年生存率が最も低い癌である．

②内分泌腫瘍

　膵臓の内分泌腫瘍は島細胞腫でホルモン産生の機能性腫瘍である．インスリノーマ，グルカゴノーマ，ソマトスタチノーマ，ガストリノーマがある．

(4) 唾液腺の腫瘍

　唾液腺には耳下腺腫瘍が多く，良性腫瘍として多形性腺腫，ワルチン腫瘍〈腺リンパ腫〉などがある．悪性腫瘍では耳下腺原発の扁平上皮癌，腺様囊胞癌，多形腺腫由来癌や耳下腺内リンパ節への転移性腫瘍などがある．悪性腫瘍の中には疼痛や顔面神経麻痺を伴うものがある．

6・4・4　代謝異常疾患

1) 栄養素と代謝

　蛋白質，炭水化物，脂質を**3大栄養素**といい，これに**ビタミン，ミネラル**〈無機質〉を加えたものを**5大栄養素**と呼ぶ（**表6・6**）．これらは生命活動を営むうえで

第6章　人体構造の病態・疾患

表6・6　5大栄養素の主な働きと代謝

蛋白質	皮膚，臓器，筋肉をはじめ，髪，爪に至るまで体を作る原材料の主体．エネルギー源にもなる．
代謝：消化によりアミノ酸に分解され小腸から吸収．各細胞へ送られDNA情報をもとに蛋白質が合成される．アルブミンなどの血中蛋白質のほとんどは肝で合成．不要となったアミノ酸は分解され，その中の窒素化合物（アンモニア）は肝で無毒な尿素となり尿中排泄される．	
炭水化物 （糖質＋食物繊維）	糖質はエネルギー源の主体．食物繊維は整腸作用，血糖値上昇の抑制，血中コレステロール濃度の低下作用などの働きをもつ．
代謝：糖質は消化により最小単位のグルコース〈ブドウ糖〉，ガラクトース，フルクトースなどの単糖に分解され，小腸から吸収されて肝へ運ばれる．ガラクトース，フルクトースは肝でグルコースに変えられるので結局グルコースが主役となる．血中のグルコースが血糖として全身に送られエネルギー源として直接的に消費され，二酸化炭素と水に分解される．他方で血中グルコースは肝で(肝)グリコーゲンとして貯蔵もされる．グリコーゲンは血中のグルコースが貯蔵体となるときに変化したものである．グリコーゲンは必要に応じグルコースに分解され血中に放出され利用される．肝の貯蔵能を超えたグルコースは（内因性の）中性脂肪に姿を変えて皮下や内臓に体脂肪として貯蔵される．また，血中のグルコースは筋運動やインスリンの作用を受けて筋中に(筋)グリコーゲンとしても貯蔵される．肝グリコーゲンとは異なり，筋グリコーゲンはその筋肉で消費される．	
代謝：食物繊維に対する消化酵素が体内にはなく消化吸収されない［注：大腸で常在細菌による発酵で一部分解される．発酵産物の短鎖脂肪酸のエネルギー利用はある］．	
脂　質	エネルギー源，細胞膜やホルモンの材料，必須脂肪酸の供給源，脂溶性ビタミンの輸送と貯蔵．一般に脂質は食物から摂取される栄養素で，脂肪は脂質が体内で貯蔵された形態を指す．
代謝：消化により脂肪酸とグリセリンに分解され小腸から吸収される．肝で脂肪酸から（外因性の）中性脂肪が作られ，皮下脂肪や内臓脂肪として貯蔵される．脂肪合成や脂肪分解の過程で中間代謝産物としてケトン体ができる．ケトン体は肝のミトコンドリアで合成され血中に放出される．ケトン体は糖尿病や糖質制限，絶食などでエネルギー源としてグルコース〈ブドウ糖〉が利用できない場合にエネルギー源として消費され，二酸化炭素と水に分解される．	
ビタミン	体の機能を正常に保ち，3大栄養素の代謝を円滑に進める．
代謝：体内でほとんど合成されず，食物から摂取する必要がある．水溶性ビタミンは血液中に多く分布し，尿中排泄され，腎不全では血中濃度が上昇する．水溶性ビタミンは透析では除去されやすい．脂溶性ビタミンは脂質と共に吸収され，血液中よりも組織や細胞内に分布し，体内に蓄積されやすい．ビタミンDは皮膚で紫外線により合成され，その後肝臓で水酸化され，最終的に腎臓で水酸化され活性型ビタミンD（ステロイドホルモン）となる．ビタミンA，ビタミンKは肝臓で合成される．	
ミネラル	水分調整や神経，筋肉など身体のあらゆる機能の調整に関与する．骨，歯，血液などの材料である．
代謝：体内では合成されず，食物から摂取する必要がある．腸管から吸収され腎臓での尿中排泄と再吸収，腸管での排泄，臓器への貯蔵・蓄積で調節される．細胞や組織で利用され，細胞内外の移動，蛋白質との結合，組織への蓄積などの形で存在する．細胞膜上のチャネル，トランスポーター，ポンプ，細胞間の接着装置などがミネラルの輸送に関係する．	

解説⑥
必須アミノ酸：
フェニルアラニン，ロイシン，バリン，イソロイシン，スレオニン〈トレオニン〉，ヒスチジン，トリプトファン，リジン〈リシン〉，メチオニン．覚え方"風呂場の椅子ひとりじめ"．

［注：3大栄養素は皆エネルギー源となる．1g当たりのカロリー数が炭水化物（糖質），蛋白質で4kcal/g程度なのに対し脂質は約9kcal/gとエネルギー効率が高い．糖質はエネルギー源の主体であるが，日常生活でほぼ消費される．エネルギー源の不足下では皮下や内臓に貯蔵された中性脂肪が分解されエネルギー源となる．蛋白質もエネルギー源の不足下では筋肉などを分解してエネルギー源を作り出してしまうが，中性脂肪が十分あれば，筋肉の分解が避けられるなど蛋白質本来の機能が奪われずに済む］

不可欠な栄養素である．

(1) 蛋白質

蛋白質はC, O, N, H, Sの元素をもとに約20種類のアミノ酸で作られる．そのうち9種類のアミノ酸は体内で合成ができない**必須アミノ酸***である．

(2) 炭水化物

炭水化物はC, H, Oで構成され，糖質と食物繊維からなる．**糖質**はグルコース

6・4　消化器の疾患

〈ブドウ糖〉として直接的なエネルギー源となるほか，肝臓でグリコーゲンに合成されて肝臓や筋肉に貯蔵される．また，グルコースはインスリンにより中性脂肪に合成され脂肪組織に貯蔵されて間接的なエネルギーの供給源にもなる．

(3) 脂　質

　脂質はC, H, Oから構成される脂肪酸とグリセリン〈グリセロール〉の結合体で多くの種類がある．食物中に含まれる脂質は中性脂肪とコレステロールが最も多く，体内では中性脂肪の形で多くが存在する．消化により脂肪酸とグリセリンに分解され吸収される．体内で合成できない5種類の**必須脂肪酸***がある．

(4) ビタミン

　多くの**ビタミン**は体内で合成ができない．**水溶性ビタミン**（ビタミンB群，ビタミンC）と**脂溶性ビタミン***（ビタミンD，ビタミンA，ビタミンK，ビタミンE）に分類される．ビタミン欠乏症については後出の表6・7を参照されたい．

(5) ミネラル〈無機質〉

　ミネラルは体を構成する主要な4元素（酸素，炭素，水素，窒素）以外の総称である．ミネラルは体内で合成ができず，16種類の**必須ミネラル***がある．ミネラルは極微量で効果を発揮する．

2) 代謝異常疾患

(1) ビタミンの欠乏，吸収障害と疾患（表6・7）

表6・7　ビタミンの欠乏，吸収障害と疾患

欠　乏	疾患・症状	欠　乏	疾患・症状
ビタミンA	夜盲症	ビタミンC*	壊血病
ビタミンB$_1$*	脚　気	ビタミンD**	くる病，骨軟化症
ビタミンB$_2$*	口内炎	ビタミンE	溶血性貧血
ビタミンB$_{12}$* 吸収障害	悪性貧血	ビタミンK	出血傾向

［注：* は水溶性ビタミン，** ビタミンDの本質はステロイドホルモンである］

(2) 糖代謝の疾患

①糖原病

　グリコーゲンの代謝異常症の総称である．6・8・2項5）参照．なお，グリコーゲンの合成や分解経路が先天的に障害される指定難病の肝型糖原病もある．

②ガラクトース血症

　ガラクトースからグルコース〈ブドウ糖〉への変換酵素が先天的に欠損した疾患である．

(3) 蛋白質代謝の疾患

①アミロイドーシス

　前駆蛋白が変性してできる難溶性のアミロイド線維が肝臓，脾臓，腎臓，心臓，消化管，甲状腺など全身性に，あるいは肺，皮膚，血管，骨軟部組織など局所性に沈着し腫大，硬化を起こす疾患である．

解説⑦
5種類の必須脂肪酸：リノール酸，α-リノレン酸，アラキドン酸，DHA，EPA．

解説⑧
脂溶性ビタミン：ビタミンD，ビタミンA，ビタミンK，ビタミンE．覚え方"ダケDAKE"．

解説⑨
16種類の必須ミネラル：Ca, P, K, S, Cl, Na, Mg, Fe, Zn, Cu, Mn, Cr, I, Se, Mo, Coである．

第6章　人体構造の病態・疾患

②尿毒症

慢性的な腎不全で蛋白質の最終分解産物であるアンモニアやインドキシル硫酸などの排泄障害により，これらが蓄積し中毒を起こす疾患である．

(4) 脂質代謝の疾患

脂質異常症〈旧称：高脂血症〉，肥満症，脂肪肝，脂質沈着症などがある．

◎ 糖尿病性ケトアシドーシス

脂肪分解の中間代謝産物であるケトン体が増加した状態（血中の総ケトン体が200 μmol/L以上）をケトーシスという．糖尿病患者がインスリンの注射を忘れたときなど糖質（グルコース）の供給が得られず，代わって脂質が分解されケトン体が増加する．過剰なケトーシスにより血液が酸性となり糖尿病性のケトアシドーシスとなる．脱水症状や意識障害などを起こし，死に至る場合もある．
[注：糖尿病患者にインスリンを過剰投与すると血中の糖質（グルコース）は細胞へ移行し，低血糖となり冷や汗，動悸，意識障害，痙攣，手足の震えなどの症状や意識障害などを起こし，死に至る場合もある]

(5) 核酸代謝の疾患

①痛　風

プリン体は核酸の成分であり，細胞の代謝や増殖などに使われている．プリン体の約20%が食物から，約80%が体内合成で賄われるといわれる．寿命を終えた細胞が分解されるとプリン体も肝臓で処理され，プリン体の最終産物（老廃物）である**尿酸**に合成される．プリン体の過剰摂取や代謝障害は尿酸を増加させ高尿酸血症を招く．血中に溶けきれなくなった尿酸が結晶化（針状結晶の尿酸塩）し，手足の関節組織に蓄積して強い痛みを伴って炎症を引き起こす．このような病態が**痛風**である．痛風は核酸の成分であるプリン体の代謝障害が原因となる．

②偽痛風

偽痛風はピロリン酸カルシウム結晶の析出による結晶性関節炎で，関節痛や発熱，炎症反応の原因となる．加齢に伴う高齢女性に多く，変形性膝関節症に発症する頻度が高い．

6・5　血液，造血器の疾患

6・5・1　血液の疾患

1) 赤血球の異常

(1) 貧　血

血液の単位容積中の赤血球やヘモグロビンが減少した状態が**貧血**である．貧血には以下の①～③の原因がある．

①赤血球の喪失

外傷などによる大量出血や慢性出血による赤血球の喪失．

②赤血球の破壊亢進（溶血性貧血）

溶血性貧血には，遺伝性球状赤血球症や発作性夜間ヘモグロビン尿症などの

赤血球自体の異常によるものがある．また，新生児溶血性疾患のように母体の抗体による赤血球以外の因子によるものもある．

③赤血球の産生障害

鉄欠乏による鉄欠乏性貧血，DNA合成障害による巨赤芽球性貧血〈悪性貧血〉，造血幹細胞の不全による再生不良性貧血がある．なお，巨赤芽球性貧血では内因子欠乏によるビタミンB_{12}吸収障害によって発症するのが悪性貧血である．

◎再生不良性貧血

骨髄の造血幹細胞全体が減少する貧血である．赤血球だけでなく白血球や血小板も減少する．原因が不明の特発性と薬剤や肝炎による続発性とがある．抗癌剤による続発性再生不良性貧血がよく知られている．

2）白血球・血小板の異常

（1）白血球増加症と白血球減少症

白血球増加症や**白血球減少症**があり，いずれも好中球が対象となる頻度が高い．また，好中球機能異常症では免疫障害が起きる．

（2）特発性血小板減少性紫斑病

特発性血小板減少性紫斑病は血小板に対する自己抗体が出現する自己免疫疾患とされる．血小板が自己抗体により攻撃され減少する．皮下出血，歯肉出血鼻出血，性器出血などが見られる．

（3）血友病

血友病は血液凝固因子の第VIII因子や第IX因子の先天的欠如や活性不良により出血傾向〈出血性素因〉を起こす疾患である．第VIII因子の活性欠如に由来するものを血友病A，第IX因子の活性欠如に由来するものを血友病Bという．伴性劣性遺伝形式をとり，通常男性のみに発症し女性は保因者となる．主症状は関節内出血，筋肉出血や皮下血腫である．

3）骨髄細胞の腫瘍性増殖疾患

白血病は血液の悪性腫瘍である．

（1）白血病

白血病は骨髄の造血幹細胞が変化して白血病幹細胞となり，白血病細胞を無制限に増殖させる病態である．白血病細胞は血中や骨髄をはじめ全身の臓器に浸潤増殖する．そのため，正常白血球，赤血球，血小板などの血液細胞が減少して出血や感染症を発症する．まれに白血病細胞が固まって，小さな顆粒状の腫瘍（緑色腫）を骨髄や肝臓などに形成することがある．ただし，通常，腫瘍の形成は見られない．白血病は血液の"がん"と呼ばれる．白血病は，白血病細胞の発生母地によって大きく骨髄性白血病とリンパ性白血病に分類される．また，白血病細胞の分化や成熟段階から急性白血病と慢性白血病に区分される．急性白血病の3大臨床症状は"（易感染性のため）発熱，（血小板減少のため）出血傾向，（赤血球減少のため）貧血"である．

①急性骨髄性白血病〈AML：acute myeloid leukemia〉

最も多く見られる白血病で通常は成人に発症する．骨髄の白血球芽細胞が異

常な増加を起こす．90％以上が骨髄芽球で占められ，血中には多くの未熟な白血病細胞と少数の白血球（好中球）だけが見られ，中間に位置する白血球が見られない．これを**白血病裂孔**と呼ぶ．急激な経過をとり一般に予後は不良である．化学療法後に骨髄移植を行うことが多い．骨髄移植の前処置として腫瘍細胞の根絶と免疫制御を目的に高エネルギーX線による全身照射が実施される場合もある．なお，全身照射は悪性リンパ腫や重症免疫不全症などに適応されることもある．

②慢性骨髄性白血病〈CML：chronic myeloid leukemia〉

AMLに次いで多く，白血病の10％程度で成人に多い．血中には未熟な骨髄芽球から成熟顆粒球まですべての成熟段階の白血球細胞があり，白血病裂孔は見られない．脾臓や肝臓への浸潤があり脾腫や肝腫を伴う．また，骨髄の線維化を起こすことが多く，骨髄線維症となることがある．90％の症例に**フィラデルフィア染色体**と呼ばれる特有の染色体異常が見られ，慢性骨髄性白血病の診断指標に利用される．

③急性リンパ性白血病〈ALL：acute lymphoblastic leukemia〉

CMLに次いで多く，小児に多く見られる．未熟なリンパ芽球が増殖し，主にT細胞型とB細胞型に分類される．小児のALLは80％が長期生存する比較的予後の良い白血病である．ただし，成人のALLでは長期生存率が30～40％と低い．

◎成人T細胞白血病〈ATL：adult T-cell leukemia-lymphoma〉

ATLV-1〈成人T細胞ウイルス〉のウイルス感染により発症する予後の悪い白血病である．ATLV-1の感染者は九州，沖縄地方に多く5％程度がATLを発症する．感染経路として主に母乳による母子感染，性交渉による感染，輸血による感染がある．

④慢性リンパ性白血病

高齢者に多く見られるが日本では少ない．リンパ節の腫大が顕著である．

6・5・2　リンパの疾患

1）悪性リンパ腫

悪性リンパ腫はリンパ球や免疫細胞の悪性腫瘍である．大部分はリンパ節や扁桃などのリンパ組織に起きる．悪性リンパ腫は，大きくホジキンリンパ腫〈ホジキン病〉と非ホジキンリンパ腫の二つに大別される．非ホジキンリンパ腫は，さらにB細胞性リンパ腫とT細胞性リンパ腫とに分けられる．

（1）ホジキンリンパ腫〈ホジキン病〉

ホジキンリンパ腫は大きな多核のリード・ステルンベルグ細胞や単核のホジキン細胞という大型の細胞が増殖するのが特徴の悪性リンパ腫である．欧米人に多く，日本人ではまれである．40歳以上の成人男性に多い．頸部のリンパ節から発症することが多く，そこから隣りのリンパ節，その隣りのリンパ節へというように系統的に進んでゆく．病変が限局的で進行が遅く予後は良い．

（2）非ホジキンリンパ腫

B細胞性リンパ腫とT細胞性リンパ腫の二つに区分されるが，それぞれに何種類ものタイプがある．

6・5 血液，造血器の疾患

① B細胞性リンパ腫

悪性リンパ腫の約70％を占め最も多い．何種類ものタイプがある．主なものを以下に示す．

ⓐ 濾胞性リンパ腫

リンパ濾胞細胞が腫瘍化して濾胞の腫大を伴ったもの．他のリンパ腫に比べ予後がよい．

ⓑ MALTリンパ腫

主に粘膜のリンパ組織〈MALT：mucosa-associated lymphoid tissue〉から発生するリンパ腫である．胃，肺，唾液腺などに多い．

ⓒ びまん性大細胞性Bリンパ腫

大型の腫瘍細胞が特別な構造を作らず，一面にびまん性に増殖する．予後が悪い．

② T細胞性リンパ腫

T細胞性リンパ腫は悪性リンパ腫の約20％を占める．様々なタイプがあり，成人T細胞性白血病はリンパ節内で増殖するのでT細胞性リンパ腫の一種である．

6・5・3 造血器の疾患

1）多発性骨髄腫（形質細胞腫瘍）

抗体を作る形質細胞は，骨髄の造血幹細胞からB細胞〈Bリンパ球〉に分化し最終的に分化した形態である．この形質細胞が癌化し骨髄腫細胞となり**形質細胞腫瘍**ができる．形質細胞腫瘍には形質細胞腫（骨髄腫細胞が限局した腫瘍を作ったもの）やマクログロブリン血症（マクログロブリン抗体〈IgM〉を大量に産生する）などがあるが，最も代表的なものが**多発性骨髄腫**である．多発性骨髄腫は形質細胞の悪性腫瘍である．骨の破壊や吸収により低吸収となった骨領域が骨単純X線像で打ち抜き像を呈する．骨髄腫細胞も形質細胞と同様に抗体〈免疫グロブリン〉を作るが，大型の抗体であるIgM〈M蛋白〉を大量に作る特徴がある．さらにIgMのL鎖だけからなるベンス・ジョーンズ蛋白質も尿中に大量に出て，尿細管円柱に溜まり腎機能障害を起こす場合がある．

2）脾　腫

脾臓の腫大が**脾腫**である．白血病細胞や悪性リンパ腫細胞の浸潤を受けやすく脾腫を起こす．また，溶血性貧血でも脾臓での赤血球の処理が活発となり脾腫を起こす．肝硬変などで門脈圧が亢進すると，脾静脈が門脈につながっているため圧が脾臓にかかり脾臓がうっ血して脾腫を起こす．他に，菌血症や敗血症などの感染症でも，血中の細菌が脾臓内の網内系の細胞に捉えられ，脾臓に炎症が起きて白血球が浸潤してくるため脾臓が腫大する．

第6章◇人体構造の病態・疾患

6・6　泌尿器・生殖器の疾患

6・6・1　腎臓の疾患

1）急性腎障害〈AKI〉と慢性腎臓病〈CKD〉
（1）急性腎障害〈AKI：acute kidney injury〉
　急性腎障害は数時間～数日の間に急激に腎機能が低下する状態で，以前は急性腎不全と呼ばれた．尿量減少，浮腫，食欲低下や全身倦怠感を起こし，血中尿素窒素〈BUN〉，血清クレアチニン〈Cr〉，カリウムが高値となる．脱水や出血により腎臓への血流が低下する腎前性 AKI，腎臓の炎症や尿細管細胞の障害などにより腎機能が低下する腎性 AKI，尿路系の閉塞による腎後性 AKI がある．高齢者や慢性腎臓病罹患者では急性腎障害となりやすい．急性腎障害が慢性腎臓病〈CKD〉へ移行する場合が多い．

（2）慢性腎臓病〈CKD：chronic kidney disease〉
　慢性腎臓病は腎臓の障害（蛋白尿，腎形態異常）や腎機能低下（体表面積 $1.73\,\mathrm{m}^2$ 当たりの糸球体ろ過量が $60\,\mathrm{mL/min}$ 未満）が 3 か月以上持続している状態を指す．腎臓の機能低下により，浮腫，高血圧，電解質異常，貧血などを生じる．CKD は糖尿病，高血圧，喫煙，高尿酸血症など生活習慣と関連が深い．

2）腎　炎
　急性腎炎と慢性腎炎，および糸球体腎炎と尿細管間質性腎炎とに分けられる．ネフローゼ症候群は主に糸球体腎炎を原因とする糸球体性の腎障害である．

（1）ネフローゼ症候群
　ネフローゼ症候群は，重度の蛋白尿により，低蛋白血症，浮腫，高脂血症，腎機能低下を来す症候群である．尿中に多量の蛋白（アルブミン）が出てしまい，血中の蛋白濃度が低下（低蛋白血症）し，血漿浸透圧が低下する．そのため，血管外に水分が漏出して全身の浮腫を生じる（第 4 章の解説㊷参照）．また，有効循環血液量の低下から 2 次性に（あるいは腎障害により 1 次性に）レニン・アンジオテンシン・アルドステロン系（第 4 章 4・6・1 項 2）（2）参照）が亢進することで腎での再吸収が促進され，浮腫が増悪する悪循環となる．血中蛋白の低下により，代償的に肝臓での蛋白合成が促進されることで脂質代謝も変化する．

（2）急性糸球体腎炎
①感染関連急性糸球体腎炎
　　β 溶血性連鎖球菌（溶連菌）などによる上気道感染で抗体が形成され，菌抗原との間で抗原抗体反応が起き，免疫複合体ができる．免疫複合体は血行性に糸球体にたどりつき，沈着して急性糸球体腎炎を発症させる．したがって，糸球体自体に細菌などの病原体はない．糸球体性 AKI の原因となる．

②急速進行性糸球体腎炎〈RPGN：rapidly progressive glomerulonephritis〉
　　病理組織で半月体形成性糸球体腎炎を呈し，糸球体性 AKI で血液透析が必要となる頻度が高い．ANCA 関連血管炎，抗糸球体基底膜抗体〈GBM：glomerular basement membrane〉腎炎，IgA 血管炎，全身性エリテマトーデスによる

6・6　泌尿器・生殖器の疾患

ループス腎炎などが原因となる．治療で副腎皮質ステロイド薬，免疫抑制薬，血漿交換療法などが行われる．

(3) 慢性糸球体腎炎

何らかの免疫学的機序により，糸球体に免疫グロブリン，免疫複合体，補体などが沈着して蛋白尿や血尿を生じる疾患の総称．通常，無症候性や軽症状で発症し，進行するが，急性糸球体腎炎から移行もする．腎不全への進行は腎炎の種類によって異なるが，同じ種類の腎炎であっても個人差が大きい．

① IgA 腎症

慢性糸球体腎炎で最も多い．上気道感染に関連する．糸球体に免疫グロブリンの IgA が沈着し，初期には血尿が優位だが，進行により蛋白尿が増加する．副腎皮質ステロイド薬，免疫抑制薬，扁桃摘出術が治療で行われる．20 年で約 40% が腎不全になるといわれる．

②微小変化群

小児や若年者のネフローゼ症候群で最も多い．光学顕微鏡検査での組織変化が乏しいことが特徴である．

③膜性腎症

高齢者のネフローゼ症候群の原因で最も多い．2 次性膜性腎症は，悪性腫瘍，膠原病・自己免疫疾患，薬剤，感染症などに続発するが，高齢者では特に悪性腫瘍の精査が必要である．

◎慢性糸球体腎炎には，ほかに巣状分節性糸球体硬化症，膜性増殖性糸球体腎炎などがある．

(4) 間質性腎炎

①急性間質性腎炎

急性腎障害〈AKI〉に含まれる．

②慢性間質性腎炎

間質の線維化と尿細管の萎縮を特徴とする．薬剤（フェナセチン，アセトアミノフェン，NSAID），重金属（鉛，カドミウム），膠原病・自己免疫疾患（シェーグレン症候群など），IgG4 抗体*関連疾患，移植腎などを原因とするもの，急性間質性腎炎から移行するものがある．また，糸球体疾患や血管疾患に続発して尿細管間質障害に移行する場合もある．通常，蛋白尿（アルブミン尿）や血尿は強くはなく，低分子の尿細管性蛋白尿が主体で，比較的無症候性に腎機能低下が進行する．透析導入の原因となる．

(5) 腎盂腎炎

尿路感染症に含まれる．6・6・2 項 1)（1）の「急性腎盂腎炎」と「慢性腎盂腎炎」を参照．

3) 腎血管疾患

(1) 高血圧性腎硬化症

腎硬化症は腎臓内の小葉間動脈や輸入動脈，輸出動脈などの細小動脈の動脈硬化〈arteriosclerosis〉による腎実質障害と定義され，腎臓が萎縮する．本態性高血圧が主な原因であり，高齢者に多い．通常，血尿は乏しく，蛋白尿は軽度で進行

解説⑩

IgG 抗体：
IgG は 5 種類の免疫グロブリン〈抗体〉の中の一つである（表 4・24 参照）．5 種類に分けるのがクラスで，同じクラスの抗体でも構造の違いからさらにサブクラスに分けられる．IgG 抗体には IgG1，IgG2，IgG3，IgG4 の四つのサブクラスがある．

第6章 人体構造の病態・疾患

が緩やかである．透析導入原疾患の中で糖尿病性腎症に次いで2番目に多い．

(2) 腎血管性高血圧症

腎動脈の狭窄によりレニン・アンジオテンシン・アルドステロン系（第4章4・6・1項2）（2）参照）が亢進して起こる2次性高血圧の代表的疾患である．原因として加齢に伴う粥状動脈硬化〈アテローム性動脈硬化：atherosclerosis〉が約90％と最も多い．残りは若年者に見られる線維筋性異形成が10％弱，その他の血管疾患として高安動脈炎〈大動脈炎症候群〉，結節性多発動脈炎，川崎病，大動脈解離などがある．超音波ドプラ検査，腎動態シンチグラフィ〈レノグラフィ〉，造影CT，MR Angiography，腎動脈造影検査などが行われる．レノグラムでは左右の分腎機能を評価でき有用である．治療で血管系IVRとして経皮的腎血管形成術〈PTRA：percutaneous transluminal renal angioplasty〉やステント留置術，バルーン拡張術が行われる．

(3) 腎梗塞

腎動脈主幹部やその分枝の狭窄や閉塞により支配領域の腎実質組織が虚血に陥り梗塞，壊死を起こす．腎動脈狭窄，大動脈解離，大動脈瘤の壁在血栓，心房細動の左房内血栓，IVRなどが原因となる．造影CTでは境界明瞭な造影不良域や欠損像として描出される．急性腎障害〈AKI〉の原因となる．

(4) コレステロール塞栓症

動脈硬化の起きた血管壁のアテローム性プラークが破綻して血中に遊離し，末梢血管や組織，多臓器に多発塞栓を起こす．IVRや心臓血管手術が誘因となり発症する．皮膚障害（網状皮斑〈リベド〉，Blue toe），好酸球増加，急性の腎障害進行が特徴である．副腎皮質ステロイド投与やLDL吸着療法*が行われる．

4) 腎の先天異常

(1) 馬蹄腎

馬蹄腎は左右の腎が下極で癒合し，全体の形が馬の蹄鉄形を呈する先天異常である．

(2) 遊走腎

立位で腎臓が生理的範囲を超えて，2椎体，10 cm以上下垂する．遊走腎は右腎に多く見られ，特に女性に多い．

(3) 多発性嚢胞腎

腎内に大小多数の嚢胞が生じ，腎容積が増大する．後天的な単純性嚢胞の腎嚢胞とは数や発生機序が異なる．遺伝性疾患であり常染色体優性遺伝が多い．透析導入原疾患の中で4番目に多い．腎以外に肝臓，膵臓，脾臓などにも嚢胞が見られる．脳動脈瘤を合併してくも膜下出血の原因となるため，スクリーニング検査が行われる．血管系IVRによる腎動脈塞栓術や外科的腎摘除術も行われる．

5) 腎腫瘍

(1) 腎芽腫〈Wilms腫瘍，ウィルムス腫瘍〉

小児に発生する悪性腎腫瘍で約90％と最も多い．放射線感受性が高く放射線療法のよい適応となる．

解説⑪

LDL吸着療法：悪玉コレステロールのLDLを血液透析と同様に血液を体外に循環させLDLを選択的に吸着するカラムで取り除く治療法である．

6·6　泌尿器・生殖器の疾患

（2）腎細胞癌〈Grawitz腫瘍，グラヴィッツ腫瘍〉

　腎実質に発生する腺癌．成人に発生する悪性腎腫瘍で最も多い．放射線感受性が低い．

（3）血管筋脂肪腫

　良性腫瘍で腎腫瘍全体の1%未満である．均一充実性で脂肪成分に乏しい腎腫瘍である．

6·6·2　尿路の疾患

1）尿路感染症

　尿路感染症の起炎菌は腸内細菌であるグラム陰性桿菌の大腸菌が最も多い．クレブシエラ菌，プロテウス菌，腸球菌，ブドウ球菌なども起炎菌となる．男性に比べ女性は尿道が短く，外尿道口と肛門の距離が短いため，膀胱炎と腎盂腎炎は女性の方が多い．逆に尿道炎は女性よりも男性に多い．

（1）腎盂腎炎

　腎盂腎炎には急性腎盂腎炎と慢性腎盂腎炎がある．

①急性腎盂腎炎

　急性腎盂腎炎では腰背部痛，発熱，血尿，蛋白尿を来す．敗血症や腎周囲膿瘍となる場合がある．抗菌薬治療が行われる．腎周囲膿瘍に対して非血管系IVRでドレナージ術が行われる場合がある．

②慢性腎盂腎炎

　慢性腎盂腎炎は尿路感染を反復後，無症候性だが尿中細菌が消失せずに慢性に持続する病態である．リン酸アンモニウムマグネシウム結石，腎嚢胞，慢性間質性腎炎の合併などが見られる．透析導入の原因となる．

（2）膀胱炎

　急性膀胱炎の起炎菌はほとんどが大腸菌だが，性感染症〈STD〉のトリコモナス原虫も原因となる．性的活動期（10〜50歳代）の女性に非常に多い疾患である．急性膀胱炎では頻尿，残尿感，排尿時痛，血尿（出血性膀胱炎）などを生じる．通常3日程度の抗菌薬治療で改善する．慢性膀胱炎は，膀胱炎の反復や無症候性だが尿中細菌が持続的に検出される病態である．

（3）尿道炎

　女性よりも男性に多く見られる．精巣上体炎や前立腺炎が合併する場合がある．性感染症〈STD〉の淋菌，クラミジア，トリコモナスなども原因となる．

2）尿路結石

　腎結石，尿管結石，膀胱結石がある．結石の成分ではシュウ酸カルシウム結石が最も多い．腰背部疝痛（疝痛は周期的に反復する発作的な内臓痛で，いわゆる“さしこみ”），血尿を来す．超音波検査で結石は高輝度で音響陰影〈アコースティクシャドー〉を伴う．カルシウム結石は単純X線，単純CTで高吸収を示すが，尿酸石，シスチン石は低吸収を示すX線陰性である．水腎症や尿路感染症の原因となる．非血管系IVRとして体外衝撃波砕石術〈ESWL：extracorporeal shock wave lithotripsy〉，経尿道的尿管砕石術〈TUL：transurethral ureterolithotripsy〉などが

第 6 章　人体構造の病態・疾患

行われる.

◎水腎症

水腎症は腎盂，尿管，膀胱，尿道の尿路のいずれかの部分で狭窄や閉塞が起こり，狭窄部位よりも高位が尿のうっ滞で拡張する病態である．尿路結石や尿路上皮癌は片側性，膀胱より下位の狭窄（神経因性膀胱，前立腺肥大，尿道狭窄など）は両側性に生じる．尿管狭窄に対する非血管系 IVR として尿管ステント術が行われる．

3）先天性尿路異常
（1）重複腎盂尿管

尿管が本来の尿管口とは異なる場所に開口している状態を**尿管異所開口**といい，**重複腎盂尿管**に多く合併する．重複腎盂尿管は尿路奇形で最も多い．腎盂，尿管が二つずつある完全型と尿管が合流して尿管口が一つの不完全型がある．尿管異所開口で膀胱尿管逆流〈VUR〉がある場合は治療対象となる．

（2）膀胱尿管逆流〈VUR：vesicoureteral reflux〉

膀胱尿管接合部の異常により，尿が膀胱充満時や排尿時に尿管，腎盂の方向に逆流する．水腎症，尿路感染症，逆流性腎症の原因となる．腎静態シンチグラフィ，逆行性膀胱造影が行われる．

（3）腎盂尿管移行部狭窄

小児の水腎症の原因で最も多い病態である．

4）その他の尿路疾患
（1）神経因性膀胱

膀胱の神経調節障害による尿失禁や尿閉などの排尿障害を**神経因性膀胱**と呼ぶ．脳血管障害，糖尿病，薬剤（抗コリン薬），パーキンソン病，脊髄損傷などが原因となる．神経因性膀胱により下部尿路が閉塞すると両側の水腎症を起こす．

（2）過活動膀胱

膀胱の収縮が亢進し，頻尿，尿意切迫，切迫性尿失禁などの排尿障害を**過活動膀胱**と呼ぶ．加齢，ストレス，排尿の神経筋調節障害，薬剤（コリン作動薬）などが原因となる．

5）尿路の腫瘍
（1）尿路上皮癌

腎盂，尿管，膀胱の尿路上皮由来の移行上皮癌が多い．腎盂癌は成人の悪性腎腫瘍で腎細胞癌に次いで多い．水腎症の原因となる．

6・6・3　生殖器の疾患

1）前立腺肥大

加齢とともに 50 歳以上から頻度が増加し，70 歳で 70 ～ 80％ が罹患する．組織学的には肥大ではなく過形成であり，男性ホルモン（テストステロン）の影響を受ける．前立腺内で尿道が圧迫され頻尿，残尿感，尿失禁などの排尿障害を来す．

6・6　泌尿器・生殖器の疾患

尿閉や両側の水腎症の原因にもなる．前立腺癌，前立腺炎との鑑別が必要である．

2）陰嚢水腫

精巣（睾丸）の周囲に液体が貯留して陰嚢が腫大する．新生児や乳児に好発し，先天性のものは腹腔と陰嚢の交通が原因である．痛みを伴わず，自然に治癒する場合が多いが，3歳頃でも改善しない場合は手術が検討される．成人の後天性の陰嚢水腫は原因も経過も異なる．陰嚢の腫大を来す他の疾患として鼠径ヘルニア，精巣上体炎〈副睾丸炎〉，精巣炎，精巣腫瘍，精巣捻転などとの鑑別が必要である．

3）精巣捻転

精索を軸として精巣がねじれることで血流が低下，途絶する状態．思春期前後の青少年に多く，激しい陰嚢部痛を伴い発症する．腹痛や嘔気，嘔吐を伴う場合もある．急性陰嚢症に含まれる．6～12時間以内に血流を回復させないと精巣が壊死に陥るため，早期発見・治療が重要である．

4）子宮内膜症

子宮内膜組織が子宮以外に発生し発育することによる．20～30歳代に好発し，女性ホルモン，性周期の影響を受ける．卵巣，卵管，ダグラス窩，膀胱子宮窩などが子宮内膜症の好発部位である．卵巣内の内膜症性嚢胞はチョコレート嚢胞と呼ばれる．ホルモン療法のほか，外科手術も行われる．

5）生殖器の腫瘍
（1）前立腺癌

50歳以上に好発する腺癌で骨，肺に血行性転移を起こしやすい．甲状腺癌とともに剖検で初めて発見されるラテント癌〈潜伏癌〉の代表である．男性ホルモンが腫瘍の増殖にかかわる．腫瘍マーカーはPSAである．

（2）精巣腫瘍

精巣腫瘍にはセミノーマ〈精上皮腫〉が多い．精巣腫瘍は放射線治療の効果が大きな癌である．精上皮腫は胚細胞腫瘍の一種で精上皮細胞のみから構成される．非セミノーマは胎児性癌や卵黄嚢腫瘍，奇形腫などの精上皮細胞以外の腫瘍細胞を含んでいる．

（3）陰茎腫瘍

陰茎癌はほとんどが扁平上皮癌である．包茎，ヒトパピローマウイルス〈HPV〉感染，喫煙が発症に関係する．欧米では男性に対してHPVワクチンの予防接種が行われている．

（4）子宮頸癌と子宮体癌

子宮頸癌は子宮癌の約8割を占める．子宮頸癌の発症にヒトパピローマウイルス〈HPV〉が関与し，HPVワクチン予防接種が定期接種に含まれている．ほとんどが扁平上皮癌で，わずかに腺癌もある．子宮体癌は逆にほとんどが腺癌である．子宮体癌は女性ホルモンが腫瘍の増殖にかかわる．子宮頸癌は子宮体癌よりも好発年齢が低く，子宮がん（主に子宮頸癌）検診は20歳以上が対象となる．

第6章◇人体構造の病態・疾患

315

第 6 章 人体構造の病態・疾患

(5) 子宮筋腫

良性腫瘍で子宮腫瘍の中で最も多い．大部分は子宮体部にできる．この良性腫瘍の由来細胞は子宮体部の筋層の平滑筋細胞である．

(6) 卵巣腫瘍

卵巣腫瘍の約 90% が良性腫瘍，約 10% が悪性腫瘍である．良性腫瘍では脂肪や液体（漿液，粘液，血液）を含む卵巣嚢腫が最も多い．成熟嚢胞性奇形腫は卵巣腫瘍の 15 ～ 25% を占め，脂肪，毛髪，歯などを含有する．悪性腫瘍は上皮性（表層上皮性・間質性）が約 90% を占める．進行癌の 5 年生存率は約 30% と予後不良である．卵巣腫瘍で最も頻度の高い卵巣嚢腫は，脂肪や漿液，粘液，血液などの液体を含む良性腫瘍である．

6·6·4　遺伝疾患

染色体内の遺伝子に異常があり発症する．常染色体（22 対 44 本）または性染色体（1 対 2 本，男 XY，女 XX）にある遺伝子の異常が原因となる．

1）染色体は正常で単一遺伝子の異常による遺伝疾患（単一遺伝子疾患）

単一遺伝子疾患*〈メンデル遺伝病〉はメンデルの法則に従う疾患である．

(1) 常染色体上の遺伝子異常による遺伝疾患

①優性遺伝による疾患

一対の相同遺伝子の片方の遺伝子異常で発症する．

例）鎌状赤血球症，マルファン症候群，筋強直性ジストロフィー，多発性嚢胞腎，ハンチントン病，多発性神経線維腫（レックリングハウゼン病）

②劣性遺伝による疾患

一対の相同遺伝子の両方の遺伝子異常で発症する．

例）フェニルケトン尿症，若年発症成人型糖尿病（1 型糖尿病），家族性大腸ポリポーシス

(2) 性染色体（X 染色体）上の遺伝子異常による遺伝疾患

①伴性劣性遺伝による疾患

X 染色体異常で一般に男子［注：まれに女子］に発症する．

例）血友病，赤緑色盲，デュシェンヌ型筋ジストロフィー

2）染色体自体の異常による遺伝疾患

(1) 常染色体の異常による遺伝疾患

①ダウン症候群

21 番目の常染色体が一つ多くトリソミー（1 本過剰）になっている．知能障害，特有な顔貌が特徴である．高齢出産ほどリスクが高い．

②ネコ鳴き症候群

5 番目の常染色体が短腕欠損する．

(2) 性染色体の異常による遺伝疾患

①ターナー症候群

性染色体が一つ少なくモノソミー（1 本不足）で，X しかない．［45，X］．外

解説⑫
単一遺伝子疾患：染色体の中のある一つの遺伝子が，欠損や置換などの異常により発症する疾患の総称である．両親からの遺伝子により発病の有無が決まるためメンデル遺伝病とも呼ばれる．

見は女性で低身長，卵巣形成不全だが知能障害はない．

②クラインフェルター症候群

性染色体Xが一つ多い．［47，XXY］．男性のみ．精巣は小さく2次性徴の発現が不全で体型は女性的．軽度の知能障害を伴うことが多い．

③その他

性染色体のXやYが一つ多い．XXX→［47，XXX］，XYY→［47，XYY］がある．

◎本文中の染色体表記について

性染色体で男性はXY，女性はXXなので，健常者の性染色体は男性では［46，XY］，女性では［46，XX］と表記できる．46は46本の染色体で性染色体を46番目とした場合である．一般的に性染色体を46番目とする．なお，常染色体は大きい順に番号を付ける（図2·2参照）．

・ターナー症候群は染色体が45本しかなく，性染色体はXのみに1個．［45，X］
・クラインフェルター症候群は染色体が47本で，性染色体はXXY．［47，XXY］

6·6·5　先天疾患

受精から出生までの間に，外力，低酸素，放射線，化学物質，ホルモン，ウイルス感染，栄養障害などの影響を受けて生じる機能や形態の異常を**先天異常**という．形態の異常は特に**奇形**と呼ぶ．遺伝疾患も先天異常の中に分類される．

主な奇形として先天性心疾患，口蓋裂，メッケル憩室，多指症，無脳児，先天性胆道閉鎖症などがある．

6·7　脳・神経の疾患

6·7·1　中枢神経の疾患

1) 頭部外傷

頭部外傷で外力直下の脳損傷を**クー外傷**〈coup injury〉や**直撃損傷**といい，外力と反対側に生じるものを**コントラクー外傷**〈contrecoup injury〉や**対側損傷**と呼ぶ．外力直下に所見がなく，反対側に脳挫傷や血腫が生じることがある．後頭部の打撲で前頭葉の損傷を起こす例は多い．頭部外傷の種類は，脳を覆う髄膜（硬膜，くも膜，軟膜）と障害される部位（表4·33参照）の関係によって様々な形態をとりうる．

(1) 脳震盪

脳震盪は，衝撃により脳が揺さぶられたことで起こる一過性で可逆性の意識障害・喪失，記憶障害・喪失を症状とする．画像検査で異常が認められない場合が多いが，外傷性脳損傷に分類され，神経細胞〈ニューロン〉の軽度壊死や微小出血が見られる場合がある．脳の神経伝達物質の代謝異常により，注意力や集中力の低下，見当識や記憶障害，眩暈，ふらつき，頭痛などが生じ，回復に数週間を必要とする場合がある．

第 6 章　人体構造の病態・疾患

(2) 脳挫傷，脳内血腫

脳挫傷は脳実質に挫滅損傷を生じ，出血，壊死が見られるもの．CT画像で高吸収域と低吸収域の混合する胡麻塩状サイン〈ソルト＆ペッパーサイン〉の出血病変が認められる．外傷性脳内血腫は，受傷直後から24時間以内に出血が融合，増大して出現し，血腫の増大により頭蓋内圧亢進症状が生じた場合は，緊急手術が必要となる．受傷直後のCTでは血腫が認められないが，数時間から十数時間後に血腫が出現する遅発性外傷性脳内血腫もある．

(3) 硬膜外血腫

硬膜外血腫は頭蓋骨内面と硬膜の間の血腫で，中硬膜動脈の損傷や静脈洞の断裂による出血が原因である．CT画像で凸レンズ状の血腫が認められる．急性硬膜外血腫では打撲部位直下の頭蓋骨骨折が高率で見られる（図4·120参照）．

(4) 硬膜下血腫

硬膜下血腫は硬膜とくも膜の間の血腫で，脳表と硬膜の間の架橋静脈や小静脈の損傷による．CT画像では三日月状の血腫が認められる．くも膜が断裂すると髄液，浸出液が貯留し，硬膜下水腫を生じる．急性硬膜下血腫に急性硬膜外血種が合併して頭蓋内圧亢進症状が見られる場合は緊急手術の適応となる．慢性硬膜下血腫は，外傷後数週から数か月経過して遅れて生じるもので，若年者に比べ高齢者に起きやすく（転倒を反復），認知症症状の原因となる場合がある．酩酊状態で転倒し，頭部を打撲する飲酒者などでは硬膜下血腫を受傷する危険が高い（図4·120参照）．

(5) 外傷性くも膜下出血

外傷によるくも膜下出血がある．脳動脈瘤破裂によるくも膜下出血に比べ発生は少ない．急性期に脳表の動脈に攣縮を起こす場合がある．

2）脳血管障害

(1) 脳出血

①脳内出血

脳内出血は脳実質内の出血で高血圧によるものが多い．被殻出血（約50％）が最も多く，視床出血（約30％）が次ぐ．中大脳動脈の枝が出血源となりやすい．被殻出血は中大脳動脈から直接分岐するレンズ核線条体動脈が高血圧により動脈硬化を起こし出血するのが主な原因である．

②くも膜下出血

くも膜下出血はウィリス動脈輪の分岐部などに生じた動脈瘤の破裂によるものがほとんどである．若年者では動静脈奇形の破裂で発症する場合もある．外傷によるものは少ない．

◎脳動静脈奇形によるくも膜下出血

動静脈奇形〈AVM：arterio-venous malformation〉は動脈と静脈が本来，毛細血管を介して連絡するが，動脈と静脈が直接的に血管の塊（ナイダス）を作り，つながった先天的な病態である．ナイダスには大量の血液が流れており，血管も脆く破れて出血しやすい．動静脈奇形が脳血管にできたものが脳動静脈奇形である．脳動静脈奇形によりくも膜下出血や脳出血を発症することがある．

発症はほとんどが胎児期から小児期にかけてで，成人以降では非常に少ない．

(2) 脳梗塞

脳梗塞は，脳血管が脳血栓（脳血管の粥状硬化による血栓）や脳塞栓（心臓壁や弁などに生じた血栓の遊離）により閉塞し，脳組織が虚血状態となった病態である．身体の片側の麻痺や失語，意識障害などが現れる．発症直後の脳梗塞病変の検出能はMRI拡散強調像がCTよりもはるかに優れている．

◎ ラクナ梗塞〈多発性小梗塞群〉

ラクナ梗塞は脳内の細動脈が梗塞を起こし，微小空洞を形成したものである．

(3) もやもや病

ウィリス動脈輪の閉塞で特発性ウィリス動脈輪閉塞症とも呼ばれる．動脈閉塞に伴い2次的に生じた新生異常血管網が，脳動脈血管造影像で"もやもや"と描出されることから命名された脳動脈閉塞疾患である．英名も moyamoya disease である．

(4) 一過性脳虚血発作〈TIA：transit または transient ischemic attack〉

一時的に脳に血液が流れなくなり，一時的な神経学的機能障害が現れる発作である．発作の持続時間はおおむね24時間以内とされる．ただし，24時間後に症状が消失してもMRI拡散強調画像で脳梗塞が見つかることが多い．

3) 中枢神経の変性疾患・脱髄疾患
(1) パーキンソン病

中脳の黒質（緻密部）の神経細胞にレビー小体が出現し，ドパミンを分泌する神経細胞を破壊，脱落させる．パーキンソン病はドパミンが減少して発症する．第4章4·7·1項「大脳基底核の回路の働き」（図4·111）で，大脳基底核が随意運動の際に滑らかな動作のための調節を行っていることを概説した．動作のブレーキを緩める直接回路では黒質のドパミンが大きな役割を果たしているが，パーキンソン病ではドパミンが極端に減少するため，動作に強いブレーキがかかった状態となる．そのためパーキンソン病に見られる無動，寡動（動きが遅く少ない），振戦（ふるえ）などの症状が現れる．このような運動症状以外にも自律神経症状，認知障害（ひどい物忘れなど），嗅覚障害，睡眠障害，精神症状（うつなど），疲労や疼痛といった非運動症状が見られることもある．なお，パーキンソン病に見られる無動，寡動とは逆に，多動，チック症状，ジスニトア（意図せぬ運動）を症状とする遺伝疾患のハンチントン病〈ハンチントン舞踏病〉がある．こちらは大脳基底核の運動調節機能の中でブレーキをかける機能が適切に働かないことによる．

(2) 多発性硬化症〈MS：multiple sclerosis〉

有髄神経の髄鞘〈ミエリン〉だけが破壊され発症する．髄鞘が何らかの原因で変性，脱落することを**脱髄**と呼ぶ．中枢神経の様々な部位に多発性の脱髄巣を発生するため，多彩な神経症状を呈する．

4) 脳感染性疾患
(1) 脳炎，脊髄炎，髄膜炎，脳膿瘍

感染源はウイルスや細菌などで，脳実質内に発症すれば脳炎などと発生部によ

第6章　人体構造の病態・疾患

り分類される．脳膿瘍は細菌感染による急性の限局性脳実質炎である．心臓や肺の炎症病巣や中耳炎や副鼻腔炎，乳突洞炎が，脳に波及し膿瘍を形成したものである．

(2) クロイツフェルト・ヤコブ病

異常プリオン蛋白が脳に蓄積した感染である（第5章5·2·1項参照）．

5) 精神疾患

(1) 統合失調症

10〜20歳代に発症することが多く，以前は精神分裂病と呼ばれた．脳機能の障害により，感情のコントロールや適切な現状判断や意思決定ができなくなる疾患である．脳内ドパミンの過剰や失調が関連する．

(2) うつ病

うつ病は気分障害に含まれ，憂うつで無気力な抑うつ状態であり，近年急速に増加している．うつ状態だけでなく，気分が高揚し活動的な躁状態がある場合は，うつ病ではなく，うつと躁の2極をもつので**双極型障害**〈躁うつ病〉とされる．脳内神経伝達物質のセロトニンの低下が気分障害に関係が深く，薬物治療として選択的セロトニン再取り込み阻害薬〈SSRI：selective serotonin reuptake inhibitor〉などが用いられる．

(3) 他にパニック障害，強迫神経症，心的外傷後ストレス障害〈PTSD：post traumatic stress disorder〉など，様々ある．

6) 脳腫瘍

神経組織は神経細胞〈ニューロン〉と，それを埋める"接着剤"の神経膠細胞〈ニューログリア〉からなるが，脳実質から発生する原発性脳腫瘍は神経膠細胞から発生する神経膠腫〈グリオーマ〉である．神経膠細胞には様々な種類があり，星状細胞からは星細胞腫が発生するように稀突起膠細胞，上衣細胞などからはそれぞれの神経膠腫が発生する（**表6·8**）．

表6·8　成人の脳腫瘍

◎原発性脳腫瘍　　約90%			
脳実質から発生する脳腫瘍：神経膠細胞から発生する脳腫瘍と考えてよい．			
神経膠腫〈グリオーマ〉［100%］　　カーノハン分類でⅠ〜Ⅳ度がある．			
神経膠腫の内訳	両性悪性	カーノハン分類など	脳腫瘍全体の%
・星細胞腫　　　［約28%］	比較的良性	Ⅰ，Ⅱ度に相当	約28%
・悪性星細胞腫［約18%］	悪性	Ⅲ度に相当	
・膠芽腫　　　　［約32%］	悪性度は高い	Ⅳ度に相当	
・髄芽腫　　　　［約4%］	悪性度は高い	髄液播種がある	
・その他　［約18%］			
脳室上衣腫［約10%］	良性，まれに悪性	髄液播種がある	
乏突起膠腫［約5%］	良性	Ⅱ度に相当	
脳幹膠腫　［数%］	悪性	脳幹で予後は悪い	

6・7 脳・神経の疾患

表6・8 成人の脳腫瘍（つづき）

脳の周縁組織から発生する脳腫瘍：脳実質の外に発生する脳腫瘍である.			
神経膠腫以外の内訳	両性悪性	特徴など	脳腫瘍全体の%
・髄膜腫	良性，一部悪性	女性に多い	約26%
・下垂体腺腫	良性	放射線治療適応	約17%
・神経鞘腫	良性	母地シュワン細胞	約11%
・頭蓋咽頭腫	比較的良性	先天性脳腫瘍	約5%
・松果体腫瘍	良性	未分化胚細胞腫	約3%
◎転移性脳腫瘍　　　脳腫瘍全体の中で約10%，文献によっては30%			
肺癌（約50%），乳癌（約15%），大腸癌（約10%），腎癌，胃癌，悪性黒色腫の順で脳への転移が多い. 転移性なのですべて悪性である.			

［注：% は国立がん研究センターがん対策情報センターによる. 2012年］

(1) 成人の脳腫瘍

・膠芽腫は好発年齢が45 〜 79歳と高く，中年以降に好発する.
・肺癌は転移性脳腫瘍の原発巣として最も多い.
・聴神経腫瘍は神経鞘腫が第Ⅷ脳神経〈聴神経〉に発生したもので，頭部CTやMRIにより小脳橋角部*に確認される. 神経鞘腫がレックリングハウゼン病に原因するものもある.
・髄腫は神経膠細胞と神経細胞とが分かれる前の共通する母細胞から発生する未分化な腫瘍細胞からできる. 放射線治療が適応され，小児に好発する.
・下垂体腺腫の機能性腺腫では成長ホルモン（先端巨人症，末端肥大症），副腎皮質刺激ホルモン（クッシング病），プロラクチン（無月経症，乳汁分泌）などが産生，分泌される（表6·9に一覧）. また，下垂体の直上に視交叉が位置するため，下垂体腫瘍（下垂体腺腫）では両耳側半盲（後出の図6·3参照）が症状として見られる場合がある.

(2) 小児の脳腫瘍

成人の脳腫瘍は大脳に好発するが小児では半数近くが小脳や脳幹に発生する. 小児脳腫瘍は小脳にできる①神経膠腫（星細胞腫）が最も多く，小脳虫部に好発する②髄芽腫がそれに続く. ③胚細胞腫，頭蓋咽頭腫，脳室上衣腫も多い.

①神経膠腫
小児では悪性度の低い小脳の毛様性星細胞腫と脳幹の脳幹神経膠腫がある.

②髄芽腫〈髄芽細胞腫〉
小脳（虫部）に好発する. 髄芽腫は脳脊髄液播種により転移する.

③胚細胞腫
卵巣・精巣や頭蓋内の松果体や下垂体付近から胸腺，仙尾部の体軸の正中にも好発する.

◎小児悪性腫瘍
・神経芽腫〈神経芽細胞腫〉は小児の悪性腫瘍の中では白血病に次いで2番目に多い癌である. 神経芽腫は体幹の交感神経節（脊柱の両側）や副腎髄質などから発生する.
・小児癌全体：白血病33%＞脳腫瘍22%＞悪性リンパ腫9%＞神経芽腫7%

解説⑬
小脳橋角部〈CPアングル：cerebellopontine angle〉：横断像で，小脳と脳幹により形成され描出される部分である. この場所は脳幹から分岐する脳神経が通り，腫瘍の好発部位となっている.

第6章◇人体構造の病態・疾患

321

第6章　人体構造の病態・疾患

・小児脳腫瘍：星細胞腫＞髄芽腫＞胚細胞腫＞頭蓋咽頭腫

7）認知症

(1) アルツハイマー型認知症〈アルツハイマー病〉

　大脳皮質（前頭葉や側頭葉），海馬の萎縮が見られる変性疾患で，脳内のアミロイドβ蛋白質の異常蓄積が認められる特徴がある．認知症の約3分の2を占め，最も多い．物忘れ，徘徊，とりつくろいなどがあり，脳内アセチルコリンが減少する．

(2) レビー小体型認知症〈DLB：dementia with Lewy bodies〉

　DLBは主成分をα-シヌクレイン（蛋白質）とする円形の"レビー小体"が脳の神経細胞体に集まり神経細胞を破壊するのが原因とされる．DLBと症状が似た疾患にパーキンソン病がある．DLBはレビー小体が大脳皮質に集まるのに対して，パーキンソン病ではドパミンを分泌する中脳の黒質（緻密部）の神経細胞の内部にレビー小体が多く集まり，これを破壊しドパミンの分泌を障害する．DLBもパーキンソン病もレビー小体が存在することから両者をレビー小体病とも呼ぶ．DLBに見られる代表的な症状として認知機能障害，幻視（DLBに特有），パーキンソン症状などがある．DLBでは脳萎縮は少なく，脳血流シンチグラフィで側頭葉から後頭葉に血流の低下が見られる（幻視に関連）．また，DLBやパーキンソン病では^{123}I-MIBG心筋シンチグラフィで心臓へのMIBGの取り込みが低下する．他に，DLBやパーキンソン病では^{123}I-イオフルパンによるDATスキャンで線条体（尾状核と被殻）への集積低下が認められ，アルツハイマー型認知症では逆に高集積となることから両者の鑑別診断に利用されている．

(3) ピック病（前頭側頭型認知症）

　ピック病は前頭側頭型認知症の一つで，前頭側頭型認知症の約8割はピック病だと考えられている．発症年齢が40〜60歳代と認知症の中では比較的若い．主に前頭葉，側頭葉前方の萎縮が見られ，人格変化，情緒障害，異常行動などを特徴とする．ピック病では脳の神経細胞にピック球*が見られる．

(4) 脳血管性認知症〈血管性認知症〉

　脳梗塞や脳出血などの脳血管障害によって起こる．認知症全体の約20%を占め，アルツハイマー型認知症の次に多い．"症状の出現や悪化が変動"し，"まだら認知：あることは良くできる一方であることは何もできない"の特徴がある．

(5) 軽度認知障害〈MCI：mild cognitive impairment〉

　認知機能に問題はあるが，日常生活にはおおむね支障がない状態．健常者と認知症の中間で，認知症の前段階にあたり認知症へと移行する．

◎認知症の重要事項

・原因疾患→アルツハイマー型＞脳血管性＞レビー小体型の順．これらで認知症の9割近くを占める．

・認知症では，"中核症状：記憶障害，見当識障害，理解・判断力の低下，遂行機能障害，言語障害（失語），失行・失認"が必ず認められる．不眠，徘徊，幻覚，妄想，過食，依存，うつ状態，不安，興奮などは個人差があり認知症の周辺症状〈BPSD，行動・心理症状〉と呼ばれる．

［注：BPSD〈behavioral and psychological symptoms of dementia〉は認知症によ

解説⑭

ピック球：脳の神経細胞にピック球と呼ばれる蛋白質が変性した塊が見られる．ピック病の名称はこの病態を報告したドイツ人医師のArnold Pickに由来する．
CTやMRIで前頭葉，側頭葉前方の委縮が確認できる．なお，ピック球は細胞核レベルの小ささで画像には描出されない．

6・7 脳・神経の疾患

る認知症の中核症状に伴って出現する精神，行動面の症状であり，周辺症状とも呼ばれる．BPSDの症状には妄想や抑うつ，興奮，徘徊，不眠，幻覚，意欲の低下などがある]

8）脊髄の疾患
（1）脊髄空洞症
　脊髄空洞症は脊髄実質内に空洞ができ脳脊髄液が貯留する病態である．脊髄が圧迫されて麻痺などの神経症状を起こす．原因として，キアリ奇形がよく知られている．**キアリ奇形**は生まれつき小脳や脳幹の一部が大後頭孔を通り頸椎の脊柱管へ陥入する病態である．ただし，原因として脊髄腫瘍や脊髄の血管異常その他，様々あり，原因がわからない場合も多い．空洞と脊髄中心管に交通のあるものもある．難病の指定を受けている．

（2）脊髄血管障害
　特に直接的に脊髄を栄養する動脈の血管障害が問題になる．脊髄の前側2/3を灌流する前脊髄動脈の循環障害による前脊髄動脈症候群がある．また，下行大動脈からの枝であるアダムキーヴィッツ動脈〈大前根動脈〉は太く下部胸髄から腰髄と広域を栄養するため閉塞などの血管障害が生じると脊髄への影響が大きい．

（3）脊髄腫瘍
　脊髄腫瘍は髄膜に対する発生場所から髄内腫瘍，硬膜内髄外腫瘍，硬膜外腫瘍に分けられる．髄内腫瘍には上衣腫，星細胞腫が多い．

（4）脊髄の変性疾患
　脊髄の変性による疾患として，**筋萎縮性側索硬化症**〈ALS：amyotrophic lateral sclerosis〉がある．大脳皮質運動野からの随意運動に関する指令は運動神経（遠心性神経）により伝達されるが，脊髄の前角（灰白質）を経て骨格筋などの運動器へ出力される（図4・128参照）．ALSでは脊髄前角細胞が変性し脱落，筋委縮が起き運動障害が起きる病態である．また，脳幹の運動神経核細胞の脱落も起きるため，その支配を受ける随意運動の呼吸筋が麻痺すれば死にも至る．

6・7・2　末梢神経の疾患

◎ニューロパチー〈neuropathy〉
　末梢神経には運動神経，感覚神経，自律神経があるが，これらが障害され運動麻痺，感覚障害，自律神経障害などが生じる．これらを総称して，**ニューロパチー**と呼ぶ．神経原性筋萎縮の多くは末梢神経の障害（ニューロパチー）により生じる．
　末梢神経の障害には，主に軸索を覆う髄鞘〈ミエリン〉の障害と神経細胞体から出る軸索の障害の2種類に大別される．

1）髄鞘〈ミエリン〉の障害
（1）慢性炎症性脱髄性多発（根）神経炎
　　　〈**CIDP：chronic inflammatory demyelinating polyradiculoneuropathy**〉
　CIDPは末梢神経の髄鞘が脱髄する疾患である．原因は末梢神経の髄鞘を攻撃す

第6章　人体構造の病態・疾患

る自己抗体が作られ髄鞘が損傷するためである．男性に多く，発症年齢は小児から高齢者まで幅広い．発症すると手足の筋力の低下や痺れ，感覚障害などの神経症状が現れる．難病に指定されている．

(2) 多巣性運動ニューロパチー〈MMN：multifocal motor neuropathy〉

MMN は末梢神経の髄鞘が脱髄*する疾患である．原因は判明していない．運動神経の髄鞘が障害されることで運動神経障害が生じるが，感覚神経は障害されないため，しびれや感覚障害はない．男性に多く，発症年齢は10代後半〜60歳代までと幅広い．

(3) ギラン・バレー症候群〈GBS：Guillain-Barre syndrome〉

GBS は末梢神経の髄鞘に対し炎症を起こさせ多発性の脱髄病巣が形成される疾患である．原因はウイルスや細菌による感染をきっかけに起こる免疫反応が自身の髄鞘を攻撃し炎症を起こさせると考えられている．発症年齢は小児から高齢者まで幅広い．下痢や風邪症状，発熱などの感染症の症状から1〜4週間後に手足の力が入りにくくなっていくパターンが典型的である．自然に症状が軽快していくケースが多いが，重症化するケースもある．なお，軸索障害型のギラン・バレー症候群もある．

2) 軸索の障害

(1) 軸索障害型ギラン・バレー症候群〈軸索障害型GBS〉

軸索障害型GBS には運動神経の軸索が障害されるタイプと感覚神経の軸索も障害されるタイプがある．原因はウイルスや細菌感染などをきっかけに起こる自己免疫性疾患と考えられている．

6・8　内分泌器の疾患（代謝疾患を含む）

6・8・1　ホルモンの分泌異常と疾患

内分泌器の機能障害やホルモン分泌腫瘍の発生によりホルモンの分泌異常が起きてホルモンが過剰分泌あるいは分泌不足となる．**表6・9**に一覧する．

表6・9　ホルモンの分泌異常と疾患

内分泌腺機能 （ホルモン分泌腫瘍）	ホルモン	分泌機能の異常による疾患	
		過剰，機能亢進	不足，機能低下
下垂体前葉 （下垂体腺腫）	成長ホルモン〈GH〉	小児：巨人症 成人：先端巨大症	低身長，小人症 GH欠乏症
下垂体前葉 （下垂体腺腫，肺癌）	副腎皮質刺激ホルモン〈ACTH〉	クッシング病	ACTH単独欠損症：易疲労感，筋力低下，低血圧
下垂体前葉	性腺刺激ホルモン	性早熟症	無月経
下垂体後葉 （肺癌，膵癌）	抗利尿ホルモン〈ADH〉	低ナトリウム血症	中枢性尿崩症
（下垂体腺腫）	プロラクチン〈PRL〉	無月経，乳汁分泌	ー

解説⑮

脱髄：神経の軸索を包む髄鞘が障害を受けることで電気的信号の跳躍伝導が行えなくなる．第3章3・6・5項2)(2) 参照．

6・8　内分泌器の疾患（代謝疾患を含む）

表6・9　ホルモンの分泌異常と疾患（つづき）

内分泌腺機能 （ホルモン分泌腫瘍）	ホルモン	分泌機能の異常による疾患	
		過剰，機能亢進	不足，機能低下
松果体	メラトニン	先天性侏儒（小人）	性早熟症
甲状腺	サイロキシン	バセドウ病	小児：クレチン病 成人：橋本病，粘液水腫
（甲状腺髄様癌）	カルシトニン	低カルシウム血症	―
副甲状腺	パラトルモン	高カルシウム血症	低カルシウム血症：テタニー
副甲状腺 （副甲状腺腫瘍）	パラトルモン	高カルシウム血症	―
副腎皮質	アルドステロン （電解質コルチコイド）	アルドステロン症で高血圧症	アジソン病：低血圧，低血糖，メラニン色素沈着
	コルチゾール （糖質コルチコイド）	クッシング症候群で高血圧	
	性ステロイド	副腎性器症候群	
副腎髄質 （褐色細胞腫） （神経芽細胞腫）	アドレナリン	高血圧症	―
	カテコールアミン*（アドレナリン，ノルアドレナリン）	高血圧症	
膵臓β細胞 （インスリノーマ）	インスリン	低血糖症	高血糖，糖尿病
腎臓 （肝癌，小脳血管芽腫）	エリスロポエチン	2次性多血症	貧血
卵巣	アンドロゲン	男性化	―

［注：カテコールアミンは分解されバニリルマンデル酸〈VMA〉やホモバニリン酸〈HVA〉となり血中から尿中に排泄される．カテコールアミンの過剰分泌でこれらも過剰排泄される］
［注：高カルシウム血症では骨から血中へカルシウムが奪われ骨折が多くなる．表中の肺癌，膵癌，肝癌，小脳血管芽腫は異所性ホルモン産生腫瘍である］

解説⑯
カテコールアミン：アドレナリンやノルアドレナリン，ドパミンはカテコール基とアミノ基をもつことからカテコールアミン〈カテコラミン〉とも総称される．

6・8・2　内分泌器の疾患

1）下垂体の疾患

（1）下垂体機能亢進疾患

　下垂体の機能亢進や下垂体腺腫で各ホルモンが分泌される（表6・9）．先端巨大症〈末端肥大症〉では成長ホルモン〈GH〉が上昇するため，ネガティブフィードバック（第4章4・8・3項参照）により視床下部からの成長ホルモン放出因子〈GRH〉が低下する．

（2）下垂体機能低下疾患

　下垂体の機能が低下することにより下垂体の分泌ホルモンが不足する（表6・9）．

2）甲状腺の疾患

　甲状腺ホルモンにはヨウ素が四つ結合したサイロキシン〈T4〉と三つ結合したトリヨードサイロニン〈T3〉がある．血液中でT4とT3は蛋白質に結合している

が，ホルモンとして作用するのは遊離型の FT3〈非結合型 T3〉と FT4〈非結合型 T4〉である．

(1) バセドウ病〈グレーブス病〉

甲状腺機能亢進症の自己免疫疾患で 20 ～ 40 歳代の女性に好発する．甲状腺自己抗体として，刺激抗体の抗 TSH 受容体抗体〈TRAb〉，抗甲状腺ペルオキシダーゼ〈TPO〉抗体，抗サイログロブリン〈Tg〉抗体が陽性となる．びまん性甲状腺腫で甲状腺は腫大し，頻脈，動悸，眼球突出，発汗，手指振戦，体重減少，高血圧を呈す．血中の甲状腺ホルモンが高いので下垂体前葉からの甲状腺刺激ホルモン〈TSH〉の分泌はネガティブフィードバック（第 4 章 4·8·3 項参照）により低下する．他方，FT3〈非結合型 T3〉と FT4〈非結合型 T4〉は上昇する．診断には甲状腺シンチグラフィが有用で，集積の異常増加所見が得られる．

(2) 甲状腺機能低下症

①クレチン病

小児での甲状腺機能低下症で，小人症で知能障害を伴う先天疾患である．

②粘液水腫

成人での甲状腺機能低下症で，30 ～ 60 歳代の女性に好発する．

(3) 甲状腺炎

亜急性甲状腺炎，慢性甲状腺炎〈橋本病〉などがある．橋本病は臓器特異性の自己免疫疾患である．橋本病では甲状腺自己抗体として，抗サイログロブリン〈Tg〉抗体，抗甲状腺ペルオキシダーゼ〈TPO〉抗体が陽性となる．粘液水腫へ移行することも多い．橋本病では甲状腺ホルモンが低下し甲状腺機能が低下するため，ネガティブフィードバック（第 4 章 4·8·3 項参照）により視床下部からの甲状腺刺激ホルモン放出ホルモン〈TRH〉，下垂体前葉からの甲状腺刺激ホルモン〈TSH〉が上昇する．

(4) 甲状腺腫瘍

①甲状腺腺腫

甲状腺腺腫は腺腫なので良性腫瘍である．甲状腺腺腫には機能性腺腫（甲状腺ホルモンの分泌能がある腺腫）はほとんどないが，プランマー病〈甲状腺機能性結節〉は機能性腺腫である．プランマー病は結節性病変が甲状腺ホルモンを多量に分泌する疾患である．

②甲状腺癌

甲状腺乳頭癌は**甲状腺癌**の 7 割を占める高分化型腺癌で女性に多い．甲状腺濾胞癌も女性に多く血行性転移する．甲状腺髄様癌はカルシトニンを産生する癌である．なお，未分化癌は予後の悪い甲状腺癌である．

3) 副甲状腺の疾患

(1) 副甲状腺機能低下症

副甲状腺ホルモンの不足で低カルシウム血症を起こす．低カルシウム血症は血液中に含まれるカルシウムが不足する状態で，筋肉や神経の働きに必要なカルシウムが不足するため筋肉の硬直性痙攣〈テタニー〉が起きる．

6・8　内分泌器の疾患（代謝疾患を含む）

（2）副甲状腺機能亢進症

　副甲状腺機能亢進症は副甲状腺ホルモンの過剰を起こす病態で，ほとんどが副甲状腺腫からの分泌が原因となる．骨からカルシウムが溶出し骨吸収亢進となり，血中カルシウム濃度が高くなる高カルシウム血症を起こす．また，尿へのカルシウム排泄も多くなり尿路結石を起こしやすくなる．線維性骨炎，骨折，尿路結石，腎障害などを来す．線維性骨炎で骨密度が減少するが，骨粗鬆症（こつそしょうしょう）として扱う場合と区別する場合がある．副甲状腺そのものに原因がある場合を原発性副甲状腺機能亢進症，腎不全などに続発する場合は2次性副甲状腺機能亢進症と区別される．

4）副腎の疾患
（1）副腎皮質疾患
①アルドステロン症〈コン症候群〉

　原発性アルドステロン症はアルドステロン（電解質コルチコイド）の分泌機能亢進による．なお，腎疾患によりレニン-アンジオテンシン系（第4章4・6・1項2）（2）参照）の作用によってもアルドステロンの分泌は高まる．こちらは続発性アルドステロン症である．どちらも高血圧を生じる．副腎皮質アドステロールシンチグラフィが診断に用いられる．

②クッシング症候群

　コルチゾール（糖質コルチコイド）が過剰分泌され満月様顔貌，肥満，増毛，高血圧を呈する．下垂体の機能亢進により副腎皮質刺激ホルモン〈ACTH〉の過剰分泌が原因の場合は**クッシング病**，副腎皮質が原因の場合は**クッシング症候群**と呼び，いずれもコルチゾールの分泌過多による症状を呈する．長期にわたる副腎皮質ステロイドの使用によっても同様の症状が現れる．こちらは続発性クッシング症候群である．血糖値を上げ続けることにより，ステロイド糖尿病と呼ばれる糖尿病を発症することがある．

③副腎性器症候群

　性ステロイドが過剰分泌され，アンドロゲン（男性ホルモン）やエストロゲン（女性ホルモン）が分泌される．性早熟，異性化現象が起きる．

④アジソン病

　副腎皮質の機能が低下し低血圧，色素沈着，無力症などを呈す．

◎副腎皮質ステロイドの副作用

　ステロイドホルモンは，コレステロールから生成され，ステロイド骨格を化学構造としてもつ脂溶性ホルモンの総称である．ステロイドホルモンには副腎皮質ホルモン（糖質コルチコイド：コルチゾール，鉱質コルチコイド：アルドステロン）や性ホルモン（アンドロゲン，エストロゲン，プロゲステロン）が含まれる．副腎皮質ホルモンのうち，主に糖質コルチコイドの抗炎症作用，免疫抑制作用を治療目的に薬剤としたものが一般的に**副腎皮質ステロイド薬**（いわゆるステロイド）と呼ばれている．薬剤の種類によって鉱質コルチコイド作用を含んでいたり，含まなかったりするため，疾患により使い分けと副作用の現れ方に違いが生じる．膠原病・自己免疫疾患，アレルギー性疾患，皮膚疾患，血液疾患，腎疾患，内分泌疾患など，様々な疾患に利用され，また，移植医療，がん治療，緩和医療にも

第6章〈人体構造の病態・疾患

327

第6章　人体構造の病態・疾患

利用されている．“万能薬”でもあるが，高用量，長い期間使用により様々な副作用のリスクがあり「諸刃の剣」になる．薬の副作用は，糖質コルチコイドが過剰分泌される疾患（クッシング症候群など）の症状や兆候と類似する．逆に，副腎不全（アジソン病など）では低血糖や低血圧などに対するホルモン補充療法として用いられる．副作用については，副腎皮質ホルモンの生理的作用や治療と過剰による有害事象とを対比して理解するとよい．

◎ 副腎皮質ステロイド薬の副作用

① 易感染性，誘発性感染症

リンパ球，特にT細胞を抑制し，細胞性免疫を低下させる．免疫グロブリン（IgG）も減少させる．好中球数を増加させるが，好中球の貪食能や遊走能は低下させられる．免疫が抑制されるため感染症に罹患しやすくなり，日和見感染を起こしやすくなる．

② 糖尿病

食欲の亢進，肝からの糖放出（糖新生とグリコーゲン分解）の促進，インスリン抵抗性，インスリン分泌抑制などにより高血糖（特に食後）となる．

③ 脂質異常症〈旧称：高脂血症〉

食欲の亢進，インスリン抵抗性による肝での脂質合成の促進によりLDLコレステロールや中性脂肪が上昇する．

④ 高血圧

鉱質コルチコイド（アルドステロン）の作用により腎でのナトリウム再吸収が促進され，体液量が増加して，血圧が上昇する．

⑤ 消化性潰瘍（ステロイド潰瘍）

消化管の粘膜に影響し，潰瘍ができやすくなる．

⑥ 精神症状

海馬や扁桃体に作用し，ドパミンやセロトニンの分泌を変化させ，不眠，抑うつ，躁状態（気分高揚，多動）の原因となる．幻覚，妄想，暴力，自殺念慮とも関連する場合がある．これらは**ステロイド誘発性精神病**とも呼ばれる．

⑦ 骨粗鬆症

骨芽細胞と骨細胞のアポトーシスを促進して骨形成が抑制され，破骨細胞を活性化して骨吸収が促進される．ステロイド投与後数か月で骨量が8〜12%急速に減少する．骨量減少は椎骨と大腿骨頸部で顕著に見られる．

⑧ その他

満月様顔貌，中心性肥満（手足は痩せ，顔や体幹が太る），血栓症，白内障，緑内障，筋肉・脂肪組織の異化（蛋白質・脂質の分解），ステロイド筋症，大腿骨頭壊死，月経不順，多毛，尋常性痤瘡〈にきび〉，粥状動脈硬化など，多数ある．カルシウムの腸管からの吸収抑制作用と腎からの排泄促進作用があり，尿路結石に影響する可能性がある．

◎ 副腎皮質ステロイド薬中止による副作用

・ステロイド離脱症候群

副腎皮質ステロイド薬の投与下では，ネガティブフィードバック調節（第4章4.8.3項参照）により，下垂体前葉からの副腎皮質刺激ホルモン〈ACTH〉と副

腎皮質からの内因性ステロイドの生理的分泌が抑制されているため，急に内服を中止すると，ステロイドホルモンの不足から離脱症状が起こる場合がある．離脱症状として倦怠感，食欲低下，嘔気・嘔吐，頭痛，発熱，血糖低下，血圧低下などがある．

（2）副腎髄質疾患

副腎髄質疾患の代表は褐色細胞腫（40歳代に好発）や神経芽腫（生後3年に好発）で，どちらもカテコールアミン（アドレナリンやノルアドレナリン）を分泌し，発作性高血圧が見られる．^{123}I-MIBG副腎髄質シンチグラフィで褐色細胞腫や神経芽腫は高集積を示し診断に有用である．

5）内分泌腺としての膵臓疾患

（1）糖尿病

妊娠に伴う妊娠糖尿病もあるが2型糖尿病が9割以上，次いで1型糖尿病が占める．

・1型糖尿病［若年型］〈IDDM：insulin dependent diabetes mellitus インスリン依存型糖尿病〉・・・膵島細胞自己抗体によるβ細胞の破壊などでインスリンの絶対的な欠乏による糖尿病である．

・2型糖尿病［成人型］〈NIDDM：non insulin dependent diabetes mellitus インスリン非依存型糖尿病〉・・・生活習慣でインスリン分泌不足やインスリン抵抗性が原因となる糖尿病である．

◎IDDM，NIDDM の呼称の廃止

現在は糖尿病を成因に基づいた分類に改め，IDDM，NIDDMの呼称を廃止し，1型糖尿病，2型糖尿病，その他の特定の機序や疾患による糖尿病，妊娠糖尿病の四つに大別している．

①1型糖尿病

膵臓β細胞の破壊によってインスリン分泌が枯渇するタイプ．

②2型糖尿病

インスリン分泌低下を主体とするタイプと，インスリン抵抗性が主体でそれにインスリンの相対的不足を伴うタイプ．

③特定の機序や疾患による糖尿病

遺伝因子として遺伝子異常が同定されたものと他の疾患や条件に伴うタイプ．

④妊娠糖尿病

妊娠中に初めて診断された糖代謝異常．妊娠前から糖尿病と診断されている場合は**糖尿病合併妊娠**と呼ばれる．

6・9　皮膚・感覚器の疾患

6・9・1　皮膚の疾患

1）湿性落屑

湿性は湿性皮膚炎で，落屑は皮膚角質層が肥厚しフケ状となり剥れやすくなっ

たものである．多くの皮膚疾患に見られる．

2）アトピー性皮膚炎

　小児に発症が多い．皮膚のバリア機能の低下が原因となり，掻痒（かゆみ）のある湿疹を繰返す．アレルギー性疾患に含まれ，IgE，I型アレルギーと関係が深い．ダニ，カビ，ペット，汗，ストレスなどが悪化要因となる．治療はスキンケア，副腎皮質ステロイドなどによる薬物療法，悪化要因の除外となる．

3）皮膚の腫瘍

　皮膚は多種類の細胞が層構造を構成しているため，癌化する細胞によって皮膚癌の種類も異なる．

（1）基底細胞癌

　皮膚癌で最も多い．扁平上皮癌に含まれる．表皮最下層の基底細胞に由来し，発症に紫外線や外傷，放射線，熱傷瘢痕などが関連する．顔面に好発し，腫瘤は硬く，青黒く，ろうそくのような光沢をもつ．転移はまれであり，手術により根治する確率が高い．

（2）有棘細胞癌

　皮膚癌で基底細胞癌に次いで多い．有棘層の細胞が癌化したもので，発症に紫外線，外的刺激，慢性炎症，ウイルス感染，放射線などが関連する．表面に，いぼやびらんを形成する紅色の腫瘤性病変で，潰瘍化して悪臭を伴う場合がある．

（3）悪性黒色腫〈メラノーマ〉

　基底層に分布するメラノサイトが癌化したもので，白人に発症頻度が高い．紫外線，外的刺激などが誘因となる．黒色調の色素班あるいは腫瘤で，悪性黒子〈ほくろ〉型，白人で最も多い表在拡大型，結節型，日本人で最も多い末端黒子型の4型に分類される．リンパ節転移や他の臓器への転移を起こし，悪性度が高い．外科手術，化学療法，免疫療法（免疫チェックポイント阻害薬），放射線治療の適応となる．

（4）ボーエン〈Bowen〉病

　ボーエン病は有棘層の細胞の癌化で，真皮に及ばない表皮内癌である．基本的に転移はせず，中年以降に多い．紫外線，ヒトパイローマウイルス，ヒ素などが発症に関連する．

（5）パジェット〈Paget〉病

　パジェット病は汗腺由来の細胞が癌化したパジェット細胞が増殖したものである．乳頭や乳輪に生じる乳房パジェット病と，陰部や腋窩に生じる乳房外パジェット病とに分けられる．乳房パジェット病は乳癌として扱われる．乳房外パジェット病は，60歳以上に多く，赤く湿潤した病変で，表面に痂皮（かさぶた）や掻痒（かゆみ）を伴う．

6・9 皮膚・感覚器の疾患

6・9・2 感覚器の疾患

1）眼疾患

（1）緑内障

　緑内障は，房水がシュレム管から排出されず，眼圧が上昇し視神経乳頭の視神経を圧排し視機能に障害を及ぼす病態である．わが国の失明原因の第1位を占める．特に眼圧が正常範囲にある正常圧緑内障の診断には眼底検査が必要で，視神経乳頭の陥凹所見が得られる．

（2）白内障

　白内障は水晶体の白濁で加齢，糖尿病，外傷，放射線などにより発生する．白内障に対する薬物治療は予防と進行抑制を目的とし，根治療法は外科手術となる．

（3）眼瞼疾患

　眼瞼疾患の代表疾患は，黄色ブドウ球菌による急性化膿性炎症で麦粒腫（ものもらい）である．

（4）結膜疾患

　結膜疾患には，ブドウ球菌などによる細菌性結膜炎やアデノウイルスによる流行性角結膜炎，クラミジアによるトラコーマなどがある．

（5）網膜疾患

①糖尿病性網膜症

　網膜の毛細血管の新生や毛細血管瘤が生じ点状出血を繰り返し，進行すると網膜剥離を起こし失明に至る．

②網膜剥離

　網膜剥離は脈絡網膜炎や静脈閉塞など，様々な原因で網膜が剥がれた状態である．視野の中に糸くずや黒い影が見える飛蚊症は代表的な自覚症状である．ただし，飛蚊症は加齢など比較的多く見られるもので，飛蚊症が網膜剥離を示すものではない．

③網膜芽（細胞）腫

　網膜芽（細胞）腫は，網膜から発生する悪性腫瘍で乳幼児に好発する．

④加齢黄斑変性

　加齢により網膜色素上皮の下に老廃物（軟性ドルーゼン）が蓄積し，直接的，間接的に黄斑部が障害される疾患．萎縮型と滲出型があり，滲出型では異常新生血管から出血を起こすことが多い．失明の原因になる．

⑤乳頭浮腫

　脳内出血や腫瘍などによる頭蓋内圧亢進症や高血圧緊急症により視神経乳頭に浮腫が生じる．

（6）視覚伝導路と視野欠損

　右眼を例に視覚伝導路を辿る（**図6・3**）．右眼に入る映像は水晶体を通り，上下左右が逆になって網膜に投影される．網膜ではこれを左右に分割して受光し，それぞれ電気信号に変え視神経へと別系統で送る．映像の右側は鼻側の左網膜半分に，映像の左側は耳側の右網膜半分へと逆に投影される．これは水晶体が凸レンズのため像の左右が逆転したことによる．鼻側の左網膜半分の信号は右視神経か

ら左側の視索へと直進し，左外側膝状体から左側の視放線を経て後頭葉の左視覚野へと送られる．これに対し，耳側の右網膜半分の映像信号は右視神経を通り視交叉で耳側の右方向へ約90°向きを変えて右側の視索へと進み，右外側膝状体から右側の視放線を経て後頭葉の右視覚野へと送られる．視覚伝導路の①視神経，②視交叉，③視索，④視放線のどこに障害（脳出血，脳梗塞，脳腫瘍，外傷，脳圧亢進など）を受けるかで様々な視野欠損を生じる．特に②では視交叉が下垂体の直上でウィリス動脈輪と接することから，下垂体腫瘍（下垂体腺腫）やウィリス動脈輪にできた動脈瘤の圧迫による両耳側半盲（両目の耳側の視野が欠損）の発症がよく知られている．なお，④視放線に対する障害では外側膝状体と後頭葉のどちらに近い障害かにより症状の現れ方が異なる．ただし，多くの症例で黄斑周囲の視野障害は回避されることが多い．これを黄斑回避という．

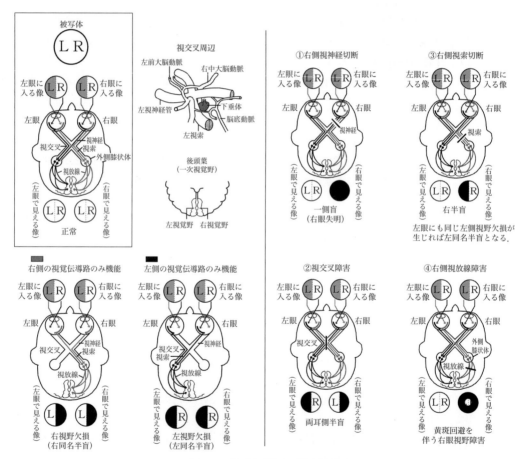

図6・3　視覚伝導路と視野欠損

2）鼻・副鼻腔疾患

（1）アレルギー性鼻炎

アレルギー性鼻炎は季節性と通年性に分けられる．季節性は吸入抗原（アレルゲン）としてスギやヒノキなどの花粉が最も多く，春に出現する．この時期のア

レルギー性鼻炎とアレルギー性結膜炎を合わせて**花粉症**と呼ぶ．通年性のアレルギー性鼻炎は吸入抗原として生活環境のハウスダストが最も多く，ダニ，動物の毛なども原因として多い．生活習慣，疲労，ストレス，感染などが急性増悪の誘因となる．"くしゃみ，鼻汁，鼻閉"を3大症状とするが，嗅覚障害，咽頭痛，咳などを合併する場合があり，風邪，上気道炎，副鼻腔炎，気管支炎などとの鑑別が必要となる．肥満細胞，IgE，ヒスタミン放出，Ⅰ型アレルギーが関与する．吸入抗原の除去と，薬物治療として抗ヒスタミン薬，抗ロイコトリエン拮抗薬，副腎皮質ステロイドなどの抗アレルギー薬の内服や外用が鼻炎の抑制に有効である．

(2) アデノイド増殖症

咽頭扁桃の炎症性肥大を**アデノイド**といい，小児に多く見られる．口呼吸を強いられるため，落ち着きや集中力を欠くなど発育に影響をもたらす．悪化すると鼻で呼吸ができなくなる．

(3) 副鼻腔炎

副鼻腔粘膜の慢性炎症で，急性炎症の繰り返しに大気汚染などの環境の悪化が加わり慢性化する．

(4) 鼻・副鼻腔の悪性腫瘍

ほとんどが上顎癌で中高年に多い．上顎癌は上顎洞のみではなく副鼻腔に発生した癌を総称して上顎癌と呼ぶ．多くは扁平上皮癌である．

3) 聴覚・平衡感覚器疾患

(1) 中耳炎

①急性中耳炎

急性中耳炎はブドウ球菌や肺炎球菌などが耳管を通り中耳に波及し炎症を起こす．

②慢性中耳炎

慢性中耳炎は急性中耳炎が慢性化したものが多く，鼓膜の穿孔を伴う．中耳炎は悪化すると脳膿瘍を生じる頻度が高い．

③真珠腫性中耳炎〈中耳真珠腫〉

中耳内に剥がれ落ちた扁平上皮が真珠のような塊（真珠腫）を形成したものである．

(2) メニエール病

"突然のめまい，難聴，耳鳴り"の3徴候を示す原因不明の疾患である．

(3) 特発性難聴

原因不明の突発的な難聴であり，一側性で発作は1回限りである場合が多い．なお，特発性両側性感音難聴は発作を繰り返し進行性である．めまいや耳鳴りを伴う場合が多く，厚労省の特定疾患に指定される難病である．

◎ ウェブサイト紹介

メディカルノート
https://medicalnote.jp/

第6章　人体構造の病態・疾患

国立がん研究センターがん対策情報センター
https://ganjoho.jp/public/index.html

一般社団法人 日本神経病理学会
http://www.jsnp.jp/

一般社団法人 日本神経学会
https://www.neurology-jp.org/

公益財団法人 難病情報センター
https://www.nanbyou.or.jp/

◎ 参考図書

K. J. W. Wilson, A. Waugh：健康と病気のしくみがわかる解剖生理学，西村書店 (2006)
A. Schäffler, S. Schmidt：からだの構造と機能，西村書店 (1998)
杉晴夫　編：人体機能生理学(改訂第4版)，南江堂 (2004)
早川欽哉：好きになる病理学，講談社 (2006)
深山正久　編：はじめの一歩のイラスト病理学，羊土社 (2017)
渡辺照男　編：カラーで学べる病理学，ヌーヴェルヒロカワ (2005)
白鳥康史　監修：日常診る消化器疾患自然史からみた治療戦略，日本メディカルセンター(2004)
太田樹, 藤原政雄：2025年版　診療放射線技師国家試験　合格!Myテキスト，基礎医学大要，オーム社 (2024)

◎ 演習問題

問題1　開放性骨折について正しいのはどれか.
　　　 1.　単純骨折とも呼ばれる.
　　　 2.　50歳以下ではほとんど見られない.
　　　 3.　疲労骨折の場合に見られることが多い.
　　　 4.　閉鎖性骨折に比べ容易に治癒が得られる.
　　　 5.　受傷部の感染に対する処置が重要である.

問題2　骨折で正しいのはどれか.
　　　 1.　眼窩吹き抜け骨折は眼窩外側が最も多い.
　　　 2.　顔面骨折は鼻骨が最も多い.
　　　 3.　椎体の圧迫骨折は頸椎が最も多い.
　　　 4.　高齢者の大腿骨骨折は骨幹部が最も多い.
　　　 5.　足の疲労骨折は距骨が最も多い.

問題3　眼窩吹き抜け骨折の症状として**誤っている**のはどれか.
　　　 1.　複　視
　　　 2.　鼻出血
　　　 3.　眼窩気腫
　　　 4.　眼球突出
　　　 5.　視力障害

演 習 問 題

問題4 眼窩吹き抜け骨折が生じる頻度が高いのはどれか. **2つ選べ**.
1. 鼻 腔
2. 篩骨洞
3. 上顎洞
4. 前頭洞
5. 蝶形骨洞

問題5 変形性膝関節症の発症過程において最初に生じるのはどれか.
1. 骨棘形成
2. 滑膜増殖
3. 関節液貯留
4. 関節軟骨変性
5. 後十字靭帯変性

問題6 膝関節痛の原因とならないのはどれか.
1. 腱板断裂
2. 半月板損傷
3. 変形性膝関節症
4. 前十字靭帯損傷
5. 内側側副靭帯損傷

問題7 骨転移の頻度が低いのはどれか.
1. 腎 癌
2. 乳 癌
3. 肺 癌
4. 食道癌
5. 前立腺癌

問題8 血液生化学検査で筋疾患のスクリーニングに用いられるのはどれか.
1. ビタミンD
2. カルシトニン
3. 副甲状腺ホルモン
4. クレアチンキナーゼ
5. アルカリフオスファターゼ

問題9 肺真菌症の原因となるのはどれか.
1. 結核菌
2. 肺炎球菌
3. アスペルギルス
4. 黄色ブドウ球菌
5. マイコプラズマ

第6章◇人体構造の病態・疾患

335

第6章 人体構造の病態・疾患

問題10 じん肺に分類されるのはどれか.
1. 石綿肺
2. 過敏性肺臓炎
3. サルコイドーシス
4. 肺アスペルギルス症
5. 肺クリプトコッカス症

問題11 肺塞栓症と関係が深いのはどれか.
1. 肺気腫
2. 動脈硬化
3. 心房細動
4. 僧帽弁狭窄症
5. 深部静脈血栓症

問題12 肺血栓塞栓症の危険因子はどれか.
1. 肺　炎
2. 心不全
3. 心房細動
4. アスベスト曝露
5. 大腿骨頭置換術後

問題13 肺の容積が増加する疾患はどれか.
1. じん肺
2. 肺水腫
3. 肺線維症
4. 気管支肺炎
5. 慢性閉塞性肺疾患

問題14 自然気胸の発症と最も関係が深いのはどれか.
1. 無気肺
2. 気管支炎
3. 肺血栓塞栓症
4. 気管支拡張症
5. 気腫性嚢胞〈ブラ〉

問題15 前縦隔に発生する頻度が高いのはどれか. **2つ選べ**.
1. 胸腺腫
2. 奇形腫
3. 中皮腫
4. 神経鞘腫
5. サルコイドーシス

演 習 問 題

問題 16　乳腺疾患で疼痛を伴う頻度が最も高いのはどれか.
1. 乳　癌
2. 嚢　胞
3. 脂肪腫
4. 乳腺症
5. 線維腺腫

問題 17　胸部 X 線正面写真で木靴型の心陰影を示すのはどれか.
1. 大動脈狭窄症
2. 動脈管開存症
3. 肺動脈狭窄症
4. 心室中隔欠損症
5. ファロー〈Fallot〉四徴症

問題 18　先天性心疾患で最も発生頻度が高いのはどれか.
1. 動脈管開存症
2. 心室中隔欠損症
3. 心房中隔欠損症
4. 肺動脈弁狭窄症
5. ファロー〈Fallot〉四徴症

問題 19　先天性心疾患はどれか.
1. 大動脈解離
2. 僧帽弁狭窄症
3. 僧帽弁閉鎖不全症
4. 大動脈弁閉鎖不全症
5. ファロー〈Fallot〉四徴症

問題 20　虚血性心疾患はどれか. **2つ選べ**.
1. 狭心症
2. 心筋梗塞
3. 肥大型心筋症
4. 心室中隔欠損症
5. 心サルコイドーシス

問題 21　血管障害はどれか. **2つ選べ**.
1. もやもや病
2. 多発性硬化症
3. 労作性狭心症
4. サルコイドーシス
5. パーキンソン〈Parkinson〉病

第6章◆人体構造の病態・疾患

第6章　人体構造の病態・疾患

問題22　高血圧を呈するのはどれか.
1. 川崎病
2. 慢性膵炎
3. 褐色細胞腫
4. 多発性骨髄腫
5. 甲状腺機能低下症

問題23　食道静脈瘤の原因で最も多いのはどれか.
1. 肝硬変
2. 腎不全
3. 虫垂炎
4. 脾動脈瘤
5. 食道アカラシア

問題24　胃潰瘍で正しいのはどれか.
1. 大弯に好発する.
2. 最も多い自覚症状は吐血である.
3. 十二指腸潰瘍よりも発生率は低い.
4. X線造影検査で胃癌との鑑別は容易である.
5. ヘリコバクター・ピロリの感染が関係している.

問題25　好発年齢が乳児期なのはどれか.
1. 急性虫垂炎
2. 十二指腸潰瘍
3. 潰瘍性大腸炎
4. 肥厚性幽門狭窄症
5. クローン〈Crohn〉病

問題26　罹患率が日本よりも欧米で高いのはどれか. **2つ選べ.**
1. 胃　癌
2. 結　核
3. 前立腺癌
4. 肝細胞癌
5. クローン〈Crohn〉病

問題27　メッケル〈Meckel〉憩室が存在するのはどれか.
1. 食　道
2. 胃
3. 空　腸
4. 回　腸
5. 結　腸

演習問題

問題 28　両葉の肝内胆管拡張を生じやすいのはどれか.
　　　　1. 肝囊胞
　　　　2. 膵尾部癌
　　　　3. 総胆管結石
　　　　4. 十二指腸潰瘍
　　　　5. 胆囊腺筋腫症

問題 29　肝細胞癌で正しいのはどれか.
　　　　1. 早期から黄疸が出現する.
　　　　2. 肝硬変患者での発症が多い.
　　　　3. 特異性の高い腫瘍マーカーはCEAである.
　　　　4. 早期からリンパ節転移を来すことが多い.
　　　　5. わが国ではB型肝炎ウイルスに起因するものが最も多い.

問題 30　急性膵炎の成因として頻度が高いのはどれか. **2つ選べ**.
　　　　1. 胆　石
　　　　2. 薬　剤
　　　　3. 膵腫瘍
　　　　4. アルコール
　　　　5. 膵管胆道合流異常

問題 31　アミラーゼ高値で異常が疑われるのはどれか.
　　　　1. 肺
　　　　2. 胃
　　　　3. 肝　臓
　　　　4. 胆　囊
　　　　5. 膵　臓

問題 32　欠乏すると赤血球産生が低下するのはどれか. **2つ選べ**.
　　　　1. 鉄
　　　　2. 亜　鉛
　　　　3. ヨウ素
　　　　4. ビタミンK
　　　　5. ビタミンB$_{12}$

問題 33　機能低下によって貧血を生じるのはどれか.
　　　　1. 肺
　　　　2. 心　臓
　　　　3. 腎　臓
　　　　4. 脾　臓
　　　　5. 副　腎

第6章◇人体構造の病態・疾患

第 6 章　人体構造の病態・疾患

問題 34　高血圧症の原因になるのはどれか.
1. 肝硬変
2. 脳動脈瘤
3. 腎動脈狭窄
4. 慢性骨髄性白血病
5. 副甲状腺機能亢進症

問題 35　水腎症の原因で正しいのはどれか. **2つ選べ**.
1. 陰囊水腫
2. 尿管結石
3. 慢性腎炎
4. 神経因性膀胱
5. 急性糸球体腎炎

問題 36　腎臓に好発する腫瘍はどれか.
1. 神経芽腫
2. 神経鞘腫
3. 胚細胞腫
4. 悪性黒色腫
5. ウイルムス〈Wilms〉腫瘍

問題 37　小児に好発する腎腫瘍はどれか.
1. 腎細胞癌
2. 転移性腫瘍
3. 悪性リンパ腫
4. 血管筋脂肪腫
5. ウイルムス〈Wilms〉腫瘍

問題 38　男性よりも女性に尿路感染症が多い原因はどれか. **2つ選べ**.
1. 尿道が短い.
2. 精液が通過しない.
3. 知覚神経が過敏である.
4. 尿道括約筋が発達している.
5. 外尿道口と肛門の距離が短い.

問題 39　生殖器の腫瘍で最も脂肪を含む頻度が高いのはどれか.
1. 陰茎腫瘍
2. 子宮頸癌
3. 精巣腫瘍
4. 前立腺癌
5. 卵巣腫瘍

340

演習問題

問題40 染色体異常によって起こるのはどれか. **2つ選べ**.
1. クッシング〈Cushing〉症候群
2. シェーグレン〈Sjögren〉症候群
3. ターナー〈Turner〉症候群
4. ダウン〈Down〉症候群
5. ネフローゼ症候群

問題41 頭部外傷について正しいのはどれか.
1. 急性硬膜外血腫では骨折を伴わない.
2. 脳内血腫は受傷後6時間以降には生じない.
3. 皮下血腫が形成されていれば骨折は伴っていない.
4. 受傷部位の反対側に脳内血腫を生じるのはまれである.
5. 慢性硬膜下血腫は若年者に比べて高齢者に起きやすい.

問題42 頭蓋骨骨折の合併率が最も高いのはどれか.
1. 小脳出血
2. くも膜下出血
3. 急性硬膜下血腫
4. 急性硬膜外血腫
5. 慢性硬膜下血腫

問題43 日本人で脳出血の発生頻度が高い部位はどこか. **2つ選べ**.
1. 橋
2. 視 床
3. 小 脳
4. 被 殻
5. 下垂体

問題44 ドパミン作動性神経の機能低下によって発症する疾患はどれか.
1. てんかん
2. 一過性全健忘
3. 一過性脳虚血
4. パーキンソン〈Parkinson〉病
5. アルツハイマー〈Alzheimer〉型認知症

問題45 小児に好発する脳腫瘍はどれか.
1. 髄芽腫
2. 髄膜腫
3. 血管芽腫
4. 下垂体腺腫
5. 悪性リンパ腫

第6章◇人体構造の病態・疾患

341

第6章　人体構造の病態・疾患

問題46　外頸動脈から血流を受けることが多いのはどれか．

1．下垂体腺腫
2．神経芽腫
3．神経膠腫
4．髄芽腫
5．髄膜腫

問題47　転移性脳腫瘍の原発巣で最も多いのはどれか．

1．腎　癌
2．乳　癌
3．肺　癌
4．大腸癌
5．前立腺癌

問題48　認知症の症状でないのはどれか．

1．妄　想
2．躁状態
3．記憶障害
4．行動異常
5．見当識障害

問題49　認知症を来す疾患で最も多いのはどれか．

1．血管性認知症
2．正常圧水頭症
3．前頭側頭型認知症
4．レビー〈Lewy〉小体型認知症
5．アルツハイマー〈Alzheimer〉型認知症

問題50　アルツハイマー〈Alzheimer〉型認知症で萎縮するのはどれか．

1．海　馬
2．黒　質
3．下垂体
4．乳頭体
5．小脳虫部

問題51　ホルモン分泌低下による疾患はどれか．

1．先端巨大症
2．中枢性尿崩症
3．原発性アルドステロン症
4．クッシング〈Cushing〉症候群
5．パーキンソン〈Parkinson〉病

演 習 問 題

問題52　下垂体の異常によって起こるのはどれか．**2つ選べ**．
　　　　1．尿崩症
　　　　2．先端巨大症
　　　　3．ダウン〈Down〉症候群
　　　　4．バセドウ〈Basedow〉病
　　　　5．パーキンソン〈Parkinson〉病

問題53　甲状腺ホルモンの不足時に見られる症状はどれか．
　　　　1．微　熱
　　　　2．多　尿
　　　　3．下　痢
　　　　4．徐　脈
　　　　5．発汗過多

問題54　バセドウ〈Basedow〉病で低下するのはどれか．
　　　　1．TSH
　　　　2．心拍数
　　　　3．FT3（非結合型T3）
　　　　4．FT4（非結合型T4）
　　　　5．抗TSH受容体抗体

問題55　バセドウ〈Basedow〉病において正しいのはどれか．
　　　　1．GRHが上昇する．
　　　　2．TSHが低下する．
　　　　3．甲状腺は腫大しない．
　　　　4．FT3〈非結合型T3〉が低下する．
　　　　5．FT4〈非結合型T4〉が低下する．

問題56　甲状腺機能低下症を呈するのはどれか．
　　　　1．川崎病
　　　　2．高安病
　　　　3．橋本病
　　　　4．バセドウ〈Basedow〉病
　　　　5．プランマー〈Plummer〉病

問題57　白内障について誤っているのはどれか．
　　　　1．高齢者に多い．
　　　　2．水晶体の混濁を生じる．
　　　　3．主な症状は視力の低下である．
　　　　4．放射線被ばくは原因の一つである．
　　　　5．ほとんどの場合は薬物治療で改善する．

第6章◇人体構造の病態・疾患

第6章 人体構造の病態・疾患

問題58　両耳側半盲の原因となるのはどれか.

1. 白内障
2. 緑内障
3. 下垂体腺腫
4. 重症筋無力症
5. 甲状腺機能亢進症

Chapter 7

第7章
造影剤・放射性医薬品にかかわる構造と機能

7・1　薬剤の薬理作用
7・2　造影剤の構造と機能
7・3　造影剤の投与経路，排泄経路
7・4　放射性医薬品の構造と機能
7・5　放射性医薬品の投与経路，排泄経路
7・6　造影剤，放射性医薬品にかかわる副作用

第7章
造影剤・放射性医薬品にかかわる構造と機能

本章で何を学ぶか

　　診療放射線技師が扱う薬剤は造影剤（X線検査，MRI検査，超音波検査）や放射性医薬品に限定されている．造影剤や放射性医薬品を使用する検査に従事する診療放射線技師にとっては日常的に扱う薬剤である．

　　本章では造影剤と放射性医薬品の構造と投与経路・排泄経路について副作用を中心にした観点から学ぶ．

7・1　薬剤の薬理作用

7・1・1　薬理作用

　薬理作用とは薬物が生体に及ぼす作用である．人は与えられた薬物の影響により生体の治癒機能が変化し，治癒能力が高まり病態が改善される．このような薬物の作用を**薬力学**と呼ぶ．また，薬物も投与された生体の中で影響を受け分解されるなどして体外へと排泄される．薬物と生体は互いに作用を受ける．薬理学では両者の作用を解析し薬物動態を明らかにして疾患の治療に役立てることを目的としている．

1) 受容体〈レセプター〉とリガンド

　薬物が生体に対して直接作用する部分を**作用点**〈作用標的〉と呼ぶ．作用点は細胞膜，細胞膜の脂質や細胞内の蛋白質や酵素，核酸などである．実際に薬物が薬理作用を発揮する際は多くの場合，薬物に対して高い選択性と立体特異性をもつ**受容体**〈レセプター〉が作用点となる．受容体に結合する分子を**リガンド**と呼ぶ．受容体に特定のリガンドが結合することで，細胞内に情報が伝えられ，細胞の機能が変化して様々な薬剤による作用（薬効）が発現する．薬物はリガンドに結合して薬効を発揮する．なお，リガンドに結合して何らかの効果を発揮するものに薬剤のほかにホルモンや神経伝達物質などがある．

2) アゴニストとアンタゴニスト

　アゴニストは受容体に結合して細胞の機能に変化受容体に結合するのをブロックして効果の発現を妨げる薬剤である．その機能から遮断薬，ブロッカーとも呼ばれる．アゴニストはさらに細かく分類されるが，詳細は専門書に委ねる．

3) 造影剤・放射性医薬品の薬理作用

　診断を目的とする**造影剤**や**放射性医薬品**は体内で起きている異常な変化（病態）に手を加えず，あるがままの状態を表現するための薬剤である．したがって，薬剤とはいうものの診断を目的とする造影剤や放射性医薬品に薬理作用は要求され

7・2　造影剤の構造と機能

ない．造影剤や放射性医薬品には薬理作用がないか，あっても無視できるほど小さいことが要求される．しかし，意図しない薬理作用が生じて副作用が発生することもある．

7・2　造影剤の構造と機能

診療放射線技師が扱う造影剤にはX線検査用造影剤，MRI用造影剤，超音波検査用造影剤がある．

7・2・1　X線検査用造影剤の構造と機能

製剤としてX線検査に使用される造影剤の主成分は**ヨウ素**〈I〉と**バリウム**〈Ba〉である．どちらも造影剤の集積部分が周辺の組織に対してX線吸収が高くなる陽性造影剤として使用されている．バリウムは硫酸バリウム製剤として経口，経肛門的に投与される消化管用の造影剤である．硫酸バリウム製剤の適用となる検査は消化管などと限定的である．これに対し，ヨウ素を主成分とする造影剤の適用となる検査は消化管を含め全身に及ぶ．投与法も経口，経脈管（静脈，動脈，リンパ管），経皮，経肛門など様々で，X線検査の多くのモダリティに使用されている．ここでは，ヨウ素を主成分とし血管内に投与して使用される**水溶性ヨード造影剤**を中心に概説する．

1）X線検査用の水溶性ヨード造影剤（尿路血管用造影剤）の構造と副作用

水溶性ヨード造影剤の尿路血管用造影剤は，血管内投与されると細胞外液に分布し，腎から尿中排泄される．このタイプの造影剤は使用頻度が最も高い．その際に問題となるのが副作用の発現である．副作用の原因となる4因子がある．造影剤の開発，構造の変遷は副作用低減の歴史になっている．

（1）副作用の4要因

解説①
ヨウ素とヨード：どちらも同じ原子番号53の（英）iodineである．ヨードは独語のJod〈ヨート〉をカタカナ読みしたものでわが国では定着した名称となっている．本来は名称をヨウ素と統一すべきだが，本書では慣習に沿ってヨードを使用する．

水溶性ヨード造影剤が副作用を起こす原因は以下の4要因による．

ⓐヨードの使用

ヨード摂取の推奨量（0.13 mg/day）に比べ，数十万倍ものヨード*が投与される．

"推奨量は厚生労働省の数値，イオパミロン注300は100 mL中に30 gのヨードを含有"

［注：重篤な甲状腺疾患のある患者への投与は禁忌である］

ⓑイオンによる毒性

生体のイオンバランスを乱し，中枢神経や心機能へ悪影響を与える．

ⓒ高浸透圧による毒性

血管内皮細胞の障害，熱感，疼痛，赤血球の変形，血液脳関門の破壊など．

ⓓ化学毒性

造影剤の立体構造による有害な生体反応や免疫反応が起きる．

第7章◇造影剤・放射性医薬品にかかわる構造と機能

(2) 造影剤の構造の変遷
①基本構造

血管内に安全に投与し得る放射線非透過物質は**ヨード**〈ヨウ素〉である．ヨードの運び手としてベンゼン環を利用している．ベンゼン環の側鎖に3個のヨードを付けたトリヨード型の有機化合物が造影剤の原型である．これが1950年代より今日に至るまで使用されている水溶性ヨード造影剤の基本構造（**図7・1**）となっている．2，4，6位のヨード結合以外の側鎖（R1，R2，R3）の種類で異なる造影剤ができ，副作用も大きく異なってくる．なお，ベンゼン環は極めて安定ではあるが疎水性（水に溶けない）で，人体に対し非常に有害な化合物である．

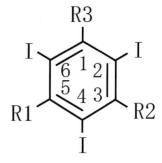

図7・1　基本構造（モノマー型）

②第1世代の造影剤

実用化された水溶性ヨード造影剤の中で最も古い部類に入る**ウログラフィン**〈一般名アミドトリゾ酸〉（**図7・2**）は第1世代の造影剤と呼ばれる．ウログラフィンは造影剤本体を水に溶けるようにするため，側鎖の1位にカルボキシル基〈-COOH〉を付けている．溶液中で-COO⁻とH⁺にイオン化させることで水溶性を得ている［注：1位のカルボキシル基のH⁺はほとんどがNa塩，MG〈メグルミン〉塩である．Na塩を使うと粘稠度の低い造影剤，MG塩を使うと水溶性が高く比較的副作用の少ない造影剤となる］．

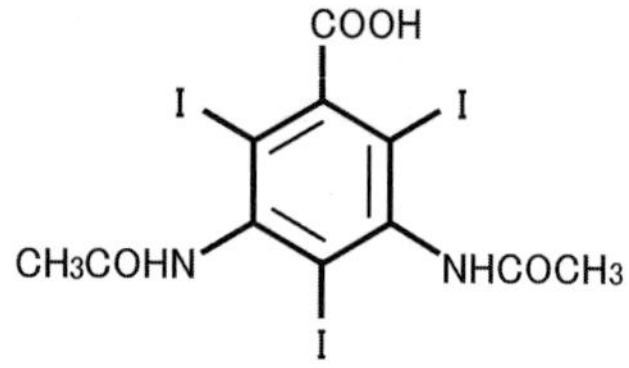

図7・2　ウログラフィン

ウログラフィンはⓐヨードを使用している．ⓑイオンとなるのでイオン毒性をもっている．ⓒイオン化して造影剤の粒子が二つになるので浸透圧が2倍となり*，高い浸透圧をもつ．ⓓ有害なベンゼン環がむき出しになっており高い化学毒性をもっている．ウログラフィンは副作用の4要因をすべてもっていることがわかる．現在ではウログラフィンを血管内に投与することは副作用の発現が非常に高いことから行われないが，当時は，血管造影や尿路造影に多用されていた．ただし，ウログラフィンは安価なことから，今でもERCP〈内視鏡的逆行性膵胆管撮影〉や経皮経肝胆道撮影，唾液腺撮影に使用されている．第1世代の造影剤は，ウログラフィンを残して多くが姿を消した．

③第2世代の造影剤

非イオン性の造影剤の**アミパーク**〈一般名メトリザミド〉（**図7・3**）が開発された．アミパークは，非イオン化と水溶性を両立させるためグルコサミド基を導入している．イオン化しないグルコサミド基は親水性の原子団で一部を共有結合させている．しかし，親水性のグルコサミド基が疎水性のト

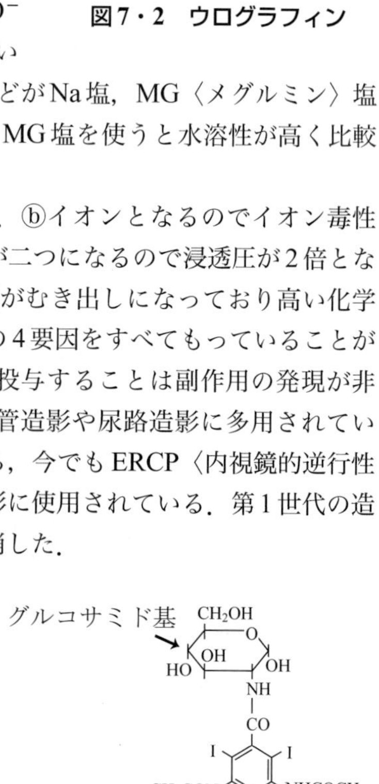

図7・3　アミパーク

解説②
バントホッフの法則：この法則は，"ある系の浸透圧はその中に含まれる粒子の数に比例する"というものである．溶液中でイオン化する造影剤は陽イオンと陰イオンの二つの粒子となる．
一つの粒子の非イオン化状態に比べ，2倍の浸透圧をもつことになる．

リヨード芳香環誘導体に対し偏在しており，生体成分との相互作用による，ⓓ化学毒性が問題として残された．アミパークは第2世代の造影剤として登場したが，副作用の4要因のうち，ⓐヨードの使用，ⓓ化学毒性を残した．化学毒性の影響が大きく，非常に高価であったため第3世代の造影剤の登場と共に姿を消した．

④第3世代の造影剤

現在，血管内に投与して使用される水溶性ヨード造影剤は第3世代の造影剤である．第3世代の造影剤は，水溶性を得るために側鎖（R1，R2，R3）にOH基〈水酸基〉を多数付けている．また，このことが毒性の高いベンゼン環を親水性原子団によりトリヨード芳香環誘導体を取り囲み，中心部をあたかもマスクした形をとっている．そのため，生物学的活性が減少し，ⓓ化学毒性の低減に成功している．副作用の4要因のうちⓐヨードの使用による副作用のリスクはあるが，その他のリスクは解消，あるいは大きく低減されている．**図7・4**の**イオパミロン**〈一般名イオパミドール〉は1977年に登場して以来，現在でも現役で使用されている造影剤である．第3世代の造影剤として**オムニパーク**〈一般名イオヘキソール〉，**イオメロン**〈一般名イオメプロール〉，プロスコープ〈一般名イオプロミド〉［2024年5月発売中止］などがある．副作用の少ない造影剤であるが高価である．

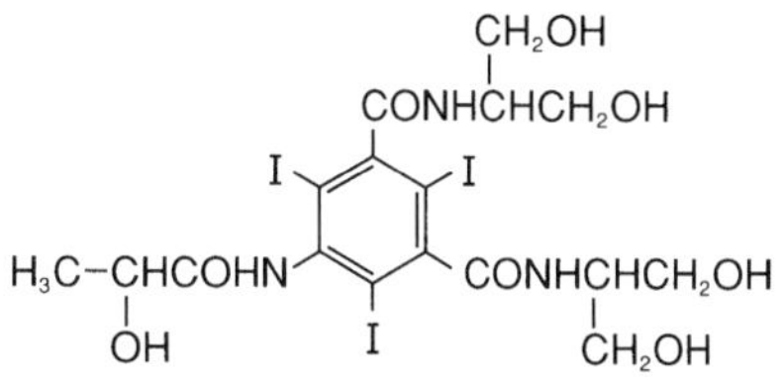

$C_{17}H_{22}I_3N_3O_8$：777.09

図7・4　イオパミロン

⑤モノマー型造影剤とダイマー型造影剤

モノマー型造影剤に対し，これを二つ組み合わせたものが**ダイマー型造影剤**である（**図7・5**）．第3世代の造影剤が登場した頃に，ダイマー型により造影剤の副作用を低減しようとする新しいアプローチから，**ヘキサブリックス**〈一般名イオキサグル酸〉という造影剤（**図7・6**）が開発された．構造式を見ると，OH基〈水酸基〉が少ない代わりにR4にカルボキシル基〈-COOH〉があり，水溶性を得ていることがわかる．粒子が二つ

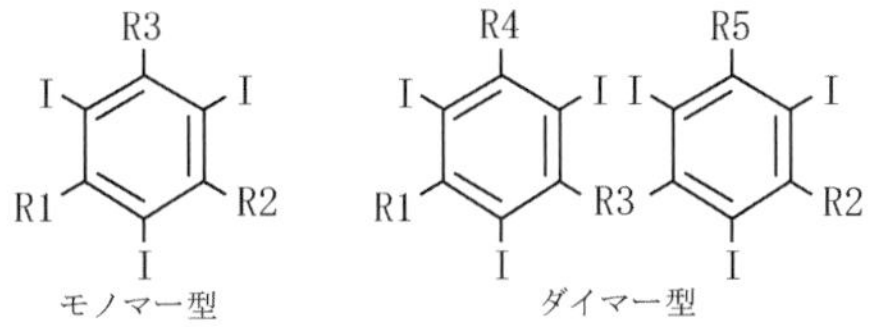

図7・5　モノマー型とダイマー型

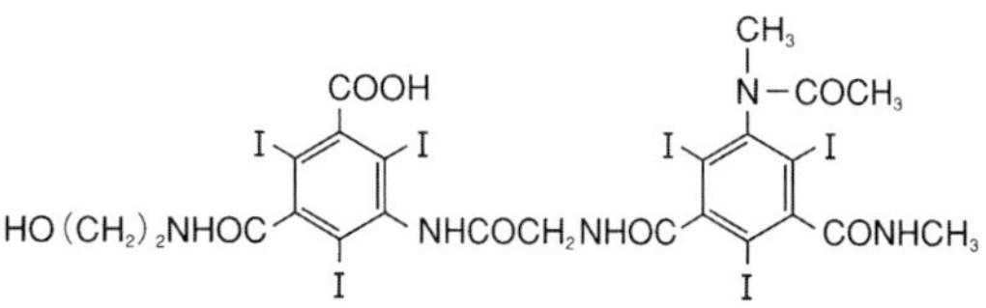

$C_{24}H_{21}I_6N_5O_8$：1268.89

図7・6　ヘキサブリックス（ダイマー型）

になるため浸透圧が2倍となるが，1分子（1個の粒）にヨードが6個とモノマー型の2倍あるため相殺され第3世代の造影剤と理論上は同程度になる．イオン性はイオン毒性の原因となり避けられるべきだが，ヘキサブリックスの登場時に，イオン性造影剤は血管造影で手技などによる血栓ができにくいという話もあ

第7章　造影剤・放射性医薬品にかかわる構造と機能

り，脳血管，心血管造影で使用されたが，現在は生産を終了している．

　ダイマー型造影剤でカルボキシル基〈-COOH〉をもたない非イオン性の**イソビスト**〈一般名イオトロラン〉が1980年に登場した．しかし，イソビストは脳・脊髄専用（ミエログラフィー）の造影剤で非常に高価な造影剤である．その後，1985年に**ビジパーク**〈一般名イオジキサノール〉が登場した．ビジパークの構造式（**図7・7**）を見るとOH基〈水酸基〉が多数付き，水溶性を得ている非イオン性のダイマー型造影剤であることがわかる．ビジパークは脳血管，四肢血管造影用と使用部位の限定はあるが，比較的安価な造影剤として現在も使用されるに至っている［注：ただし，分子量は非常に大きい特徴はある］．

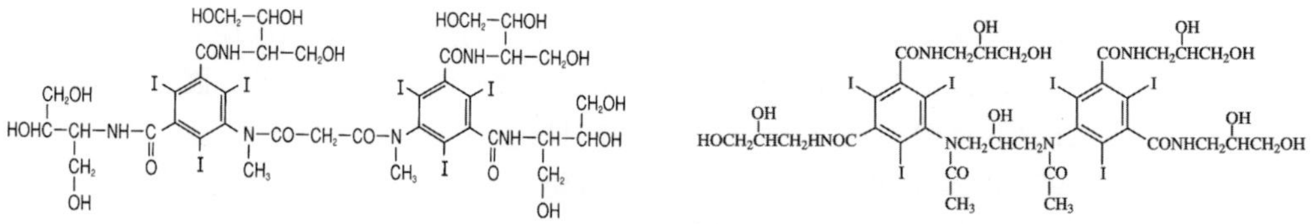

イソビスト　$C_{37}H_{48}I_6N_6O_{18}$：1626.24　　　　　　　ビジパーク　$C_{35}H_{44}I_6N_6O_{15}$：1550.18

図7・7　非イオン性のダイマー型造影剤

2）X線検査用の水溶性ヨード造影剤（胆道用造影剤）の構造と副作用

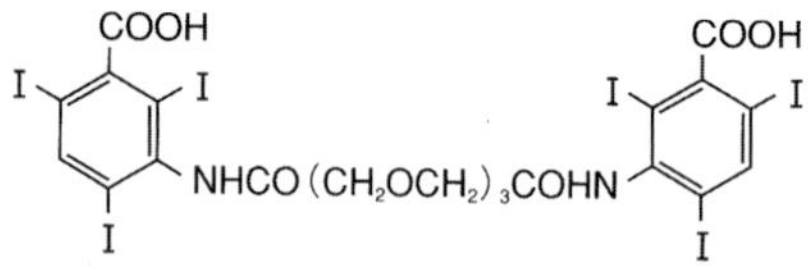

　尿路血管用造影剤が細胞外液分布型であるのに対し，胆道を造影する胆道用造影剤がある．静脈投与による胆囊・胆管を造影する造影剤の**ビリスコピン**〈一般名イオトロクス酸〉の構造式を**図7・8**に示す．特徴的なのは側鎖を欠く部位が2か所にあり，カルボキシル基

$C_{22}H_{18}I_6N_2O_9$：1215.82

図7・8　ビリスコピン

〈-COOH〉が2か所にあることである．側鎖を欠くことから有毒なベンゼン環が一部むき出しになっており ⓐ化学毒性が高いことがわかる．また，ⓑイオン性で，溶液中で粒子が3個になることから高い浸透圧をもつこともわかる．この造影剤は副作用の4要因のすべてをもっており，第3世代の造影剤や非イオン性のダイマー型造影剤のビジパークに比べ，副作用の発現が高い．ベンゼン環に側鎖を欠くのには理由があり，この部分に静注後血液中の血清アルブミンが結合する．この造影剤と蛋白（アルブミン）結合体は腎臓で濾過も排泄もされず肝臓に達する．肝では造影剤のみが肝細胞に取り込まれ，やがて胆道内へ排泄される．ベンゼン環に側鎖を欠くのは胆道用造影剤として必要不可欠な構造である．ビリスコピンは1976年の発表以来，現在も使用されている胆道専用の造影剤である．この造影剤を使用する際には副作用の発現に対処する体制をより一層強く備えておく必要がある．

（補足事項）

・血清アルブミンはビリルビンとも結合する．ビリルビン高値（3 mg/dl 以上）の被験者では造影剤と蛋白結合が阻害され腎臓でろ過，排泄されてしまう．胆道

は造影不良で描出されない．また，蛋白尿でも造影剤と蛋白結合が腎でろ過，排泄され胆道は造影不良で描出されない．なお，造影剤はゆっくり点滴投与し血清アルブミンと結合させる時間を与える必要がある．点滴速度が速いと結合する間がなく腎から排泄されてしまう．尿路血管用造影剤に第3世代が登場して大幅な副作用の改善が行われたのに対し，胆道用造影剤ではベンゼン環に側鎖を欠く必要から，大幅な副作用の改善は難しい．

3) X線検査用の油性造影剤（リピオドール）の構造と副作用

唯一の油性造影剤で**リピオドール**は総称名である．一般名は**ヨード化ケシ油脂肪酸エチルエステル**である．添付文書には効能または効果としてリンパ系撮影，子宮卵管撮影，医薬品又は医療機器の調製とある．また，「調製用剤として，下記の医薬品又は医療機器に用いる．注射用エピルビシン塩酸塩　中心循環系血管内塞栓促進用補綴材　ヒストアクリル」と記載されている．エピルビシン塩酸塩は抗腫瘍性抗生物質製剤である．肝細胞癌に対する血管系IVRで肝動脈門脈同時塞栓化学療法〈TOCE：transcatheter oily chemoembolization〉では抗癌剤と共にリピオドードが肝動脈の塞栓剤として使用されている．リピオドールは，いわゆる肝細胞癌のセメント療法（TACE：transcatheter arterial chemo embolization）に多用されている．リピオドールは検査目的で使用されることはほとんどなく，血管塞栓剤としてIVRに利用される場合が多い．なお，造影検査としてはリンパ系撮影（リンパ管造影）が対象となる程度で，子宮卵管撮影には第3世代の水溶性造影剤が使用されている．

4) X線検査用の消化管用造影剤（バリウム製剤とヨード製剤）の構造と副作用

上部消化管や大腸の造影検査に経口用，経肛門用の造影剤が使用される．主として硫酸バリウム造影剤が使用され，バリウム製剤が禁忌となる場合はヨード造影剤のガストログラフィン*が使用される．これはバリウム製剤が固まる性質をもつことと，吸収されないことによる．ガストログラフィンが適応となるのは消化管に狭窄の疑いや急性出血，穿孔の恐れのあるとき，外科手術を要する急性症状時，胃および腸切除後などである．バリウム製剤は懸濁液で，ガストログラフィンはイオン性の水溶性ヨード造影剤のウログラフィンを経口用としたものである．後出の表7·4参照．

7·2·2　MRI用造影剤の構造と機能

MRI検査に使用される造影剤の主成分は**ガドリニウム**〈Gd〉と**鉄**〈Fe〉，**マンガン**〈Mn〉である．MRI用造影剤は投与後，集積部分のT_1，T_2緩和時間を基本的に短縮させる効果がある．T_1強調で撮影するか，T_2強調で撮影するかによって陽性造影剤にも陰性造影剤にもなる．ガドリニウム製剤や鉄製剤は静脈内に投与して使用され，経口投与されるのは，鉄製剤の一部とマンガン製剤である．

1) 静脈内投与のMRI検査用（細胞外液性造影剤）の構造と副作用

ガドリニウムは元来毒性が強く，体内蓄積性もある．また，NSF*の原因となる

解説③

ガストログラフィン：ウログラフィンとは添加物や安定剤，塩（メグルミン，Na）の量と混合比が異なるだけで同じ構造式の造影剤である．ウログラフィンはゴム味が強く飲めるものではないが，ガストログラフィンは製造国のドイツ人の味覚に合わせて調整されたという．

解説④

NSF：血管内に投与されるMRI用のガドリニウム造影剤は重篤な腎障害者では遅発性の副作用，腎性全身性線維症〈NSF：nephrogenic systemic fibrosis〉を起こすリスクがある．NSFにより投与後数日から数か月，時には数年後に皮膚の腫脹や硬化，疼痛などを発症，重症例では死亡の報告もある．

リスクももっている．そのため，ガドリニウムイオンをキレート化合物にして閉じ込め，造影剤としている．キレート化合物にはガドリニウムイオンが遊離しやすい線状型と比較的安定性の高い環状型の2種類がある（**図7・9**）．厚生労働省は2017年11月，ガドリニウム造影剤が脳（特に小脳歯状核，淡蒼球など）に残存し，潜在的なリスクとなる可能性が否定できないと発表した．そして，ガドリニウム造影剤の使用にあたり，「必要性を慎重に判断すること」「環状型のGd製剤を第一選択とし，線状型は環状型の使用が適切でない場合に投与すること（肝造影に用いるEOB・プリモビスト〈一般名ガドキセト酸ナトリウム〉は除く）」として，各医療機関へ指示を出した．これを受け翌年には線状型であるGd-DTPA型のマグネビスト〈一般名ガドペンテト酸メグルミン〉が発売中止となり，他の線状型ガドリニウム造影剤はハイリスクタイプとされた．線状型のオムニスキャン〈一般名ガドジアミド水和物，Gd-DTPA-BMA〉は経過措置期間中の2022年8月に発売が中止となった．現在，EOB・プリモビストを除き線状型のGd製剤は販売されていない．

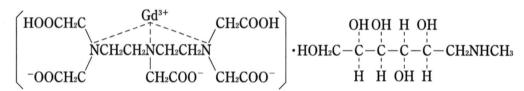

マグネビスト（線状型）

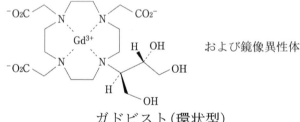

および鏡像異性体

ガドビスト（環状型）

図7・9 線状型と環状型の血管内投与のMRI造影剤

> **解説⑤**
> **ヘモクロマトーシス**：鉄の代謝が障害され肝，膵，皮膚，心臓，関節，甲状腺，下垂体，精巣などの臓器に鉄が過剰に沈着する病態．生来の特発性ヘモクロマトーシス，2次性ヘモクロマトーシスがある．2次性では繰返しの大量輸血や慢性肝臓疾患，アルコールの過剰摂取などが原因となる．

2）静脈内投与のMRI検査用（肝特異性造影剤）の構造と副作用

肝特異性造影剤として，鉄製剤（SPIO〈超常磁性酸化鉄〉）のリゾビスト〈一般名フェルカルボトラン〉と線状型のガドリニウム製剤のEOB・プリモビスト〈一般名ガドキセト酸ナトリウム〉（Gd-EOB-DTPA）が使用されている．造影剤の使用にあたっては一般的な注意事項に加え，特に主成分を鉄とするリゾビストでは，鉄注射剤に対し過敏症の既往歴がある者やヘモクロマトーシス*など鉄過剰症，出血症状のある者に対しては禁忌とされている．EOB・プリモビストでは，ガドリニウム造影剤に対し過敏症の既往歴のある者には禁忌とされている．また，線状型のGd-DTPA製剤であることから検査の必要性を慎重に判断することにもなっている．

3) 経口投与のMRI検査用（消化管造影剤）の構造と副作用

鉄製剤のフェリセルツ〈一般名クエン酸アンモニウム〉とMRI検査用造影剤で唯一マンガンを使用したボースデル〈一般名塩化マンガン四水和物〉がある。経口剤ということもあり副作用の発現は非常に少ない。各製剤に対し過敏症の既往歴のあるものは禁忌となっている程度である。ただし、フェリセルツは鉄が主成分なためヘモクロマトーシスなど鉄過剰症の治療を受けている患者には禁忌となっている。

7・2・3 超音波検査用造影剤の構造と機能

超音波検査用造影剤としてソナゾイド〈一般名ペルフルブタン〉が使用されている。有効成分はペルフルブタンマイクロバブル（微小気泡）で、分子式はC_4F_{10}である。診療放射線技師が超音波検査にかかわるケースは少なく、さらに造影検査に関与することは非常に少ない。ソナゾイドには鶏卵由来の安定剤（水素添加卵黄ホスファチジルセリンナトリウム）を用いているため、アレルギー症状を発現するおそれがある。卵もしくは卵製品にアレルギーのある被験者には原則禁忌となっている。ただし、腎不全や気管支喘息の被験者に対しては使用が可能である。

7・3 造影剤の投与経路，排泄経路

7・3・1 造影剤の投与経路

造影剤を目的部位に送る方法と経路。生理的な流れに沿って造影剤を送る**順行性投与**⑯、流れに逆らう**逆行性投与**⑳がある。さらに目的部位に直接投与する直接穿刺投与⑭がある。

1）脈管外投与

経口投与、注腸や導管からの投与がある。精嚢造影、涙嚢造影、乳管造影、気管支造影、逆行性小腸造影、副鼻腔造影などもあるが現在実施は皆無である。

(1) 造影X線検査

経口投与	投与部位
食道・胃・十二指腸造影 [Ba] [I_G]	口⑯
ビデオ嚥下造影 [I] [Ba]	
直接穿刺投与	**投与部位**
脊髄腔造影 [I]	脊髄腔⑭
関節造影 [I]	関節腔⑭
PTC 経皮経肝的胆道造影 [I]	胆道⑭

注腸・経管・経導管投与	投与部位
大腸造影（注腸造影）[Ba] [I_G]	直腸⑳
低緊張性十二指腸造影 [Ba]	十二指腸⑯
逆行性腎盂造影 [I]	尿道口 → 尿管⑳

第7章 造影剤・放射性医薬品にかかわる構造と機能

(つづき)

注腸・経管・経導管投与	投与部位
逆行性（膀胱・尿道）造影 [I]	尿道口 (逆)
子宮卵管造影 [I]	外子宮口 (逆)
唾液腺造影 [I]	ステンセン管, ワルトン管 (逆)
ERCP [I]	ファーター乳頭 (逆)

[Ba]：硫酸バリウム製剤，[I]：水溶性ヨード製剤，[I_G]：ガストログラフィン（アミドトリゾ酸）

(2) 造影CT検査

経口投与	投与部位		注腸投与	投与部位
消化管造影 [Ba] [I_G]	口 (順)		CT colonography [CO_2] [air]	直腸 (逆)

(3) 造影MRI検査

経口投与	投与部位
消化管造影, MRCP [Fe]	口 (順)
MRCP [Mn]	

[Fe]：クエン酸鉄アンモニウム，[Mn]：塩化マンガン四水和物

2) 脈管内投与（動脈，静脈，リンパ管）

　動脈や静脈内に造影剤が投与される血管造影検査や静脈内に造影剤が投与される様々な造影X線検査，造影CT検査，造影MRI検査，造影超音波検査がある．肘静脈から投与された造影剤の流れは図4.59参照．

㊟経静脈性動脈造影：造影剤を静脈内に投与し目的動脈に移行したときに撮影を行う．

㊟逆行性上腕動脈造影BAG：脈管内投与で唯一の逆行性投与法．上腕動脈から造影剤を投与し逆行性に脳動脈を撮影する．R-BAGで右椎骨動脈と右総頚動脈，L-BAGで左椎骨動脈が造影できる．

(1) 脈管造影X線検査

動脈内投与	投与部位		静脈内投与	投与部位
動脈造影 [I]	目的動脈 (順)		排泄性胆道造影 DIC [I]	
経動脈性門脈造影 [I]	上腸間膜動脈 (順)		排泄性尿路造影 IP, DIP [I]	主に肘静脈 (順)
逆行性上腕動脈造影 [I]	上腕動脈 (逆)		経静脈性動脈造影 [I]	
リンパ管内投与	投与部位		静脈造影 [I]	目的静脈 (順)
リンパ管造影 [I_O]	末梢リンパ管 (順)			

[I_O]：油性ヨード製剤

(2) 造影CT検査

動脈内投与	投与血管		静脈内投与 (順)	投与血管
CTA 動注アンジオ CT [I]	肝動脈 (順)		一般的な造影 CT 検査 [I]	主に肘静脈 (順)
CTP 経動脈性門脈造影 CT [I]	上腸間膜動脈 (順)		DIC-CT 経静脈性胆道 CT [I]	

354

7・3 造影剤の投与経路，排泄経路

（3）造影 MRI 検査

静脈内投与		投与血管
細胞外液性剤による造影［Gd］		主に肘静脈⑩
肝特異性剤による造影	肝細胞集積型［Gd_EOB］	
	クッパー細胞集積型［Fe_F］	

［Gd_EOB］：ガドキセト酸ナトリウム，［Fe_F］：フェルカルボトラン

（4）造影超音波検査

静脈内投与	投与血管
血管・クッパーイメージ［P］	主に肘静脈⑩

［P］：微小気泡発生のペルフルブタン

7・3・2　造影剤の排泄経路

1）尿への排泄（腎からの排泄）

（1）細胞外液分布型の X 線検査用造影剤

　例：イオパミドール（商品名：イオパミロン）

　　血管内投与されると細胞外液に分布し最終的に腎排泄となる．2時間後までに投与量の約60％が，24時間後には全量が尿中に排泄される．

（2）細胞外液分布型の MRI 用造影剤

　例：ガドブトロール（商品名：ガドビスト）

　　血管内投与されると代謝を受けることなく，未変化体として尿中に排泄される．ガドブトロールの尿中排泄は12時間でほぼ完了する．

2）胆汁への排泄（肝からの排泄）

（1）肝細胞特異的集積型の X 線検査用造影剤

　例：イオトロクス酸メグルミン（商品名：ビリスコピン）

　　静脈内への投与後，血清アルブミンと結合し肝へ運ばれる．肝細胞膜透過速度が大きいため，血中より肝細胞内に速やかに移行する．肝細胞内に存在できる最大濃度が比較的低いので肝内胆管系へ早期に移行する．主に肝を経由して48時間以内に約80％が糞便中に排泄されるが，腸肝循環は認められない．尿中には24時間以内で約12％と少量排泄される．

　注：腸管循環

　　胆道を経て腸へ分泌された胆汁は，含有成分の胆汁酸により小腸で吸収されて門脈へ入り，肝臓を経て再び胆汁の中へ放出される．

（2）肝細胞特異的集積型の MRI 用造影剤

　例：ガドキセト酸ナトリウム（商品名：EOB・プリモビスト）

　　静脈内への投与後，血管内および細胞外液に非特異的に分布する．その後，脂溶性側鎖のエトキシベンジル基をもつため肝細胞内に特異的に取り込まれる．尿，便から排泄される．投与後4日目までに約60％が尿中に，約40％が糞中に排泄される．

（3）クッパー細胞貪食型の MRI 用造影剤（SPIO）

　例：フェルカルボトラン（商品名：リゾビスト）

第7章◇造影剤・放射性医薬品にかかわる構造と機能

355

第 7 章　造影剤・放射性医薬品にかかわる構造と機能

静脈内へ投与後，親水性コロイド液のため肝のクッパー細胞に貪食作用により取り込まれる．粒子が大きく，投与量も少ないことから血管外への漏出がない．腎からの排泄はなくリゾビストは腎機能障害があっても使用できる．SPIO は細網内皮系に取り込まれた後，数日で分解される．造影剤として便からの顕著な排泄は認めない．

3）消化管からの排泄
(1) X 線検査用造影剤

　例：硫酸バリウム製剤

　経口または消化管に直接投与された硫酸バリウム製剤は，消化管より吸収されない．経口投与では翌日までに約 80% の被検者が肛門から排泄する．

　例：アミドトリゾ酸ナトリウムメグルミン液（商品名：ガストログラフィン）

　経口または消化管に直接投与された水溶性ヨード製剤であるガストログラフィンは，消化管よりほとんど吸収されず，約 98% が便中，約 2% が尿中排泄される．

(2) MRI 用造影剤

　例：塩化マンガン四水和物（商品名：ボースデル）

　経口投与されたボースデルは大部分が未吸収のまま 48 時間までに 88% 以上が便中排泄される．わずかに吸収されたマンガンは胆汁を介して便中に排泄されると考えられている．

7・4　放射性医薬品の構造と機能

　画像診断や非密封核種内用療法を目的に使用される放射性医薬品がある．詳細については「放射線技術学シリーズ　核医学検査技術学（改訂 4 版）」などの専門書を参照されたい．

7・5　放射性医薬品の投与経路，排泄経路

　医薬品インタビューフォーム［interview form〈IF〉］をもとにまとめた放射性医薬品の用途とその投与・排泄経路の一覧を表7・1に示す．なお，投与された放射性医薬品が肝やリンパ節に取り込まれて長期間留まり，放射性同位元素の半減期に従い減衰してしまうことで，便や尿中で放射性医薬品の排泄を明確に確認できない場合がある．

356

7・5 放射性医薬品の投与経路，排泄経路

1）診断用放射性医薬品の投与・排泄経路

表7・1 診断用放射性医薬品の投与・排泄経路

放射性医薬品	用　途	投与経路	主要な排泄経路
$^{99m}TcO_4^-$	甲状腺摂取率測定	静脈内投与	IF1) 投与後1日で約30%が尿中排泄，以後はわずか．その時期から便中排泄が増え，投与後8日で投与量の約60%が便中排泄
	甲状腺		
	唾液腺		
	異所性胃粘膜（メッケル憩室）		
	関　節		
注1) ^{99m}Tc-HSAD	心プール	静脈内投与	尿中排泄
	消化管出血		
	エアロゾル肺吸入	経口吸入投与	気道繊毛運動で喉頭へと排泄
	リンパ管	皮下，皮内投与	尿中排泄
^{99m}Tc-phytate〈テクネフチン酸〉〈テクネフィチン酸〉	肝　臓	静脈内投与	血中Caと結合できなかったわずかが尿中排泄．他は肝内に貪食されたままほとんど排泄されず，ほぼ^{99m}Tcの減衰に従って減少
	エアロゾル肺吸入	経口吸入投与	気道繊毛運動で喉頭へ排泄
	リンパ管センチネルリンパ節	注2) 腫瘍近傍の皮下や皮内，粘膜下に投与．	血中Caと結合できなかったわずかが尿中排泄．他はリンパ節に滞留し，ほぼ^{99m}Tcの減衰に従って減少
^{99m}Tc-MIBI	副甲状腺	静脈内投与	IF2) 尿と便中排泄（肝胆道系）．投与24時間までに約25%が尿中排泄
	心筋血流		
^{99m}Tc-PYP	急性心筋梗塞	静脈内投与	尿中排泄
	骨		
注3) ^{99m}Tc-in vivo赤血球〈^{99m}Tc-標識赤血球〉	心プール	PYPと$^{99m}TcO_4$を静脈内投与	尿中排泄
^{99m}Tc-スズコロイド	肝　臓	静脈内投与	IF3) 尿中排泄が主だがわずか．蓄積尿中排泄率は1時間で1%前後，24時間で約6%．貪食されたままほとんど排泄されず，ほぼ^{99m}Tcの減衰に従って減少
	脾　臓		
	骨　髄		
	リンパ管センチネルリンパ節（乳癌，悪性黒色腫）	腫瘍近傍の皮下や皮内に投与	リンパ節に滞留し，ほぼ^{99m}Tcの減衰に従って減少．わずかが尿中排泄

第7章◇造影剤・放射性医薬品にかかわる構造と機能

第 7 章　造影剤・放射性医薬品にかかわる構造と機能

表7・1　　診断用放射性医薬品の投与・排泄経路（つづき）

放射性医薬品	用　途	投与経路	主要な排泄経路
^{99m}Tc-MAA	肺血流	静脈内投与	尿中排泄（肺から次第に消失するとき，すべてが尿中に排出されず，肝および腎への集積が増す）
	ベノグラフィ 注：保険未収載		
^{99m}Tc-DTPA	エアロゾル肺吸入	経口吸入投与	気道繊毛運動で喉頭へ排泄
	腎動態	静脈内投与	尿中排泄（糸球体ろ過）
^{99m}Tc-HMPAO	脳血流	静脈内投与	尿排泄が主．30% は肝胆道系へ移行し便中排泄
^{99m}Tc-ECD			尿排泄が主．10% は肝胆道系へ移行し便中排泄
^{99m}Tc-ガス	テクネガス肺吸入	経口吸入投与（肺胞壁吸着）	気道繊毛運動で喉頭へ排泄
^{99m}Tc-GSA	肝受容体	静脈内投与	便中排泄が主．早期は尿中排泄も多い
^{99m}Tc-PMT	肝胆道		便中排出が主．尿中排泄は少ない
^{99m}Tc-tetrofosmin	心筋血流		尿と便中に排泄
^{99m}Tc-DMSA	腎静態		尿中排泄
^{99m}Tc-MAG$_3$	腎動態		尿中排泄（尿細管からの分泌．糸球体ろ過はわずか）
^{99m}Tc-MDP, ^{99m}Tc-HMDP	骨		尿中排泄
^{133}Xe ガス	脳血流	吸入投与	呼気排泄
	肺換気	経口吸入投与	
Na-^{123}I カプセル（Na-^{131}I より優先）	甲状腺摂取率測定	経口投与	尿中排泄
	甲状腺		
Na-^{131}I カプセル（内用療法の前提では優先）	甲状腺摂取率測定		
	甲状腺とその転移巣		
^{201}TlCl〈塩化タリウム〉	甲状腺（甲状腺腫瘍）	静脈内投与	IF4) 尿より便中排泄のほうが主．投与後 120 時間までの総排泄率はおよそ 3（便）：1（尿）
	腫瘍全般		
	副甲状腺（^{99m}TcO$_4^-$ 併用）		
	心筋血流		
^{123}I-MIBG	副腎髄質（神経芽腫，褐色細胞腫）	静脈内投与	尿中排泄
	心臓交感神経機能		

358

7・5 放射性医薬品の投与経路，排泄経路

表7・1 診断用放射性医薬品の投与・排泄経路 （つづき）

放射性医薬品	用　途	投与経路	主要な排泄経路
^{67}Ga-citrate 〈クエン酸ガリウム〉	腫瘍全般，炎症	静脈内投与	[IF5] 投与後24時間以内は主に尿中排泄（腎が高集積）．24時間以内に腎から投与量の約12%が排泄され，その後は肝を経て便中排泄が主な排泄経路となる（48～72時間では骨，肝，脾が高集積）．主たる排泄経路は便中排泄である
^{123}I-BMIPP	心筋脂肪酸代謝	静脈内投与	尿中排泄
^{123}I-IMP	脳血流		
^{123}I-IMZ 〈イオマゼニル〉	神経受容体		
^{123}I-FP-CIT 〈イオフルパン〉	神経伝達		
^{131}I-アドステロール	副腎（皮質）		[IF6] 静注後3～4日で約50%が尿中排泄．遅れて便中排泄
^{111}In-DTPA	脳脊髄液腔（脳槽）	腰椎穿刺でくも膜下腔投与	尿中排泄
^{111}In-Cl 〈塩化インジウム〉	骨　髄	静脈内投与	尿中排泄（数%）
^{111}In-octreotide	腫　瘍		尿中排泄
^{81m}Krガス	肺換気	経口吸入投与	呼気排泄

- [注1] テクネチウム人血清アルブミン［human serum albumin 〈HSA〉］のキットは2019年3月末で販売中止となり，代わってキレート能力の強いジエチレントリアミン五酢酸［diethylenetriaminepentaacetic acid〈DTPA〉］を結合させたHSAD（DはDTPA）が使用されている．HSADはHSAよりも血中安定性が高い薬剤である．
- [注2] 乳癌，悪性黒色腫，外陰癌腫瘍近傍の皮下または皮内投与．子宮頸癌子宮腟部または腫瘍近傍の粘膜下投与．子宮体癌子宮腔部の粘膜下または腫瘍近傍の子宮内膜下投与．頭頸部癌（甲状腺癌を除く）腫瘍近傍の粘膜下投与．
- [注3] 体内で赤血球に^{99m}Tcを標識する方法．PYPピロリン酸を静注しPYPが赤血球表面に^{99m}Tcと結合する準備状態を作らせる．30分後に^{99m}TcO$_4^-$を静注投与することで，赤血球にPYPを介して^{99m}Tcが標識される．
- [IF1～IF6] 製造元発売元（M社：日本メジフィジックス社，F社：PDRファーマ社）の医薬品インタビューフォーム．
[IF1] M社メジテック_IF，[IF2] F社カーディオライト注射液第一_IF，[IF3] M社スズコロイド（^{99m}Tc）注射液調製用キット_IF，[IF4] M社塩化タリウム（^{201}Tl）注NMP_IF，[IF5] M社クエン酸ガリウム（^{67}Ga）注NMP_IF，[IF6] F社アドステロールI^{131}注射液_IF．

2）PET用放射性医薬品の投与・排泄経路（表7・2）

表7・2 PET用放射性医薬品の投与・排泄経路

保険適用の PET用放射性医薬品	用　途	投与経路	主要な排泄経路
^{18}F-FDG	悪性腫瘍，[注] ほか	静脈内投与	尿中排泄
^{15}O-O$_2$ 〈酸素ガス〉	脳酸素消費量	吸入投与	呼気排泄
^{15}O-CO 〈一酸化炭素〉ガス	脳血液量		
^{15}O-CO$_2$ 〈二酸化炭素〉ガス	脳血流量		

第 7 章　造影剤・放射性医薬品にかかわる構造と機能

表7・2　PET 用放射性医薬品の投与・排泄経路（つづき）

保険適用の PET 用放射性医薬品	用　途	投与経路	主要な排泄経路
^{13}N-NH$_3$〈アンモニア〉	心筋血流量	静注投与	心筋細胞に取り込まれ長く留まる．ほぼ^{13}N（半減期約10分）の減衰に従って減少

注)悪性腫瘍のほかに虚血性心疾患，難治性部分てんかんで外科切除が必要とされるもの，大型血管炎の診断．

3）治療用放射性医薬品の投与・排泄経路（表7・3）

表7・3　治療用放射性医薬品の投与・排泄経路

治療用放射性医薬品	用　途	投与経路	主要な排泄経路
^{89}Sr塩化ストロンチウム	骨転移疼痛緩和治療	静脈内投与	尿中排泄が主，便中排泄はわずか．
^{90}Yイブリツモマブ_チウキセタン	注)悪性リンパ腫の治療	静脈内投与	IF)尿中排泄が主だがわずか（投与後1週間の^{90}Yの尿中排泄率は約7%）．
Na-^{131}I カプセル	甲状腺機能亢進症，甲状腺癌および転移巣の治療	経口投与	尿中排泄
ゾーフィゴ〈^{223}RaCl$_2$塩化ラジウム〉	骨転移のある去勢抵抗性前立腺癌	静脈内投与	主に便中排泄（尿中排泄はわずか）

注)CD20陽性の再発又は難治性の低悪性度B細胞性非ホジキンリンパ腫，マントル細胞リンパ腫の治療．
IF)PDRファーマ社ゼヴァリンイットリウム（^{90}Y）静注用セット IF．

7・6　造影剤，放射性医薬品にかかわる副作用

7・6・1　造影剤，放射性医薬品投与による副作用

造影剤や放射性医薬品の静注投与で，注射針を刺す穿刺行為による血管合併症がある．

1）血管合併症

穿刺部の皮下出血，仮性動脈瘤，カテーテル操作による血管攣縮（れんしゅく），血管内膜損傷，血栓形成がある．針を刺すことで迷走神経が緊張状態となり血管迷走神経反応の発症もある．また，検査終了後の抜針，止血を行う際に止血不良による出血もある．

◎ 血管迷走神経反応〈VVR：vaso-vagal reactions〉

VVRでは動悸，熱感，血圧低下，顔面蒼白，悪心，嘔吐，冷汗，意識消失，痙攣などの症状が出現する．

7・6・2　造影剤，放射性医薬品による副作用

1）血管内投与の造影剤

（1）X線検査用血管内投与の造影剤による副作用

血管内に投与されるX線検査用の陽性造影剤はすべてヨード製剤である．ヨード造影剤*を使用する前に，造影剤やヨードのアレルギー，甲状腺疾患，気管支喘

解説⑥

ジェネリック造影剤：新薬は先発医薬品として数十年間は特許により開発者の独占販売が許される．しかし，その後は他の製造者も同じ成分や効果の薬を製造できるようになり，後発医薬品〈ジェネリック医薬品〉として製造される．莫大な開発費がかからないだけ安価である．厚労省は添加物の違いなどがあっても効果などに差がないとし，国民医療費軽減の立場から積極的な利用を勧めている．造影剤にも後発品がある．

息，腎機能などを確認する必要がある．

◎ **造影剤腎症 〈CIN：contrast induced nephropathy〉**

CIN は "ヨード造影剤投与後，72時間以内に血清クレアチニン〈sCr〉値が前値より 0.5 mg/dL 以上または 25% 以上増加した場合" と定義されている．CIN 発症のリスクは腎機能低下に応じて増加するので，造影前にできるだけ直近の sCr 値（実際は eGFR 値）を用いて腎機能を評価する必要がある．**表7·4** に静脈内投与のX線検査用非イオン性造影剤の副作用を示す．

表7·4　静脈内投与のX線検査用非イオン性造影剤の副作用

程　度	症　状	推定頻度
軽　度	くしゃみ，咳，発熱，熱感，顔面紅潮，かゆみ，吐き気，悪心，嘔吐，軽度の蕁麻疹	1% 前後
中等度	嗄声，全身の蕁麻疹，胸痛，腹痛，軽度の血圧低下	0.1% 前後
重　度	喉頭浮腫，痙攣，呼吸困難，顔面蒼白，血圧低下，意識消失，心室細動，アナフィラキシーショック	0.1% 未満
死　亡	—	0.002%

(2) MRI検査用血管内投与の造影剤による副作用

血管内に投与される MRI 用のガドリニウム造影剤は，重篤な腎障害者で遅発性の副作用，**腎性全身性線維症**〈NSF：nephrogenic systemic fibrosis〉を起こすリスクがあるため，造影 MRI 検査前に腎機能を確認する必要がある．NSF により投与後数日から数か月，時には数年後に皮膚の腫脹や硬化，疼痛などを発症することがある．**表7·5** に静脈内投与の MRI 用造影剤に特徴的な副作用を，**表7·6** に静脈内投与の MRI 用造影剤をそれぞれ示した．

表7·5　静脈内投与のMRI用造影剤に特徴的な副作用

MRI用造影剤	症　状
リゾビスト	AST，ALT 増加，白血球数減少，背部痛，腰痛，活性化部分トロンボプラスチン時間延長，頭痛，鼻出血，中毒性表皮壊死融解症
EOB・プリモビスト	AST，ALT 増加，ビリルビン上昇，肝機能障害，腎機能障害

(3) X線検査，MRI検査用の消化管造影剤による副作用

消化管造影剤は経口または直接的に消化管内に投与される．血管内に投与される造影剤に比べ副作用の頻度は著しく低いが副作用の発現は否定できない．ショックやアナフィラキシー様症状のリスクもある．**表7·7** にX線検査，MRI 検査用の消化管造影剤の主な副作用を示す．

(4) 放射性医薬品による副作用

診断用の放射性医薬品は投与量が極めて少ないため，副作用の発生頻度は10万人当たり0.9 ～ 2.3 人程度とされ，重篤な副作用はほとんど起こらないとされている．しかし，血管迷走神経反応の頻度が高いとされ，様々な副作用やアナフィラキシー様症状が発現するリスクは否定できない．高齢者，乳幼児，妊婦への投与は禁忌となる場合もある．**表7·8** に放射性医薬品に特徴的な副作用を示す．

第 7 章　造影剤・放射性医薬品にかかわる構造と機能

表 7・6　静脈内投与の MRI 用造影剤

分布	主成分	製品名	略号	一般名	キレート構造	重篤な腎障害	添付文書の適応
細胞外液性	Gd	プロハンス	Gd-HP-DO3A	ガドテリドール	環状型	原則禁忌	脳・脊髄・躯幹部・四肢
	Gd	オムニスキャン	Gd-DTPA-BMA	ガドジアミド水和物	線状型（直鎖）〜ハイリスク〜	禁忌	脳・脊髄・躯幹部・四肢
	Gd	マグネスコープ	Gd-DOTA	ガドテル酸メグルミン	環状型	原則禁忌	脳・脊髄・躯幹部・四肢
	Gd	ガドビスト	Gd-BT-DO3A	ガドブトロール	環状型	原則禁忌	脳・脊髄・躯幹部・四肢
肝特異性	Fe	リゾビスト	—	フェルカルボトラン	—	—	肝臓
	Gd	EOB・プリモビスト	Gd-EOB-DTPA	ガドキセト酸ナトリウム	線状型（直鎖）〜中リスク〜	慎重投与	肝臓

表 7・7　X 線検査，MRI 検査用の消化管造影剤の主な副作用

消化管用造影剤	主な症状
硫酸バリウム製剤	便秘，一過性の下痢，腹痛，消化管穿孔，腸閉塞，腹膜炎，大腸潰瘍，大腸炎，憩室炎，バリウム虫垂炎などからの消化管穿孔，アナフィラキシー様症状
ガストログラフィン*	下痢（5% 以上），腹痛，腹部不快感
ボースデル〈塩化マンガン四水和物〉	軟便，下痢，腹痛，腹部膨満，眠気，頭痛，血清鉄低下，血清フェリチン減少，胸やけ，尿蛋白陽性，尿糖陽性
フェリセルツ〈クエン酸アンモニウム〉	発疹（発赤，蕁麻疹，全身の発疹），アレルギー反応，胸やけ，胃部不快感，腹部膨満感，嘔気・嘔吐，食欲低下，肩痛，血清鉄低下，血清フェリチン増加，血小板増多，総ビリルビン上昇，血清カリウム上昇

* ガストログラフィン〈一般名アミドトリゾ酸ナトリウムメグルミン液〉
[注：フェリセルツは粉末で販売され水で溶解する手間がある．また，鉄製剤のためヘモクロマトーシスについての問診が必要となる．ボースデルは溶液で販売され鉄を使用しないため，問診も不要である．手軽さからボースデルが多用される傾向にある]

表 7・8　放射性医薬品に特徴的な副作用

放射性医薬品	特徴的な副作用
アドステロール〈^{131}I-アドステロール〉	静注投与により飲酒様症状（顔面紅潮）
カルディオダイン〈^{123}I-BMIPP〉	静注投与にて異臭，味覚異常，口内異常感，注射部疼痛
インジウム DTPA〈^{111}In-DTPA〉	腰椎穿刺による穿刺部からの感染
ゾーフィゴ〈^{223}RaCl$_2$ 塩化ラジウム〉骨転移を有する去勢抵抗性前立腺癌の静注治療薬．α 線放出放射性医薬品．	貧血（最も多い），リンパ球数減少，血小板数減少，下痢，悪心

362

◎ ウェブサイト紹介

公益社団法人 日本医学放射線学会
　https://www.radiology.jp/member_info/zouei_committee.html

ケアネット医療用医薬品検索
日本メジフィジックス株式会社
　https://www.nmp.co.jp/member/inter/index.html

GE ヘルスケアファーマ
　https://www.gehealthcare.co.jp/products/pharma

KEGG MEDICUS
　https://www.kegg.jp/kegg/medicus/

◎ 参考図書

太田樹，藤原政雄：2025 年版　診療放射線技師国家試験　合格!My テキスト，基礎医学大要，オーム社 (2024)

◎ 演習問題

問題1　非イオン性水溶性ヨード造影剤で正しいのはどれか．
　　1．検査前にヨードテストを実施する．
　　2．アナフィラキシーは用量依存性に発生する．
　　3．投与した患者の 10 ～ 15% に副作用が発生する．
　　4．重篤な甲状腺疾患のある患者への投与は禁忌である．
　　5．モノマー型製剤の分子量はダイマー型製剤よりも大きい．

問題2　水溶性ヨード造影剤で正しいのはどれか．
　　1．血漿に比べて浸透圧が低い．
　　2．使用前にはヨードテストを実施する．
　　3．経口投与では大部分が尿中から排泄される．
　　4．投与した患者の 10 ～ 15% に副作用が発生する．
　　5．非イオン性製剤はイオン性製剤に比べて即時型副作用が少ない．

問題3　造影剤を逆行性に投与する検査はどれか．**2つ選べ**．
　　1．食道造影
　　2．注腸造影
　　3．冠動脈造影
　　4．子宮卵管造影
　　5．十二指腸造影

問題4　順行性と逆行性の両方の造影検査があるのはどれか．
　　1．食　道
　　2．膵　管
　　3．卵　管
　　4．耳下腺
　　5．総胆管

第7章 造影剤・放射性医薬品にかかわる構造と機能

問題5 経口投与する放射性医薬品はどれか.
1. ^{81m}Kr
2. ^{99m}Tc-GSA
3. ^{111}In-DTPA
4. $Na^{131}I$
5. ^{131}I-アドステロール

問題6 MRI造影剤について正しいのはどれか. **2つ選べ.**
1. 細胞外液性造影剤の血中半減期は約24時間である.
2. 腎性全身性線維症はGd製剤の重篤な副作用である.
3. 経口消化管陰性造影剤であるMn製剤は腎臓から排泄される.
4. 肝特異性造影剤Gd-EOB-DTPAは細胞外液腔には分布しない.
5. 超常磁性酸化鉄〈SPIO〉製剤は腎機能障害があっても使用できる.

問題7 Gd-EOB-DTPAで正しいのはどれか.
1. 経口投与する.
2. 鉄を含有する.
3. 尿中には排泄されない.
4. 高齢者への投与は禁忌である.
5. 肝細胞に特異的に取り込まれる.

問題8 腎性全身性線維症〈NSF〉の危険因子と考えられるのはどれか.
1. 血液脳関門の破綻
2. 著しいeGFR値の低下
3. 超常磁性酸化鉄製剤の使用
4. イオン性ヨード造影剤の使用
5. ガドリニウム造影剤に対するアレルギー歴

問題9 放射性医薬品投与時に起こる事象で最も頻度が高いのはどれか.
1. 嘔　吐
2. 発　熱
3. 拒絶反応
4. 血管迷走神経反応
5. アナフィラキシーショック

問題10 放射性医薬品投与による副作用で**誤っている**のはどれか.
1. $^{223}RaCl_2$投与後に下痢が起こる.
2. ^{99m}Tc-MIBI投与時に金属味がする.
3. 主に標識化合物による薬理作用である.
4. ^{131}I-アドステロール投与時に顔面紅潮が起こる.
5. 投与時に発生する副作用は血管迷走神経反射が多い.

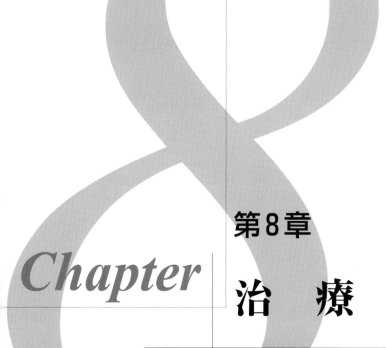

第8章 治療

8・1 治 療
8・2 IVR〈インターベンショナルラジオロジー〉
8・3 造影剤に対する副作用の対策

第8章
治　療

本章で何を学ぶか

　　診療放射線技師が直接的に関与する治療分野はIVRと放射線治療，内容療法である．治療の対象は放射線治療では悪性腫瘍が主な対象で，内容療法もそれに準じる．しかし，IVRでは悪性腫瘍も含め多岐に及ぶ．
　　以上，この章では診療放射線技師が直接的に関与する治療を中心に学ぶ．

8・1　治　療

　悪性腫瘍の治療法には大きく内科的治療，外科的治療，放射線治療，緩和治療そしてIVRがある．これらは単独または複合的に用いられる．

8・1・1　内科的治療（全身的療法）

　内科的治療には1）化学療法，2）ホルモン療法〈内分泌療法〉，3）免疫療法，4）分子標的療法などがある．

1）化学療法
　化学療法は抗癌剤による薬物療法で，広義にはホルモン療法や免疫療法，分子標的療法も含む．癌細胞は正常細胞よりも分裂や増殖が盛んで，抗癌剤はこの分裂，増殖を傷害させる．悪性リンパ腫，急性白血病などは根治療法として，乳癌，頭頸部癌や肺癌などは放射線治療と併用される．抗癌剤による副作用が問題で，特に骨髄に対する造血機能への影響が大きい．嘔吐，下痢，脱毛などの症状が見られる．

2）ホルモン療法〈内分泌療法〉
　特定のホルモンを分泌するホルモン依存性の癌があり，そのホルモンの分泌を抑制する薬剤の投与で癌の増殖を抑える．乳癌や卵巣癌，子宮体癌，前立腺癌は性ホルモンの影響を受け，ホルモン療法の適応になる．ホルモン依存性の癌では拮抗するホルモンの投与（乳癌には男性ホルモン，前立腺癌には女性ホルモン）や依存ホルモンを産生する臓器（乳癌では卵巣，前立腺癌では精巣）を摘出する治療が行われる．

3）免疫療法
　免疫療法は宿主の免疫機能を高めて癌細胞を攻撃させる治療法である．攻撃対象となる癌細胞に対して特異的に作用する特異的免疫療法（悪性黒色腫などが対象）と免疫系全体を活性化させることで攻撃対象となる癌細胞への攻撃を期待する非特異的免疫療法がある．非特異的免疫療法が盛んで，宿主から免疫細胞を採取して人工的に活性化させて宿主に戻す養子免疫療法やサイトカインの一種のインターフェロンなどを宿主に投与し免疫細胞を活性化させている．丸山ワクチン

366

8・1 治療

なども全身の免疫機能を活性化させる働きがあるとし，非特異的免疫療法として用いられる場合もある．免疫チェックポイント阻害薬は，癌細胞のT細胞に対する免疫の抑制を阻害し，T細胞による癌への免疫を高める．悪性黒色腫が最初に承認され，その後，非小細胞肺癌，腎細胞癌，ホジキンリンパ腫，頭頸部癌，胃癌，中皮腫などに適応が拡大されている．

4）分子標的療法

癌細胞の増殖や進展に関与する分子が知られており，その分子を攻撃して癌細胞の増殖を阻害する薬剤が開発されている．乳癌，B細胞リンパ腫，大腸癌，肺癌，腎癌，多発性骨髄腫などに対する分子標的治療薬が開発されている．

8・1・2 外科的治療（局所的療法）

外科的治療は癌原発巣と周囲の転移リンパ節切除（リンパ節郭清）が完全であれば根治が期待できるが，遠隔転移をきたした症例では完全切除は困難となる．根治手術と，延命効果や苦痛軽減を目的とする姑息手術とがある．

8・1・3 放射線治療（局所的療法）

放射線治療では放射線感受性が正常細胞よりも高い癌細胞が対象となる．外照射療法，密封小線源療法，内用療法がある．詳細は「放射線技術学シリーズ 放射線治療技術学（改訂2版）」などを参照されたい．

8・1・4 緩和治療

緩和治療は延命を求めず患者と家族の苦痛軽減および身体的，心理的，社会的な問題，スピリチュアルな面でのケアによりQOLの改善を目的とする治療である．褥瘡〈床ずれ〉予防処置，医療用麻薬や放射線による疼痛管理は緩和治療である．緩和治療では鎮痛薬の使用が非常に重要となる．

鎮痛薬使用の基本4原則（WHOガイドライン）
　　①経口投与を基本とする（by mouth）
　　②時刻を決めて規則正しく（by the clock）
　　③患者ごとの個別の量で（for the individual）
　　④そのうえで細かい配慮を（with attention to detail）

［注：適切な投与量は患者が許容できるレベルで除痛が得られる量である．使用量の増量に一律の限度は設定できない］

1）鎮痛薬使用の重要事項

（1）三段階除痛ラダー（by the ladder）

疼痛の程度により，軽度には非オピオイド鎮痛薬，軽度～中等度には弱オピオイド，中等度～高度には強オピオイド（モルヒネ・フェンタニル・オキシコドン・タペンタドール）と**ラダー**〈段階〉を経て使用する．疼痛マネジメントでの一つの目安としてWHOガイドライン付録に記載がある．

(2) オピオイドの三大副作用

　オピオイドは医療用麻薬である．“便秘，悪心嘔吐，眠気”が三大副作用で特に便秘は発生率が高く，ほとんど耐性を生じないので緩下剤の予防的投与が必要となる．

(3) タイトレーション（滴定）

　用量の調節，最適化のこと．効果と副作用のバランスを注意深く観察しつつ患者にあった至適用量を決定する．

(4) 細かい配慮

　鎮痛薬の薬理作用，使用法，副作用，予防策について患者に十分説明する．鎮痛効果と副作用の評価，判定を頻回に行い，鎮痛薬の量や種類の変更を考慮する．

　外科治療，放射線治療，化学療法などにより疼痛の原因病変が縮小，消失した場合はオピオイドを漸減する．神経ブロックなどにより疼痛が急激に弱まった場合で，急激な減量（元の量の25%程度）が必要な場合もあるが，突然の中止は避け，離脱症候群に注意する．高齢者，肝機能障害，腎機能障害での薬物動態に注意する．不安，抑うつなどの患者の精神症状に配慮する．

8·1·5　移植治療

　ヒトの死は伝統的に3徴候“心停止，呼吸停止，瞳孔散大・対光反射消失”により判定されている．しかし，「臓器の移植に関する法律施行規則（最終改正平成22年6月25日）」より脳死をもってヒトの死とし，その臓器を移植することが可能となった．

1) 脳　死

　脳幹を含む脳全体の機能が，まったく回復しない，不可逆的に停止した状態を**脳死**や**全脳死**という．わが国では法令上，脳死をヒトの死と認めている．

◎ 脳死から心停止（心臓死）

　自発呼吸はなく対光反射も消失，心臓は動いており人工呼吸器により一定の期間は呼吸と血液循環が維持される．脳死から心停止（心臓死）に至るまでは一般に1週間以内とされる．また，脳死からの死亡者は全死亡者の1%未満となっている．

2) 脳死判定

　法令に定められた以下の5項目が満たされ，脳死と判定される．

---

(1) 深昏睡（意識がなく自発呼吸がない）

(2) 瞳孔が固定し瞳孔径が左右とも四ミリメートル以上であること

(3) 脳幹反射（対光反射，角膜反射，毛様脊髄反射，眼球頭反射，前庭反射，咽頭反射，咳反射）の消失

(4) 平坦脳波

(5) 自発呼吸の消失

　　特に移植を前提とした脳死判定では移植医療と無関係な2人以上の専門医師が6時間（6歳未満の者では24時間）をおいて2回行う．2回目の脳死判定が終了した時刻が死亡時刻となる．

8・2 IVR〈インターベンショナルラジオロジー〉

3）脳幹死

脳幹死は自発呼吸や脳幹反射が全くなく脳幹の機能が喪失した状態をいう．大脳は機能を失っていないが，やがて停止し脳死に至る．脳幹死はヒトの死とはされない．

4）植物状態

植物状態は大脳が高度の障害を受け，一部またはすべての大脳の活動が停止した状態をいう．脳幹は正常である．自発呼吸はあり瞳孔に光を当てると縮瞳もする．多くはないが回復することもある．植物状態はヒトの死とはされない．

5）脳死者からの臓器移植

・対象者

下記（1）（2）に該当すれば"脳死者の身体"を"死体"とし，臓器を摘出できる．
（1）脳死者が臓器移植の意思を生前に書面で表示し，遺族がそれを拒まない．
（2）本人の臓器提供の意思が不明な場合では家族の承諾がある．
［注：年齢の制約はない．15歳未満の者からの脳死下での臓器提供は可能である］

6）対象臓器と移植の現状

平成9年10月16日臓器移植法が施行された．平成11年にはわが国で初めて，法に基づく脳死下での臓器提供があり，心臓，肝臓，腎臓，角膜の移植が行われた．令和5年3月末までに臓器移植法に基づく脳死下での臓器提供は全国で926例あった（日本臓器移植ネットワーク調べ）．

表8・1には生体，死体からの移植実施症例数をそれぞれ単年度について示す．

・臓器提供者を**ドナー**，臓器提供を受ける者を**レシピエント**という．ドナー不足である．

・摘出された臓器は血液の供給を受けていない．これを**阻血状態**という．心臓は阻血状態に弱く，腎臓は比較的阻血に強い臓器である．

・角膜は移植の拒絶反応を生じる可能性が低い．

表8・1 移植実施症例数 生体：令和3年度，死体：令和4年度

	心臓	肺	腎臓	膵臓	肝臓	小腸
生 体	－	19	1,648	－	361	－
死体（心停止）	－	－	29	－	－	－
死体（脳死）	88	104	186	29	97	4

（出典：国民衛生の動向 2023/2024）

8・2 IVR〈インターベンショナルラジオロジー〉

IVR〈interventional radiology〉は放射線医学で行われる検査の手法を応用し，治療に発展させたものである．血管系IVR〈経血管的IVR〉と非血管系IVR〈非血管的IVR〉とがある．

第8章 治療

8・2・1 血管系IVR 〈vascular IVR〉

血管系IVRは血管撮影（造影）の検査手法を用いて，治療に応用するIVRである（**表8・2**）．

表8・2 血管系IVRの内容

1) 血管内薬剤注入療法
血管拡張剤，血栓溶解剤，抗癌剤などを動脈内に注入する． 例）転移性肝癌に対し肝動脈内にカテーテルを留置し持続的に抗癌剤を注入． 　　リザーバー留置術． 例）急性膵炎に対する膵酵素阻害剤，抗生物質の持続動注療法． 例）肺血栓塞栓症に対し肺動脈に血栓溶解剤を注入（経皮的血栓溶解術）．
2) 血管形成術
バルーンやステントによる動脈形成，静脈形成，心房や心室中隔欠損閉鎖術などがある． 例）腎血管性高血圧に対し腎動脈拡張が行われる． 例）閉塞性動脈硬化症や上大静脈症候群に対する血管拡張が行われる． 例）急性心筋梗塞や狭心症に対し冠状動脈拡張，ステント留置，ロータブレータによる経皮的血管形成術が行われる．
3) 血管塞栓術
動脈塞栓や静脈塞栓，動脈瘤塞栓など． 例）脳動脈瘤に対する金属コイル塞栓術*． 例）肝細胞癌に対する腫瘍栄養動脈塞栓術〈TAE〉がある． 　　TAE：transcatheter arterial embolization 例）骨盤骨折に伴う出血巣に対し動脈塞栓術が行われる． 例）喀血に対し気管支動脈を塞栓する． 例）食道静脈瘤に対し胃静脈が塞栓される．
4) その他
例）門脈圧亢進症へのTIPS〈チップス：経頸静脈的肝内門脈大循環短絡術〉． 　　TIPS：transjugular intrahepatic portosystemic shunt 例）下肢深部静脈血栓症，エコノミークラス症候群に対し下大静脈フィルタを留置して肺梗塞を予防する． 例）肝細胞癌に対し動脈化学塞栓療法〈TACE〉． 　　TACE：transcatheter arterial chemo embolization 例）大動脈弁狭窄症への経カテーテル大動脈弁留置術〈TAVI，タビ〉． 　　TAVI：transcatheter aortic valve implantation

[注：下肢静脈血栓症は経皮的の血管形成術によるIVRの対象とならない．下肢の血栓はカテーテル操作で剥がれ肺動脈を塞ぎ，肺梗塞を起こす危険がある．また，血管内薬剤注入療法も血栓溶解剤が静脈血の流れにより戻され下肢の血栓部へ達しない]

解説①

塞栓物質：塞栓物質には一時的な塞栓物質と永久的な塞栓物質がある．エタノールや金属コイルは永久塞栓物質である．

8・2・2 非血管系IVR 〈nonvascular IVR〉

非血管系IVRは血管撮影（造影）検査以外の検査手法を用いて治療を行うIVRである（**表8・3**）．X線透視，超音波診断装置，CT，MRIなどをガイドに使用して実施される．

8・3 造影剤に対する副作用の対策

8・3・1 造影剤によるアナフィラキシーへの対処

どのような医薬品であってもショックやアナフィラキシーのリスクがある．こ

8・3 造影剤に対する副作用の対策

表8・3 非血管系IVRの内容

1) 薬剤注入療法
例) 肝癌に対する経皮的エタノール注入療法〈PEI, PEIT〉が行われる. 　　PEI, PEIT : percutaneous ethanol injection therapy
2) 狭窄部拡張術
例) 胆道などに対しバルーンやステント留置による狭窄部の拡張が行われる.
3) 排液〈ドレナージ〉術
例) 膿瘍に対し排膿や黄疸に対しドレナージによる減黄処置（PTCD）が行われる. 　　PTCD : percutaneous transhepatic cholangio drainage
4) 内瘻，外瘻造設術
例) 腎瘻造設，膀胱瘻造設などが実施される.
5) 除石術
例) 結石破壊術，結石摘出術などが行われる.
6) その他
例) 肝癌に対するラジオ波焼灼療法〈RFA : radiofrequency ablation〉が行われる.

こでは造影剤によるアナフィラキシーの対処を中心に概説する．日本アレルギー学会のガイドラインでアナフィラキシーを「アレルゲン等の侵入により，複数臓器に全身性にアレルギー症状が惹起され，生命に危機を与え得る過敏反応」とし，アナフィラキシーショックは「アナフィラキシーに血圧低下や意識障害を伴う場合」と定義している．

1) 処置法

以下（3），（5），（6）は医師による医療行為による．

(1) 造影剤の血管内投与から5〜10分の間に発症することが多い．投与から少なくとも5分間は被検者を一人にせず観察する．あくび，くしゃみがアナフィラキシーの前触れとなる可能性がある．

(2) 被検者の容態が変化した場合は，造影剤の投与を中止し，バイタルサイン*を確認しつつ，周囲に助けを求める．

(3) 容態が改善されずアナフィラキシーを疑った場合は，ためらわずにアドレナリン（成人は0.3 mg，小児は0.01 mg/kg）を大腿前外側部に筋肉内注射する．症状が改善しない場合は5〜15分ごとに再投与する．

(4) 被検者を仰臥位とし30 cm程度足を高くする．呼吸が苦しい場合は上体を少し起こす．嘔吐しているときは顔を横向きにする．

(5) 必要に応じフェイスマスクか経鼻エアウェイ（鼻腔から後咽頭へチューブを挿入して気道を確保）で高流量（6〜8 L/分）の酸素投与を行う．

(6) 必要に応じ静脈ルートを確保し，0.9％生理食塩液を投与する（10分の間に成人は5〜10 mL/kg，小児は10 mL/kg）．

(7) 必要に応じ胸部圧迫法で心肺蘇生を行う．

解説②
バイタルサイン：生命の徴候という意味で，生命に関する最も基礎的な情報である．脈拍，呼吸，血圧，体温，意識レベルの5項目がある．

第8章 治療

8·3·2 投与薬剤

1) アナフィラキシー治療の第一選択となる薬剤

アナフィラキシー治療の第一選択となる薬剤は 0.3 mg のアドレナリンである．これを筋肉内に注射する．静脈内注射では血中濃度が急激に上昇し，重篤な心筋虚血，不整脈，肺水腫などを引き起こす可能性があるが，筋注（大腿前外側部に筋肉内注射）では有害事象が起きる可能性は非常に低い．アドレナリンを静脈内注射する場合は，繰り返しアドレナリンを筋肉内注射したにもかかわらず効果が認められなかった場合や心停止に近い状態または心停止した場合に限られる．

2) アナフィラキシー治療の第二選択となる薬剤

①H1 抗ヒスタミン薬

H1 抗ヒスタミン薬は皮膚・粘膜症状を軽減するが，気道閉塞や血圧低下・ショックを改善する効果はない．

②副腎皮質ステロイド

副腎皮質ステロイドは作用発現に数時間を要し，二相性アナフィラキシー*を予防する可能性があるが，その効果は確立していない．

③β2 アドレナリン受容体刺激薬

β2 アドレナリン受容体刺激薬は下気道・気管拡張を促進するが，上気道閉塞や血圧低下・ショックを改善する効果はない．

> **解説③**
> **二相性アナフィラキシー**：アナフィラキシー発症から 1 ～ 48 時間程度で再燃するアナフィラキシーである．約半数は最初の 6 ～ 12 時間以内に発生する．初回のアドレナリン筋注が遅れることが発症のリスクの一つとなる．

◎ ウェブサイト紹介

一般社団法人 日本アレルギー学会
https://www.jsaweb.jp/

一般社団法人 日本救急医学会
https://www.jaam.jp/

◎ 参考図書

加藤尚志, 南沢享 監修：いちばんやさしい生理学, 成美堂出版 (2015)
太田樹, 藤原政雄：2025 年版 診療放射線技師国家試験 合格!My テキスト, 基礎医学大要, オーム社 (2024)

◎ 演習問題

問題1 がん患者の緩和治療について正しいのはどれか．
 1. 患者家族の意見は重要視されない．
 2. 精神的苦痛は治療の対象としない．
 3. 麻薬は習慣性があるため用いない．
 4. がん治療を最優先の目的とはしない．
 5. 疼痛緩和を目的とした放射線治療は行わない．

演 習 問 題

問題2 癌性疼痛に対する医療用麻薬の使用について**誤っている**のはどれか.
1. 経口投与を基本とする.
2. 疼痛の強さに応じて投与する.
3. 時間を決めて規則正しく投与する.
4. 患者個人の特性に合わせて投与する.
5. 使用量の増量には限度が設定されている.

問題3 脳動脈瘤の治療法はどれか. **2つ選べ**.
1. 動脈瘤切除術
2. 定位放射線照射
3. ステント内挿術
4. 金属コイル塞栓術
5. 動脈瘤クリッピング術

問題4 経動脈カテーテル治療の適応とならないのはどれか.
1. 胃　癌
2. 急性膵炎
3. 肝細胞癌
4. 外傷性骨盤出血
5. 下肢動脈閉塞症

問題5 動脈化学塞栓療法〈TACE〉が最も多く行われるのはどれか.
1. 肺　癌
2. 食道癌
3. 肝細胞癌
4. 前立腺癌
5. 子宮体癌

問題6 永久塞栓物質はどれか.
1. 金属コイル
2. 自家凝血塊
3. 油性造影剤
4. ゼラチンスポンジ
5. 高濃度ヨード造影剤

問題7 TAVI〈transcatheter aortic valve implantation〉が治療として施行される疾患はどれか.
1. 心房細動
2. 肺高血圧症
3. 肥大型心筋症
4. 大動脈弁狭窄症
5. 僧帽弁閉鎖不全症

第8章◇治　療

第8章 治療

問題8 アナフィラキシーショックに用いる第一選択薬はどれか.
1. NSAIDs
2. 抗不整脈薬
3. ステロイド
4. アドレナリン
5. 抗ヒスタミン薬

問題9 造影剤によるアナフィラキシーショックで，まず行われる処置として**適切でない**のはどれか.
1. 気道確保
2. 生理食塩液輸液
3. 高流量酸素投与
4. アドレナリン筋肉内注入
5. 副腎皮質ステロイド静脈内注入

問題10 ヨード造影剤によるアナフィラキシーに対しアドレナリンを筋注する場合，最も適している部位はどれか.
1. 殿　部
2. 下腿部
3. 上腕部
4. 前腕部
5. 大腿部

Chapter 9

第9章

公衆衛生学

9・1 公衆衛生の概念
9・2 疫 学
9・3 保健統計
9・4 医療制度
9・5 高齢者保健
9・6 精神保健
9・7 産業保健

第9章
公衆衛生学

本章で何を学ぶか

　　公衆衛生が関与する分野は多岐にわたる．この章では公衆衛生として疫学，保健統計，医療制度，高齢者保健，精神保健，産業保健について概説する．なお，予防医学については章を別にして第10章で概説する．

　　以上，この章では公衆衛生学の概念と重要な項目について学ぶ．

9・1　公衆衛生の概念

9・1・1　公衆衛生の定義と特徴

1) 公衆衛生の定義

　　公衆衛生〈public health〉は細菌学者のウィンスローが創案し，WHO〈世界保健機関〉によって認められた定義は次のとおりである．「公衆衛生とは組織的な共同社会の努力を通して，疾病を予防し，長寿と身体的・精神的機能の増進をはかる科学と技術である」．

2) 公衆衛生の特徴

　　公衆衛生は，人々を集合として捉え，市町村あるいは国レベルで対応策を講じるところに特徴がある．また，公衆衛生が関与する内容は疾病予防，疫学活動，感染症対策，医療制度，環境衛生，社会保障，母子保健，学校保健，生活習慣病対策，精神衛生，産業衛生，食品衛生，住居衛生，上下水道，公害対策，労働衛生，衛生統計学，地域の衛生教育など多岐にわたっている．

9・2　疫　学

9・2・1　疫学の概念

1) 疫学の概念

　　疫学とは"健康に関係した状態や出来事について，集団内における分布や決定因子を研究し，その研究を健康問題の対策に応用すること"である．具体的にいえば，何かの疾病に罹患した人の人数を数え，それを性，年齢，地域，時間，その他の要因別に整理し，グループ間の発生率や異常率の差の有無を調べる．そして，もし何らかの差があれば，さらに影響要因を細かく調べ疾病原因を解明し，疾病予防に役立てようとするものである．

　　このように疫学は人間集団の中で，疫学の3因子"病原，宿主，環境"が複雑に作用して出現する疾病を対象としている．疫学は個人ではなく集団を対象とし，疾病の頻度，分布，その影響要因を明らかにして有効な疾病予防の対策を立てる

9・2 疫学

ことを目的としている.

9・2・2 疫学の手法

1) 疫学の方法

疫学の方法には次のような手順があり,手法として統計学が多用されている.

記述疫学 → 分析疫学 → 介入研究 の手順

記述疫学

記述疫学では疾病の "発生頻度,分布,関連情報" について,"人,場所,時間別" に観察し仮説を立て記述する.

↓

分析疫学

分析疫学では仮説を分析,検証する.分析疫学として①症例対象研究,②コホート研究,③横断研究,④生態学的研究などがある.

①症例対象研究

原因を過去にさかのぼり調査する.

②コホート研究〈前向き研究〉

ある要因が疾病を起こす可能性があると仮定し,仲間となる集団〈コホート〉を決めて,その要因をもつ群(曝露群)ともたない群(非曝露群)に分け,一定期間観察調査する.

③横断研究

ある1時点における疾病と要因の保有状況を同時に調査する.横断研究は観察研究に含まれる.

④生態学的研究

疾病と関連要因を地域や集団単位で検討する.

↓

介入研究

介入研究では仮説を確かめる.因果関係があると考えられる要因に積極的に介入して,新しい治療法や予防法を試し,従来の方法と比較して,その有効性を検証する.介入研究に用いられる代表的な方法が,無作為割付け試験〈RCT:randomized controlled trial,ランダム化比較試験〉である.

①無作為割付け試験〈RCT〉

RCTは疫学の研究に用いられるだけでなく,様々な分野で利用されている試験方法である.RCTによる試験結果は根拠に基づく医療〈EBM:evidence based medicine〉のエビデンスとして信頼性が非常に高いと評価されている.

◎RCTの利用例:新薬における臨床試験〈治験〉

ある化合物が疾患の治療薬として有望だとされ,動物による実験で吸収,分布,代謝,排泄などの薬物動態が調べられる.この段階までが**スクリーニング**と呼ばれる.そして,厚生労働省の承認を得るために人を対象とした**治験**が実施される.治験には四つの段階があり第1相試験から第4相試験へと1段階ずつ進んでゆく.RCTは第3相試験で実施される.対象となる患者をくじ引きなど

第9章〈公衆衛生学

377

第9章 公衆衛生学

で無作為に2分し，一方には新薬を，他方にはプラセボ〈偽薬〉や従来の薬を与える．しかも，投与する医師側も，投与される患者側もどちらが新薬かは知らされない．これを**盲検化**〈マスキング，遮へい〉という．医師側，患者側が盲検化されるので**二重盲検法**である．盲検化は評価に偏り〈バイアス〉が生じるのを防止するためである．なお，臨床試験の途中で計画から脱落した患者を外して結果を解析するとバイアスが生じる．RCTデータの解析でははじめの計画意図（ITT〈intension to treat〉分析）に従った治療に基づく実施が重要である．RCTでは割り付けたすべての患者のデータが分析される．

2）評価法

検査法や治療法などの効果については様々な評価法がある．ここでは，基本的な評価法の考え方を概説する．新しい画像診断の検査法が開発され，その有効性を評価するため，予め疾患があるとわかっている対照群（症例群A）と，疾患がないとわかっている対照群（症例群B）を用意する．この全症例に対して検査法が実施され，結果をまとめたものが**表9・1**である．

表9・1　検査の有効性の評価

	実際に疾患がある症例群A	実際に疾患はない症例群B
疾患があると判定	TP：あると正しく診断 真陽性a	FP：あると誤って診断 偽陽性c
疾患がないと判定	FN：ないと誤って診断 偽陰性b	TN：ないと正しく診断 真陰性d

［注：T：True〈正しい〉，F：False〈誤り〉，P：Positive〈ある〉，N：Negative〈なし〉］

表9・1の結果から①〜⑥の評価の指標が定義される．

①真陽性率〈感度〉＝有病正診率〈sensitivity〉＝$\dfrac{TP}{TP + FN}$　…分母は「あると判定」の総数

②真陰性率〈特異度〉＝無病正診率〈specificity〉＝$\dfrac{TN}{TN + FP}$　…分母は「ないと判定」の総数

③正診率〈accuracy〉＝$\dfrac{TP + TN}{TP + FN + FP + TN}$　…分母は「全体」の総数

④有病率〈prevalence〉＝$\dfrac{TP}{TP + FN + FP + TN}$　…分母は「全体」の総数

⑤偽陽性率＝$\dfrac{FP}{TN + FP}$　…分母は「ない」の総数

⑥偽陰性率＝$\dfrac{FN}{TP + FN}$　…分母は「ある」の総数

例題1　ある検査法を用いてスクリーニングを行ったところ，表9・1に示すように，真陽性a人，偽陰性b人，偽陽性c人，真陰性d人であった．この検査法の⑥偽陰性率を式で示せ．　　　　　　　　　　　　　　　　解答：b/(a + b)

例題2　新しい画像診断法により罹患者100人，健常者100人に対して無作為に検査を実施した．その読影結果を表

	罹患者	健常者
病変ありと判定	70	20
病変なしと判定	30	80

9・3 保健統計

に示す（表の意味は表9·1と全く同じ）．この検査法の有効性を有病正診率〈陽性的中率〉で表すと何％か．

解答：70/(70 ＋ 20) ≒ 0.78（78％）

9・3　保健統計

　以下の**保健統計**は，主に厚生労働統計協会（国民衛生の動向2023/2024）のデータをまとめたものである．

9·3·1　人口静態・動態

1）総人口と人口割合

　令和4年10月1日現在，わが国の総人口は1億2,494万7千人である．（男6,075万8千人，女6,418万9千人）．

　・人口割合

人口割合	令和4年	令和52年の見込み
老年人口（65歳以上）の割合	29.0％	38.7％
年少人口（15歳未満）の割合	11.6％	9.2％
生産年齢人口（15～64歳）の割合	59.4％	52.1％

2）合計特殊出生率

　合計特殊出生率は一人の女性が一生の間に生む子どもの数である．2を切ると人口は減少する．

　令和4年，約1.26である．第1次ベビーブーム（昭和24年）時は4.32なので約1/3となっている．

3）平均寿命

　令和3年簡易生命表によるわが国の**平均寿命**は以下のとおりである．

> 女性の平均寿命は87.57年，男性の平均寿命は81.47年

9·3·2　悪性腫瘍の統計

1）悪性腫瘍による死亡率，死亡者数
（1）年齢調整死亡率

　年齢調整死亡率は基準人口（令和4年から平成27年モデル人口に変更された）を用いて年齢構成の歪みを補正した死亡率である（**図9·1**）．

①わが国で悪性新生物年齢調整死亡率が高い順（令和3年）

> 男性　1肺癌＞2大腸癌＞3胃癌＞4膵癌＞5肝癌＞6前立腺癌＞7食道癌
> 女性　1大腸癌＞2肺癌＞3膵癌＞4乳癌＞5胃癌＞6子宮癌＞7肝癌

［注：基準人口が昭和60年から平成27年人口モデルに改められたため，乳癌は前回の1位から4位となった］

第9章◇公衆衛生学

第9章 公衆衛生学

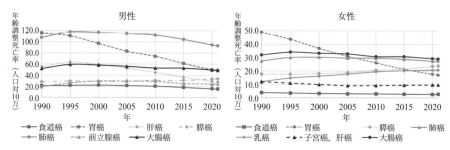

図9・1 癌による男女別年齢調整死亡率（国民衛生の動向2023/2024，厚生労働統計協会より）

②年齢調整死亡率の推移傾向
　女性で乳癌は増加傾向，子宮癌は横ばいを示す．胃癌は男女共に大きく低下．

(2) 悪性新生物による死亡者
　癌死亡者は年間約38万5,787人（令和4年）である（表9・2）．

表9・2　癌死亡者数（令和4年〈2022年〉概数）

令和4年	男		女	
1位	肺	53,750	大腸	24,990
2位	大腸	28,098	肺	22,914
3位	胃	26,456	膵	19,860
4位	膵	19,608	乳房	15,911
5位	肝	15,717	胃	14,225
6位	略	略	肝	7,904
7位	略	略	子宮	7,156

［注：肺には気管，気管支の癌も含む］

2) 悪性腫瘍の癌罹患者数（令和2年10月）

男性　1前立腺癌＞2大腸癌＞3肺癌＞4胃癌＞5膀胱癌
女性　1乳癌＞2大腸癌＞3肺癌＞4子宮癌＞5胃癌

（e-stat 患者調査令和2年表番号37より）

9・3・3　日本人の死因

1) 三大死因
　令和4年の日本人の死因は以下のとおりである．

1位：悪性新生物＞2位：心疾患＞3位：老衰＞4位：脳血管疾患
　＞5位：肺炎＞6位：誤嚥性肺炎＞7位：不慮の事故

［注：H28からICD-10の適応と死亡診断書の改正で肺炎と誤嚥性肺炎による死因を区別するようになり，肺炎は5位となった．ただし，肺炎と誤嚥性肺炎を合計す

ると肺炎は4位の死因となる]

2) 心疾患と脳血管疾患

①全心疾患の中では，心不全による死亡者数が最も多い．
②全脳血管疾患の中では，脳梗塞＞脳内出血＞くも膜下出血の順で死亡率が高い．

9・4 医療制度

9・4・1 医療制度とその特徴

1) 医療制度

わが国の**医療制度**の特徴として以下の3点が挙げられる．

> ・国民皆保険
>   すべての国民が公的医療保険への加入が義務付けられている．
> ・フリーアクセス
>   原則として自分で医療機関を選ぶことができる．
> ・民間医療機関中心の医療提供体制
>   公立病院が少なく医療法人や個人の医療施設が多い．

わが国では，医療は医療保険と診療報酬で営まれている．介護サービスは介護保険と介護報酬で，障害者福祉は福祉法と障害福祉サービス等報酬とで営まれている．

(1) 高齢者医療制度

75歳以上の後期高齢者を対象に2008年から後期高齢者医療制度が施行されている．65〜74歳の前期高齢者は，後期高齢者と異なる財政調整を受ける．医療費の患者負担割合は，年齢，所得の多寡により1〜3割となる（後出の表9・3参照）．

(2) 高額療養費制度

医療費の自己負担が過重なものとならないよう，月ごとの自己負担限度額を超えた場合に，その超えた金額が支給される．

(3) 精神障害者医療

精神保健福祉法〈精神保健及び精神障害者福祉に関する法律〉に基づき，障害者手帳（1級〜3級）が発行され，公費により医療費助成，税金控除，減免などが行われる．統合失調症，うつ病，双極性障害，てんかん，発達障害，ストレス関連障害，その他の精神疾患などが対象となる．

(4) 身体障害者医療

身体障害者福祉法に基づき，身体障害者手帳（1級〜3級）が発行され，公費により医療費助成，税金控除，減免などが行われる．視覚障害，聴覚・平衡機能障害，音声・言語・咀嚼機能の障害，肢体不自由，心不全，肝不全，呼吸不全，腎不全・透析療法，膀胱機能障害または直腸機能障害（人工肛門や腸瘻），小腸機能障害（クローン病，ベーチェット病その他），HIVによるAIDSが対象となる．

(5) 指定難病

1972年に難病対策要綱が策定され，最初の対象疾患としてスモン〈SMON：

第9章 公衆衛生学

subacute myelo-optico-neuropathy〉，全身性エリテマトーデス，サルコイドーシス，ベーチェット病，重症筋無力症，多発性硬化症，難治性肝炎が認定された．2015年難病法〈難病の患者に対する医療等に関する法律〉が制定された．2019年の段階で333疾病が指定され，公費により医療費助成が行われている．指定難病として，潰瘍性大腸炎が最も多く，次いでパーキンソン病が多い．

2）医療費と医療計画
(1) 医療費
・国民医療費は年間約44兆円，年間1人当たり約34万円である（2020年度）．国民総生産〈GDP〉の約8%を占める．
・年齢階級別の医療費は，65歳以上が約60%（26兆円以上）を占め，75歳以上だけで約40%（17兆円以上）を占めている（65歳以上は3,600万人以上で人口の約30%，75歳以上は1,900万人以上で人口の15%以上を占める）．
・傷病（疾患と外傷の総称）別では，循環器系疾患の占める割合が最も多く（約20%），次いで新生物〈腫瘍〉（約15%），筋骨格系および結合組織の疾患（約8%），損傷・中毒・その他の外因の影響（約8%），腎尿路生殖器系の疾患（約7%）の順である．
・診療種類別では，医科診療の占める割合が最も多く（約70%），次いで薬局調剤（約18%），歯科診療（約7%）の順である．財源別では，保険料の占める割合が最も多く（約50%），次いで公費（約40%），患者負担（約10%）の順である．制度区分別では，医療保険給付分の占める割合が最も多く（約45%），次いで後期高齢者医療給付分（約35%），患者等負担分（約12%）の順である．

(2) 医療計画
2000年，21世紀における国民健康づくり運動〈健康日本21〉が定められた．これは食生活，運動，こころの健康，タバコ，アルコール，歯の健康，糖尿病，循環器病癌などを対象としたものである．その後，2003年に健康増進法が施行され，さらに第2次の「健康日本21」へと進んでいる．

2012年医療法に基づき都道府県が策定する医療計画として「5疾病・5事業及び在宅医療」が定められ，医療提供体制の確保が図られた．2019年末から始まった新型コロナウイルス感染症〈COVID-19〉のパンデミックを経て，2022年に新興感染症が加えられ6事業となり「5疾病・6事業及び在宅医療」となった．

> 5疾病：がん，脳卒中，急性心筋梗塞，糖尿病，精神疾患
> 6事業：救急医療，災害医療，へき地医療，周産期医療，小児医療，新興感染症

9・4・2　公的医療保険制度

表9・3上段に示すA.，B.，C. の三つの**公的医療保険制度**がある．

被保険者

被保険者は保険者に対し①保険料を支払い，保険者から②保険証の交付を受ける．保険料は所得額により変わり一様ではない．被保険者が病気や怪我で病院・診療所を受診し公的保険診療を受ける様子を**図9・2**に示す．

表 9・3 公的医療保険制度一覧

A. 国民健康保険制度（地域保険）：自営業者や退職者が対象となる制度．被扶養者の概念はない．
B. 社会保険制度（被用者保険）：公務員を含むサラリーマンとその扶養家族が対象となる制度．
C. 後期高齢者医療制度：75歳以上（寝たきりなどでは65歳以上）を対象とする制度．

制度名	保険者	対象者（被保険者）
A. 国民健康保険（地域保険）	a 居住地の市町村と都道府県が分担	自営業者，無就業者，専業主婦
	b 国民健康保険組合	個人事業主で医師，理容師ほか
B. 社会保険（被用者保険）	各医療保険団体	従業員とその扶養家族
・組合管掌健康保険	各企業の健康保険組合	従業員：主に大企業の従業員
・全国健康保険協会管掌健康保険	全国健康保険協会〈協会けんぽ〉	従業員：主に中小企業の従業員
・船員保険	全国健康保険協会〈協会けんぽ〉	従業員：船員
・共済組合保険	各共済組合	従業員：公務員，私学教職員
C. 後期高齢者医療制度	都道府県の後期高齢者医療広域連合	原則75歳以上の高齢者

[注：・国民健康保険（地域保険）を国保，社会保険（被用者保険）を社保と略すことがある．
・国民健康保険の中で保険者の違いで a 市町村国保，b 国保組合がある．大多数は a である．
・組合管掌健康保険と全国健康保険協会管掌健康保険を単に健康保険と呼ぶことがある]
例：私立学校の教員は就業によりその扶養家族と共に社会保険制度に組み込まれる．この場合，保険者は共済組合〈日本私立学校振興・共済事業団〉である．その教員が退職し無就業者となれば扶養家族と共に国民健康保険制度へ移る．

病院・診療所

・病院と診療所の定義

医療法では医療施設を「20人以上の患者を入院させるための施設を有するものを病院，入院させる施設がないか，19人以下の患者を入院させるための施設を有するものを診療所」としている．クリニックや医院は通称で法令上は診療所になる．わが国の医療施設の約60％を診療所が占めている．

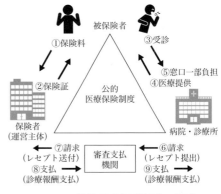

図9・2　公的医療保険制度の概略

・保険診療の流れ

被保険者が病院や診療所を③受診して④医療提供を受ける．その対価として⑤窓口で医療費を一部自己負担する．保険診療であれば一部が自己負担（多くが3割）となるが，美容整形手術や歯列矯正など保険診療の及ばない自由診療では全額自己負担となる．また，先進医療などのごく一部を除き保険診療と自由診療の両者を部分的に併用（混合診療）することは認められていない．**表9・4**に保険診療の年齢ごとの自己負担割合を示した．

審査支払機関

・診療報酬請求と支払いの流れ

保険診療にかかった費用のうち，患者の「⑤窓口一部負担」分を除いた不足分は保険者に請求される．ただし，病院・診療所は保険者へではなくレセプト

第 9 章　公衆衛生学

の形で審査支払機関へ⑥請求（レセプト提出）し審査を受ける．レセプト〈独Rezept〉は英語のレシート，領収書のことである．レセプトの正式名称は**診療報酬明細書**で，レセプト用紙に記載される費用は保険点数（1 点 10 円）で表されている．病院・診療所でレセプトを作成*するのが医療事務職である．審査が通ればレセプトは審査支払機関から保険者へ⑦請求（レセプト送付）される．そして，保険者から審査支払機関へ⑧支払（診療報酬支払）の振込が行われ，改めて審査支払機関から病院・診療所へと⑨支払（診療報酬支払）金が振込まれる．審査支払機関は審査の公正性を担保し，迅速な支払の業務を担っている．審査支払機関には，国民健康保険制度では国民健康保険団体連合会が，社会保険では社会保険診療報酬支払基金が担当している．診療報酬の改定は定期的に 2 年に 1 回行われる．

> **解説①**
> **レセプト作成者**：レセプトの作成には専門的な知識が必要とされ，関連する資格がある．医療事務技能審査試験や最も難しいとされる診療報酬請求事務能力認定試験など複数の資格試験がある．これらは公益財団法人や一般財団法人などの民間機関が実施する民間資格である．

表 9・4　保険診療の自己負担割合　　［2024 年 4 月時点］

対象者	一般所得者・低所得者の自己負担割合
6 歳未満（義務教育就学前）	2 割
70 歳未満の者	3 割・・・対象者が最も多い
70 歳から 74 歳までの者	2 割（現役並み所得者は 3 割）
75 歳以上の者	1 割（現役並み所得者は 3 割）

保険者（健康保険事業の運営主体）

　健康保険事業の運営主体を**保険者**という（表9·3参照）．保険者数は国民健康保険制度で最も多く，被保険者数の方は社会保険（被用者保険）制度の加入者が最も多い．なお，**被用者**とは雇用されている者（従業員）のことで，**被用者保険**とは従業員とその扶養家族の加入する保険である．

9·4·3　介護保険制度

　医療についての公的医療保険制度に対して，介護については**介護保険制度**がある．わが国では 1997 年に介護保険法が公布され，2000 年から介護保険制度が始まった．対象は 65 歳以上で介護が必要とされる場合，または 40 〜 64 歳で特定疾病（**表9·5**）により介護が必要な場合である．介護保険制度の財源は，公費が約 50 %，介護保険料が約 50 % であり，介護保険料は 40 歳以上のすべての国民が生涯に渡り納付している．

表 9・5　特定疾病（16 種類）　　［2024 年 4 月時点］

特定疾病（16 種類）
①がん末期，②関節リウマチ，③筋萎縮性側索硬化症〈ALS〉，④後縦靭帯骨化症，⑤骨折を伴う骨粗鬆症，⑥初老期における認知症，⑦進行性核上性麻痺，大脳皮質基底核変性症及びパーキンソン病（パーキンソン病関連疾患），⑧脊髄小脳変性症，⑨脊柱管狭窄症，⑩早老症，⑪多系統萎縮症〈MSA〉，⑫糖尿病性神経障害，糖尿病性腎症及び糖尿病性網膜症，⑬脳血管疾患，⑭閉塞性動脈硬化症〈ASO〉，⑮慢性閉塞性肺疾患〈COPD〉，⑯両側の膝関節又は股関節に著しい変形を伴う変形性関節症

384

９・５　高齢者保健

　医師の“介護保険主治医意見書”をもとに，市町村の高齢者管轄部署が審査し，“要支援１〜２，要介護１〜５”といった介護認定が行われる．介護度に応じた介護サービスが提供される．要支援・要介護認定者数は 2000 年には 149 万人だったが，増加の一途をたどり，2022 年３月末の時点で約 690 万人である．

　　介護事業者　は，　利用者（要支援・要介護者）　に介護サービスを提供し，介護報酬制度に基づき給付支払いを請求し，市町村から９割分と利用者から１割分を受け取る．介護施設において行われる医療行為について，介護報酬と診療報酬を同時に請求することは基本的にできない（例えば，介護老人保健施設で処方される内服薬の費用は診療報酬請求できず，介護報酬に包括される）．

　介護報酬の改定は定期的に３年に１回行われる［注：診療報酬の改定は２年に１回，障害福祉サービス等報酬の改定は３年に１回行われる］．

９・５　高齢者保健

９・５・１　老化と寿命

1) 老　化

　老化とは，経時的に進行する形態的，生理的，不可逆的な衰退現象である．したがって，老化を遅らせることは可能ではあるが避けることはできず，自ずと寿命が生じる．日本人の最大寿命は 120 歳，世界的には 122 歳 164 日（フランス人没年 1997 年）が最長であり，現在人間の最大寿命は約 120 歳ともいわれている．

2) 平均寿命と健康寿命

　平均寿命とは出世時の平均余命を示すものである（９・３・１項3）参照）．これに対して**健康寿命**は日常的に介護を必要とせず，自立した生活ができる生存期間を指す．したがって，健康寿命は疾病や障害等による期間を平均寿命から差し引いた期間となる．わが国の健康寿命は，厚労省の健康寿命の令和元年値（令和３年 12 月 20 日）によると，2019（令和元）年の健康寿命は男性 72.68 歳，女性 75.38 歳，平均 74.03 歳となっている［https://www.mhlw.go.jp/content/10904750/000872952.pdf］．健康寿命は平均寿命から 10 年程度差し引いた値になる．

９・５・２　老年症候群

　老年症候群は，加齢に伴い全身の臓器機能が低下することで高齢者に多く見られ，医療・看護・介護を必要とするような心身の症状や徴候，病態や疾患を総称している．したがって，老年症候群は特定の疾患ではなく，**要看護・介護老年病症候群**とも呼ばれる．高齢者の健康障害の特徴や症状として1），2）がある．

1) 高齢者の健康障害の特徴

　　・多訴，多様
　　　症状を自覚しにくい．症状の出方は非定型的で，個人差が大きく多様

第９章◇公衆衛生学

385

第9章 公衆衛生学

である.

・多　病

複数の臓器に障害が生じやすく，複数の疾患をもつことが多い.

・治療の効果が現れにくく，治癒に時間がかかる.

・治癒を期待できない慢性疾患が多く，また，重症化や急激な変化，合併症を起こしやすい.

・多剤併用〈ポリファーマシー〉

多疾患により服用している薬剤数が多い.

・多剤併用により薬物の相互作用による有害事象が起こりやすい.

・代謝（肝），排泄（腎）が低下しているため薬物の副作用が出やすい.

・住居，家族関係，経済状況などの環境要因によって心身ともに影響を受けやすく，環境の変化に対応しにくい.

2) 高齢者の健康障害の症状と徴候

［症　状］

関節痛，腰痛，咳嗽，喀痰，喀血，息切れ，呼吸困難，動悸，胸痛，食欲不振，嘔気・嘔吐，吐血，腹痛，便秘，下痢，下血，頻尿，尿失禁，排尿困難，頭痛，めまい，視力低下，難聴，発熱など

［徴　候］

骨関節変形，関節拘縮，筋委縮，歩行障害，転倒・骨折，麻痺，しびれ，ADL低下，寝たきり，嚥下障害，睡眠時呼吸障害，排尿障害，尿閉，意識障害，言語障害，認知機能低下，意欲低下，抑うつ，閉じこもり，肥満，体重減少，視力低下，浮腫，脱水，低栄養など

老年症候群の病態・疾患については**表9・6**参照.

表9・6　老年症候群（加齢に伴う疾患）

疾患領域	加齢とともに増加する病態・疾患
運動器	フレイル[*1]，サルコペニア[*2]，ロコモティブ症候群[*3]，運動器不安定症，骨粗鬆症，椎体骨折，転倒・骨折，変形性関節症，変形性脊椎症，脊柱管狭窄症，偽痛風，関節リウマチ，後縦靭帯骨化症，廃用症候群
呼吸器	嚥下性肺炎，肺炎，慢性閉塞性肺疾患，気管支喘息，結核，肺癌
循環器	高血圧，動脈硬化，虚血性心疾患（狭心症，心筋梗塞），不整脈（心房細動，洞不全症候群），弁膜症，うっ血性心不全，大動脈瘤，大動脈解離，腎動脈狭窄，閉塞性動脈硬化症
消化器	逆流性食道炎，萎縮性胃炎，慢性便秘，抗菌薬関連腸炎，食道癌，胃癌，大腸癌，肝臓癌，膵癌，胆道癌
腎泌尿器	慢性腎臓病〈CKD〉（糖尿病性腎症，高血圧性腎硬化症），腎不全・透析，腎細胞癌，尿路上皮癌，尿閉，神経因性膀胱，過活動膀胱，尿路感染症
生殖器	更年期障害，前立腺肥大，前立腺癌，子宮脱，子宮癌，乳癌
脳・神経	アルツハイマー病，脳血管疾患（脳梗塞，脳出血），脳腫瘍（膠芽腫など），パーキンソン病，多系統萎縮症，脊髄小脳変性症，進行性核上性麻痺・大脳皮質基底核変性症，糖尿病性神経障害
精　神	軽度認知障害，認知症，せん妄，うつ病

表 9・6 老年症候群（加齢に伴う疾患）（つづき）

疾患領域	加齢とともに増加する病態・疾患
内分泌・代謝	生活習慣病（糖尿病，脂質異常症，高尿酸血症・痛風），慢性甲状腺炎，下垂体・副腎皮質機能低下
皮膚・感覚器	褥瘡，老人性乾皮症，皮脂欠乏性湿疹，白癬，老人性疣贅，帯状疱疹，疥癬，老眼，白内障，緑内障，加齢性黄斑変性症，糖尿病性網膜症，飛蚊症，眼瞼下垂，老人性難聴，耳鳴，めまい症，味覚障害
血液・免疫	貧血，悪性リンパ腫，多発性骨髄腫，膠原病・自己免疫疾患
その他	熱中症，医原性疾患，日和見感染症，院内感染

［注：病態・疾患は，症状・徴候とも重なりや違いがあるため，本文の症状・徴候も参照］

◎＊1　フレイル

フレイルとは，加齢とともに心身の脆弱性，**日常生活活動度**〈ADL：activities of daily living〉の低下や認知機能低下が出現し，生活機能が障害された状態をいう（体重減少，易疲労，歩行速度の低下，握力の低下，身体活動の低下の3項目以上が該当）．

◎＊2　サルコペニア

サルコペニアとは，進行性，全身性の筋肉量低下により筋力低下や身体機能低下を生じる状態をいう．

◎＊3　ロコモティブ症候群〈ロコモ〉

ロコモティブ症候群は2007年に日本整形外科学会が提唱したもので，加齢に伴う筋力の低下（サルコペニア）や関節・脊椎疾患，骨粗鬆症などにより運動器の機能が衰え，介護や寝たきりとなったり，そのリスクが高い状態を指す．

フレイル，サルコペニア，ロコモなどの老年症候群は放置すると生活の自立（日常生活活動度〈ADL〉）低下を招く．介護が必要となる原因としては，脳血管疾患（脳卒中など）が最も多く，次いで高齢による衰弱，骨折・転倒，認知症，関節疾患などが多い．なお，高齢者の骨折部位は，上腕骨近位部，橈骨遠位端，椎体（胸腰椎移行部が多い），大腿骨近位部（頸部，転子部）が多く，骨盤骨折は少ない．

9・5・3　認知症

1）3大認知症

以下の3疾患を**3大認知症**と呼ぶ．

> アルツハイマー型認知症＊，脳血管性認知症，レビー小体型認知症

認知症は高齢者では年を重ねるにつれ増加する．わが国ではアルツハイマー型認知症〈アルツハイマー病〉が最も多く，大半は65歳以上で発症している．また，65歳未満で発症する若年性認知症でも（若年性）アルツハイマー型認知症，脳血管性認知症が多い．

2）1次性認知症と2次性認知症

認知症は，原因の不明な1次性認知症と原因が判明している2次性認知症に大別

解説②
アルツハイマー型認知症とアルツハイマー病：過去には65歳を境界に，若年発症をアルツハイマー病，高齢発症をアルツハイマー型認知症としていた．現在は両者に病理組織学的な違いがないことからアルツハイマー型認知症，あるいはアルツハイマー病と総称している．

される（第6章6·7·1項7）参照）.

> 1次性認知症（原因が不明）
> 　　アルツハイマー型認知症，ピック病（前頭側頭型認知症）など
> 2次性認知症（原因が判明）
> 　　脳血管性認知症，レビー小体型認知症，脳腫瘍，進行性麻痺，
> 　　甲状腺機能低下症，正常圧水頭症，パーキンソン病など

9·6　精神保健

9·6·1　精神障害者の保健・医療・福祉

精神衛生法，精神保健法をもととする「精神保健及び精神障害者福祉に関する法律〈精神保健福祉法〉」が1995年に施行された．これは「精神障害者の医療及び保護を行い，社会復帰の促進及び自立と社会経済活動への参加の促進のために必要な援助を行い，その発生の予防その他国民の精神的健康の保持及び増進により，精神障害者の福祉の増進及び国民の精神保健の向上を図ること」を目的としている．

9·7　産業保健

9·7·1　労働安全衛生管理

1) 産業保健の目的

産業保健の目的は，労働者の作業条件に基づく疾病の防止，健康に不利な諸条件からの雇用労働者の保護，そして作業者の生理的，心理的特性に対応する作業環境にその作業者を配置することである．

2) 産業保健の法的支援

産業保健は労働基準法と労働安全衛生法によって法的に支えられている．
①労働基準法
　　労働時間や休暇，休業補償など労働者の勤務条件を定める法令である．
②労働安全衛生法
　　労働者の安全と健康の確保（労働災害の防止），快適な職場環境を目指し，産業医の選任，健康診断などを定める法令である．

3) 業務上疾病

業務上疾病を**表9·7**に一覧する．職業と業務上疾病を対比しているが，必ず罹患するというものではない．現在ではリスクはあるが労働環境の整備などにより改善されている．

演 習 問 題

表 9・7 業務上疾病

職業, 原因	職業癌・職業病
タール取扱従事者, 砒素取扱銅スズ精錬工	皮膚癌
コバルトラジウム鉱山坑夫, ニッケルクロム鉄鉱精錬工	肺 癌
アスベスト〈石綿〉取扱従事者	肺癌, 悪性胸膜中皮腫, 石綿肺, 肺線維症
アニリン取扱従事者, タール取扱従事者	膀胱癌
電離放射線作業従事者, ベンゼン取扱従事者	白血病
蛍光塗料取扱従事者（放射能を含む塗料）	骨腫瘍
炭鉱業務, 石工	珪 肺
精錬業務	青酸（塩）中毒
電離放射線作業従事者	白内障, 皮膚潰瘍, 再生不良性貧血

［注：石綿肺はしばしば悪性胸膜中皮腫, 肺癌を発症する］

◎ ウェブサイト紹介

厚生労働省 我が国の医療保険について
　https://www.mhlw.go.jp/stf/seisakunitsuite/bunya/kenkou_iryou/iryouhoken/iryouhoken01/index.html

e-ヘルスネット
　https://www.e-healthnet.mhlw.go.jp/information/
　　　　厚生労働省 生活習慣病予防のための健康情報サイト.

◎ 参考図書

国民衛生の動向 (2023/2024), 一般財団法人 厚生労働統計協会 (2023)
太田樹, 藤原政雄：2025 年版　診療放射線技師国家試験　合格!My テキスト, 基礎医学大要, オーム社 (2024)

◎ 演習問題

問題1　疫学について正しいのはどれか.
　　　1. 疾患の治療を目的とする.
　　　2. 横断研究では長期間の追跡調査を行う.
　　　3. 研究対象となる疾患は感染症のみである.
　　　4. 患者個人でなく, 人間集団を観察対象とする.
　　　5. 介入研究の代表的な手法としてコホート研究がある.

問題2　公生衛生の対象でないのはどれか.
　　　1. 疾病予防
　　　2. 衛生統計学
　　　3. 感染症対策
　　　4. 地域の衛生教育
　　　5. 個人の疾患の治療

第9章　公衆衛生学

問題3 癌治療法の優劣に関するエビデンスとして信頼性が最も高いのはどれか.
1. 症例報告
2. 症例対照研究
3. 無作為割付け臨床試験
4. 専門家委員会の意見
5. 権威者の経験と知識に基づいた意見

問題4 総務省統計局の人口推計（平成30年3月確定値）におけるわが国の65歳以上の人口の割合に最も近いのはどれか.
1. 8%
2. 18%
3. 28%
4. 38%
5. 48%

問題5 平成22年のわが国におけるがんの罹患と死亡とで正しいのはどれか.
1. およそ2人に1人はがんにより死亡する.
2. 男性では肺癌の罹患者数が最も多い.
3. 女性では乳癌の罹患者数が最も多い.
4. 男性のがんによる死亡で最も多いのは胃癌である.
5. 女性のがんによる死亡で最も多いのは子宮頸癌である.

問題6 平成28年の人口動態統計において，わが国の男性のがん死亡が最も多いのはどれか.
1. 肺がん
2. 胃がん
3. 肝がん
4. 大腸がん
5. 前立腺がん

問題7 平成30年の人口動態統計において，日本人の死因順位で悪性新生物に次いで死亡数の多いのはどれか. **2つ選べ**.
1. 老　衰
2. 心疾患
3. 腎不全
4. 脳血管症患
5. 不慮の事故

問題8 厚生労働省の令和2年（2020年）人口動態統計による日本人の死因の第2位はどれか.
1. 肺　炎
2. 老　衰
3. 脳血管疾患
4. 悪性新生物（腫瘍）
5. 心疾患（高血圧性を除く）

演 習 問 題

問題9　平成27年における日本人の死因で最も多いのはどれか.
　　　1.　肺　炎
　　　2.　心疾患
　　　3.　悪性新生物
　　　4.　脳血管疾患
　　　5.　不慮の事故

問題10　高齢者の健康障害の特徴で正しいのはどれか.
　　　1.　症状が定型的に出現する.
　　　2.　複数の臓器に障害が生じやすい.
　　　3.　薬物による副作用は発生しにくい.
　　　4.　慢性疾患では急激な変化は起こりにくい.
　　　5.　環境の変化があっても症状の変化は起こりにくい.

Chapter

第 10 章

予防医学

10・1　生活習慣病対策
10・2　疾病予防
10・3　健康管理（健康診断）
10・4　検体検査・生理検査のデータ
10・5　感染症とその予防

第10章
予防医学

本章で何を学ぶか

　　予防医学の対象となるメタボリック症候群に代表される生活習慣病や感染症に対する対処，予防法を学ぶ．また，予防医学と大きくかかわる健康診断や検体検査・生理検査とその評価についても合わせて理解する．

　　以上，この章では予防医学についての基礎的な内容について学ぶ．

10・1　生活習慣病対策

10・1・1　生活習慣病の定義と種類

1) 定義と種類

　　生活習慣病*は生活習慣が発症原因に深く関与する疾患の総称である．以前は成人病と呼ばれていた．**表10・1**に示す代表的な生活習慣病がある．

解説①

癌と生活習慣病：すべての癌が生活習慣病とはされないが，喫煙と関係が深い肺扁平上皮癌，食生活や喫煙，飲酒，肥満などが高いリスクとなる大腸癌は生活習慣病とされる．

表10・1　代表的な生活習慣病

・代表的な生活習慣病 　糖尿病（1型糖尿病は除く），高血圧症，脂質異常症*1，脳梗塞，高尿酸血症・痛風，歯周病
・日本生活習慣病予防協会が加える生活習慣病 　脳出血，心筋梗塞，狭心症，慢性閉塞性肺疾患〈COPD〉，肺扁平上皮癌*2，大腸癌，アルコール性肝炎，痛風，メタボリックシンドローム

[注：*1 脂質異常症：耳馴染みのある高脂血症という疾患はコレステロールなどの脂質が高いことを表す病名である．悪玉コレステロールのLDLコレステロール値や中性脂肪の高値は確かに生活習慣病などの大きなリスクとなるが，善玉コレステロールであるHDLコレステロール値は逆に低値の方が心疾患などの危険が高い．単にコレステロールなどの脂質が高いことに由来する高脂血症という病名は不正確ということから，日本動脈硬化学会により脂質異常症へと病名が変更された]

[注：*2 肺扁平上皮癌は喫煙者に多発し，偏食やストレスも関係する肺癌である]

2) 生活習慣病の合併症

　　生活習慣病の合併症には様々あるが，糖尿病の合併症の代表は以下のとおりである．

網膜症*，心筋梗塞，腎症*，下肢壊疽，神経障害*，脳血管障害

　　3大合併症：網膜症*，腎症*，神経障害*は糖尿病の3大合併症と呼ばれる．これらは循環障害により生じる．

10・1・2　生活習慣病対策

　　2次予防（後出の表10・4参照）から，生活習慣の改善を中心とした1次予防の対策へと重点が移行している．わが国では21世紀における国民健康づくり運動「健康日本21」が厚労省から出され，2012年までをひと区切りとし，9分野に目

標値を定め，達成すべく実行を推進している（**表10·2**）.

表10·2 健康日本21

～健康日本21～（9分野）		
1. 栄養・食生活 2. 身体活動・運動 3. 休養・こころの健康づくり	4. タバコ 5. アルコール 6. 歯の健康	7. 糖尿病 8. 循環器病 9. 癌
70の目標項目，100の指標がある		

　また，「健康日本21」を中核とする国民の健康づくり・疾病予防をさらに積極的に推進するため，2002年に健康増進法が公布された．さらに2012年7月には「第4次国民健康づくり対策」として「第2次国民健康づくり運動〈健康日本21（第2次）〉」が策定され，健康寿命，健康格差，がん，循環器疾患，糖尿病，COPDに関する目標が設定された．この中で健康増進法に基づく健康増進事業として市町村が実施する癌検診がある（**表10·3**）.

表10·3 健康増進法に基づく癌検診

種　類	検査項目	対象者	受診間隔
胃がん検診	問診，胃X線検査	40歳以上	1年1回
子宮がん検診	問診，視診，子宮頸部細胞診，内診	20歳以上	2年1回
肺がん検診	問診，胸部X線検査，喀痰細胞診	40歳以上	1年1回
乳がん検診	問診，視診，触診，マンモグラフィ	40歳以上	2年1回
大腸がん検診	問診，便潜血検査	40歳以上	1年1回

10·1·3　メタボリック症候群〈メタボリックシンドローム〉

　生活習慣病に挙げられる疾患群と特に肥満を複合する状態を**メタボリック症候群**と総称する．癌，心疾患，脳血管疾患の3大死因も生活習慣とのかかわりが強く，肥満はこれらの疾患になるリスクをさらに高めている．

　メタボリック症候群の診断基準は①～③の3項目中2項目以上に該当する場合である．

①腹囲男性85 cm，女性90 cm以上が必須．かつ血圧130/85 mmHg以上．
②中性脂肪150 mg/dL以上またはHDLコレステロール40 mg/dL未満．
③血糖110 mg/dL以上．

　肥満度を示す**BMI**〈body mass index〉がある．日本肥満学会ではBMIが22となる体重を標準体重とし，25以上の場合を肥満，18.5未満を低体重としている．

$$\text{BMI} = \frac{\text{体重〔kg〕}}{\text{身長〔m〕} \times \text{身長〔m〕}}$$

〔例題〕身長170 cmの場合，BMI ＝ 22となる標準体重を求めよ.
　　　　22 ＝ 体重〔kg〕/(1.7 m × 1.7 m) → 体重〔kg〕＝ 22 × 1.7 × 1.7 ＝ 63.58 kg

第 10 章　予防医学

10・2　疾病予防

10・2・1　疾病予防（1 次・2 次・3 次予防）

　疾病予防に 1 次〜3 次予防がある．B 型肝炎やインフルエンザの予防にワクチンを用いるのは 1 次予防である．大腸癌の早期発見に有効な便潜血検査は 2 次予防である．**表 10・4** に各種の疾病予防を示す．

表 10・4　疾病予防

疾病予防	予防策
1 次予防	疾病の発症予防，健康教育，予防接種（ワクチン），生活習慣の改善など
2 次予防	疾病の早期発見，早期治療，健康診断，がん検診，人間ドックなど
3 次予防	疾病や障害の治療，後遺症や再発の予防，リハビリテーションなど

10・3　健康管理（健康診断）

10・3・1　健康管理と健康診断

1）健康管理と健康診断の意義・目的

　健康管理は心身の健康を維持し疾病を予防するほか，高齢化社会にあっては健康寿命を延ばすためにも重要である．その実現に健康診断の果たす役割は大きい．**健康診断**〈健康診査〉は健診と略称される．検診と同じく "けんしん" となり，どちらも同じ 2 次予防ではあるが，健診と検診の目的は異なる．

健診〈健康診断〉・・・健康状態をある基準に照らし総合的に評価する（2 次予防）
検　診　　　　・・・ある特定の疾患を発見するために行われる（2 次予防）

2）主な健康診断〈健康診査〉

　健康診断〈健康診査〉（一般に健診と呼ぶことが多い）には公的に実施されるものと個人の意思による任意の健診がある（**表 10・5**）．公的な健診は各関係法令による実施の根拠をもっている．

3）公的な健診の費用負担

・定期健診や特殊健診の費用は事業者が全額負担する．ただし，パートや契約社員については労働条件などにより労働者の費用負担となる場合がある．
・妊娠は疾病とされないため母子保健法による妊婦健康診査は健康保険の適応とならず全額自己負担である（2024 年時点）．ただし，市町村からの費用補助があり，その程度は自治体により異なる．
・母子保健法による乳幼児健康診査の費用は市町村が全額負担する．
・健診の費用負担は法令上の実施義務があれば自己負担はなく，努力義務や実施奨励の場合には自己負担が発生する．負担額の程度は健診の実施主体により異なる．**表 10・6** に定期健康診断の項目を示す．

10・3 健康管理（健康診断）

表10・5 主な健診〈健康診断，健康診査〉

公的な健診	
定期健診〈一般健診〉	労働安全衛生法による労働者（被雇用者）の健診で職種に関係なく実施．1年以内に1回実施する定期健診である．雇用の際には雇用時健康診断が実施される．それぞれの内容は表10·6を参照．事業者に実施義務があり，労働者は受診義務を負う．労働安全衛生法に定められる定期健診を法定健診と呼ぶことが多い． 〜労働者の扶養家族や自営業者などの被保険者の定期健診〜 健康保険法や国民健康保険法などにより労働者と同様の定期健診が実施される．保険者が努力義務を負い実施する．
特殊健診	定期健診に加えて特定の職種（放射線業務従事者については労働安全衛生法および電離放射線障害防止規則による白内障に関する眼の検査やその他の特殊健診がある）を対象とする特定業務従事者健康診断．給食従業員の検便や海外に6か月以上赴任する者の海外派遣労働者の健診もある．特殊健診は事業者に実施義務がある．
妊婦健康診査	母子保健法による妊婦健診．市町村の実施が奨励される．
乳幼児健康診査	母子保健法による1才6か月と3才の乳幼児健診．市町村が実施義務を負う．
学校健診	学校保健安全法による乳児，児童，生徒，学生および職員を対象に4〜6月の時期に年1回（必要なときは臨時にも）実施する健診．学校が実施義務を負う．
特定健康診査〈メタボ健診〉	高齢者の医療の確保に関する法律（旧：老人保健法）による生活習慣病の予防と内臓脂肪型肥満に着目した健診で40歳以上75歳未満の被保険者とその被扶養者を対象に1年以内に1回実施する．保険者に実施義務がある．75歳以上の対象者は後期高齢者制度による実施となり実施義務ではなく努力義務となる．
私的な健診	
任意健診	人間ドックなど個人の判断で行う健診．一部補助もあるが基本的に自費で実施．

表10・6 定期健康診断〈一般健診〉の項目（労働安全衛生規則第44条）

定期健康診断〈一般健診〉の項目

1 既往歴及び業務歴の調査

2 自覚症状及び他覚症状の有無の検査

3 身長*，体重，腹囲*，視力及び聴力の検査

4 胸部エックス線検査*及び喀痰検査*

5 血圧の測定

6 貧血検査*（血色素量及び赤血球数の検査）

7 肝機能検査*（GOT，GPT，γ-GTPの検査）

8 血中脂質検査*（LDLコレステロール，HDLコレステロール，血清トリグリセライドの量の検査）

9 血糖検査*

10 尿検査（尿中の糖及び蛋白の有無の検査）

11 心電図検査*

* 基準に基づき医師の判断で省略が可能．
[注：雇用時健康診断（労衛則第43条）では定期健康診断の項目4の喀痰検査と医師の判断で省略可能な項目 * がない．その他は同じである]

第10章◇予防医学

第10章　予防医学

10・4　検体検査・生理検査のデータ

10・4・1　検体・生理検査の評価

　健康診断では測定結果が，正常範囲や正常値と比較され正常か異常かの判定がなされるが，必ずしもこれが疾病の有無を示すとは限らない．そこで基準範囲や基準値が国際的に採用されている．

1）共用基準範囲
　日本臨床検査標準協議会〈JCCLS〉はフィールド調査により多数の個体（基準個体）から得られた検体の測定値の分布曲線から，"平均値±2×標準偏差"（95.5％の確度をもつ）の範囲を基準範囲とした．そして，JCCLSは日本臨床検査医学会，日本臨床化学会，日本臨床衛生検査技師会，日本検査血液学会共同で，一般的な臨床検査40項目の基準範囲を共用基準範囲として公開した．この2022.10.1版を**表10・7**に示す．共用基準範囲は検査結果を判読する際の健常者の分布範囲として利用される（https://www.jccls.org/wp-content/uploads/2022/10/kijyunhani20221031.pdf）．

2）臨床判断値
　日本人間ドック・予防医療学会（2023.5.26改定）から出されている臨床判断値を**表10・8**に示す．疫学研究の立場からコホート研究により求められた予防医学基準範囲である．日本人間ドック・予防医療学会ではこの臨床判断値を満たすものを"異常なし"

表10・7　健常成人の血液関連検査値，生化学検査値の評価

項　目		JCCLS共用基準範囲：下限と上限	日本人間ドック・予防医療学会：臨床判断値
赤血球		男：4.35〜5.55万〔1/mm³〕〔1/μL〕 女：3.86〜4.92万〔1/mm³〕〔1/μL〕	
白血球		$3.3 \times 10^3 \sim 8.6 \times 10^3$〔1/mm³〕〔1/μL〕	$3.1 \times 10^3 \sim 8.4 \times 10^3$〔1/mm³〕
血小板数		$158 \times 10^3 \sim 348 \times 10^3$〔1/mm³〕〔1/μL〕	14.5万〜32.9万〔1/mm³〕
血色素量 （血液中ヘモグロビン濃度）		男：13.7〜16.8〔g/dL〕 女：11.6〜14.8〔g/dL〕	男：13.1〜16.3〔g/dL〕 女：12.1〜14.5〔g/dL〕
ヘマトクリット値		男：40.7〜50.1〔％〕 女：35.1〜44.4〔％〕	
肝機能	GOT〈AST〉	13〜30〔U/L〕	30〔U/L〕以下
	GPT〈ALT〉	男10〜42〔U/L〕 女　7〜23〔U/L〕	30〔U/L〕以下
	γ-GTP〈γ-GT〉	男13〜64〔U/L〕 女　9〜32〔U/L〕	50〔U/L〕以下
血中脂質	HDLコレステロール	男38〜90〔mg/dL〕 女48〜103〔mg/dL〕	40〔mg/dL〕以上
	LDLコレステロール	65〜163〔mg/dL〕	60〜119〔mg/dL〕
	血清トリグリセライド〈中性脂肪〉	空腹時：男40〜234〔mg/dL〕 空腹時：女30〜117〔mg/dL〕	空腹時30〜149〔mg/dL〕

10・4　検体検査・生理検査のデータ

表10・7　健常成人の血液関連検査値，生化学検査値の評価（つづき）

項　目		JCCLS 共用基準範囲：下限と上限	日本人間ドック・予防医療学会：臨床判断値
腎機能	血清クレアチニン	男 0.65 ～ 1.07〔mg/dL〕 女 0.46 ～ 0.79〔mg/dL〕	男 1.00〔mg/dL〕以下 女 0.40〔mg/dL〕以下
	eGFR 〈推算糸球体ろ過量〉		60.0〔mL/分/1.73 m^2〕以上
	造影剤腎症〈CIN〉のリスク・患者評価 経動脈的造影剤投与：60〔mL/分/1.73 m^2〕未満の場合，予防策を講じることを推奨 経静脈的造影剤投与：30〔mL/分/1.73 m^2〕未満の場合，予防策を講じることを推奨 腎障害患者におけるヨード造影剤使用に関するガイドライン 2018（日本腎臓学会・日本医学放射線学会・日本循環器学会）		
	尿素窒素〈BUN〉	8 ～ 20〔mg/dL〕	
	尿糖の有無（尿中）		(−)
	一般に血糖値が 160 ～ 180〔mg/dL〕を超えると尿糖を生じる．		
	尿蛋白の有無（尿中）		(−)
糖尿病関連	血糖値	空腹時 70 ～ 110〔mg/dL〕 糖質摂取後 120 ～ 130〔mg/dL〕	空腹時 99〔mg/dL〕以下
	HbA1c （グリコヘモグロビン）	4.9 ～ 6.0〔%〕	5.5〔%〕以下
		過去 1 ～ 2 か月間の平均血糖値を反映する．	
血清総蛋白		6.6 ～ 8.1〔g/dL〕	6.5 ～ 7.9〔g/dL〕
血清総ビリルビン		0.4 ～ 1.5〔mg/dL〕	

〔注：$1\,mm^3 = 1\,μL$，$1\,L = 1,000\,cm^3 = 1,000 \times (10\,mm)^3 = 10^6\,mm^3$，(−) はなし（陰性を表す）〕

表10・8　健常成人の生理検査値の評価

項　目	正常とされる値	備　考
WHO による高血圧とされない値	収縮期血圧（最高血圧）が 140〔mmHg〕未満 拡張期血圧（最低血圧）が 90〔mmHg〕未満	
WHO による至適血圧値	収縮期血圧（最大血圧）が 120〔mmHg〕未満 かつ 拡張期血圧（最小血圧）が 80〔mmHg〕未満	
日本高血圧学会による正常血圧値	収縮期 130〔mmHg〕未満 拡張期 85〔mmHg〕未満	
腋窩温度*	36 ～ 37〔℃〕程度	
安静時呼吸数*	12 ～ 20〔回/分〕	学童は 20 ～ 25〔回/分〕
脈拍数*	60 ～ 80〔回/分〕	一般に橈骨動脈で測定
	不整脈等がなければ脈拍数と心拍数は等しい．	
尿量	1.0 ～ 2.0〔L/日〕	
血液比重	約 1.06	
血液 pH	約 7.4	
血糖量	血液中で約 0.1〔%〕	
血液量	体重の約 7.7〔%〕（体重の1/13） （70 ～ 80 mL/kg）	血漿量は体重の約 4 ～ 5〔%〕 （40 ～ 50 mL/kg）
人体の水分（≒体液）	成人男性：体重の約 60〔%〕 成人女性；体重の約 55〔%〕	幼児は 60 ～ 65〔%〕 高齢者は 50 ～ 55%〔%〕

* 厚労省HP「健康状態の把握」から引用，改変．https://www.mhlw.go.jp/seisakunitsuite/bunya/hukushi_kaigo/shougaishahukushi/kaigosyokuin/dl/text_06.pdf

第10章◇予防医学

第 10 章　予防医学

とし，逸脱の程度により“要再検・生活指導”，“要精密検査・治療”と区分する（https://www.ningen-dock.jp/wp/wp-content/uploads/2013/09/hanteikubu2023_03-1.pdf）．

10・5　感染症とその予防

10・5・1　感染症予防対策

　感染症は“病原体，感染経路，宿主”が揃い成立する．したがって，感染症予防対策の基本は 1）感染源の排除，2）感染経路の遮断，3）宿主の感染症発症の防止である．この中で特に重要なのは“感染経路の遮断”である．主に医療施設における感染症の予防対策を中心に概説する．

1）感染源の排除
　病原微生物（第 5 章表 5・4 参照）を含む，“排泄物，血液・体液・分泌物，機器や器材，食品”などに接触しないことで感染症を予防する．
　予防策として感染源に接触するときは手袋やマスク，ガウンを着用する．

2）感染経路の遮断
　感染経路には“経気道感染（飛沫感染・空気感染），接触感染，経口感染，血液感染”がある．これらの感染経路を遮断して感染症を予防する．
◎ **環境の衛生管理による感染経路の遮断**
　室内を 1 日 1 回は湿式清掃し乾燥させる．血液などの付着に対しては 0.5% 次亜塩素酸ナトリウム液で清拭後，湿式清掃し乾燥させる．
　表 10・9 に感染経路とその予防対策を示す．

表 10・9　感染経路とその予防対策

感染経路		原　因	例	予防対策
経気道感染	飛沫感染	会話や咳で病原微生物を含む“しぶき”→飛沫［直径 5 µm 以上］が飛び，これを吸引して感染． ［注：飛沫は重いので空中に浮遊せず，飛散源から 1 m 以内の床に落下する］	インフルエンザ，流行性耳下腺炎，風疹〈三日はしか〉，COVID-19 など	・感染者を隔離するが特殊な空調設備は不要でドアを開放しても問題はない． ・感染者との接触では通常のマスクを着用する． ・眼球結膜への曝露のリスクがある場合に，ゴーグル・フェイスシールドを用いる．
	空気感染	病原微生物を含む飛沫から水が蒸発し飛沫核［直径 5 µm 以下］となる．これを吸引して感染． ［注：飛沫核は軽いので空中に浮遊する．空気の流れで遠隔地へ移動する］	結核，麻疹〈はしか〉，水痘など（COVID-19 はマイクロ飛沫感染，エアロゾル感染）	・感染者を隔離するが空調設備（陰圧室）に配慮する． ・感染者との接触では N95 などの高性能マスクを着用する． ・定期的に頻度を高く十分な換気を行う．高性能なヘパフィルタ［High Efficiency Particulate Air〈HEPA〉filter］を用いた空気清浄器を利用する．
接触感染		病原微生物で汚染した手指，機器や器材に接触し感染．	MRSA 感染，疥癬，STD など	・感染者との接触では手袋やガウン，エプロンを着用する． ・手指衛生の励行．

400

10・5 感染症とその予防

表10・9 感染経路とその予防対策 (つづき)

感染経路	原因	例	予防対策
経口感染	病原微生物で汚染した水や食品, 手指などが口に入り感染.	O-157, ノロウイルスなどによる感染性胃腸炎, A型肝炎など	・感染物を摂取しない. ・手指衛生の励行.
血液感染	病原微生物を含む血液が注射針や傷口などを介し感染.	B型肝炎, C型肝炎, HIV感染など	・感染した血液の接触では手袋を着用. ・手指衛生の励行.

[注: 血液感染は接触感染の中に含め, 創傷感染 (創傷 → 破傷風, 咬傷 → 狂犬病など), 媒介体感染 (蚊 → 日本脳炎, シラミ → 発疹チフスなど) とともに, 経皮感染としてまとめる分類法もある]

3) 宿主の感染症発症の防止

宿主が感染しても感染症を発症しないように防止する. 感染しても発症に至らぬよう1次予防が重要である. ワクチン接種が有効な場合がある. ワクチンで防げる疾患をVPD〈vaccine preventable diseases〉という. ワクチンの定期接種を国や自治体が特に乳幼児に対し強く勧めている. 表10・10にVPDとワクチンの接種を示す.

表10・10 VPDとワクチンの接種 (定期接種・任意接種)

定期接種: 法令に基づき市区町村が主体で実施. 費用は一部を除き公費.		
	予防できる感染症	ワクチン名
A類疾病 主に集団予防目的 努力義務あり	Hib〈ヒブ〉感染症	Hibワクチン
	小児の肺炎球菌感染症	小児用肺炎球菌ワクチン
	B型肝炎	B型肝炎ワクチン
	ジフテリア, 百日せき, 破傷風, ポリオ (小児マヒ)	4種混合ワクチン
	結核	BCGワクチン
	麻しん, 風しん	MRワクチン
	水痘	水痘ワクチン
	日本脳炎	日本脳炎ワクチン
	HPV感染症 (子宮頸がん)	ヒトパピローマウイルスワクチン
	感染性胃腸炎 (ロタウイルス)	ロタウイルスワクチン
B類疾病 主に個人予防目的 努力義務なし	インフルエンザ	インフルエンザワクチン 〜高齢者*1, *2, *3が対象〜
	成人の肺炎球菌感染症	成人用肺炎球菌ワクチン 〜高齢者*2, *3, *4が対象〜
任意接種: 希望者が各自で実施. 費用は自己負担.		
	予防できる感染症	ワクチン名
	おたふくかぜ (流行性耳下腺炎)	ムンプスウイルスワクチン
	インフルエンザ	インフルエンザワクチン
	A型肝炎	A型肝炎ワクチン
	髄膜炎菌感染症	髄膜炎菌ワクチン

*1: 65歳以上の人
*2: 60〜64歳で心臓, 腎臓, 呼吸器に機能障害があり日常生活動作が極端に制限される人
*3: 60〜64歳でHIVに感染し日常生活がほとんど不可能な人
*4: 65, 70, 75, 80, 85, 90, 95, 100歳の誕生日を迎える人

第10章◇予防医学

第 10 章　予防医学

10・5・2　患者や各種施設の利用者に対する感染防止対策

患者や各種施設の利用者に対する感染リスクや感染拡散の防止対策として**標準予防策**〈スタンダードプリコーション〉がある（**表 10・11**）．標準予防策の基本的な考え方は，"血液，すべての体液（汗を除く），分泌物，排泄物，傷のある皮膚，粘膜は感染性病原体を含む可能性がある"と考えて対処することにある．

表 10・11　標準予防策〈スタンダードプリコーション〉

対　象	感染症の有無にかかわらず，すべての人に対して実施．
基本原則	"1．血液，2．汗を除くすべての体液，分泌物，排泄物，3．傷のある皮膚，4．粘膜" は感染性病原体を含む可能性があると考える．
具体的方法	1．〜4．に直接接触，または付着した物との接触が予想されるときに，①手指衛生（手洗い，アルコール消毒など），②個人防護具（マスク*やフェイスシールド，ガウン，エプロン，手袋，靴カバーなど）の使用を実施する．〔注：N95 マスクほどの高性能マスクは必須ではない〕

解説②

感染防護マスク：N95 マスクは微粒子対応マスクで，0.3 μm の微粒子を 95% 以上捕集する高性能なマスクである．これに対しサージカルマスク（ほとんどが不織布）がある．本来は装着者から出される微生物を含む粒子の放出防止を目的としたマスクである．しかし，捕集効率や密着性は N95 マスクには劣るものの装着者に対する感染防護にも対応する兼用タイプもあり多用されている．

◎ ウェブサイト紹介

公益社団法人 日本医師会
　https://www.med.or.jp/

公益社団法人 日本臨床検査標準協議会（JCCLS）
　https://www.jccls.org/

公益社団法人 日本人間ドック・予防医療学会
　https://www.ningen-dock.jp/

◎ 参考図書

太田樹，藤原政雄：2025 年版　診療放射線技師国家試験　合格!My テキスト，基礎医学大要，オーム社(2024)

◎ 演習問題

問題1　喫煙と関連が少ないのはどれか．
　　　1．狭心症
　　　2．歯周病
　　　3．肺気腫
　　　4．肺腺癌
　　　5．慢性気管支炎

問題2　生活習慣病はどれか．
　　　1．がん
　　　2．1 型糖尿病
　　　3．肥大型心筋症
　　　4．重症筋無力症
　　　5．慢性関節リウマチ

演 習 問 題

問題3　生活習慣が発症に関連するのはどれか.
　　　　1. 骨肉腫
　　　　2. 1型糖尿病
　　　　3. 多発性硬化症
　　　　4. 肥大型心筋症
　　　　5. 慢性閉塞性肺疾患

問題4　市町村で行われるがん検診の対象に含まれないのはどれか.
　　　　1. 胃がん
　　　　2. 乳がん
　　　　3. 肺がん
　　　　4. 膵臓がん
　　　　5. 大腸がん

問題5　疾病や障害に対する2次予防はどれか. **2つ選べ.**
　　　　1. がん検診
　　　　2. 早期治療
　　　　3. 予防接種
　　　　4. 生活習慣の改善
　　　　5. リハビリテーション

問題6　3次予防はどれか.
　　　　1. がん検診
　　　　2. 予防接種
　　　　3. 職場の事故防止
　　　　4. 地域での健康教育
　　　　5. 脳梗塞後の理学療法

問題7　正常の血液のpHに最も近いのはどれか.
　　　　1. 6.8
　　　　2. 7.0
　　　　3. 7.2
　　　　4. 7.4
　　　　5. 7.6

問題8　予防にワクチンが用いられる疾患はどれか. **2つ選べ.**
　　　　1. B型肝炎
　　　　2. C型肝炎
　　　　3. HIV感染症
　　　　4. ヘルペス脳炎
　　　　5. インフルエンザ

第10章◇予防医学

第 10 章　予防医学

問題9　予防にワクチンが用いられている疾患はどれか.
1. 麻　疹
2. C型肝炎
3. HIV 感染症
4. MRSA 感染症
5. マイコプラズマ肺炎

問題10　予防接種法または予防接種法施行令において定期接種を受ける努力義務が定められていないのはどれか.
1. おたふくかぜ
2. ジフテリア
3. 水　痘
4. 風しん
5. 麻しん

問題11　感染症に対する標準予防策〈スタンダードプリコーション〉で用いられるのはどれか. **2つ選べ**.
1. 陰圧室
2. N95 マスク
3. ヘパフィルタ
4. ガウン（エプロン）
5. 手指消毒用アルコール

Chapter 11

第11章

医学概論

11・1 職業倫理と医療倫理
11・2 診療放射線技師の役割
11・3 チーム医療
11・4 患者の理解

第11章
医学概論

本章で何を学ぶか

　　医学概論が対象とする内容は様々であり，担当者により内容が大きく異なる．解剖生理学のように定まった項目がないのが実状である．本書では職業倫理と医療倫理，診療放射線技師の役割，チーム医療，患者の理解を医学概論の内容とした．

　　以上，この章では診療放射線技師に課せられた医療従事者としての職業倫理や役割，チーム医療などについて学ぶ．

11・1　職業倫理と医療倫理

11・1・1　診療放射線技師の負う職業倫理

　　様々な職業があるが，概ね共通する職業倫理がある．診療放射線技師が負う職業倫理は七つの原則に集約されるだろう．これらの原則を具体的に形で表現すると様々な職業倫理として表される．なお，七つの原則は診療放射線技師に特有の職業倫理ではなく，どのような職業に就く者であっても遵守すべき原則であるといえる．

遵法性の原則，良識性の原則，誠実性の原則，公正性の原則，主体性の原則，守秘義務の原則，専門家としての行動の原則

1) 診療放射線技師の業務を規定する法令

　　診療放射線技師の役割と義務を規定する関係法規の中心に**診療放射線技師法**がある．診療放射線技師法の中には業務を規定する内容がある．職業倫理に限定した遵法性の原則に関係する内容を選び要約したものを**表11・1**に示す．

表11・1　診療放射線技師法の中の業務規定（概略，一部）

第24条：医師，歯科医師又は診療放射線技師でなければ，放射線を人体に対し外照射することを業とすることはできない．
第26条：医師又は歯科医師の具体的な指示がなければ，放射線を人体に照射できない．
第24条2：MRI検査，超音波検査も医師又は歯科医師の指示がなければ行えない．
第27条：業務を医師その他の医療関係者と緊密な連携を図らなければならない．
第29条：正当な理由がなく，その業務上知り得た人の秘密を診療放射線技師でなくなっても漏らしてはならない．

・第24, 26, 27条（業務等）

　　診療放射線技師は自己判断で検査や放射線治療を実施も中止もできない．

　　ただし，患者の容態などで一時的に中断することは可能である．

・第29条（守秘義務）

　　患者に聞かれても病名を告げることは許されない．がんが未告知の場合などは特に注意が必要である．患者を安心させるためであっても他の患者の病名や

治療経過を教えることは許されない．また，診療以外の目的で患者の診療録の閲覧も許されることではない．守秘義務は終生守らなければならない．

11·1·2　診療放射線技師の負う医療倫理

　職域を医療とし職業的専門性の課せられる診療放射線技師は，職業倫理に加え医療倫理も負っている．

1）医療倫理の四原則

　ビーチャムとチルドレスが提唱した医療倫理の次の四原則がある．
　　"四原則：自律性の尊重，無危害，善行，公正"
　これは医療従事者に共通する医療倫理の規範とされる．職業倫理の原則と重複する部分もあるが，診療放射線技師が負うべき医療倫理である．

2）日本診療放射線技師会による倫理綱領

　職業倫理の中でも職種により違いがあるように，医療倫理についても医療職の違いにより異なる部分がある．診療放射線技師については日本診療放射線技師会*から倫理綱領という形で24項目が策定されている．内容は診療放射線技師が負うべき職業倫理と医療倫理について示したもので自らの専門職としての責任の範囲を社会に対し明示している．以下にその全文を示す．

解説①
日本診療放射線技師会：診療放射線技師の職能団体である．職能団体は専門職の従事者らが，専門性の維持・向上や待遇，利益を保持改善する団体である．また，社会的提言や社会貢献，研究などの活動を行うための組織でもある．他方，学術団体として日本放射線技術学会がある．こちらは放射線技術学に関する教育・研究を推進し，学術の進歩発展に寄与し，健康と福祉に貢献することを目的とする団体である．

診療放射線技師職の倫理綱領（日本診療放射線技師会）

患者に対する義務：
1．患者の権利と最善の利益が，最も重要なものとして尊重します．
2．診療放射線技師は，技能を習得した検査のみ実施します．
3．患者に最も適切な医療の提供に貢献します．
4．診療放射線技師の権限を乱用しません．
5．ALARAの原則を実践し，不必要な放射線被ばくを制限します．
6．常に患者情報の守秘義務を厳守します．
7．インフォームドコンセントの原則を順守し，患者の検査・治療の決定について適切な情報を提示しサポートをします．
8．人種，国籍または肌の色，性別，性的指向，宗教，疾病の種類などに関係なく，すべての個人を尊重し，尊厳をもって接します．
9．診療放射線技師の知識，責任の範囲内で，患者と家族の質問に対して誠実に答えます．
10．安心・安全な医療を提供するため，患者および他の医療スタッフと協力し，意見交換を行います．

他の医療スタッフへの義務：
11．他の医療スタッフを尊重します．
12．患者や他人に対して，医療スタッフや医療施設に関する根拠のないコメントをしません．

社会・環境に対する義務：
13．医療（放射性）廃棄物を適切に処分し，環境保護に努めます．
14．検査環境の潜在的なリスクを解消または最小限に抑えるための措置を講じて，患者および医療スタッフの安全を確保します．

自分自身に対する義務：
15．診療放射線技師の専門的立場を自覚し，プロ意識をもって従事します．
16．生涯学習に取り組み，専門的水準を維持，向上することに努めるとともに，エビデンスに基づいて臨床業務を行います．
17．業務に支障を来さないよう，常に自身の健康管理を行います．
18．職業上の行為および決定に責任を負います．
19．すべての口頭および書面による説明は，真実，かつ明瞭簡潔でなければなりません．
20．すべての業務が適切で，利益相反にならないことを確認します．

第11章 医学概論

診療放射線技師職の倫理綱領（日本診療放射線技師会）（つづき）

21. 国民の信頼のもとに業務を遂行し責務を果たすことにより，高度専門医療職としての職能維持に努めます．
22. 診療放射線技師として，医療安全上の不適切行為や，非倫理的行為などに対して積極的に助言します．
23. 放射線技術分野において，研究文化の醸成に寄与します．
24. 関連法令を遵守します．

(https://www.jart.jp/docs/ethics_youkou_2021.pdf より)

11・2　診療放射線技師の役割

　診療放射線技師の役割は"検査や治療を受ける患者や受検者に対して，最小の被曝・最小の負担により最大の医療効果を提供すること"に集約される．その実現のためには医学的な知識に加えて理工学・放射線科学の知識や技術が不可欠である．このような知識や技術が背景にあって診療放射線技師が扱う機器の管理や保守が成立する．診療放射線技師は医療施設にあっては放射線の専門家であり，放射線を測定できる技術と知識をもつ唯一の存在である．加えて診療放射線技師は職名に"診療"を冠した技術者である．患者や受検者を思いやる医療職の一員でもある．

11・2・1　医療スタッフの協働・連携によるチーム医療の推進

　2010年4月30日，厚生労働省医政局長通知として「医療スタッフの協働・連携によるチーム医療の推進について（H22.4.30）」が発出された．内容は新たに加えるべき診療放射線技師の役割を示したものである．多種多様な医療従事者の中で診療放射線技師が発揮できる高い専門性が認知されたと受け止めるべき内容「1)，2)」である．

1）画像診断における読影の補助
2）放射線検査などに関する説明・相談
1)，2) について診療放射線技師を積極的に活用することが推奨されている．

1）画像診断における読影の補助

　画像から異常所見を拾い出すことを**読影**といい，そこから病名を付けることを**画像診断**という．画像診断は医業とされ，医師法第17条から医師にのみ許される行為である．診療放射線技師は画像診断の行為は許されないが，読影の補助行為は以前から奨励されていたことである．診療放射線技師による1次読影により追加撮影や画像処理の提案，検査時の患者情報の提供は画像診断に有用な情報であり，患者にとって有益である．

2）放射線検査などに関する説明・相談

　日本診療放射線技師会から"放射線検査説明・相談指針"が示されている（**表11・2**）．病名の告知やインフォームドコンセントの実施は医業であり，医師にのみ許される行為で，診療放射線技師が行えるのは検査や放射線治療についての説明・相談への対応である．この中には患者接遇，患者援助が含まれている．

11・3　チーム医療

表11・2　放射線検査説明・相談指針～適切な医療行為をおこなうために～

（日本診療放射線技師会）

一，爽やかな笑顔と挨拶を実践します
「専門職」である前に「社会人」としての行動が必要です．爽やかな笑顔と挨拶をもって患者さんと接し，話と相談がしやすい環境と信頼関係を構築しましょう．
二，簡潔で明瞭な言葉で説明します
理解と納得をいただけるように適切でわかりやすい説明が必要です．患者さんごとに理解度の幅があることを踏まえた対話をしましょう．
三，不安や疑問を安心と安全にかえます
患者さんとその家族は，常に不安や疑問を抱いています．相手の立場に自身を置き換えた行動や対応が必要です．患者目線の接遇を心がけましょう．
四，チーム医療に貢献します
我々，診療放射線技師はメディカルスタッフの一員です．患者中心のチーム医療へ最善を尽くした連携と協働を実践しましょう．
五，診療放射線技師としての責任をまっとうします
放射線の専門家であることを自覚するとともに，検査に係る事柄を含め，入室から退出まで検査すべての最終実施者として責任を果たしましょう．

（https://www.jart.jp/docs/housyasensoudan_shishin.pdfより）

（関連事項）
・検査前に患者に検査手順，前処置，検査時間について説明する．
・聴覚障碍者に対しては筆談や手話を用いて説明する．
・患者に不安を与えることを理由に放射線被ばくについての説明を省略することはできない．

11・3　チーム医療

11・3・1　チーム医療の定義と構成

1）チーム医療の定義

　厚生労働省は**チーム医療**を次のように定義している．「医療に従事する多種多様な医療従事者が，各々の高い専門性を前提に，目的と情報を共有し，業務を分担しつつも互いに連携・補完し合い，患者の状況に的確に対応した医療を提供すること」（チーム医療の推進に関する検討会報告書H22.3.19より）

　"チーム医療を他職種と相和すること"と考える向きもあるが，患者への的確な医療提供のためには対立することもある．しかし，それぞれの職域の医療従事者は互いに共通の目的をもっており，連携・補完し合うことが可能である．

第11章◇医学概論

409

第 11 章 医学概論

2）チーム医療の構成員と組織
（1）チーム医療の構成員

> ◎診療放射線技師以外の医療介護従事者
> 医師，歯科医師，看護師，助産師，薬剤師，臨床検査技師，臨床工学技士，救命救急士，消防士，理学療法士，作業療法士，言語聴覚士，視能訓練士，管理栄養士，公認心理師，臨床心理士，義肢装具士，歯科衛生士，歯科技工士，衛生管理者，精神保健福祉士，社会福祉士，介護福祉士，保健師，柔道整復師，はり師，きゅう師，あん摩マッサージ指圧師，診療情報管理士，看護助手，介護助手，歯科助手，医療事務作業補助者，医療ソーシャルワーカー，介護支援専門員など

［注：各医療専門職員，事務職員からなる．国家資格をもつ者だけで構成されるわけではなく，民間資格をもつ者もいる．なお，患者と家族をチーム医療のメンバーに含める考え方もある］

（2）チーム医療の組織

　院内の各部門が横断的に目的に応じて医師，歯科医師を中心に複数の医療スタッフと共にチームを組織する．患者の状況に合わせて最適な医療専門職がリーダーシップをとる．そのためリーダーとなる職種は固定されない．また，患者が複数の医療機関や施設に関係している場合には，それら外部機関や施設も加わる．
・定期的な委員会の開催，議事録作成，決定事項の実施，職員研修会が行われなければならない．

> ◎医療チームの組織例
> 医療安全管理委員会，感染委員会，栄養サポートチーム〈NST：nutrition support team〉，接触・嚥下チーム（食の安全），緩和ケアチーム，呼吸ケアサポートチーム，救急医療チーム，フットケアチーム，医療機器委員会，薬事委員会，褥瘡管理委員会，診療録管理委員会，衛生委員会，倫理委員会など

［注：医療チームが組織だけされ，チーム医療が遂行されないことは避ける．
・チーム医療に参加するスタッフ間の情報共有，意見交換，意思決定，自発的報告が不可欠である］

3）チーム医療の効果
（1）疾病の早期発見，回復促進，重症化予防など医療と生活の質の向上
（2）医療の効率性の向上による医療従事者の負担の軽減
（3）医療の標準化，組織化，効率化を通じた医療安全の向上
（4）医療従事者個人の自己実現と社会貢献の両立

4）チーム医療の平時からの取組み
　各診療部門は平時からマニュアル〈手順書〉を作成し，役割分担や緊急時対応の手順，責任者を明確化しておく．また，担当者への教育・訓練，医療スタッフ間における患者情報の共有や日常的なコミュニケーションを推進する必要がある．

11・3 チーム医療

5) チーム医療を助けるもの

(1) EBM〈evidence based medicine〉

EBMとは科学的根拠〈エビデンス〉に基づく医療のことをいう．**エビデンス**とは研究，検証結果，論文により示される客観的な科学的根拠のことである．EBMはエビデンスに基づき，個々の患者や医療環境に応じて最善の治療方針を判断，決定していく医療のあり方である．

(2) 研究論文

観察研究と介入研究がある．**観察研究**には，**記述的研究**（症例報告，横断研究）と**分析的研究**（症例対照研究，コホート研究）が含まれる．**介入研究**の手法として**ランダム化比較試験**〈RCT：randomized controlled trial〉，**非ランダム化比較試験**，**クロスオーバー試験**がある．エビデンスレベルは一般的に観察研究よりも介入研究の方が高く，また，介入研究ではRCTが優れ，さらに複数のRCTを解析するメタアナリシス，系統的レビューが優れている．

(3) 診療ガイドライン

集積したエビデンスをまとめ，エビデンスレベルを評価分類し，診療の推奨グレードが示される．推奨グレードはA～Dに分類される．

A：強い科学的根拠があり行うよう強く勧められる．

B：行うよう勧められる．

C1：行うことを考慮してもよいが，十分な科学的根拠がない．

C2：科学的根拠がないので勧められない．

D：無効性あるいは有害性の科学的根拠があり，行わないよう勧められる．

(4) 院内診療マニュアル

エビデンス，診療ガイドライン，学会指針，専門家の意見などを含め，各医療機関において実地診療と各部署，各疾患の個別性を考慮して作成される．

例）アナフィラキシー緊急対応マニュアル，診療録記載基準など．

(5) クリニカルパス〈クリティカルパス〉

治療や検査の標準的な経過を説明するため，入院中の予定をスケジュール表のようにまとめた入院診療計画書である．

6) チーム医療の実践に有効なもの

(1) インシデントレポート

アクシデントは実際に医療事故が発生した状態である．インシデントはアクシデントには至らなかったが，その可能性があった状態をいう．インシデントには本人がその危険性に気付いていた場合と自覚がなかった場合がある．インシデントの中で本人に危険性の自覚があったものを**ヒヤリ・ハット**と呼ぶ．

インシデントレポートとは，インシデントやヒヤリ・ハットを報告し，その報告を共有し，要因分析を行って危険予知訓練と再発防止策を講じ，重大なアクシデントを防止する取組みである．

(2) PDCAサイクル

PDCAサイクルは，Plan〈計画〉，Do〈実行〉，Check〈検証〉，Action〈改善行動〉を繰り返す業務改善の手法である．医療全体やチーム医療の質向上に有効で

第 11 章 医学概論

ある．

(3) ブリーフィング

要点や注意点についての簡潔な打合せ，手順の確認などを行う．

(4) チームステップス〈Team STEPPS〉

チームステップス〈Team STEPPS：team strategies and tools to enhance performance and patient safety〉は直訳すると，"医療のパフォーマンスと患者の安全を高めるためのチーム戦略と道具"となる．具体的には多職種で構成されるチームのメンバーがリーダーシップ（メンバーの活動を調整する能力），状況モニタリング（相互の状況認識能力），相互支援（相互の作業支援能力），コミュニケーション（相互のコミュニケーション能力）という四つの技能を実践し医療安全，医療の質を高めるものである．

(5) アサーティブ〈アサーション：assertion，主張〉

アサーティブとは，自分の意見や要求を，相手の権利を侵害することなく，誠実に，率直に，対等に自由に表現できることをいう．アサーティブは自分と相手を尊重したコミュニケーション技法，自己表現である．

7）チーム医療の実践を妨げるもの

(1) パターナリズム

パターナリズムは，強い立場にある者が弱い立場にある者の利益になるとして弱者の意志を問わずに強者が一方的に介入・干渉・支援することである．インフォームドコンセントと相反するものである．

(2) 略語の使用

略語は有用であるが職種や施設間で意味が異なることもあり誤認を生む恐れがある．

(3) ハラスメント

職場におけるパワーハラスメント，セクシャルハラスメント，モラルハラスメントなどについて適切に対応するために必要な体制を整備し，措置と再発防止が図られなければならない．

11・3・2 コミュニケーションの技術

医療におけるコミュニケーションは単なる相互の情報伝達，意思疎通にとどまらない．患者・家族と医療スタッフ間の信頼関係（ラポール*）の構築や医療スタッフ間の情報共有の獲得をも目的としている．そのため以下の基本姿勢が必要である．

> ・**患者や家族に対する姿勢**
> "受容と共感"を基本とし，傾聴と客観的な態度で接する．
> ・**医療スタッフに対する姿勢**
> 不明な点は質問し，5W1Hを明確にして報告を怠らない．
> 　5W1H〈when, where, who, what, why, how〉

解説②

ラポール：フランス語の rapport〈報告，人間関係〉に由来する．人と人に橋を架けるとして，セラピストとクライエントの相互の信頼関係を表す心理学用語である．これが患者・家族と医療スタッフ間の心が通じ合い，互いに信頼しあい，相手を受け入れている深い信頼関係の意味として用いられる．

11・3　チーム医療

1) コミュニケーションの手法

コミュニケーションには三つの手法，(1) 言語手法，(2) 準言語手法，(3) 非言語手法がある．

(1) 言語手法〈バーバルコミュニケーション手法〉

言語手法は会話によるコミュニケーション手法である（表11・3）.

表11・3　言語手法

技　法	内　容
ペース合わせ（ペーシング法）	話し方を相手に合わせて発言する．
繰り返し，共感（バックトラッキング法）	相手の発言を繰り返す．「そうですか」などと相槌を打つ．
明確化と要約化	相手の発言を要約して明確に表現し直して伝える．
開かれた質問*〈Open Questions〉の使用	Yes，Noが回答となる閉じた質問〈Closed Questions〉に終始しない．

* 開かれた質問Ⓐと閉じた質問Ⓑの例
「Ⓐどうされましたか」のように回答がYes，Noで終わらない開かれた質問の使用を心がけ，「Ⓑ痛みがありますか」などの閉じた質問で細部を補うよう心がける．

(2) 準言語手法

準言語手法は話す語調や発言を伴わないペーシング法，相槌，文字の使用など言語手法に準じたコミュニケーション手法である（表11・4）.

表11・4　準言語手法

技　法	内　容
ペース合わせ（ペーシング法）	相手の状態や呼吸などに自分を合わせる．
動作を真似る（ミラーリング法）	相手の話し方，しぐさ，表情などを真似る．
文字の使用（テキストコミュニケーション法）	時間の制約なく送受信できるが口頭に比べ誤解を生じやすい．

(3) 非言語手法〈ノンバーバルコミュニケーション手法〉

非言語手法は表情，目線や視線，態度など言語を用いない手法である．タッチングなどの動作もその一部である．

◎ メラビアンの法則〈3V法則〉

心理学者のメラビアンは，例えば怒った顔で好きと発言したときなど，言葉と態度に矛盾のあるとき，人はどう受け止めるかを調査し，視覚情報，聴覚情報，言語情報の中で優先される順位を見出した．結果は以下のとおりであった．

> 視覚情報（Visual. 55%）＞聴覚情報（Vocal. 38%）＞言語情報（Verbal. 7%）

これは**メラビアンの法則**や**3V法則**と呼ばれる．この法則は非言語手法が必ずしも言語手法より劣らないことを示している．"患者の表情よりも患者の言語による表現を重視する"という姿勢は誤りである．**表11・5**に視覚・聴覚・動作による具体的なコミュニケーション技法を示した．

第11章◇医学概論

第 11 章　医学概論

表11・5　視覚・聴覚・動作による具体的なコミュニケーション技法

技　法		内　容
視覚	表情，見た目	柔らかい表情，自然な笑顔を心がける．身だしなみに気を付ける．
	目線や視線	腰をかがめるなど同じ高さの目線を心がける．アイコンタクトを取る．
	態度，姿勢	ポケットへの手入れ，腕を組むなどは防衛的な姿勢で，相手も防衛姿勢としてしまう．手を自分の膝やテーブルの端に添え，背筋を伸ばして座る姿勢などは誠実に話を聴こうとする傾聴姿勢で，コミュニケーションを円滑にする．
聴覚	話す声	聞き取りやすい大きさ，明るく柔らかい声，相手に合わせたトーンを心がける．
動作	タッチング	触れる，手を取るなど安心や共感を相手に与える［注：信頼関係（ラポール）の構築が成立していることが大前提である］．

2）コミュニケーションエラーの防止

　コミュニケーションエラーには，情報が誤って伝達される場合（誤った情報，あいまいな情報，誤った解釈など），あるいは，情報伝達そのものがされない場合（伝達の省略，確認の省略，伝達の困難など）がある．医療事故の7割はコミュニケーションエラーが原因であるという報告がある．

(1) エスバー〈SBAR：situation-background-assessment-recommendation〉

　エスバー〈SBAR〉は英語の状況，背景，評価，提案の各頭文字を取ったものである．患者の状態変化などをわかりやすく相手に伝えるコミュニケーションスキルの一つであり，チームステップス〈Team STEPPS〉のコミュニケーションから派生したものである．"状況→背景→評価→提案"の順に最低限の内容を伝え，緊急の情報を迅速に正確に伝達する．

(2) コールアウト

　緊急で重要な事態に関して，チーム全員が情報を共有できるよう大声で伝え合う．

(3) 2チャレンジルール

　重要な誤りや違反を発見したり感じたりした場合に，一度伝えて無視されても，もう一度伝える努力をする．

(4) デスク〈DESC：describe-express-suggest-consequence〉

　デスク〈DESC〉は英語の説明，表現，提案，結果の各頭文字を取ったものである．"具体的な状況・データの説明→それについて自分がどう感じているかを表現→代替案を提案→結論"というチーム医療の戦略・道具の一つである．チームステップス〈Team STEPPS〉の相互支援から派生したものである．

(5) 確　認

①患者の本人確認

　患者本人にフルネームで名乗ってもらう．氏名，生年月日，ID番号，診察券，検査伝票，リストバンドについて確認する．個人情報の保護に配慮し，第三者に聞かれないよう注意する．

②ダブルチェック

　自分と他者の二人で読み上げと確認を行う．

11・4　患者の理解

③チェックリスト

　　重要項目をリストアップし，各項目を確認してチェックする．

11・4　患者の理解

11・4・1　病人と患者

1）健　康

　　健康をWHO〈世界保健機構〉では，WHO憲章（1947年採択）で次のように
定義している．

> "Health is a state of complete physical, mental and social well-being and not merely the absence of disease or infirmity."
> "健康とは，肉体的，精神的，社会性の面でも完全に満たされた状態である．健康は単に疾病や虚弱がないという状態ではない．"（筆者訳）

　　健康の範囲を物理的な肉体面での問題だけではなく，精神面にも言及している．また，アリストテレスが人間は社会的（ポリス）な動物だといったように，人間は社会とのかかわりを強くもっている．人間が属する集団や社会との関係性においても健康にとっては重要なことである．WHO憲章ではこのことにも言及している．

　　なお，約半世紀後にWHO内でWHO憲章における健康の定義にdynamicとspiritualを追加する改正案が出されている．結局，採択には至らなかったが，参考までに紹介する．

"Health is a dynamic state of complete physical, mental, spiritual and social well-being and not merely the absence of disease or infirmity."

　　dynamic stateは動的な状態のことで，確かに人の体調は常に多少なりとも変動するものである．採択に至らなかったのはspiritualの部分だったようである．スピリチュアルは霊的と訳されるが，宗教的な意味合いを表すものである．欧米では終末期医療の場に聖職者が参加することが多い．わが国でも，死を前にして人知を超えた何かを拠り所にして心の平穏を求めたい心境をもつ患者は多いだろう．宗教心は人が生まれながらにもつ感情なのかもしれない．

2）病人と患者
（1）患者の誕生

　　病人は心や体が病に侵されているsick personである．ただし，社会から孤立し社会性を失ってしまった人もWHOの定義では健康を害した人になる．彼らを病人と呼ぶかは議論の分かれるところである．いずれにせよ，病人が病院を受診し，新患受付を済ませると，**患者**〈patient〉となる．

（2）患者という名称

　　患者の"患"という字は，串が心を貫いている．患者は心を串で貫かれた者になる．また，英語のpatientには"我慢強い"という意味があり，be patientでは"我慢せよ"となる．患者という名称には，病院*では少しぐらい辛くても我慢して，

解説③

hospital の 語源：巡礼地への道中で身を休める場所を中世ラテン語ではホスピターレと呼んだ．巡礼者や旅人をもてなす家として心身をリフレッシュさせる場所で，療養の場としても機能していた．ホスピターレが宿泊施設のホテルと医療施設のホスピタル〈病院〉とに分かれたといわれている．

第11章　医学概論

しっかり医療提供者の言うことを聞きなさいというイメージが付きまとっている．アメリカではpatientという名称の代わりにclientを使うことがあるという．日本でも弁護士やカウンセラーは依頼者をクライエントと呼んでいる．クライエントは日本語にすると顧客であり，患者という名称よりも適切ではあるが定着は難しいだろう．患者になったら快適性を犠牲にするという意識は根強く残っている．

11・4・2　患者の権利と責務

1）患者の権利

患者の権利を示すリスボン宣言が知られている．患者の権利に関するWMAリスボン宣言が1981年にポルトガルのリスボンで開かれた世界医師会〈WMA：world medical association〉総会で採択された．その後，修正などが加えられ2015年に再確認され現在に至っている．11の原則からなり，各原則にはそれぞれさらに1～6個の項目がある．

患者の権利に関するリスボン宣言：1981年（1995年修正），世界医師会総会

1）良質の医療を受ける権利	7）情報に対する権利
2）選択の自由の権利	8）守秘義務に対する権利
3）自己決定の権利	9）健康教育を受ける権利
4）意識のない患者（の権利）	10）尊厳に対する権利
5）法的無能力の患者（の権利）	11）宗教的支援に対する権利
6）＊患者の意思に反する処置	

（＊法が特に許容し，かつ医の倫理の諸原則に合致する場合にのみできる処置）

［注：英語の原文には4）と5）に"（の権利）"という文言は入っていない］
(https://www.med.or.jp/dl-med/wma/lisbon_e.pdf より)

患者の権利に関するWMAリスボン宣言は，わが国はもちろん世界的に認められた患者の権利である．この考え方は世界中に浸透している．わが国では現在，公益財団法人日本医療機能評価機構による病院機能評価の認定のための条件として"患者権利章典"の公開実施項目があることもあり，多くの病院が"患者権利章典"を策定，公開している．患者の権利だけではなく，患者の責務（責任と義務）を加え，公開している施設も多数ある．

2）患者の責務

消費者庁が所管する消費者基本法がある．この法律は商品などを提供する事業者とこれを消費する消費者との間の法律である．消費者基本法の中の第7条を次に示す．

第7条　消費者は，自ら進んで，その消費生活に関して，必要な知識を修得し，及び必要な情報を収集する等自主的かつ合理的に行動するよう努めなければならない．

第7条の要旨は，消費者が何かを購入する際には，自ら進んで商品知識を習得し，必要な情報を収集しなければならないというものである．

消費者がパソコンを購入する際に店員に「良いパソコンを購入したい」と言っ

解説④

ヒポクラテスの誓いに人権の保護は謳われていない：ヒポクラテスの誓いは有名な医師の職業倫理について書かれた宣誓である．この中に「自由人と奴隷の相違を問わず医術を行う」とある．しかし，2500年前のギリシャには奴隷制があり人権保護の概念は育ってはいなかった．

11・4　患者の理解

たとする．店員はどう対応するだろうか．良いパソコンは使用者により異なる．初心者にハイスペックな PC を勧めてもオーバースペックとなり，かえって扱いにくいものにもなりかねない．そこで店員は客に，必要な RAM のサイズやストレージのサイズ，ストレージは SSD とハードディスクのどちらが良いのかなどと聞くかもしれない．客が初心者であれば，何を言っているのかわからない．この例は極端な話であるが，消費者が商品知識や商品の情報を収集することは責務といえるかもしれない．

　患者は，医療提供を受ける医療消費者である．医師を中心とする医療従事者は，医療提供の医療事業者に相当する．客と店員，患者と医療従事者の構図に大きな違いはない．医療の場に消費者基本法第 7 条のような法律はないが，患者にも責務（責任と義務）がある．病院の規則や公共のルールを守る，医療費の支払い請求に応じるなどは当然のことであるが，以下（1）〜（4）に示す患者の責務がある．なお，（3）のような患者の活動はエンパワーメント〈empowerment〉と呼ばれている．

(1) 患者からの正確な病状の提供

　過去の病歴を含む病状に関する詳細な情報を正確に伝える．診療中にあっては病状の変化を正確に伝え，効率の良い医療を受けるよう努力をする．

(2) 医療従事者と協働して診療に参加する

　患者は受け身ではなく，積極的に診療のプロセスに参加する．"おまかせ"の姿勢ではなく，医療従事者と協働して自分の病気を治すという意識をもつ．

(3) 自助努力

　治療や検査などの診療方針についての説明を受け，それに対し自らが理解することに努め，自らの希望があれば明確に意思表示をする．自ら進んで発言し情報を収集（PC 購入の例でいえば，事前にパソコンの基礎知識を収集）する．

(4) その他

・患者が医療提供者を育てる．臨地実習生への協力はもちろん，医療従事者への建設的な立場で教育に参加する．
・患者どうしが団結し連帯する．代表的なものに患者会がある．わが国では親睦が主となる傾向があるが，欧米では社会に向けての医療提供の問題点や政策の改善を積極的に提言するなど，重要な発信源の役割を担っている．

11・4・3　患者の心理と行動

1) 患者の心理と行動

　患者の心理についてシュラムル〈Walter J. Schraml〉は調査により，これを七つに集約している（高柳和江 著：患者からみた医療から一部引用）．特に入院患者の心理についてまとめられたものである．

(1) 退行の体験

　4 種類の退行があり，これらを入院患者は同時に体験する．

①状況的退行

　睡眠と覚醒のパターンが変わる．患者は朝 6 時に起床，夜 9 時に消灯を強いられるなど生活様式を大きく変える．排泄，食事などの行動能力ができない場合もある．

第11章◇医学概論

417

第 11 章　医学概論

②人為的退行

　患者が子ども扱いされる場合がある．また，病衣を着た状態で他人と会うことになる．病室内に便器がある環境やオムツを使用する場合もある．

③個人的退行

　個人差が大きいが，行動規制に悩む人，逆に入院という状況を楽しむ人もいる．

④退行現象による疾患

　心理的，社会的ストレスが原因となる心身症（心理的なストレスにより身体に影響が現れる疾患の総称）の発症リスクを受ける．疾患への逃避やすべてを病気のせいにする．

(2) 自己中心性

　何でも自分自身を中心とした関係と捉える傾向をもつ．他方，外界にほとんど関心をもたないが，なぜ自分の病気に他者が関心をもたないのか疑問に思う心理をもつ．

(3) 意識野の狭窄性

　周囲への関心が弱まる．顕微鏡効果（病気や看護に関して関心が敏感になるなど）がある．

(4) 連　想

　病気について次々と連想する．鼻血が出たら白血病と思い込むような短絡的な連想をする．

(5) 魔術的思考

　病気を客観的に，理性的に捉えられず感情的に思考する．病気の原因を「墓参りに行かなかったからだ」などと全く根拠のない原因によるものと考えたりもする．

(6) 社会とのかかわりを求める

　意識野の狭窄とは逆に，社会的な接触要求が強くなる．社会性を欲する．

(7) 不安と恐怖

　不安と恐怖を抱く．不安は対象が不明確な感情で生理学的，心理学的に合目的性を欠く心理である．恐怖は対象が明確な感情で危険に対する防衛反応であり必要な心理である．恐怖は治癒に有効な心理にもなり得るが，不安は治癒を遅らせる心理である．

11・4・4　医療従事者による患者への対応（患者接遇）

1) 上から目線の医療従事者

　コンビニで買い物をすると，会計の際に「ありがとうございました」と言われる．しかし，客が「ありがとうございました」ということはない．これは金銭という経済的優位に客側がいるからである．しかし，客は金銭の対価として客の欲する商品の提供を受けるので感謝してしかるべきである．本来，客と店員は対等である．しかし，医療では逆転する．診療を受けて診察室を退室する際に，ほとんどの患者は医師に「ありがとうございました」と言う．医師は「お大事に」と返す．患者は医療提供を受ける医療消費者で客である．医師は医療を提供する医療従事者で（語弊があるが）店員に相当する．考えてみれば対等な関係であるはずである．このような，医療提供者（特に医師）と患者の関係が上下関係になり

やすいのには理由がある．医師は特別な人間であるという社会的な通念が固定観念として根強い．また，医学知識という情報の非対称性があり，患者は知識的弱者となる．さらに，患者は病を患っており，（大げさにいえば命を預けている）心理的弱者にある．しかも，患者は客がもつ金銭による経済的優位を発揮できない状況にある．診療の対価は，診察室から見えない会計で支払われているからである．もし，金銭を診療後，医師に直接手渡す制度であったら，医師も「ありがとうございました」と言うかもしれない．もっとも，患者にとっての医療は，まず何よりも身体の苦痛が解消され，心情的支援や情報提供が受けられて不安が緩和されることである．これらが解消されれば，自然と患者側から感謝の気持ちが起きるのは自然なことである．いずれにせよ，医療従事者にそのような気持ちがなくとも"上から目線となる医療従事者"はいうまでもなく正しい姿ではない．

2）下から目線の医療従事者

オスキー〈OSCE：objective structured clinical examination，客観的臨床能力試験〉の指導をしていて，この数年，学生から「ありがとうございます」が連発されるのを耳にするようになった．患者に名前を名乗らせて感謝する，検査衣の更衣に感謝する，ポジショニングや呼吸で感謝する．悪いことではないので注意もためらわれる．しかし，撮影室から出る患者に対して「お大事にしてください」の代わりに「ありがとうございました」と言うのを聞くに及んで，ちょっと待てと言わざるを得なくなった．聞けば，そうした学生はアルバイトで飲食の接客をしており，口癖になっているという．中には「診療放射線技師も接客業なのだから…」と悪びれず発言する学生もいて驚いた．

過去に"上から目線の医療従事者"に対する反省から，医療従事者の言動や態度に注意が向けられた．医療従事者も人を相手とする職業に就いているから接客という意識をもつことが必要だといわれた．現在でも学生には，そのような指導をしている．そのこと自体は何も問題はなく奨励すべきことである．このような考えは，医療，教育，その他にも広まっている．しかし，逆に過剰な"下から目線の医療従事者や教育関係者，その他"はモンスターペーシェントやモンスターペアレント，モンスターカスタマー，モンスター○○を作っている．笑い話がある．バスの後部座席を陣取って騒ぎ，傍若無人に振る舞う小学生の一団がいた．さすがに運転手が「静かにしなさい．何様のつもりか！」と叱責した．すると小学生の一人が「お子様」と答えたという．患者を患者様と呼ぶことが一般的になると，わがままになりやすい傾向をもつ患者（自己中心性や意識野狭窄性をもつ心理）は病棟などで看護師の指示を聞いてくれなくなるだろう．右に大きく振れた振り子は反動で左へ揺り返す．単純なことではないかと思う．医療従事者は患者と同じ目線で接すればよい．過度な"下から目線の医療従事者"に対し，モンスターペーシェントを作るだけではなく，患者を不安にもさせるだろう．医療従事者は"physical, mental and social well-being"の状態を良好に保ち，毅然とした態度で患者に接するべきである．なお，当該学生たちには放射線技師は接客を業としているのではなく，患者接遇を伴う医療技術の提供を業としていると伝えている．

第 11 章　医学概論

◎ ウェブサイト紹介

公益社団法人 日本診療放射線技師会
　https://www.jart.jp/

公益社団法人 日本放射線技術学会
　https://www.jsrt.or.jp/data/

◎ 参考図書

太田樹，藤原政雄：2025 年版　診療放射線技師国家試験　合格!My テキスト，基礎医学大要，オーム社(2024)

◎ 引用図書

高柳和江，仙波純一　編著：患者からみた医療，放送大学教育振興会(2003)

◎ 演習問題

問題1　診療放射線技師の業務にかかわる法令の規定に照らして適切な行為はどれか．**2つ選べ．**
　　1．放射性同位元素を患者の体内に挿入する．
　　2．エックス線撮影後に遅滞なく照射録を作成する．
　　3．眼底写真撮影のために散瞳薬を患者に投与する．
　　4．業務で知り得た患者の個人情報を診療放射線技師でなくなった後に第三者に伝える．
　　5．医師の指示を受け患者の居宅にて 100 万電子ボルト未満のエックス線照射を行う．

問題2　診療放射線技師の対応として適切なのはどれか．
　　1．病院の待合室で知人を見かけたため電子カルテで詳細を閲覧した．
　　2．研究のため患者個人情報を USB メモリに保存して自宅に持ち帰った．
　　3．意識不明の入院患者だったのでネームバンドで本人確認をして X 線撮影を行った．
　　4．医師の撮影指示は右膝であったが，患者が左膝痛を訴えていたため自己判断で左膝を撮影した．
　　5．上部消化管 X 線造影中に患者を支える必要があったので，看護師に透視のスイッチを押してもらった．

問題3　核医学検査に従事する診療放射線技師の対応で正しいのはどれか．
　　1．撮影時間が短いので検査にかかる時間を説明しない．
　　2．患者に検査目的を問われた際に病名を教えて説明する．
　　3．患者に不安を与えないため放射線被ばくについて説明しない．
　　4．PET 用放射性医薬品をこぼしても半減期が短いので除染しない．
　　5．検査中に患者の状態が悪化した場合には検査を中断して医師の指示を受ける．

問題4　診療放射線技師の対応として**誤っている**のはどれか．**2つ選べ．**
　　1．聴覚障害者に対して手話で説明した．
　　2．撮影部位に応じてカセッテの固定を患者にさせた．
　　3．専用のガウンを着用させて胸部撮影を実施した．
　　4．特異な症例だったので研究用として追加撮影した．
　　5．病室撮影時に被検者の歩行を確認したので病室撮影を中止した．

演　習　問　題

問題5　画像検査時の診療放射線技師の対応で適切なのはどれか．**2つ選べ**．
　　　　1．X線造影剤を投与するために静脈を穿刺した．
　　　　2．マンモグラフィーの際に圧迫板で乳房を圧迫した．
　　　　3．胸部X線撮影の際に義歯を外すように指示した．
　　　　4．血管造影検査の際にインフォームドコンセントを実施した．
　　　　5．腰椎X線撮影の際に患者氏名の確認を撮影終了後に行った．

問題6　誤照射を防止するための対策として**誤っている**のはどれか．
　　　　1．アイソセンタを基準とする線量表示法を用いる．
　　　　2．診療放射線技師と医師との役割を互いに確認し，それをマニュアル化する．
　　　　3．治療期間中の患者の診察を十分に行う．
　　　　4．モニタ単位数の算出は決められた一人に一任する．
　　　　5．治療担当者は学会などが行う研修に積極的に参加する．

問題7　チーム医療を実践する際に重要なのはどれか．
　　　　1．略語の使用
　　　　2．情報の共有
　　　　3．階層的システム
　　　　4．パターナリズム
　　　　5．経験年数の重視

問題8　チーム医療で正しいのはどれか．
　　　　1．患者情報は共有しない．
　　　　2．国家資格をもつ者で構成される．
　　　　3．平常時の役割分担は明確化しない．
　　　　4．メンバーで総合的に意思決定をする．
　　　　5．院内横断的に単一のチームを組織する．

問題9　治療や検査の標準的な経過を説明するため，入院中の予定をスケジュール表のようにまとめた入院診療計画書はどれか．
　　　　1．クリニカルパス
　　　　2．ダブルチェック
　　　　3．チェックリスト
　　　　4．ブリーフィング
　　　　5．PDCAサイクル

問題10　人権保護の原則を提唱していないのはどれか．
　　　　1．リスボン宣言
　　　　2．患者の権利章典
　　　　3．ヘルシンキ宣言
　　　　4．ヒポクラテスの誓い
　　　　5．ニュルンベルク綱領

第11章◇医学概論

付　録

運動器の解剖名と英語名-1

解剖名	英語名称
頭蓋〈ずがい〉骨	skull［スカル］
脳頭蓋骨	cranial bones［クレイニアル ボーンズ］
頭頂骨	parietal bone［パライエタル ボーン］
側頭骨	temporal bone［テンポラル ボーン］
前頭骨	frontal bone［フランタル ボーン］
後頭骨	occipital bone［オクスィピタル ボーン］
蝶形骨	sphenoid bone［スフィーノイド ボーン］
篩骨	ethmoidal bone［エスモイダル ボーン］
顔面骨	facial bones［フェイシャル ボーンズ］
鼻骨	nasal bone［ネイザル ボーン］
涙骨	lacrimal bone［ラクリマル ボーン］
下鼻甲介	inferior concha of nose［インフィーリオ コンカ 〜］
上顎骨	maxilla［マクスィラ］
頬骨	zygomatic bone［ザイゴマチック ボーン］
口蓋骨	palatine bone［パラタイン ボーン］
下顎骨	mandible［マンディブル］
鋤骨	vomer［ヴォウマー］
舌骨	hyoid bone［ハイオイドゥ ボーン］
副鼻腔	paranasal sinus［パラネイザル サイナス］
前頭洞	frontal sinus［フロンタール サイナス］
上顎洞	maxillary sinus［マクスィラリ サイナス］
篩骨洞	ethmoidal sinus［エスモイダル サイナス］
蝶形骨洞	sphenoidal sinus［スフィーノイダル サイナス］
眼窩	orbit［オービット］
視束管	optic canal［オプティック カナル］
顎関節	temporomandibular joint［テンポロマンディビュラー ジョイント］
頬骨	zygomatic bone［ザイゴマチック ボーン］
頬骨弓	zygomatic arch［ザイゴマチック アーチ］
トルコ鞍	sella turcica［セラ トゥルシカ］ 〈turkish saddle［ターキッシュ サドゥル］〉，俗にセラ
上肢骨	bones of upper limb［リム］
鎖骨	clavicle［クラビクル］
肩甲骨	scapula［スキャプュラ］
上腕骨	humerus［ヒューメラス］〈upperarm［アッパーアーム］〉
前腕	forearm［フォアラーム］
橈骨	radius［レィディアス］
尺骨	ulna［アルナ］

APPENDIX

運動器の解剖名と英語名-2

解剖名	英語名称
手根骨	carpal bone ［カーパルボーン］
中手骨	metacarpal bones ［メタカーパルボーン］
指　骨	phalanx ［フェイランクス］〈finger ［フィンガー］〉
胸鎖関節	sterno clavicular joint ［スターノ クラビクラ ジョイント］
肩鎖関節	acromio clavicular joint ［アクロミオ クラビクラ ジョイント］
肩関節	shoulder joint ［ショルダー ジョイント］
肘関節	elbow joint ［エルボゥ ジョイント］
手関節	wrist joint ［リスト ジョイント］
骨　盤	pelvis ［ペルビス］
寛骨	hip bone ［ヒップ ボーン］
仙　骨	sacrum ［セイクラム］
尾　骨	coccyx ［コックスィクス］
腸　骨	ilium ［イリアム］
恥　骨	pubis ［ピュービス］
坐　骨	ischium ［イスキアム］
大腿骨	thigh bone ［サイ ボーン］〈femur ［フィーマー］〉
膝蓋骨	patella ［パテラ］
下　腿	lower leg ［ロウワーレッグ］
脛　骨	tibia ［ティビア］
腓　骨	fibula ［フィビュラ］
足根骨	tarsal bones ［ターサル ボーンズ］
趾骨	phalanx ［フェイランクス］〈toe ［トゥ］〉
仙腸関節	sacroiliac joint ［セイクロゥイリアック ジョイント］
股関節	hip joint ［ヒップ ジョイント］
膝関節	knee joint ［ニー ジョイント］
距踵関節	talo calcanean joint ［テイロカルケイニアンジョイント］
頸　椎	cervical vertebra〈spine〉［サービカル バーテブラ〈スパイン〉］
胸　椎	thoracic vertebra〈spine〉［ソラスィックバーテブラ〈スパイン〉］
胸　椎	dorsal vertebra〈spine〉［ドーサル バーテブラ〈スパイン〉］
腰　椎	lumbar vertebra〈spine〉［ルンバー バーテブラ〈スパイン〉］
仙　椎	sacral vertebra〈spine〉［セイクラル バーテブラ〈スパイン〉］
尾　椎	coccygeal vertebra〈spine〉［コックスィジル バーテブラ］
胸　骨	sternum ［スターナム］
肋　骨	rib ［リブ］

付　録

運動器の解剖名と英語名-3

解剖名	英語名称
関　節	joint ［ジョイント］
関節の	arthro ［アースロゥ］〈articular ［アーティキュラー］〉
靱　帯	ligament ［リガメント］
腱	tendon ［テンドン］
筋	muscle ［マッスル］
随意筋	voluntary muscle ［ボランタリ マッスル］
横紋筋	striped muscle ［ストライプト マッスル］
不随意筋	involuntary muscle ［インボランタリ マッスル］
平滑筋	smooth muscle ［スムース マッスル］
心　筋	heart muscle ［ハート マッスル］
よく使われる表記 窩，棘，烏口，関節唇，腱鞘，胸骨柄，隆椎，岬角，彎，切痕，梨状，腸骨稜，寛骨臼，臼状 関節，茎状，裂，孔，腔，間隙	

呼吸器の解剖名と英語名

解剖名	英語名称
咽　頭	pharynx ［ファリンクス］
ワルダイエルの咽頭輪	tonsillar ring ［トンスィラー リング］
気管，トラキア	trachea ［トゥレイキア］
気管支	bronchus ［ブロンカス］
肺	lung ［ラング］
肺の	pneumal ［ニューマル］〈pulmonary ［パルモナリ］〉
胸　部	chest ［チェストゥ］〈独 Brust ［ブルストゥ］〉
肺　胞	alveolus ［アルヴィオーラス］
小　葉	lobule ［ロビュール］
細　葉	acinus ［アスィナス］
胸　膜	pleura ［プルーラ］
横隔膜	diaphragm ［ダイアフラム］
縦　隔	mediastinum ［ミーディアスタイナム］

APPENDIX

循環器の解剖名と英語名

解剖名	英語名称
脈　管	angio［アンジオゥ］
血　管	blood vessel［ブラッドゥ ヴェセル］
動　脈	artery［アーテリー］
静　脈	vein［ヴェイン］〈vena［ヴィーナ］〉
血　液	blood［ブラッド］
リンパ管	lymph vessel［リムフ ヴェセル］
リンパ液	lymph［リムフ］
リンパ節	lymph node［リムフ ノウド］
リンパ腺	lymph gland［リムフ グランド］
心　臓	heart［ハート］〈独Herz［ヘルツ］〉
心　室	ventricle［ヴェントリクル］
心　房	atrium［エイトリアム］
僧帽弁	mitral valve［マイトゥラル ヴァルブ］ 〈bicuspid valve［バイカスピッド ヴァルブ〉
三尖弁	tricuspid valve［トゥライカスピッド ヴァルブ］
大動脈弁	aortic valve［エイオーティック ヴァルブ］
肺動脈弁	pulmonary valve［パルモナリ ヴァルブ］

血管の名前と英語名-1 ［略語は施設により異なる場合がある］

解剖名	英語名称	略語，読みなど
大動脈	aorta［アオルタ］［エイオータ］	AO
上大静脈	superior vena cava ［スーペリオール ヴィーナ ケイヴァ］	SVC
下大静脈	inferior vena cava ［インフェリオール ヴィーナ ケイヴァ］	IVC
上腕動脈	brachial artery［ブレイキアル アーテリー］	
頸動脈	carotid artery［カロティッドゥ アーテリー］	CA
総頸動脈	common carotid artery ［コモン カロティッドゥ アーテリー］	Com CA
内頸動脈	internal carotid artery ［インターナル カロティッドゥ アーテリー］	Int CA
外頸動脈	external carotid artery ［エクスターナル カロティッドゥ アーテリー］	Ext CA
椎骨動脈	vertebral artery［ヴァーティブラル アーテリー］	VA
前大脳動脈	anterior cerebral artery ［アンテリオール セレブラル アーテリ］	AC

付　録

血管の名前と英語名-2 ［略語は施設により異なる場合がある］

解剖名	英語名称	略語，読みなど
中大脳動脈	middle cerebral artery ［ミドル セレブラル アーテリー］	MC
後大脳動脈	posterior cerebral artery ［ポステリオール セレブラル アーテリー］	PC
前交通動脈	anterior communicating artery	ACOM［エーコム］
後交通動脈	posterior communicating artery	PCOM［ピーコム］
前下小脳動脈	anterior inferior cerebellar artery ［アンテリオール インフェリオール セレベラ アーテリー］	AICA［アイカ］
後下小脳動脈	posterior inferior cerebellar artery ［ポステリオール インフェリオール セレベラ アーテリー］	PICA［パイカ］
脳底動脈	basilar artery［バジラー アーテリー］	
前脈絡叢動脈	anterior choroidal artery ［アンテリオール コロイダル アーテリー］	アンコロ
腹腔動脈	celiac trunk artery ［シーリアック トランク アーテリー］	CA［セリアック］
上腸間膜動脈	superior mesenteric artery ［スーピリオー メセンテリック アーテリー］	SMA
下腸間膜動脈	inferior mesenteric artery ［インフェリオー メセンテリック アーテリー］	IMA
門　脈	portal vein［ポータル ベイン］	PV
肝動脈	hepatic artery［ヒパティック アーテリー］	HA
総肝動脈	common hepatic artery ［コモン ヒパティック アーテリー］	CHA
固有肝動脈	proper hepatic artery ［プロパー ヒパティック アーテリー］	proHA〈PHA〉
胃十二指腸動脈	gastro duodenal artery ［ガストロ ディオデューナル アーテリー］	GDA
脾動脈	splenic artery［スプレニック アーテリー］	SA〈SPA〉
胃動脈	gastric artery［ガストリック アーテリー］	
胃大網動脈	gastroepiploic artery ［ガストロエピプロイック アーテリー］	GEA（左右ある） R-GEA，L-GEA

APPENDIX

血管の名前と英語名-3 ［略語は施設により異なる場合がある］

解剖名	英語名称	略語，読みなど
胆嚢動脈	cystic artery ［スィステック アーテリー］	
内胸動脈	internal thoracic artery ［インターナル ソラシック アーテリィー］〈internal mammary artery ［インターナル ママリー アーテリー］〉	ITA，IMA
大伏在静脈片	saphenous vein graft ［サフィーナス ヴェイン グラフト］	SVG
冠状動脈	coronary artery ［コロナリー アーテリー］	CA
肺動脈	pulmonary artery ［パルモナリー アーテリー］	PA
肺静脈	pulmonary valve ［パルモナリー ヴェイン］	PV

［注：略語はできれば使用しない方がよいが，利便性から多用されている．しかし，使用にあたっては注意が必要である．内胸動脈は ITA，IMA と略される．右内胸動脈は RITA〈リタ〉，RIMA〈リマ〉となり，左内胸動脈も LITA〈リタ〉，LIMA〈リマ〉となって区別がつかなくなる］

消化器の解剖名と英語名-1

解剖名	英語名称
腹　部	abdomen ［アブドーメン］〈独 Bauch ［バオホ］〉
唾液腺	salivary gland ［サリバリ グランド］
唾液の，唾液腺の	sialo ［サイアロウ］
消化管	gastrointestinal tract ［ガストロインテスティナル トゥラクト］〈alimentary tract ［アリメンタリ トゥラクト］〉
食　道	esophagus ［イーソファーガス］
胃	stomach ［スタマック］〈独 Magen ［マーゲン］〉
腸	intestine ［インテスティン］〈bowel ［バウエル］〉
小　腸	smallintestine ［スモールインテスティン］
十二指腸	duodenum ［デューオディーナム］
空　腸	jejunum ［ジジューナム］
回　腸	ileum ［イリアム］
大　腸	colon ［コロン］〈largeintestine ［ラージインテスティン］〉
上行結腸	ascending colon ［アセンディング コロン］
横行結腸	transverse colon ［トゥランスヴァース コロン］
下行結腸	descending colon ［ディセンディング コロン］
S字結腸	sigmoid colon ［スィグモィドゥ コロン］
直　腸	rectum ［レクタム］
盲　腸	caecum ［スィーカム］

付　録

消化器・泌尿器・生殖器の解剖名と英語名

解剖名	英語名称
肝　臓	liver［リヴァ］
肝の	hepatic［ヒパティック］
胆　管	bile duct［バイル ダクト］
胆　囊	gallbladder［ゴールブラダ］〈cholecyst［コウリスィストゥ］〉
膵　臓	pancreas［パンクリアス］
膵臓の	pancreato-［パンクリアト］
腎　臓	kidney［キドゥニー］〈羅 ren［レン］〉
腎臓の	renal［リーナル］
腎　盂	pelvis［ペルヴィス］（骨盤と同じ）
腎　杯	calyx［ケイリックス］
皮　質	cortex［コーテックス］
髄　質	pulp［パルプ］, medulla［メデュラ］
尿　管	ureter［ユリーター］
膀　胱	bladder［ブラダー］〈独 Harnblase［ハルンブラーゼ］〉 （膀胱や囊胞を cyst［スィスト］, 尿を俗にハルンと呼ぶ）
尿　道	urethra［ユリースラ］
子　宮	uterus［ユータラス］
子宮の	hystero［ヒステロ］
卵管の	salpingo［サルピンゴ］
前立腺	prostate〈プロスティトゥ〉

428

APPENDIX

脳・神経の解剖名と英語名

解剖名	英語名称
脳	brain［ブレイン］
脳の	encephal(o)［エンセファロ］
頭蓋の	cranial［クレイニアル］
大脳・脳	cerebrum［セレブラム］
大脳の	cerebral［セレブラル］
小　脳	cerebellum［セレベラム］
小脳の	cerebellar［セレベラー］
間　脳	diencephalon［ダイエンセファロン］
視　床	thalamus［サラマス］
脳　幹	brain stem［ブレイン ステム］
中　脳	mesencephalon［メッセンセファロン］
橋	pons［ポンス］
延　髄	medulla oblongata［ミダラ オブロンガータ］
被　殻	putamen［ピュータメン］
淡蒼球	pallidum［パロディウム］
脊　髄	spinal cord［スパイナル コード］
脊髄の，骨髄の	myel(o)［マイエロゥ］
白　質	white matter［ホワイト マター］
灰白質	gray matter［グレイ マター］
髄　膜	meninges［メニンジーズ］
硬　膜	dura mater〈dura〉［デューラ マター］
硬膜の	dural［デューラル］
硬膜上の	epidural［エピデューラル］
硬膜外の	extradural［エクストラデューラル］
硬膜外腔	extradural space［エクストラデューラル スペイス］
硬膜下腔	subdural space［サブデューラル スペイス］
くも膜	arachnoid mater［アラクノイド マター］〈arachnoidea［アラクノイディア］〉
くも膜下腔	subarachnoid space［サバラクノイド スペイス］
軟　膜	pia mater［パイア マター］
脳　室	ventricular［ヴェントゥリキュラー］ system of the brain
脳脊髄液〈リコール〉	CSF〈cerebrospinal fluid〉［セレブロスパイナル フルーイッド］
脳　槽	cistern［スィスターン］
脳神経	cranial nerves［クレイニアル ナーヴェス］
脊髄神経	spinal nerves［スパイナル ナーヴェス］

429

演習問題解答

◎第1章

問題1　答　5　(68A51)
　　　参照　1·1·2項「方向と位置関係」(図1·1, 表1·1)

問題2　答　1　(76A53)
　　　参照　1·1·1項「解剖学的正常位」(図1·1)

問題3　答　3　(70A50)
　　　参照　1·1·2項「方向と位置関係」(図1·1, 表1·1)

問題4　答　3　(76A50)
　　　参照　1·2·1項「人体の断面」(図1·2)

問題5　答　2　(71A51)
　　　参照　1·2·3項「体幹部の体腔と漿膜による区分」

問題6　答　1, 4　(70P54)
　　　参照　1·2·3項「体幹部の体腔と漿膜による区分」(表1·5)

問題7　答　1　(74A51)
　　　参照　1·2·3項「体幹部の体腔と漿膜による区分」(表1·5)

問題8　答　5　(76A51)
　　　参照　1·2·3項「体幹部の体腔と漿膜による区分」(表1·5)

問題9　答　5　(68P50)
　　　参照　1·3·1項「人体の組成」(表1·6)

問題10　答　4　(75A50)
　　　参照　1·3·2項「人体の液体成分〈体液〉」(表1·7)

◎第2章

問題1　答　4　(69P50)
　　　参照　2·1·1項「核〈細胞核〉の構造と機能」(表2·1, 図2·3)

問題2　答　1　(75P54)
　　　参照　2·1·2項「細胞質の構造と機能」(図2·1)

問題3　答　5　(74P52)
　　　参照　2·1·2項4)

問題4　答　5　(71A50)
　　　参照　2·1·2項4)

問題5　答　4　(67A50)
　　　参照　2·1·2項4)

問題6　答　4　(68P51)
　　　参照　2·1·2項5)

問題7　答　3　(76P54)

ANSWERS

　　　　参照　2・1・2項 5)
問題8　　圖　2（69A51）
　　　　参照　2・1・2項 2)
問題9　　圖　3，4（68A52）
　　　　参照　2・2・1項解説⑥（表2・9）
問題10　圖　5（76P50）
　　　　参照　2・3・1項「アポトーシス」（表2・6）

◎ 第3章

問題1　　圖　2（67P51）
　　　　参照　3・2・3項「代表的な上皮組織」（表3・2）
問題2　　圖　3（75P63）（70A51）
　　　　参照　3・2・3項「代表的な上皮組織」（表3・2）
問題3　　圖　4（73A50）
　　　　参照　3・2・3項「代表的な上皮組織」（表3・2）
問題4　　圖　5（71A52）
　　　　参照　3・2・3項「代表的な上皮組織」（表3・2）
問題5　　圖　1，4（72A58）
　　　　参照　3・4・1項「筋組織の細胞〈筋線維〉（細胞成分）」（図3・7）
問題6　　圖　1（74A50）
　　　　参照　3・4・1項「筋組織の細胞〈筋線維〉（細胞成分）」（図3・3，表3・4）
問題7　　圖　5（72A64）
　　　　参照　3・4・1項「筋組織の細胞〈筋線維〉（細胞成分）」（表3・4）
問題8　　圖　1，4（76P60）
　　　　参照　3・4・1項「筋組織の細胞〈筋線維〉（細胞成分）」（表3・4）
問題9　　圖　2（72P57）
　　　　参照　3・7・1項「液状組織の細胞〈血球，リンパ球〉（細胞成分）」（表3・12，図3・21）
問題10　圖　1（68P52）
　　　　参照　3・7・1項「液状組織の細胞〈血球，リンパ球〉（細胞成分）」（表3・12，図3・21）
問題11　圖　3（71A53）
　　　　参照　3・7・1項「液状組織の細胞〈血球，リンパ球〉（細胞成分）」（表3・12）

◎ 第4章

4・1　運動器の構造と機能

問題1　　圖　1，4（73P54）
　　　　参照　4・1・1項 1)

431

演習問題解答

問題2 　圏　5（69P57）
　　　　参照　4·1·1項2）

問題3 　圏　1（71A54）
　　　　参照　4·1·1項「骨の構造と機能」（表4·2）

問題4 　圏　2, 4（69A53）
　　　　参照　4·1·1項「骨の構造と機能」（図4·2）

問題5 　圏　3, 4（71A56）
　　　　参照　4·1·1項「骨の構造と機能」（図4·2）

問題6 　圏　1, 5（70A52）
　　　　参照　4·1·1項「骨の構造と機能」（図4·4）

問題7 　圏　4（75P51）
　　　　参照　4·1·1項「骨の構造と機能」（図4·4）

問題8 　圏　1（72A57）
　　　　参照　4·1·1項「骨の構造と機能」（図4·22）

問題9 　圏　3（73A51）
　　　　参照　4·1·1項「骨の構造と機能」（図4·22）

問題10 　圏　4（73A54）
　　　　参照　4·1·1項6）（4）

問題11 　圏　3（73A55）
　　　　参照　4·1·1項6）（4）（図4·22）

問題12 　圏　5（76A55）
　　　　参照　4·1·1項7）（3）（図4·26）

問題13 　圏　1, 2（75A55）
　　　　参照　4·1·1項4）（3）（図4·10）

問題14 　圏　1（73P53）
　　　　参照　4·1·2項2）（表4·4）

問題15 　圏　2（69P52）
　　　　参照　4·1·2項2）（表4·3）

問題16 　圏　4［注：3も正しい］（67A51）
　　　　参照　4·1·2項1）（図4·11, 図4·28）

問題17 　圏　1, 2（71A55）
　　　　参照　4·1·3項「運動器の軟骨構造と機能」（表3·5）

問題18 　圏　5（67A57）
　　　　参照　4·1·4項5）（1）（表4·44）

問題19 　圏　4（72P53）
　　　　参照　4·1·4項5）（1）（表4·44）

ANSWERS

問題20 　图　5（68A53）
　　　　参照　4·1·4項5)（3)
問題21 　图　5（75A51）
　　　　参照　4·1·4項5)（4)（図4·34）
問題22 　图　1（67A52）
　　　　参照　4·1·4項6)（3)
問題23 　图　1, 4（76P58）
　　　　参照　4·1·4項6)（3)（図4·36）
問題24 　图　2, 4（70P52）
　　　　参照　4·1·4項6)（3)（図4·36）
問題25 　图　1（73P60）
　　　　参照　4·1·4項7)（2)（図4·38）
問題26 　图　1, 5（69P53）
　　　　参照　4·1·4項7)（3)
問題27 　图　1, 3（76A60）
　　　　参照　4·1·4項8) ④（表4·6）

4·2 呼吸器の構造と機能

問題1 　图　1（68P53）
　　　　参照　4·2·3項2)（図4·45）
問題2 　图　5（74P59）
　　　　参照　4·2·5項「肺の構造と機能」（図4·46, 図4·49）
問題3 　图　3（75A52）
　　　　参照　4·2·5項3)
問題4 　图　4（70P53）
　　　　参照　4·2·4項「気管，気管支の構造と機能」（図4·47）
問題5 　图　2（73A64）
　　　　参照　4·2·6項「縦隔，乳房の構造と機能」（表4·11）
問題6 　图　2（67P52）
　　　　参照　4·2·6項「縦隔，乳房の構造と機能」（表4·11）
問題7 　图　5（76A61）
　　　　参照　4·2·6項「縦隔，乳房の構造と機能」（表4·11）
問題8 　图　2（75P57）
　　　　参照　4·2·5項「肺の構造と機能」（表4·10）

4·3 循環器の構造と機能

問題1 　图　4（69A54）

433

演習問題解答

　　　　　参照　4·3·2項「脈管の構造と機能」（表4·13）
問題2　　圏　5（74A61）
　　　　　参照　4·3·2項「脈管の構造と機能」（表4·14）
問題3　　圏　4（76P63）
　　　　　参照　4·3·2項「脈管の構造と機能」（図4·59）
問題4　　圏　1（74P60）
　　　　　参照　4·3·2項「脈管の構造と機能」（図4·59）
問題5　　圏　3（75P55）
　　　　　参照　4·3·1項「心臓の構造と機能」（図4·54）
問題6　　圏　1（67A53）
　　　　　参照　4·3·1項「心臓の構造と機能」（図4·54）
問題7　　圏　2（73P63）
　　　　　参照　4·3·1項「心臓の構造と機能」（図4·56）
問題8　　圏　5（73P62）
　　　　　参照　4·3·2項「脈管の構造と機能」
問題9　　圏　2（75P50）
　　　　　参照　4·3·2項「脈管の構造と機能」
問題10　圏　4（67A56）
　　　　　参照　4·3·2項3）（3）②
問題11　圏　3（68A54）
　　　　　参照　4·3·2項3）「脈管の構造と機能」（図4·60）
問題12　圏　3（76P55）
　　　　　参照　4·3·2項3）「脈管の構造と機能」（図4·60）
問題13　圏　5（72A60）
　　　　　参照　4·3·2項3）「脈管の構造と機能」（図4·64）
問題14　圏　2（69P54）
　　　　　参照　4·3·2項3）「脈管の構造と機能」（図4·62，図4·68）
問題15　圏　4（75A57）
　　　　　参照　4·3·2項3）「脈管の構造と機能」（図4·68）
問題16　圏　3（70A53）
　　　　　参照　4·3·2項3）「脈管の構造と機能」（図4·59）
問題17　圏　3（75A53）
　　　　　参照　4·3·2項3）「脈管の構造と機能」（表4·14）
問題18　圏　3（72A61）
　　　　　参照　4·3·2項3）「脈管の構造と機能」（表4·14）
問題19　圏　1（73A60）

ANSWERS

　　　　　参照　4·3·2項3)(5)「脈管の構造と機能」(図4·74)
問題20　答　3(74A57)
　　　　　参照　4·3·2項3)(6)「脈管の構造と機能」(図4·76, 図4·77)
問題21　答　4(68P54)
　　　　　参照　4·3·2項4)「脈管の構造と機能」(図4·78)
問題22　答　1(71A57)
　　　　　参照　4·3·2項4)「脈管の構造と機能」
問題23　答　5(76A64)
　　　　　参照　4·3·2項4)「脈管の構造と機能」(図4·78)
問題24　答　5(73A58)
　　　　　参照　4·3·2項4)「脈管の構造と機能」(表4·6)

4·4　消化器の構造と機能

問題1　答　3, 4(67P53)
　　　　　参照　4·2·3項「喉頭の構造と機能」, 4·4·2項「咽頭(中咽頭, 下咽頭)の構造と機能」
問題2　答　1(75P52)
　　　　　参照　4·4·5項「胃の構造と機能」
問題3　答　5(67A54)
　　　　　参照　4·4·5項「胃の構造と機能」(図4·81, 表4·18)
問題4　答　5(74P61)
　　　　　参照　4·4·5項「胃の構造と機能」(図4·81, 表4·18)
問題5　答　1［注:2も正しい］(71A60)
　　　　　参照　4·4·5項「胃の構造と機能」(表4·24)
問題6　答　2(71A58)
　　　　　参照　4·4·5項「胃の構造と機能」(図4·81)
問題7　答　4(68A55)
　　　　　参照　4·4·5項「胃の構造と機能」, 4·4·6項「小腸の構造と機能」(図4·82)
問題8　答　5(75A58)
　　　　　参照　4·4·8項2)
問題9　答　2(73A61)
　　　　　参照　4·4·8項2)
問題10　答　2(76P53)
　　　　　参照　4·4·9項「胆道, 胆囊の構造と機能」(図4·90)
問題11　答　1(76A62)
　　　　　参照　4·4·10項「膵臓の構造と機能」(表4·21, 表4·22)
問題12　答　2, 4(69A55)
　　　　　参照　4·4·10項「膵臓の構造と機能」(表4·22)

435

演習問題解答

問題13　图　5（71A59）
　　　　参照　4·4·7項「大腸の構造と機能」（図4·86）

4·5　血液・造血器の構造と機能

問題1　图　4（73P64）
　　　　参照　4·5·1項1）（1）

問題2　图　1（67P54）
　　　　参照　4·5·1項1）（2）

問題3　图　4（70P51）
　　　　参照　4·5·1項2）（2）④

問題4　图　2（75P62）
　　　　参照　4·5·2項1）（2）

4·6　泌尿器・生殖器の構造と機能

問題1　图　5（72P50）
　　　　参照　4·6·1項1）

問題2　图　1（76P61）
　　　　参照　4·6·1項2）（図4·99）

問題3　图　3（67A55）
　　　　参照　4·6·1項2）（図4·100）

問題4　图　1（68P55）
　　　　参照　4·6·1項2）（図4·100）

問題5　图　1（71A61）
　　　　参照　4·6·1項2）

問題6　图　4（69A56）
　　　　参照　4·6·1項2）（2）

問題7　图　3, 5（70A54）
　　　　参照　4·6·2項「生殖器の構造と機能」（図4·101, 図4·69）

問題8　图　5（67P50）
　　　　参照　4·6·2項2）

問題9　图　3（76A58）
　　　　参照　4·6·2項2）

問題10　图　1, 4（71A62）
　　　　参照　4·6·2項「生殖器の構造と機能」（図4·101）

問題11　图　3（72P55）
　　　　参照　4·6·2項2）（2）②（図4·104）

問題12　图　2（76P64）

ANSWERS

　　　　参照　4·6·2項「生殖器の構造と機能」（図4·104）
問題13　圏　2（74P62）
　　　　参照　4·6·2項「生殖器の構造と機能」（表4·28）
問題14　圏　5（68A56）
　　　　参照　4·6·2項2)（2)（図4·103）
問題15　圏　2, 3（67P55）
　　　　参照　4·6·2項2)（2)③

4·7　脳・神経の構造と機能

問題1　圏　1, 2（71A63）
　　　　参照　4·7·1項「中枢神経の構造と機能」
問題2　圏　2, 3（72P52）
　　　　参照　4·7·1項1)（1)④「中枢神経の構造と機能」（図4·109）
問題3　圏　2（76A56）
　　　　参照　4·7·1項1)（3)①「中枢神経の構造と機能」（図4·115）
問題4　圏　1, 5（75A56）
　　　　参照　4·7·1項1)（3)「中枢神経の構造と機能」
問題5　圏　2（70P55）
　　　　参照　4·7·1項1)（4)「中枢神経の構造と機能」
問題6　圏　4（69P55）
　　　　参照　4·7·1項1)（1)「中枢神経の構造と機能」（表4·29）
問題7　圏　2（74A53）
　　　　参照　4·7·1項1)（1)「中枢神経の構造と機能」（表4·29）
問題8　圏　2（70A55）
　　　　参照　4·7·1項1)（2)①「中枢神経の構造と機能」（図4·114）
問題9　圏　3（74A56）
　　　　参照　4·7·1項1)「中枢神経の構造と機能」（図4·114）
問題10　圏　5（72A56）
　　　　参照　4·7·1項1)（5)「中枢神経の構造と機能」（表4·33）
問題11　圏　4（74A52）
　　　　参照　4·7·2項「末梢神経の構造と機能」（表4·35）
問題12　圏　2（72P51）
　　　　参照　4·7·2項「末梢神経の構造と機能」（表4·35）
問題13　圏　3, 5（70A56）
　　　　参照　4·7·2項「末梢神経の構造と機能」（表4·35）
問題14　圏　2（68P56）
　　　　参照　4·7·2項「末梢神経の構造と機能」（表4·35）

437

演習問題解答

問題15　圏　4（69P56）
　　　参照　4·7·2項「末梢神経の構造と機能」（表4·35，図4·138）

問題16　圏　4（75A61）
　　　参照　4·7·2項「末梢神経の構造と機能」（表4·35）

問題17　圏　4（74P53）
　　　参照　4·7·2項「末梢神経の構造と機能」（表4·35）

問題18　圏　2（69A57）
　　　参照　4·7·2項「末梢神経の構造と機能」（表4·35）

問題19　圏　4，5（71P50）
　　　参照　4·7·2項「末梢神経の構造と機能」（表4·35，図4·132）

問題20　圏　5（67P56）
　　　参照　4·7·2項「末梢神経の構造と機能」（表4·35）

問題21　圏　4（74A54）
　　　参照　4·7·2項「末梢神経の構造と機能」（表4·40）

4·8　内分泌器の構造と機能

問題1　圏　4（71A64）
　　　参照　4·8·1項「内分泌器の構造と機能」

問題2　圏　2（68A50）
　　　参照　4·8·2項「内分泌器の機能」（表4·41）

問題3　圏　3（75P61）
　　　参照　4·8·2項「内分泌器の機能」（表4·41）

問題4　圏　2（73A53）
　　　参照　4·8·2項「内分泌器の機能」（表4·41）

問題5　圏　4，5（70P56）
　　　参照　4·8·2項「内分泌器の機能」（表4·41）

問題6　圏　4（72A52）
　　　参照　4·8·2項「内分泌器の機能」（表4·41）

問題7　圏　3（74A55）
　　　参照　4·8·2項「内分泌器の機能」（表4·41）

4·9　皮膚・感覚器の構造と機能

問題1　圏　2（74A58）
　　　参照　4·9·1項「皮膚の構造と機能」

問題2　圏　2，3（67P57）
　　　参照　4·9·3項「聴覚・平衡感覚器の構造と機能」（図4·138）

問題3　圏　2（76P56）

ANSWERS

　　　参照　4·9·3項「聴覚・平衡感覚器の構造と機能」（図4·138）
問題4　圏　1（70A57）
　　　参照　4·9·3項1）（1）（図4·138）
問題5　圏　4（68P57）
　　　参照　4·9·3項「聴覚・平衡感覚器の構造と機能」（図4·138）
問題6　圏　1（73P56）
　　　参照　4·9·3項「聴覚・平衡感覚器の構造と機能」（図4·138）
問題7　圏　3（75P58）
　　　参照　4·9·2項1）（1）

◎ 第5章

問題1　圏　2（71P51）
　　　参照　5·1·2項「炎症の成り立ち」
問題2　圏　2（75A64）
　　　参照　5·1·2項「炎症の成り立ち」（表5·1）
問題3　圏　4（67A58）
　　　参照　5·2·1項「感染症の成立と感染源」（表5·4）
問題4　圏　1（71P52）
　　　参照　5·2·1項「感染症の成立と感染源」（表5·4）
問題5　圏　5（73P59）
　　　参照　5·2·1項「感染症の成立と感染源」（表5·4）
問題6　圏　2, 3（75A62）
　　　参照　5·2·1項「感染症の成立と感染源」（表5·4）
問題7　圏　4（76P59）
　　　参照　5·2·1項「感染症の成立と感染源」（表5·4）
問題8　圏　1（70P57）
　　　参照　5·2·4項「感染症に関する重要事項」（表5·4, 表5·7）
問題9　圏　2（69A58）
　　　参照　5·2·4項「感染症に関する重要事項」（表5·7）
問題10　圏　1（74P54）
　　　参照　5·2·4項「感染症に関する重要事項」（表5·7）
問題11　圏　2（76P62）
　　　参照　5·2·4項「感染症に関する重要事項」（表5·7）
問題12　圏　3（70P64）
　　　参照　5·2·3項「性感染症」
問題13　圏　3（70P61）

439

演習問題解答

参照 5·2·3項「性感染症」(表5·6)

問題14 **答** 2, 5 (67P58)
参照 5·2·4項「感染症に関する重要事項」

問題15 **答** 4, 5 (73P51)
参照 5·2·4項「感染症に関する重要事項」

問題16 **答** 5 (72A63)
参照 5·2·4項5)

問題17 **答** 1 (68A57)
参照 5·3·2項「アレルギーの分類」(表5·9, 表4·26)

問題18 **答** 3 (73A57)
参照 5·3·1項「アレルギーの成り立ち」(表4·26)

問題19 **答** 5 (73P58)
参照 6·9·2項3) (1)「感覚器の疾患」

問題20 **答** 5 (74P56)
参照 6·9·2項3) (1)「感覚器の疾患」

問題21 **答** 1 (70P62)
参照 5·4·2項「膠原病」(表5·10)

問題22 **答** 5 (72P58)
参照 5·4·2項「膠原病」(表5·10)

問題23 **答** 5 (75A59)
参照 5·5·2項「良性腫瘍と悪性腫瘍」

問題24 **答** 3 (67A62)
参照 5·5·3項「悪性腫瘍〈がん〉」(表5·23)

問題25 **答** 4 (68A58)
参照 5·5·3項「悪性腫瘍〈がん〉」(表5·23)

問題26 **答** 5 (73P50)
参照 5·5·3項「悪性腫瘍〈がん〉」(表5·23)

問題27 **答** 5 (71P53)
参照 5·5·3項「悪性腫瘍〈がん〉」(表5·22)

問題28 **答** 5 (67A61)
参照 5·5·3項6) (3) ①「悪性腫瘍〈がん〉」(表6·9)

問題29 **答** 1 (70A58)
参照 5·5·3項「悪性腫瘍〈がん〉」(表5·15)

問題30 **答** 2, 5 (72A55)
参照 5·6·2項「ショック」

問題31 **答** 3 (76A57)

　　　　参照　5・6・2項「ショック」
問題32　答　5（69P59）
　　　　参照　5・7・1項「外中毒の発生要因と病態」（表5・25）

◎ 第6章

問題1　答　5（72P60）
　　　　参照　6・1・1項「骨の疾患」
問題2　答　2（68A59）
　　　　参照　6・1・1項「骨の疾患」
問題3　答　4（69A60）
　　　　参照　6・1・1項「骨の疾患」
問題4　答　2，3（67P62）
　　　　参照　6・1・1項「骨の疾患」
問題5　答　4（70P59）
　　　　参照　6・1・2項「関節の疾患」
問題6　答　1（71P54）
　　　　参照　6・1・2項「関節の疾患」
問題7　答　4（68P58）
　　　　参照　5・5・3項（表5・20）
問題8　答　4（71P55）
　　　　参照　6・1・3項「筋の徴候」
問題9　答　3（72A59）
　　　　参照　6・2・1項「呼吸器の疾患」（表5・4）
問題10　答　1（75P53）
　　　　参照　6・2・1項2）（表6・2）
問題11　答　5（68P59）
　　　　参照　6・2・1項5）
問題12　答　5（70A59）
　　　　参照　6・2・1項5）
問題13　答　5（67A59）
　　　　参照　6・2・1項3）
問題14　答　5（72P61）
　　　　参照　6・2・1項6）
問題15　答　1，2（71P56）
　　　　参照　6・2・2項「縦隔・乳腺の疾患」（表6・4）
問題16　答　4（74P58）

演習問題解答

　　　　参照　6・2・2項2)
問題17　圏　5（67P59）
　　　　参照　6・3・1項1)
問題18　圏　2（71P57）
　　　　参照　6・3・1項1)
問題19　圏　5（72P62）
　　　　参照　6・3・1項1)
問題20　圏　1，2（75P59）
　　　　参照　6・3・1項3)
問題21　圏　1，3（69P58）
　　　　参照　6・3・1項3)「心臓の疾患」，6・7・1項2)「心臓の疾患」
問題22　圏　3（69A59）
　　　　参照　6・3・1項3)，6・8・2項4)（表6・9）
問題23　圏　1（72P63）
　　　　参照　6・4・1項1)
問題24　圏　5（68A60）
　　　　参照　6・4・1項2)
問題25　圏　4（68P60）
　　　　参照　6・4・1項「消化管の疾患」
問題26　圏　3，5（68P64）
　　　　参照　6・4・1項3)
問題27　圏　4（73P61）
　　　　参照　6・4・1項3)（2）
問題28　圏　3（67P61）
　　　　参照　6・4・3項2)
問題29　圏　2（74A60）
　　　　参照　6・4・3項5)
問題30　圏　1，4（69P60）
　　　　参照　6・4・3項3)
問題31　圏　5（67A60）
　　　　参照　6・4・3項3)
問題32　圏　1，5（71P58）
　　　　参照　6・5・1項1)（表6・7）
問題33　圏　3（70A60）
　　　　参照　6・6・1項1)，4・6・1項2)（3）
問題34　圏　3（70P58）

参照　6・6・1項3)

問題35　答　2，4（76P51）

　　　　参照　6・6・2項2)　◎水腎症

問題36　答　5（69P61）

　　　　参照　6・6・1項5)

問題37　答　5（68A61）

　　　　参照　6・6・1項5)

問題38　答　1，5（70P60）

　　　　参照　6・6・2項1)（3)

問題39　答　5（73A59）

　　　　参照　6・6・3項5)（6)

問題40　答　3，4（69A63）

　　　　参照　6・6・4項「遺伝疾患と先天疾患」

問題41　答　5（74P57）

　　　　参照　6・7・1項1)「中枢神経の疾患」

問題42　答　4（69P62）

　　　　参照　6・7・1項1)（3)

問題43　答　2，4（74P55）

　　　　参照　6・7・1項2)（1)

問題44　答　4（70A62）

　　　　参照　6・7・1項3)（1)

問題45　答　1（69A61）

　　　　参照　6・7・1項6)（2)「中枢神経の疾患」

問題46　答　5（70A61）

　　　　参照　4・3・2項3)（1)①

問題47　答　3（75P64）

　　　　参照　6・7・1項6)「中枢神経の疾患」（表6・8)

問題48　答　2（67P64）

　　　　参照　6・7・1項7)「中枢神経の疾患」

問題49　答　5（73P57）

　　　　参照　6・7・1項7)「中枢神経の疾患」

問題50　答　1（72A62）

　　　　参照　6・7・1項7)（1)

問題51　答　2（68P61）

　　　　参照　6・8・1項「ホルモンの分泌異常と疾患」（表6・9)

問題52　答　1，2（71P59）

演習問題解答

参照　6·8·2項1)「内分泌器の疾患」(表6·9)
問題53　答　4 (68A62)
　　　　参照　6·8·1項「ホルモンの分泌異常と疾患」(表6·9)
問題54　答　1 (76P57)
　　　　参照　6·8·2項2)「内分泌器の疾患」
問題55　答　2 (72P54)
　　　　参照　6·8·2項2)「内分泌器の疾患」
問題56　答　3 (73P55)
　　　　参照　6·8·2項2)「内分泌器の疾患」(表6·9)
問題57　答　5 (69A62)
　　　　参照　6·9·2項1)(2)
問題58　答　3 (76A63)
　　　　参照　6·9·2項1)「感覚器の疾患」(図6·3)

◎ 第7章

問題1　答　4 (70A87X)
　　　　参照　7·2·1項1)(1)
問題2　答　5 (74P92X)
　　　　参照　7·2·1項「X線検査用造影剤の構造と機能」
問題3　答　2, 4 (68A87X)
　　　　参照　7·3·1項「造影剤の投与経路」
問題4　答　5 (72A85X)
　　　　参照　7·3·1項「造影剤の投与経路」
問題5　答　4 (72A27核)
　　　　参照　7·5節「放射性医薬品の投与経路，排泄経路」(表7·1)
問題6　答　2, 5 (70P18検)
　　　　参照　7·2·2項「MRI用造影剤の構造と機能」
問題7　答　5 (72A24検)
　　　　参照　7·2·2項「MRI用造影剤の構造と機能」，7·3節「造影剤の投与経路，排泄経路」
問題8　答　2 (73P19検)
　　　　参照　7·6·2項1)(2)「造影剤，放射性医薬品による副作用」
問題9　答　4 (71A28核)
　　　　参照　7·6·2項1)(4)「造影剤，放射性医薬品による副作用」
問題10　答　3 (76A26核)
　　　　参照　7·6·2項1)(4)「造影剤，放射性医薬品による副作用」(表7·8)

444

ANSWERS

◎ 第8章

問題1　圏　4（70A63）
　　　参照　8·1·4項「緩和治療」

問題2　圏　5（74A59）
　　　参照　8·1·4項「緩和治療」

問題3　圏　4，5（68A63）
　　　参照　8·2·1項「血管系IVR」（表8·2）

問題4　圏　1（67A63）
　　　参照　8·2·1項「血管系IVR」（表8·2）

問題5　圏　3（68P63）
　　　参照　8·2·1項「血管系IVR」（表8·2）

問題6　圏　1（72A51）
　　　参照　8·2·1項解説①（表8·2）

問題7　圏　4（72P56）
　　　参照　8·2·1項「血管系IVR」（表8·2）

問題8　圏　4（75P60）
　　　参照　8·3·1項「造影剤によるアナフィラキシーへの対処」，8·3·2項「投与薬剤」，6·4·1項
　　　2）（2）

問題9　圏　5（67P65）
　　　参照　8·3·1項「造影剤によるアナフィラキシーへの対処」

問題10　圏　5（76A54）
　　　参照　8·3·1項「造影剤によるアナフィラキシーへの対処」，8·3·2項「投与薬剤」

◎ 第9章

問題1　圏　4（71P62）
　　　参照　9·2·1項「疫学の概念」，9·2·2項「疫学の手法」

問題2　圏　5（73A52）
　　　参照　9·1·1項「公衆衛生の定義と特徴」

問題3　圏　3（56A20治）
　　　参照　9·2·2項「疫学の手法」

問題4　圏　3（71P64）
　　　参照　9·3·1項「人口静態・動態」

問題5　圏　3（67P63）
　　　参照　9·3·2項「悪性腫瘍の統計」

問題6　圏　1（71P63）
　　　参照　9·3·2項「悪性腫瘍の統計」（表9·2）

445

演習問題解答

問題7　答　1，2（73A62）
　　　　参照　9·3·3項「日本人の死因」
問題8　答　5（74A62）
　　　　参照　9·3·3項「日本人の死因」
問題9　答　3（69P64）
　　　　参照　9·3·3項「日本人の死因」
問題10　答　2（76A52）
　　　　参照　9·5·2項1）

◎ 第10章

問題1　答　4（69A52）
　　　　参照　10·1·1項解説①（表10·1，表6·3）
問題2　答　1（76P52）
　　　　参照　10·1·1項解説①
問題3　答　5（75A54）
　　　　参照　10·1·1項「生活習慣病の定義と種類」（表10·1）
問題4　答　4（70P63）
　　　　参照　10·1·2項「生活習慣病対策」（表10·3）
問題5　答　1，2（75A60）
　　　　参照　10·2·1項「疾病予防（1次予防・2次予防・3次予防)」（表10·4）
問題6　答　5（68A64）
　　　　参照　10·2·1項「疾病予防（1次予防・2次予防・3次予防)」（表10·4）
問題7　答　4（70P50）
　　　　参照　10·4·1項「検体検査・生理検査の評価」（表10·8）
問題8　答　1，5（72P64）
　　　　参照　10·5·1項「感染症予防対策」（表10·10）
問題9　答　1（69A64）
　　　　参照　10·5·1項「感染症予防対策」（表10·10）
問題10　答　1（70A64）
　　　　参照　10·5·1項「感染症予防対策」（表10·10）
問題11　答　4，5（75A63）
　　　　参照　10·5·2項「患者や各種施設の利用者に対する感染予防対策」（表10·11）

◎ 第11章

問題1　答　2，5（70A98管）
　　　　参照　11·1·1項「診療放射線技師の負う職業倫理」（表11·1）

ANSWERS

問題2 　答　3（71A83X）
　　　参照　11·1·1項「診療放射線技師の負う職業倫理」（表11·1）
問題3 　答　5（70A25核）
　　　参照　11·1·1項「診療放射線技師の負う職業倫理」（表11·1）
問題4 　答　4，5（56P71X）
　　　参照　11·1·1項「診療放射線技師の負う職業倫理」（表11·1）
問題5 　答　1，2（65P68X）
　　　参照　11·1·1項「診療放射線技師の負う職業倫理」
問題6 　答　4（57A69治）
　　　参照　11·2節「診療放射線技師の役割」
問題7 　答　2（66A69治）
　　　参照　11·3·1項5)「チーム医療の定義と構成」
問題8 　答　4（74A86X）
　　　参照　11·3·1項2)（2)「チーム医療の定義と構成」
問題9 　答　1（73A85X）
　　　参照　11·3·1項5)（5)「チーム医療の定義と構成」
問題10 　答　4（69A35治）
　　　参照　11·4·2項「患者の権利と義務」，解説④

447

索　引

数　字

Ⅰ型アレルギー	165
1次血栓形成	159
1次精母細胞	181
1次脳機能	188
1次卵母細胞	181
1次リンパ組織	160
2次血栓形成	159
2次精母細胞	181
2次卵母細胞	181
2次リンパ組織	160
2糖類	152
3V法則	413
3大栄養素	151, 303
3大認知症	387
4大元素	8
5大栄養素	303

アルファベット

ADP	178
ASO	296
ATP	178
A帯	45
A類疾病	401
BMI	395
B細胞	63, 66, 161, 167
Bリンパ球系前駆細胞	66
B類疾病	401
CIDP	323
DNA	14
EBM	411
FRC	40
G_1期	23
G_2期	24
GBS	324
H帯	45

IVR	369
I帯	45
LHサージ	181
MMN	324
mRNA	16
M期	23, 24
NAFLD	302
NASH	302
NK細胞	63, 67
PDCAサイクル	411
PNN	52
RCT	377
rRNA	16
S期	24
TCR	161
TNM分類	267
TOACH〈トーチ〉症候群	259
tRNA	17
T細胞	63, 66, 167
Tリンパ球系前駆細胞	66
VPD	401
VVR	360
Z帯	45

ギリシャ

α-アミラーゼ	152
α作用	222
α受容体	221
β-アミラーゼ	152
β作用	222
β受容体	221

ア

アウエルバッハ神経叢	139
亜区域の8分割	146
アクシデント	411
悪性腫瘍	264
悪性リンパ腫	308
アクチン	18
アクチンフィラメント	18
アゴニスト	346
アサーティブ	412
アセチルコリン	221
アセチルコリン受容体	221
圧迫骨折	282
アディポカイン	240
アディポネクチン	240
アデノイド	333
アドレナリン	221
アドレナリン受容体	221
アブミ骨	245
アポトーシス	27
アミパーク	348
アミラーゼ	152
アルコール性脂肪肝	302
アルツハイマー病	192
アルドステロン	178
アルブミン	169
アレルギー	261
アレルギー性鼻炎	332
アレルゲン	261
アンガーの胆嚢線	150
アンジオテンシンⅠ	178
アンジオテンシンⅠ変換酵素	178
アンジオテンシンⅡ	178
暗帯	45
胃	139
胃液	140
胃炎	298
イオパミロン	349
イオメロン	349
胃潰瘍	298
胃角	140
胃冠状静脈	127
移行上皮	36
移行上皮組織	38
胃酸	140

448

胃相	141	エンドトキシン	255	開放性骨折	282
胃食道逆流症	297			外膜	118
胃腺	140	黄色骨髄	171	海綿骨	47, 170
イソビスト	350	黄斑回避	332	海綿静脈洞	121
胃底	140	オカルト癌	270	下咽頭	105
胃底腺	140	オキシトシン	114	化学的因子	252
遺伝子の発現	15	オステオン	47	化学的防御	261
イニシエーション	266	オーバーシュート	56	化学療法	366
胃抑制ペプチド	142	オピオイド	368	過活動膀胱	314
医療制度	381	オプソニン化	160, 161	下下腹神経節	224
陰窩	143	オムニパーク	349	下丘	200
陰茎	180	温痛覚	208	蝸牛	244, 245
インシデントレポート	411	温度覚	208	蝸牛神経	245
咽頭	105			核	14
咽頭部	246			角化	37
院内感染	260	**カ**		核酸	148
				核質	14, 16
ウィリス動脈輪	120	回	188	角質層	37, 239
ウイルスの不活化	163	外因	274	核小体	14, 16
ウェルニッケ失語	189	外因性コレステロール	153	核相	24
ウェルニッケ野	189	下位運動ニューロン	207	獲得免疫	160
右主気管支	107	外眼筋	89, 243	核膜	14, 16
右心系	119	回帰発症	255	角膜	241
ウログラフィン	348	外呼吸	111	下顎神経節	224
運動器	74	介護保険制度	384	下行性伝導路	205
運動神経	205, 214	介在層板	47	下小脳脚	201
運動性伝導路	205	外耳	244	下垂体	232
運動線毛	35	外耳道	244	画像診断	408
運動野	188	外出血	272	鷲足	96
運動ループ	195	回旋筋腱板	94	下腸間膜動脈神経節	224
運動連合野	189	回旋腱板	285	滑液	85
		外旋六筋	96	滑液鞘	46, 89
栄養血管	118	外側	3	顎下腺	137
疫学	376	外側嗅条	246	顎下腺開口部	137
液状組織	62	外側半規管	245	顎下腺管	137
エスバー	414	外弾性板	118	滑車	89
エビデンス	411	回腸	142	褐色脂肪細胞	41
エフェクターB細胞	66	外套細胞	54	活動電位	56
エフェクターT細胞	66, 161	外毒素	255	滑膜	46, 49
エリスロポエチン	178	介入研究	377, 411	滑膜細胞	49
円筋	94	海馬	191	可動関節	85
炎症細胞	252	灰白交通枝	216	ガドリニウム	351
遠心性神経	212, 214	海馬体	191	過敏性肺炎	286
遠心性伝導路	205	外分泌腺	38	花粉症	333
延髄	199, 201	解剖学的肛門管	145	カリーナ	107
円柱上皮細胞	34	解剖学的正常位	2	顆粒球	63, 64
鉛直	3	解剖頸	82	顆粒球系前駆細胞	64

顆粒層	239	寛容	174	胸鎖乳突筋	90
ガレノスの5徴候	252	眼輪筋	242	胸神経	216
仮肋	79			狭心症	294
眼窩	76	キアリ奇形	323	胸髄	216
管外液	8	機械的イレウス	299	胸腺	66, 173
感覚神経	208, 214	器官	10	胸壁	5
感覚性伝導路	208	気管	107	胸膜	5
感覚線毛	35	気管軸	108	胸膜炎	289
感覚野	188	気管分岐部	107	胸膜下線維腫	290
肝鎌状間膜	146	気胸	290	胸膜腔	6
間期	23	奇形	317	胸腰部	224
眼球運動ループ	195	起始	87	協力筋	88
管腔内消化	141	器質化	253	巨核芽球	63
寛骨	79	記述疫学	377	亀裂骨折	282
肝細胞癌	303	記述的研究	411	筋萎縮性側索硬化症	323
観察研究	411	奇静脈	128	筋衛星細胞	43
間質	111	拮抗筋	88	筋外膜	43
間質液	8, 9, 28, 130	基底層	239	菌血症	259
間質性肺炎	286	基底膜	28, 36, 118	筋原性疾患	284
患者	415	希突起細胞	52	筋原線維	42, 45
冠状断	4	キヌタ骨	245	菌交代現象	259
冠状動脈	122	機能血管	118	筋細胞	42
冠状面	3	機能的イレウス	299	筋細胞膜	42
肝小葉	146	機能的区分	146	筋ジストロフィー	284
幹神経節	224	機能的合法体	22	筋収縮	46
関節	85	逆流性食道炎	297	筋周膜	43
関節液	49	逆行性投与	353	筋節	45
関節窩	85	嗅覚器	246	筋線維	42
関節頭	85	嗅球	246	筋前駆細胞	43
関節軟骨	75	嗅細胞	246	筋束	43
関節リウマチ	284	嗅索	192, 246	筋組織	42
汗腺	239	嗅三角	246	筋内膜	43
感染	255	吸収上皮細胞	143	筋の同時収縮	89
感染経路	255	嗅神経	246	筋フィラメント	42
完全抗原	162	求心性神経	212, 213	筋膜	46, 88
感染症	255	求心性伝導路	208		
感染症新法	256	急性気管支炎	285	クイノーの肝区域	146
感染症法	255	急性腎盂腎炎	313	空腸	141, 142
感染症予防法	256	急性腎障害	310	クー外傷	317
肝臓	145	急性中耳炎	333	クッシング症候群	327
杆体細胞	241	急性腹症	301	クッシング病	327
嵌頓	299	嗅脳	197	クッパー細胞	146
管内液	8	嗅葉	246	クーパー靭帯	113
間脳	199	穹窿部	140	組み換え	27
眼房水	242	橋	199, 200	くも膜下出血	318
間膜	145	胸腔	5	グリカン	52
間膜ひも	139	胸骨	78	グリコーゲン	148

INDEX

グリソン鞘	147	健康寿命	385	興奮抑制性シナプス後電位	61
グルカゴン	148	健康診断	396	硬膜外血腫	318
グルコアミラーゼ	152	言語手法	413	硬膜下血腫	318
グルコース	148	腱鞘	46, 89	肛門管	145
クレアチニン	178	腱鞘炎	89	絞扼性イレウス	299
クレアチンキナーゼ	284	顕性感染	255	交連線維	197
グレリン	142	原発性リンパ浮腫	273	呼吸器	104
クロスオーバー試験	411	腱板	285	黒質	193, 194
グロブリン	170	腱板断裂	285	固形がん	264
		健忘	192	鼓室	245
毛	239			骨格	74
脛（骨）側	2	好塩基球	64, 165	骨格筋	42
形質	15	交感神経	212, 213	骨格筋細胞	42
憩室炎	298	交感神経幹	219	骨格系	74
形質細胞腫瘍	309	合計特殊出生率	379	骨芽細胞	48
頸神経	216	抗原	162	骨基質	47, 48
頸髄	216	膠原線維	48	骨強度	283
痙攣性イレウス	299	抗原提示	161	骨細胞	47, 48
外科頸	82	抗原提示細胞	161	骨質	283
外科的4区域	146	抗原認識受容体	161	骨小腔	47
外科的区分	146	膠原病	263	骨髄	66, 76, 170
外科的肛門管	145	後根	216	骨髄炎	282
血圧	118	虹彩	242	骨髄腔	47, 170
血液	63, 158	虹彩筋	242	骨髄穿刺	171
血液がん	264	後索-内側毛帯路	210	骨組織	47
血液−胎盤関門	184	後索路	210	骨粗鬆症	283
血管系IVR	370	好酸球	64, 164	骨軟化症	283
血管吻合	120	後枝	216	骨盤内臓神経	225
血球	63, 158	膠質浸透圧の維持	170	骨盤部	224
月経	181	高次脳機能	189	骨膜	49, 75
血行障害性疼痛	296	公衆衛生	376	骨リモデリング	48
結合組織	40	甲状腺	232	骨梁	47, 171
結合組織病	263	甲状腺癌	326	固定結合	22
血漿	158, 169	甲状腺腺腫	326	古皮質	187, 191
血小板	63, 158	鉤状突起	80	鼓膜	245
血清	169	梗塞	272	コミュニケーションエラー	414
結腸膨起	145	好中球	64, 164, 252	固有腺	140
血餅	159	公的医療保険制度	382	ゴルジ装置	17
血友病	307	後天性免疫不全	263	コルチ器	245
ゲノム	15	喉頭	106	コレシストキニン	142
ケモカイン	160	後頭下筋	89	コレステロール	148, 153
ケラチン	37	後頭連合野	189	混合腺	138
ケルススの炎症の4徴候	252	広背筋	91	コントラクー外傷	317
腱	46, 88	後半規管	245		
健康	415	後腹膜	5		
健康管理	396	後腹膜腔	5		
肩甲骨	78	興奮性シナプス後電位	60		

451

索 引

サ

細菌性腸炎	298
最高血圧	118
臍静脈	129
最低血圧	118
臍動脈	129
サイトカイン	68, 160
細胞	9, 14
細胞外液	8
細胞外基質	9, 28
細胞外成分	41, 46
細胞核	52
細胞骨格	18
細胞質	14, 16, 52
細胞質基質	16
細胞周期	23
細胞性免疫	160, 163
細胞性免疫の2次応答	164
細胞接着蛋白質	20
細胞体	52
細胞内液	8
細胞分裂	23
細胞分裂の周期	27
細胞膜	14, 19
細網細胞	40
細葉	109
杯細胞	35
索状物	299
左主気管支	107
左心系	119
刷子縁	144
作用点	346
サルコイドーシス	287
サルコペニア	387
三角筋	94
産業保健	388
産褥	184
酸素	8
三半規管	245
耳介	244
視覚中枢	243
視覚伝導路	243
耳下腺	137
耳下腺管	137
耳管	245

耳管咽頭口	105
子宮頸癌	315
糸球体	176
子宮体癌	315
糸球体囊	177
軸位断	4
軸索	52
軸索丘	56
軸索障害型 GBS	324
始原生殖細胞	180
視交叉	199, 243
視交叉上核	199
篩骨	78
自己複製能	63
自己免疫現象	261
視細胞	241
支持組織	47
脂質	151, 303, 305
脂質二重層	19
視床	195, 199
歯状回	191
視床下核	193, 195
視床下部	199
視床間橋	199
耳小骨	245
視床上部	199
矢状断	4
矢状面	3
視神経	243
視神経乳頭	241
耳石	245
自然免疫	160
市中感染	261
実質	111
シナプス	56
シナプス後細胞	59
シナプス伝達	59
シナプス前細胞	59
脂肪肝	302
脂肪細胞	41
脂肪酸	148
脂肪小葉	41
姉妹染色分体	25
斜角筋	90
尺（骨）側	2
斜断	4
射乳ホルモン	114

シャーピー線維	49
縦隔	112
重合度	152
重層円柱上皮組織	37
縦走筋	139
重層上皮	35
重層扁平上皮組織	36
終動脈	120
十二指腸	141
自由ひも	139
重複腎盂尿管	314
終末乳管小葉単位	292
絨毛上皮細胞	35
宿主	255
樹状細胞	65, 160, 166
樹状突起	52
受精	182
出血	272
主動筋	88
腫瘍	264
受容体	21, 346
受容体蛋白質	20
腫瘍マーカー	269
シュワン細胞	54
循環器	116
準言語手法	413
順行性投与	353
上位運動ニューロン	206, 207
上咽頭	105
漿液腺	138
消化管	137, 138
消化管ホルモン	154
消化器	137
消化酵素	154
消化性潰瘍	298
消化腺	137
松果体	199
上眼瞼挙筋	242
上丘	200
上頸神経節	224
小膠細胞	65
上行性伝導路	205, 208
常在細菌叢	259
硝子体	242
硝子軟骨組織	50
小十二指腸乳頭	142
上小脳脚	201

脂溶性ビタミン	305	神経叢	216	髄液	201
小舌下腺管	137	神経束	54	髄外造血	173
小唾液腺	137	神経組織	51	髄質	176
小腸	141	神経突起	52	水腫	273
上腸間膜動脈神経節	224	神経内膜	55	水晶体	242
少糖類	152	進行癌	267	水腎症	314
小脳	201	心軸	116	水素	8
小脳半球	201	心室細動	294	膵臓	150
上皮細胞	34	滲出液	252	錐体交叉	201
上皮性腫瘍	264	滲出性炎	254	錐体細胞	241
上皮性の癌	264	浸潤	252, 267	膵体部	150
上皮組織	34	浸潤性小葉癌	292	垂直	3
上皮内腫瘍	267	浸潤性乳癌	292	垂直感染	259
上部消化管潰瘍	298	浸潤性乳管癌	292	膵頭部	150
小胞体	17	腎小体	176	膵尾部	150
漿膜	5, 39	腎錐体	176	水平	3
静脈管	128	新生小血管	252	水平断	4
小網	7	腎性全身性線維症	361	水平面	3
小葉	109	新生物	264	膵ホルモン	151
小葉間隔壁	109	心臓	116	髄膜	202
上腕屈側	2	腎臓	176	水溶性ビタミン	305
上腕伸側	2	靭帯	85	水溶性ヨード造影剤	347
触圧覚	208	心タンポナーデ	295	頭蓋頸	76
食道	139	腎柱	176	スクリーニング	377
食道胃接合部	139	腎洞	176	ステロイド誘発性精神病	328
食道静脈瘤	298	腎乳頭	176		
植物状態	369	心嚢	6	生活習慣病	394
鋤骨	78	腎杯	176	性感染症	257
食塊	138	じん肺	287	制御性 T 細胞	66
ショック	273	心拍出量	118	精原細胞	181
ショック 5 主徴	273	真皮	239	性行為感染症	257
自律神経	212, 213	新皮質	187, 188	精細胞	181
心外膜	6, 295	腎被膜	176	精子	180
心筋梗塞	294	深部感覚	213	静止電位	56
心筋細胞	42, 44	深部静脈血栓症	297	星状神経節	224
心筋症	295	心不全	294	生殖器	179
深筋膜	43, 46	心房細動	294	精巣	179
腎筋膜	176	心膜	6, 295	精巣動脈	180
神経	187	腎門	176	正中	3
神経因性膀胱	314	診療放射線技師法	406	正中矢状面	3
神経幹	54	診療報酬明細書	384	正中線	3
神経筋接合部	59	深リンパ管	130	正中面	3
神経原性疾患	284	真肋	79	精嚢	180
神経膠細胞	52	親和性がある	221	正の選択	174
神経細胞	52, 188			生物学的因子	252
神経周囲ネット	52	随意神経	213	声門	106
神経上膜	55	膵液	151	精路	179

453

索 引

赤色骨髄	171	先天性免疫不全	263	体性感覚	213
脊髄	203, 216	前頭前野ループ	195	体性感覚神経	212, 213
脊髄空洞症	323	前頭連合野	189	体性感覚野	188
脊髄腫瘍	323	セントラルドグマ	17	体性神経	212
脊髄神経	212, 216	全脳死	368	大舌下腺管	137
脊髄神経節	216	前半規管	245	対側損傷	317
脊髄反射	205, 212	腺胞	113	大腿屈側	2
脊柱起立筋	91	腺房	113	大腿四頭筋	95
赤脾髄	171	線毛	35	大腿伸側	2
セクレチン	142	線毛上皮細胞	35	大唾液腺	137
舌咽神経	246	線毛上皮組織	38	大腸	144
石灰化	51	前立腺	179, 180	大脳	187
舌下腺	137	浅リンパ管	130	大脳基底核	188, 192
舌下腺開口部	137			大脳脚	200
舌下腺管	137	造影剤	346	大脳髄質	187
赤血球	63, 158	造影剤腎症	361	大脳半球	187
節後神経	218	早期癌	267	大脳皮質	187
舌神経	246	双極型障害	320	大脳辺縁系	191
節前神経	218	造血幹細胞	41, 63, 171	胎盤	180
接着結合	22	桑実胚	183	胎盤循環	130
セメント線	47	増殖性炎	254	ダイマー型造影剤	349
セレノプロテインP	148	相同染色体	24	大網ひも	139
腺	38	僧帽筋	91	唾液腺炎	302
線維化	253	側頭連合野	189	多細胞腺	35
線維芽細胞	40	続発性気胸	290	唾石症	303
線維芽細胞性細網細胞	40	続発性リンパ浮腫	273	脱白	283
線維細胞	40	阻血状態	369	脱髄	59, 319
線維性蛋白質	29	組織	34	脱分極	56
線維腺腫	291	組織球	166	多糖類	152
線維軟骨組織	51	組織定着マクロファージ	166	多発性骨髄腫	309
前額断	4	咀嚼筋	90	多分化能	63
前額面	3	疎性結合組織	40	多列円柱上皮組織	37
前駆細胞	63	粗面小胞体	16	多列上皮	35
前駆体NK細胞	66			単一遺伝子疾患	316
仙骨神経	216			胆管細胞癌	303
前根	216	**タ**		単関節	87
前枝	216			短期記憶	192
線条体	193	第1極体	181	単球	63, 64
腺上皮細胞	35	体液	8	単球系前駆細胞	64
腺上皮組織	38	体液性免疫	160	胆汁	148
染色質	14	体液性免疫の1次応答	161	単純性脂肪肝	302
染色体	15	体液性免疫の2次応答	161	炭水化物	151, 303, 304
染色分体	25	体細胞分裂	23	弾性軟骨組織	51
仙髄	216	胎児	183	炭素	8
前赤芽球	63	帯状回	192	単層円柱上皮組織	37
前庭	244, 245	大食細胞	166	淡蒼球	193, 194
先天異常	317	体性運動神経	212, 213	単層上皮	35

INDEX

単層扁平上皮組織	36
単層立方上皮組織	37
単糖類	152
胆嚢	150
蛋白質	151, 153, 303, 304
断面	4
遅延型反応	164
知覚神経	214
治験	377
窒素	8
チーム医療	409
チームステップス	412
チャネル	20
中咽頭	105
中間径フィラメント	18
中頸神経節	224
中耳	244, 245
中小脳脚	201
中心後回	188
中心前回	188
中心体	18
中枢神経	51, 187
中性脂肪	148, 152
中脳	199, 200
中脳蓋	200
中脳水道	200
中脳被蓋	200
中皮腫	290
虫部	201
中膜	118
中葉症候群	288
中和抗体	163
腸陰窩	143
腸陰窩腺	143
聴覚器	244
腸間膜	7
長期記憶	192
蝶形骨	77
腸係蹄	299
長後索路	210
腸絨毛	142
腸絨毛上皮細胞	35
腸相	141
腸腰筋	97
直撃損傷	317

椎間板ヘルニア	284
痛覚	208
痛風	306
ツエンカー憩室	298
ツチ骨	245
定期接種	401
停止	87
デスク	414
デスモソーム	22
鉄	351
デュークス分類	300
テロメア	28
殿筋	97
転写	16
頭頸部	224
瞳孔	242
瞳孔括約筋	242
瞳孔散大筋	242
橈（骨）側	2
糖質	152, 304
糖質分解酵素	152
投射線維	197
動静脈奇形	318
糖新生	148
糖蛋白質	29
頭頂連合野	189
糖尿病合併妊娠	329
洞房結節	117
動脈	119
動脈管	128
動脈血	119
読影	408
特殊感覚	212, 213
毒素	255
特定心筋疾患	295
特発性血小板減少性紫斑病	307
ドッグサイン	81
ドナー	369
トーヌス	223
トリグリセリド	130
努力性呼吸	93
貪食作用	164

ナ

内因	274
内因性コレステロール	153
内外斜位方向	3
内眼筋	242
内呼吸	111
内在神経系	139
内耳	244, 245
内出血	272
内臓感覚	213
内臓求心性神経	212, 213
内臓筋	44
内側	3
内側嗅条	246
内弾性板	118
内毒素	255
内皮	36
内皮細胞	118
ナイーブB細胞	66
ナイーブT細胞	66, 161
内分泌器	232
内分泌腺	38
内膜	118
軟口蓋	246
軟骨基質	47, 50
軟骨細胞	47, 50
軟骨小腔	50
軟骨組織	47
軟骨の再生	51
肉芽腫	253
肉芽腫性炎	253, 254
ニコチン受容体	221
二重支配	118, 223
二重盲検法	378
日常生活活動度	387
乳癌	292
乳管内乳頭腫	291
乳腺	113
乳腺炎	291
乳腺症	291
乳腺小葉	113
乳腺葉	113
乳頭層	239
乳糜	68, 130
乳房	113

455

索 引

乳房外パジェット病	292	脳槽	202	パチニ小体	239
ニューモシスチス肺炎	288	脳内出血	318	白血球	63, 159
ニューロパチー	323	脳梁	187, 199	白血球減少症	307
ニューロフィラメント	55	ノルアドレナリン	221	白血球増加症	307
尿	177	ノンコーディングDNA	16	白血病	307
尿管	179			白血病裂孔	308
尿管異所開口	314			ハッサル小体	173
尿細管	176	**ハ**		パネート細胞	143
尿酸	149, 178, 306			ハバース管	49, 171
尿素	149, 178	肺アスペルギルス症	288	ハバース層板	47
尿素回路	149	肺うっ血	289	パペッツ回路	192
尿道球腺	179	パイエル板	143	バリウム	347
尿路上皮	36	肺炎	285	バレット食道	298
尿路上皮組織	38	肺カンジダ症	288	半規管	244, 245
任意接種	401	肺吸虫症	288	半奇静脈	128
妊娠	183	肺区域	109	半月ヒダ	145
		肺結核症	288	半月弁	116
ヌクレオソーム	14	敗血症	259	半腱様筋	96
ヌクレオチド	15	肺高血圧症	289	瘢痕形成	253
		肺梗塞	289	反射弓	212
ネガティブフィードバック機構		胚子	183	反射路	212
	236	肺真菌症	288	半膜様筋	96
ネクローシス	28	肺水腫	289		
ネフローゼ症候群	310	ハイスター弁	150	非アルコール性脂肪肝炎	302
ネフロン	176	肺性心	289	非アルコール性脂肪性肝疾患	302
粘液腺	138	肺線維症	286	被蓋細胞	38
粘膜	138	肺臓炎	286	被殻	193, 194
粘膜筋板	138	肺塞栓症	289	皮下脂肪組織	239
粘膜固有層	138	ハイパー直接路	196	皮下組織	239
粘膜組織	38	バイファケーション	107	非血管系IVR	370
年齢調整死亡率	379	肺胞	109	非言語手法	413
		肺包虫症	288	鼻腔	104
脳	187	肺胞マクロファージ	109	鼻甲介	104
脳下垂体	199	肺門(部)	110	尾骨神経	216
脳幹	199	肺紋理	110	腓(骨)側	2
脳幹死	369	排卵	181, 182	膝関節	84
膿胸	290	ハウストラ	145	肘関節	82
脳溝	188	薄筋	96	皮脂腺	239
脳梗塞	319	白交通枝	216	皮質	176
脳挫傷	318	白色脂肪細胞	41	皮質骨	47
脳死	368	白内障	331	ビジパーク	350
脳室	201	白脾髄	171	脾腫	309
脳出血動脈	121	剥離骨折	282	微絨毛	35
脳神経	212, 214	破骨細胞	48	尾状核	193, 194
脳震盪	317	パジェット病	292, 330	微小管	18
脳脊髄液	201	バソプレシン	178	非上皮性腫瘍	264
脳相	141	パターナリズム	412	非上皮性の肉腫	264

尾状葉	146	腹式呼吸	93	ヘリオトロープ疹	284
非浸潤性小葉癌	292	副腎	232	ヘルニア	301
非浸潤性乳管癌	292	副腎皮質ステロイド薬	327	ヘルニア嵌頓	301
脾髄	171	副乳頭	151	ベル・マジャンディの法則	203
尾髄	216	副鼻腔	76, 104	弁	116
ヒスタミン	164	不顕性癌	270	辺縁系ループ	195
ヒストン	14	不顕性感染	255	変質性炎	254
脾臓	171	浮腫	273	扁桃体	192
ビタミン	303, 305	不随意神経	213	ペンフィールドの脳地図	188, 191
ピック病	322	ブースター効果	161	扁平上皮細胞	34
必須アミノ酸	304	附着弓肋	79		
必須脂肪酸	305	腹筋	98	方形葉	146
必須ミネラル	305	物理的因子	252	膀胱	179
ピット細胞	146	物理的防御	261	縫工筋	96
ヒトゲノム	24	不動関節	85	放射性医薬品	346
泌尿器	176	ブドウ膜	240	放射線治療	367
皮膚	239	負の選択	174	放射線肺炎	287
皮膚感覚	213	浮游弓肋	79	紡錘体	18, 25
飛沫核	400	プラズマ細胞	167	膨大部	199, 245
肥満細胞	65, 165	プリン体	178, 306	ボーエン病	330
ヒヤリ・ハット	411	ブルンナー腺	142	保険者	384
病因	274	フレイル	387	保健統計	379
病原体	255	ブローカ失語	189	ホジキンリンパ腫	308
病原微生物	255	ブローカ野	189	ポジティブフィードバック機構	
表在感覚	208	プログレッション	266		237
被用者	384	プロテオ	52	骨	75
被用者保険	384	プロテオグリカン	52	ボーマン嚢	176
標準予防策	402	ブロードマンの脳地図	190	ホメオスタシス	236
病的骨折	282	プロモーション	266	ポリープ	300
表皮	239	分子標的療法	367	ボールマン分類	300
豹紋状眼底	241	分析疫学	377	ホルモン	38, 232
日和見感染	261	分析的研究	411	ホルモン療法	366
非ランダム化比較試験	411	分泌防御	261	翻訳	17
ビリスコピン	350	分娩	184	翻訳後修飾	17
ビリルビン	170	噴門腺	140		
疲労骨折	282				
貧血	306	平滑筋細胞	42, 44	マ	
		平滑筋層	118		
ファーター乳頭	142, 151	平均寿命	379, 385	マイスナー小体	239
フィラデルフィア染色体	308	閉鎖性骨折	282	マイスナー神経叢	139
フォルクマン管	49, 171	閉塞性イレウス	299	膜消化	142, 144
複関節	87	ヘキサブリックス	349	膜蛋白質	19
腹腔	5	壁内神経系	139	膜内骨化	49
副交感神経	212, 213	ヘパトカイン	148	膜内切断プロテアーゼ	23
副甲状腺	232	ペプチド	153	マクロファージ	64, 160, 166
副甲状腺機能亢進症	327	ペプチド結合	153	マスト細胞	165
腹腔神経節	224	ヘミデスモソーム	22	末期癌	267

457

索引

末梢血管抵抗	118
末梢神経	51, 54, 187, 212
麻痺性イレウス	299
マンガン	351
慢性気管支炎	285
慢性腎盂腎炎	313
慢性腎臓病	310
慢性中耳炎	333
慢性閉塞性肺疾患	288
味覚器	245
水	8
ミセル化	142, 152
密性結合組織	40
ミトコンドリア	17
ミネラル	303, 305
脈絡膜	241
味蕾	245
無気肺	288
無髄神経線維	52
ムスカリン受容体	221
迷走神経	225
明帯	45
メタボリック症候群	395
メモリーB細胞	161
メラニン	239
メラノサイト	239
メラビアンの法則	413
メルケル板	239
免疫	160
免疫寛容	174
免疫グロブリン	162
免疫原性抗原	162
免疫不全	263
免疫療法	366
盲検化	378
毛根	239
網状層	239
網嚢孔	7
毛包	239
網膜	241
網膜色素上皮	241
網膜剥離	331

毛様体	242
毛様体筋	242
毛様体小体	242
モノグリセリド	152
門脈系	127

ヤ

薬剤性間質性肺炎	287
薬力学	346
薬理作用	346
ヤコブレフ回路	192
有棘層	239
有髄神経線維	52
疣贅	295
遊走マクロファージ	166
幽門腺	140
幽門部	140
輸出リンパ管	131
輸送担体	21
輸送蛋白質	20
輸入リンパ管	131
要看護・介護老年病症候群	385
葉状腫瘍	291
腰神経	216
腰髄	216
ヨウ素	347
腰方形筋	97
ヨード	348
ヨード化ケシ油脂肪酸エチルエステル	351

ラ

ラクナ梗塞	319
ラダー	367
ラテント癌	270
卵円孔	129
卵管	180
卵原細胞	181
卵巣	180
卵巣腫瘍	316

卵巣動脈	180
ランダム化比較試験	411
ランバート管	109
卵胞	182
卵胞刺激ホルモン	181
リガンド	346
リコール	201
梨状窩	105
リソソーム	17
立方上皮細胞	34
立毛筋	239
リピオドール	351
リボソーム	16
緑内障	331
リン脂質	148
輪状筋	139
輪状ヒダ	142
リンパ液	130
リンパ管	130
リンパ球	63
リンパ系幹細胞	66
リンパ漿	63, 68, 130
リンパ洞	131
類洞	146
ルフィニ小体	239
レシピエント	369
レニン	178
レプチン	240
連合線維	197
連合野	189
レンズ核	193
老化	385
老年症候群	385
ロコモティブ症候群	387
肋骨弓	79

ワ

若木骨折	282
ワルダイエルの扁桃輪	105

〈著者略歴〉
藤原 政雄（ふじはら　まさお）
帝京大学 医療技術学部 診療放射線学科・臨床検査学科　非常勤講師

【著書】
「よくわかる診療画像機器学」（編者・分担執筆）
「診療放射線技師国家試験　完全対策問題集　―精選問題・出題年別―」（分担執筆）
「診療放射線技師国家試験　合格！Myテキスト　―過去問データベース＋模擬問題付―」（編者・分担執筆）

- 本書の内容に関する質問は，オーム社ホームページの「サポート」から，「お問合せ」の「書籍に関するお問合せ」をご参照いただくか，または書状にてオーム社編集局宛にお願いします．お受けできる質問は本書で紹介した内容に限らせていただきます．なお，電話での質問にはお答えできませんので，あらかじめご了承ください．
- 万一，落丁・乱丁の場合は，送料当社負担でお取替えいたします．当社販売課宛にお送りください．
- 本書の一部の複写複製を希望される場合は，本書扉裏を参照してください．

放射線技術学シリーズ
基礎医学大要

2024 年 11 月 22 日　　第 1 版第 1 刷発行

監　修　者　日本放射線技術学会
著　　　者　藤原政雄
発　行　者　村上和夫
発　行　所　株式会社 オーム社
　　　　　　郵便番号　101-8460
　　　　　　東京都千代田区神田錦町 3-1
　　　　　　電話　03(3233)0641（代表）
　　　　　　URL　https://www.ohmsha.co.jp/

© 日本放射線技術学会 2024

印刷・製本　小宮山印刷工業
ISBN978-4-274-23287-9　Printed in Japan

本書の感想募集　https://www.ohmsha.co.jp/kansou/
本書をお読みになった感想を上記サイトまでお寄せください．
お寄せいただいた方には，抽選でプレゼントを差し上げます．

日本放射線技術学会が責任をもって監修する教科書

放射線技術学シリーズ

核医学検査技術学（改訂4版）
B5判・524頁・定価（本体6,500円【税別】）
大西英雄・本村信篤・松友紀和　共編

主要目次
- 第1章　核医学検査の基礎知識
- 第2章　放射性医薬品
- 第3章　核医学機器
- 第4章　核医学技術　他

放射線安全管理学（改訂3版）
B5判・328頁・定価（本体5,200円【税別】）
磯辺智範・清水秀雄・南　一幸・鈴木昇一・西谷源展　共編

主要目次
- 第1章　放射線防護の概念
- 第2章　放射線防護に関する組織
- 第3章　放射線防護で扱う量
- 第4章　放射線管理に関する法令等　他

放射化学（改訂4版）
B5判・208頁・定価（本体4,800円【税別】）
冨沢比呂之・横塚記代　共編

主要目次
- 第1章　放射能と同位体
- 第2章　壊変現象
- 第3章　天然放射性核種と人工放射性核種
- 第4章　放射性同位体の化学　他

CT撮影技術学（改訂4版）
B5判・304頁・定価（本体5,000円【税別】）
山口　功・市川勝弘・岩元新一郎・辻岡勝美・原田耕平　共編

主要目次
- 基礎編　第1章　CT装置の原理と構造
- 　　　　第2章　画像再構成と画像表示　他
- 臨床編　第8章　造影検査
- 　　　　第9章　CTの安全管理　他

MR撮像技術学（改訂4版）
B5判・552頁・定価（本体7,000円【税別】）
齋藤茂芳　編著

主要目次
- 第1章　磁気共鳴と緩和
- 第2章　機器・装置構成
- 第3章　傾斜磁場・k空間・画像再構成
- 第4章　パルスシーケンス・撮影パラメータ・画像コントラスト　他

放射線システム情報学（改訂2版）
B5判・392頁・定価（本体5,000円【税別】）
奥田保男・小笠原克彦　共編

主要目次
- 第1章　放射線技術領域における医療情報とは
- 第2章　放射線システム情報学のための情報処理の基礎
- 第3章　システムとネットワーク
- 第4章　病院情報システム　他

放射線生物学（改訂3版）
B5判・308頁・定価（本体5,200円【税別】）
江島洋介・木村　博　共編著

主要目次
- 第1章　放射線生物学の基礎
- 第2章　放射線生物作用の初期過程
- 第3章　放射線生物学で用いる単位と用語
- 第4章　放射線による細胞死とがん治療　他

放射線治療技術学（改訂2版）
B5判・408頁・定価（本体5,600円【税別】）
熊谷孝三　編著

主要目次
- 第1章　放射線治療概論
- 第2章　放射線治療の歴史
- 第3章　放射線治療の物理
- 第4章　放射線治療の生物学　他

X線撮影技術学（改訂3版）
A4変判・334頁・定価（本体5,800円【税別】）
小田敍弘・土井　司・安藤英次・難波一能　共編

主要目次
- 第1章　DR画像の基礎と最適化へのアプローチ
- 第2章　撮影基準面（線）と体位
- 第3章　頭部・頸部
- 第4章　胸部・胸郭・腹部　他

医療安全管理学（改訂2版）
B5判・462頁・定価（本体5,500円【税別】）
佐藤幸光・東村享治　共編

主要目次
- 第1章　医療安全の基礎
- 第2章　放射線診療における安全管理
- 第3章　放射線関連検査・治療別の安全管理
- 第4章　医薬品の安全管理　他

放射線計測学（改訂3版）
B5判・324頁・定価（本体5,000円【税別】）
小山修司・加藤　洋　共編

主要目次
- 第1章　放射線計測の統計と誤差
- 第2章　放射線と物質の相互作用
- 第3章　気体検出器
- 第4章　シンチレーション検出器　他

放射線物理学
B5判・216頁・定価（本体4,800円【税別】）
遠藤真広・西臺武弘　共編

主要目次
- 第1章　放射線の種類と基本的性質
- 第2章　原子の構造
- 第3章　原子核の構造
- 第4章　原子核の壊変　他

もっと詳しい情報をお届けできます。
◎書店に商品がない場合または直接ご注文の場合も右記宛にご連絡ください。

ホームページ　https://www.ohmsha.co.jp/
TEL／FAX　TEL.03-3233-0643　FAX.03-3233-3440

（定価は変更される場合があります）

F-2410-336